HANS LAUBER

Schönkost

Straffe Haut • Schöne Haare • Schlanke Hüften • Stabile Seele • Starkes Herz

NATURAL FUNCTIONAL FOOD

KIRCHHEIM

Hans Laubers „Schönkost"

Was essen? Wie kochen? Wie essen? Antworten auf diese fundamentalen Ernährungsfragen gibt „Schönkost". Über ein Jahr hat Hans Lauber die wichtigen Ernährungs-, Schlankheits- und Schönheitsbücher analysiert; er hat mit Ernährungswissenschaftlern, Biologen, Bauern, Brauern, mit Köchen, Ärzten und Apothekern gesprochen – und er hat auf die eigenen Erfahrungen mit seinen Bestsellern „Fit wie ein Diabetiker" und „Schlemmen wie ein Diabetiker" zurückgegriffen. In diesen Büchern zeigte er, wie sich der Stoffwechsel genussvoll in Balance bringen lässt.

In „Schönkost" zeigt er, wie durch die gezielte Auswahl der Lebens-Mittel, die richtigen Rezepte und eine kluge Essensabfolge sich Schönheit, Schlankheit, Vitalität von innen einstellen. Dabei sind die Erkenntnisse der Experten für den Publizisten die Grundlage einer kritischen Auseinandersetzung mit vielen gängigen Thesen, etwa zum Cholesterin, zu den Vitaminen. Und er kommt zu verblüffend eigenen Lösungen, etwa mit seinem „Lebens-Stern", der eine völlig neue Beurteilung von Lebens-Mitteln ermöglicht, oder mit der Etablierung eines „Funktionellen Faktors", der über die Wirkung eines Gerichtes, beispielsweise auf die schlanke Linie, Auskunft gibt. Wie schon in seinen früheren Büchern verzichtet der Autor bewusst auf die Angabe von Ernährungswerten, und die offiziellen Ernährungsangaben sind für ihn häufig die Einladung für lustvolle Abweichungen.

Hans Lauber ist Mitglied bei Slow Food, entwickelt Seminare für die Deutsche Akademie für Kulinaristik und gehört dem Beirat der Deutschen Diabetes-Stiftung an. Der Publizist spricht auf Kongressen, und er erkundet zusammen mit Köchen die Chancen einer Heimat basierten Küche für den gesunden Genuss.

Sarah Ziller heißt die Frau auf dem Titel. Auf Seite 175 finden Sie ein Rezept der Hamburgerin.

Bibliografische Information Der Deutschen Bibliothek
Die Deutsche Bibliothek verzeichnet diese Publikation in der Deutschen Nationalbibliografie; detaillierte bibliografische Daten sind im Internet über <http://dnb.ddb.de> abrufbar.
ISBN: 978-3-87409-451-1

Wichtiger Hinweis: Alle Angaben in diesem Buch wurden sorgfältig geprüft. Trotzdem erfolgen alle Angaben, Hinweise und Empfehlungen ohne Gewähr. Verlag und Autor können keine Haftung für etwaige Schäden oder Nachteile übernehmen. Der Autor nimmt gerne Hinweise auf missverständliche oder nicht zutreffende Angaben entgegen und wird diese in weiteren Auflagen des Buches berücksichtigen.

KIRCHHEIM

1. Auflage 2008
Gestaltung: Hayo Eisentraut

Postfach 2524, 55015 Mainz
www.kirchheim-verlag.de

Bildnachweis: *Fotolia:* S. 8, 9, 12, 15, 19, 20, 21, 23, 27, 29, 30, 32, 34, 35, 39, 40, 49, 51, 53, 57, 58, 61, 65, 76, 77, 109, 119, 123, 125, 134, 154, 163, 178, 181, 199, 214, 215, 221, 234, 235, 237, 243, 244, 245, 246 • *Kirchheim-Verlag:* S. 14, 24, 28, 29, 41, 43, 45, 67, 81, 146, 155, 169, 176, 198, 217, 224 • *Bernhard Kölsch:* S. 7, 11, 25, 115, 121, Rezeptfotos S. 138 - 231 • *Hans Lauber:* S. 16, 17, 42, 47, 55, 62, 68, 69, 70, 75, 85, 87, 89, 90, 91, 92, 94, 96, 98, 99, 100, 102, 104, 105, 106, 110, 111, 112, 113, 116, 120, 127, 129, 130, 132, 136, 174, 177, 190, 196, 202, 204, 216, 220, 235, 239, 241, 247, 249, 251, 252, 253, 254 • *Mauritius images:* S. 73 • *Henrik Morlock:* S. 13, 147, 176 • *Panthermedia:* S. 83, 114 • *Picture-Alliance:* S. 30 • *Roche Diagnostics:* S. 75 • *Frank Schuppelius:* S. 3, 63 • *Manfred Wigger:* Titel, S. 18, 36, 175

Wir sind, wer wir waren

Warum funktioniert keine Diät? Warum werden wir leichter dick als schlank? Warum haben es die Schönen im Leben leichter? Alles Fragen, die sich letztendlich nur beantworten lassen, wenn wir einen Blick in die Zeit wagen, wo die Natur uns für unser heutiges Leben ausgestattet hat. Was glauben Sie, wie lange wir da zurückblicken müssen? Hundert Jahre? Tausend Jahre?

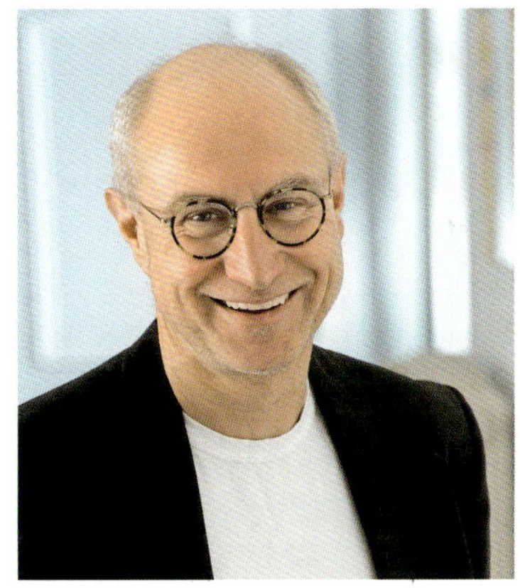

Hans Lauber

Nein, über 20 000 Jahre ist es her, dass unsere Basis von der Natur gelegt wurde. Da wurde dem Körper als Folge der ewigen Nahrungsmittelnot eingeprägt, dass er alles, was ihm zugeführt wird, konsequent speichert, weshalb alle Diäten scheitern, weshalb er so gerne Fett einlagert. Da wurde die hormonelle Struktur des Schönheitsideals festgelegt, mit dem die Natur glaubt, dass die Fittesten langfristig am besten das Überleben der Spezies sichern.

„Die Menschheit hungert nach Schönheit und Liebe"

Herbert von Karajan

Es sind die mächtigen Gene, die Hormone, die unbewussten limbischen Systeme, das „Bauchhirn", welche viele Funktionen unseres scheinbar so modernen Lebens unabhängig von unserem Willen steuern. Auf diese Urgründe unseres Lebens habe ich geschaut, als ich die Grundprinzipien für „Schönkost" analysiert habe. Nach diesen Grundprinzipien habe ich, ergänzt um heutige wissenschaftliche Erkenntnisse, die Lebens-Mittel, die Kochmethoden, die Essensabläufe ausgesucht und festgelegt.

Zugute kamen mir dabei die Erfahrungen aus meinen Büchern „Fit wie ein Diabetiker" und „Schlemmen wie ein Diabetiker". Dabei habe ich gelernt, wie es möglich ist, eine sich auch bei mir manifestierte Stoffwechselstörung, den Lifestyle-Diabetes (heißt auch Typ 2, nicht zu verwechseln mit Typ 1), allein durch eine geschickte Kombination aus intelligentem Essen und moderater Bewegung auszutricksen, sodass plötzlich keine Medikamente mehr erforderlich sind.

Lebensfroher Genuss, nicht Askese, sind die Basisprinzipien dieser Bücher. Das gilt erst recht für „Schönkost". Hier finden Sie keine Diät, hier finden Sie kaum Verbote, hier finden Sie Handreichungen für ein langes Leben im Einklang mit den natürlichen Prinzipien. Welche Prinzipien das sind, das habe ich für Sie in „Zehn schönen Geboten" zusammengefasst, mit denen das Buch beginnt.

Schönkost

Was essen?

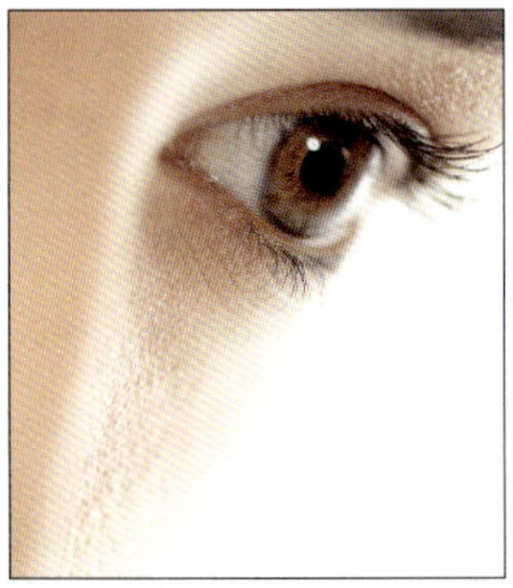

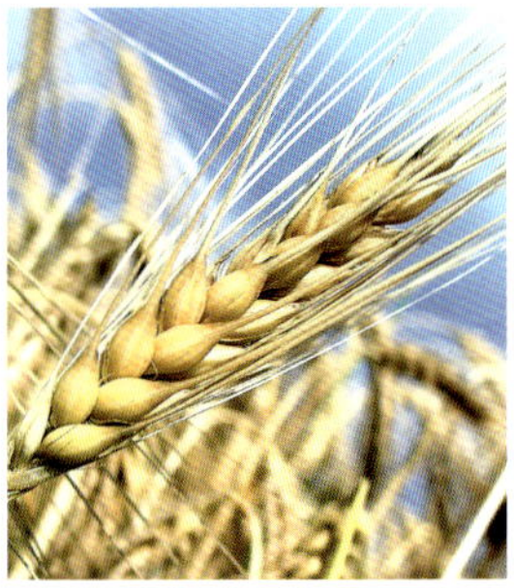

Schmeckt gut – tut gut

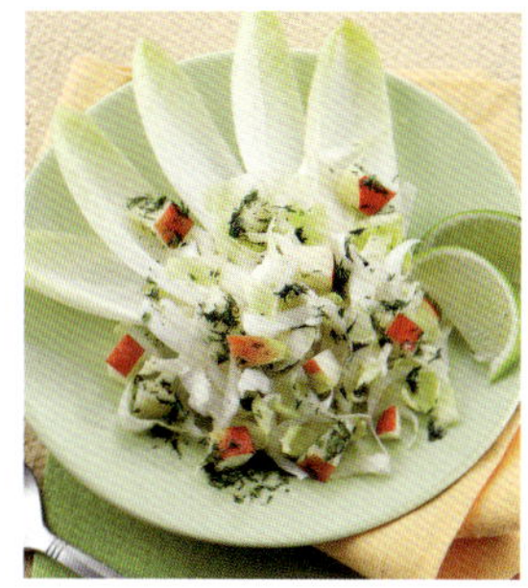

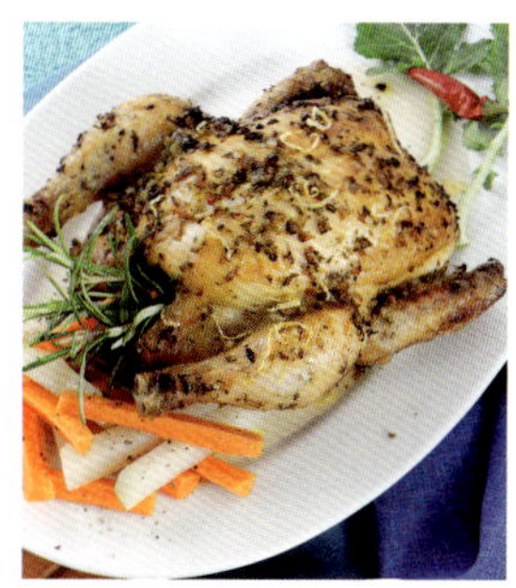

Zehn schöne Gebote: **„Schönkost“**

Nur bewusster Genuss ist langfristiger Genuss: Die wichtigsten Prinzipien von „Schönkost“

1. Das Leben lieben

„All You need is love“, sangen die Beatles – und griffen damit eine der schönsten Stellen der Bibel auf: „Glaube, Liebe, Hoffnung – das größte aber, das ist die Liebe“ aus dem „Hohen Lied der Liebe“. Denn nur, wer sich, wer andere lieben kann, ist in der Lage, einen bewussten Bezug zum eigenen Körper aufzubauen, kann Freude empfinden. Schönheit kommt von innen, das ist das Motto von „Schönkost“. Und die Stärkung dieser inneren Schönheit ist das Ziel des Buches.

2. Im Rhythmus schwingen

Gleich mehrere Uhren „ticken“ in unserem Körper. Da ist zum einen die Tag-Nacht-Uhr, die unser tägliches Leben strukturiert. Wer beispielsweise dauernd die Nacht zum Tag macht, den straft diese Uhr langfristig mit Falten fördernder Müdigkeit. Und da ist die saisonale Uhr der Jahreszeiten, die perfekt mit der umgebenden Natur harmoniert. Diese Uhr zeigt uns an, dass wir im Frühjahr vitalisierende Produkte wie den Bärlauch benötigen. Dass wir im Winter nervenstärkende Produkte wie etwa einheimische Walnüsse brauchen. Schließlich gibt es noch weitere auf uns einwirkende Spezialuhren, wie etwa die Mondphasen, die helfen, den eigenen Rhythmus zu finden.

3. In der Heimat verwurzelt

In „Schönkost“ werden Sie keine indischen, italienischen, mexikanischen Rezepte finden, werden Sie kaum exotische Produkte finden. Sondern Sie werden nach Jahreszeiten gestaffelt das finden, was bei uns wächst, was perfekt zu unserem Stoffwechsel passt. Und das wird frisch und schonend nach einfachen Rezepten zubereitet. Wobei es dazu gehört, sich mit den heimischen Produzenten zu beschäftigen, mit ihnen zu diskutieren. Gutes zu loben, Schlechtes zu kritisieren. Noch etwas: Schon aus Klimaschutzgründen gehört einheimischen Produkten die absolute Vorfahrt. Äpfel aus Neuseeland haben hier nichts verloren!

4. Bewegung ist „bewegend“

Auf rund zehn Kilometer Bewegung ist unser Körper pro Tag immer noch programmiert. Diese Programmierung stammt aus der Zeit, wo das Jagen und das Sammeln der Nahrung die überlebenswichtige Tätigkeit waren. Auch wenn heute die Nahrung wie selbstverständlich bereit steht, besteht der Körper auf seiner täglichen Bewegungsration. Wer aber glaubt, dieses Bewegungspaket dem Körper in Form eines verbissenen Trainings im Fitness-Studio zu geben, irrt sich. Bewegung muss freudiger Teil des Alltags werden, muss als emotio-

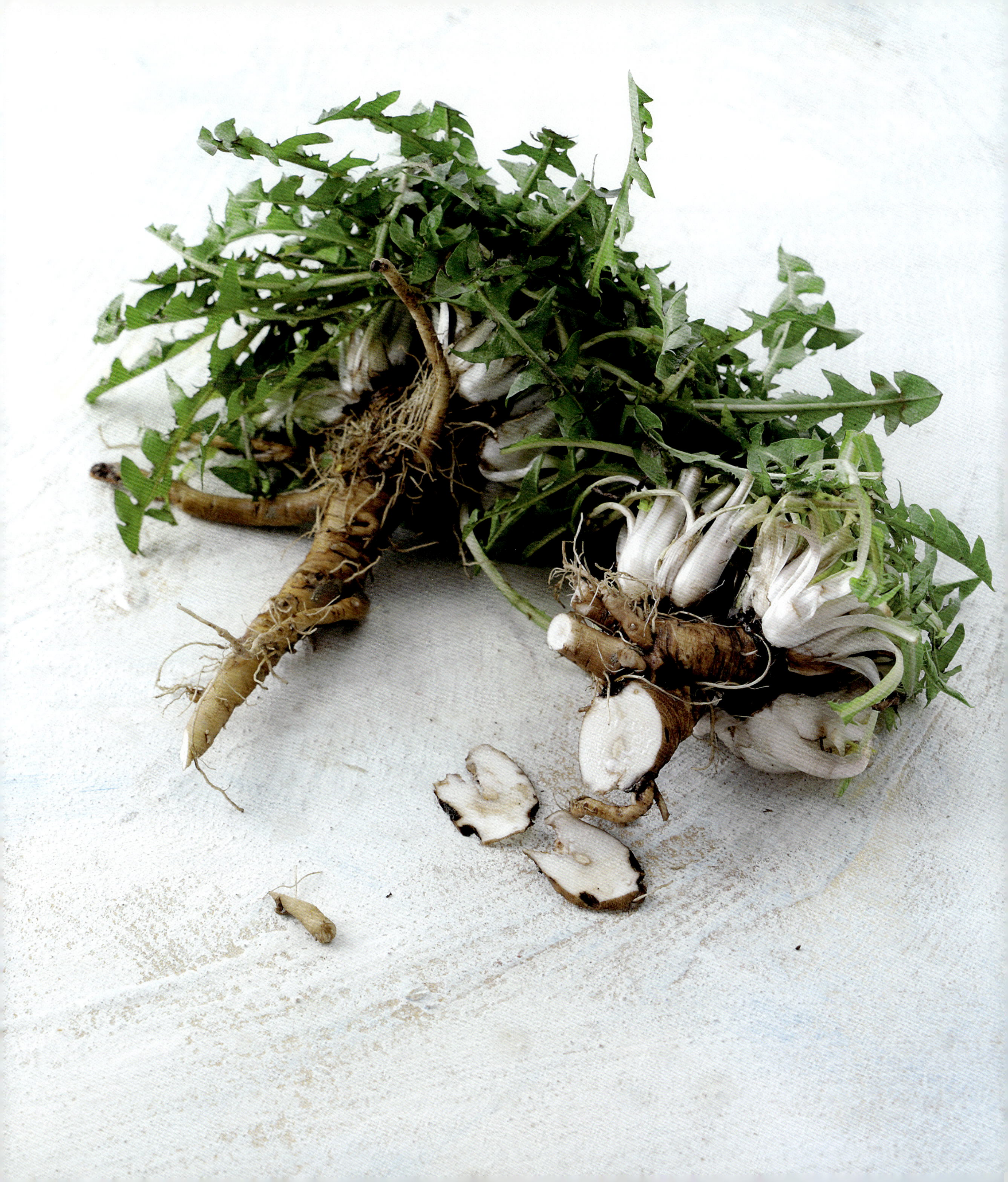

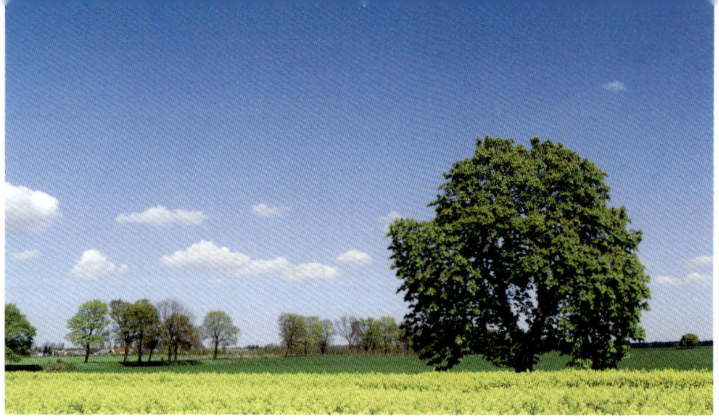

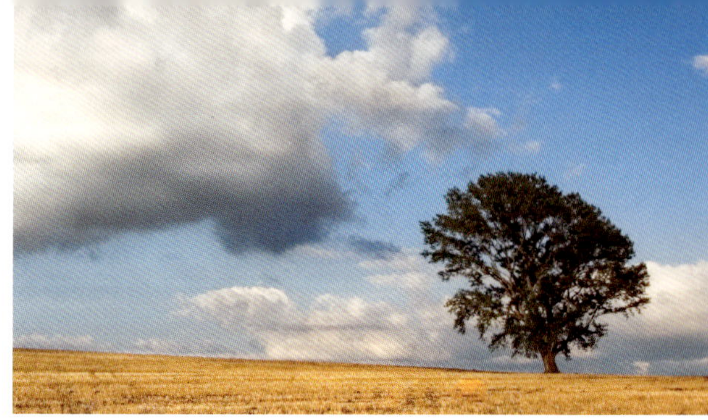

nal bewegendes Motivationselement empfunden werden. Wer das nicht schafft, hat keine Chance auf eine langfristige Schlankheit und Schönheit. Man ist, was man isst; man wird, was man läuft.

5. Echt essen – natürlich ökologisch

Eine der missverständlichsten Bibelstellen lautet: „Macht Euch die Erde untertan". Vor allem die neuzeitlichen Menschen haben das als Aufforderung zur Ausplünderung des Planeten verstanden. Doch die Natur rächt sich: Die wilden Fische verschwinden – und damit die beste Protein-Quelle. Die wilden Pflanzen werden ausgemerzt – und damit entfällt die beste Quelle einer vitalen Ernährung. Die Gentechnik greift nach allen vitalen Ressourcen – und damit verschwinden die überlebenswichtigen Bienen. Die Welt kann nur eine Zukunft haben, wenn der ökologische Respekt vor der Natur das Basis-Prinzip wird. Deshalb sind „Schönkost"-Lebens-Mittel solche, die von demeter und vergleichbar korrekt arbeitenden Produzenten stammen. Und selbstverständlich muss diese aufwendige Arbeit entsprechend entlohnt werden. Produkte von Aldi und Co. haben in „Schönkost" nichts verloren.

6. Selbstverständlich selbst kochen

Die älteste Kulturtechnik der Menschen ist das Kochen. Sie gewährleistet den unmittelbarsten und sinnlichsten Kontakt zur Nahrung. Wer sich dieser Erfahrung verweigert, wird nie den Wert von Ernährung begreifen. Deshalb sind die meisten Rezepte auf das eigene Zubereiten, das eigene Kochen ausgerichtet. Wobei darauf geachtet wird, einfache, leicht nachzukochende Rezepte zu haben. Wer auch dafür keine Zeit hat, weil er lieber fernsieht, lieber in seiner freien Zeit dreimal im Jahr mal eben kurz nach Mallorca düst, ist kein „Schönkost"-Genießer. Wobei die Lebens-Mittel nach funktionellen Prinzipien zubereitet werden, sodass ein Großteil ihrer natürlichen Vitalkraft erhalten bleibt. Übrigens: Kochen kann jeder – und es geht am einfachsten, wenn der Fernseher aus ist.

7. Ernährungsgrundlage: Funktionelle Natur-Verstärker

Nach diesen Kriterien habe ich für „Schönkost" die Lebens-Mittel ausgewählt: *Niedrigerer glykämischer Index*, damit es keine dickmachenden Kohlenhydratschübe gibt. *Basisch*, damit die grassierende Übersäuerung schon durch die Nahrung vermieden wird. *Bitter*, weil unser Stoffwechsel durch unsere Ur-Prägung Bitteres braucht. *Ballaststoffreich*, weil nur so eine schlankmachende und reinigende Verdauung möglich ist. *Antioxidativ*, damit Entzündungen und schädliche Ablagerungen gar nicht erst aufkommen. *Vitalstoffreich*, weil Vitamine und Spurenelemente unerlässlich für alle Körperfunktionen sind. Hinter all dem steht die Überlegung, Lebens-Mittel zu finden, die natürliche Funktionalitäten im Körper auslösen. Gebündelt habe ich diese Analysen, die ich auf grundlegender Ebene durchgeführt habe, in einem „Lebens-Stern".

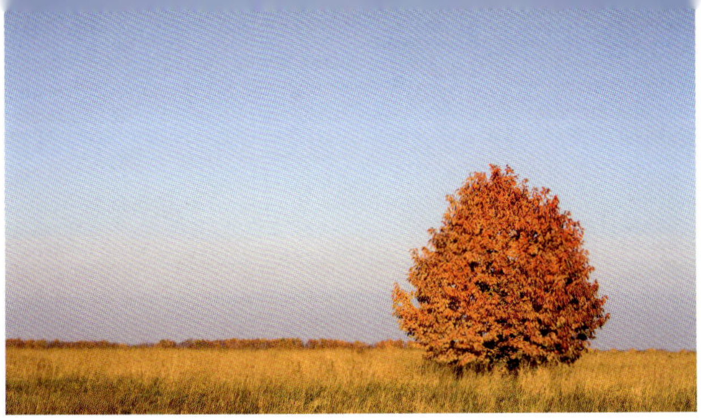

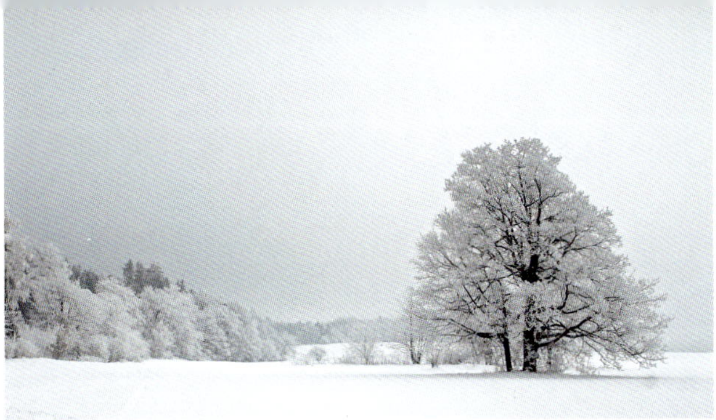

8. Lebens-Mittel für Schön! Schlank! Vital!

Basierend auf diesen Analysen wähle ich für „Schönkost" Lebens-Mittel aus, die Mittel zum Leben sind. Wobei es nach diesen Kriterien nur wenige wirkliche Lebens-Mittel geben kann: saisonale und regionale Gemüse und Salate; heimische Kräuter; Obst (hier sind auch einige Exoten dabei); Gewürze (auch hier darf die Ferne grüßen); Vollkorn- und Milchprodukte sowie Fische – und etwas Fleisch. Aufgefallen sind mir einige Lebens-Mittel, die sich besonders eignen, um Schönheit, Schlankheit, Vitalität zu fördern – etwa Hirse für eine makellose Haut. Diese Stoffe beschreibe ich besonders ausführlich. Ein wichtiger Teil von „Schönkost" sind Rezepte, wobei ich die meisten selbst entwickelt habe. Aber ich bin auch stolz darauf, dass sich gute Köche bereit gefunden haben, auf „Schönkost"-Basis Rezepte zu entwickeln. Für jedes Gericht gibt es die Kategorie „Funktioneller Faktor". Er sagt, welche positiven Wirkungen im Körper ausgelöst werden.

9. Hippokrates heute: Natural Functional Food

„Deine Nahrung sei Deine Medizin, Deine Medizin sei Deine Nahrung", postulierte Hippokrates, der größte Arzt des Altertums, schon vor 3 000 Jahren. Sein Rat ist aktueller denn je, denn die richtige Ernährung ist die Basis für Schönheit, für Schlankheit, für Vitalität. Mit dem Konzept „Natural Functional Food" greife ich diesen Ansatz auf – und transferiere ihn in die Neuzeit. Es ist ein Gesamtkonzept aus Lebens-Mitteln, Rezepten, Essensabläufen. Alles mit dem Ziel, den Körper auf genussvolle Weise langfristig richtig „funktionieren" zu lassen, ohne dass er sich mit so schrecklichen Dingen wie Diäten, Ernährungstabellen herumschlagen muss. Das alles nenne ich „Natural Functional Food", eine bewusste Abgrenzung zum „Functional Food" der Nahrungsmittel-Multis, die Lebensmittel (bewusst so geschrieben) künstlich anreichern. Ich hingegen glaube, dass uns die Natur genügend natürliche Kräfte zur Verfügung stellt.

10. Das Leben genießen

Das ist Ihnen jetzt alles reichlich abstrakt und abgehoben vorgekommen? Keine Angst, Sie werden mit diesen Überlegungen im weiteren Verlauf des Buches wenig zu tun haben. Ich wollte Ihnen nur zu Beginn zeigen, was sich hinter dem Konzept „Schönkost" verbirgt, wonach ich die Lebens-Mittel, die Kochmethoden, die Essens-Abläufe ausgewählt habe. Sie müssen sich mit diesen Funktionalitäten nicht weiter herumschlagen, das habe ich für Sie getan. Sie müssen nur folgendes tun: mit Lust und Liebe einkaufen, kochen und genießen – gerne auch mit einem Glas Wein.

„Laubers Konzept des Natural Functional Food gehört die Zukunft"

Werner Mlodzianowski, Geschäftsführer Lebensmittel-Forschungsinstitut ttz Bremerhaven

Was essen?

Die Schicksalsfrage, die Millionen Menschen täglich quält – und deren Antwort so oft so unbefriedigend ausfällt. Und das, obwohl es scheinbar noch nie so viele Informationen über das Essen gegeben hat wie heute. Unübersehbar die Zahl der Kochbücher, der Ernährungsratgeber, der an die TV-Herde drängenden Köche. Das schreibe ich – und gleichzeitig schreibe ich noch ein weiteres Buch. Ein Widerspruch?

Ich hoffe nicht. Aber mir ist aufgefallen, dass es eigentlich nur zwei Arten von Büchern gibt: welche, die sich allein dem gefälligen Wohlgeschmack verschreiben und wo auch bestens ausgebildete Spitzenköche kein Problem damit haben, Desserts zuzubereiten, in denen ganze Zuckerfabriken ihre letzte Ruhestätte gefunden haben. Und dann gibt es die „richtigen" Gesundheitsbücher, in denen es aber so zeigefingerisch zugeht, dass jeder Gedanke an Genuss einer Gotteslästerung gleichkommt.

Zwischen Kochartisten, die rastlos durch die Zirkuskuppeln schweben, und der krankhäuslerischen Schonkost verorte ich „Schönkost". Mein Ziel ist es, der von innen kommenden Schönheit, der dauerhaften Schlankheit, der gesunden Vitalität einen Stammplatz am Tisch des großen Genusses zu verschaffen. Dass das geht, habe ich mit „Schlemmen wie ein Diabetiker" gezeigt. Dort habe ich eine Stoffwechselstörung genussvoll ausbalanciert. Also muss es doch auch gelingen, die etwas leichteren Probleme der allzu frühen Falten, der allzu vielen Pfunde, der nachlassenden Vitalität genussvoll zu lösen.

Niemals geht es so wirklich ganz

Wer schreibt, liest erst einmal. So mache ich es jedenfalls. Ich schaue: Was haben die wichtigen Experten zu dem Thema geschrieben? Und da finde ich ganz viele Spezialbücher, die an einem Bestandteil der Ernährung alles festmachen: etwa die Montignac-Richtung, die sagt, alles hängt vom Glykämischen Index ab. Oder ganz viele Bücher, die sagen, der Säure-Basen-Haushalt ist das Entscheidende. Aber es gibt auch welche, die machen alles von den Antioxidantien abhängig.

Nur, niemals geht es so wirklich ganz. Alles hängt eben mit allem zusammen. Wer beispielsweise jeden Tag frischen Meeresfisch wegen seiner Herz schützenden Fettsäuren isst, würde seinen Körper hoffnungslos übersäuern. Wer dagegen reichlich basische Kartoffeln in Form von Kartoffelbrei äße, der würde eine dick machende Kette der Kohlenhydrate in Gang setzten.

Deshalb habe ich die wichtigsten Lebens-Mittel unter verschiedenen Gesichtspunkten betrachtet, nämlich

bitter, basisch, Ballaststoffe, Antioxidantien, Sekundärstoffe, Vitamine, Mineralstoffe, Proteine, Fette, Kohlenhydrate

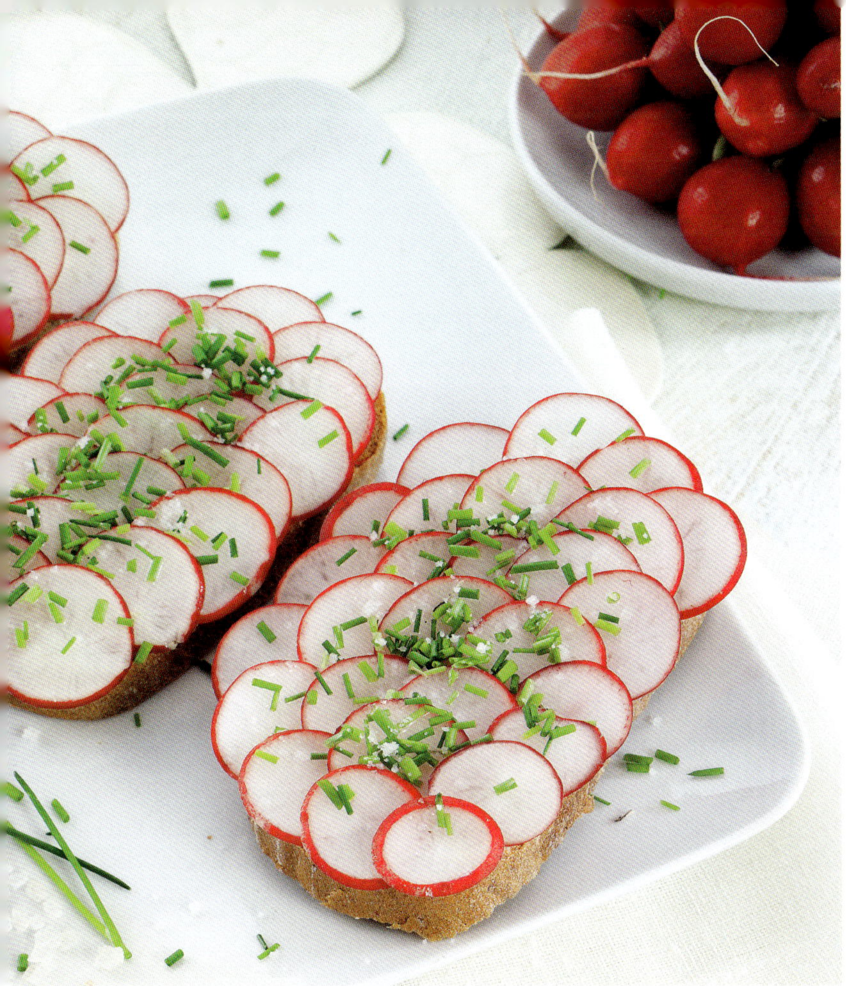
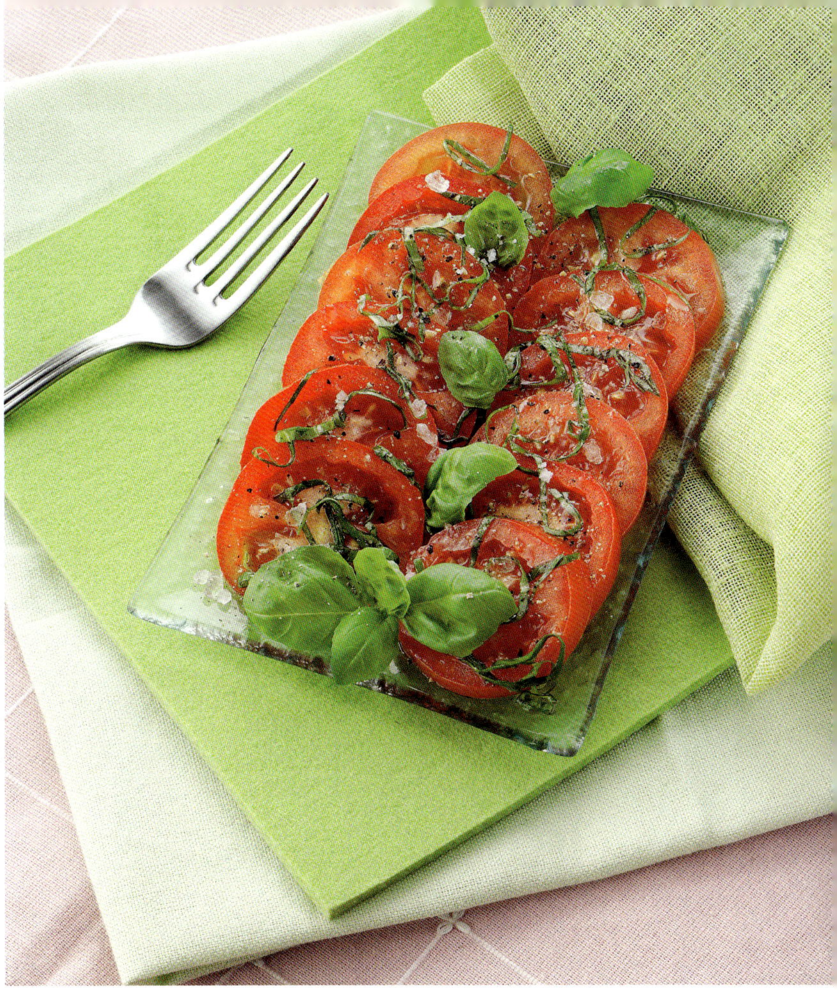
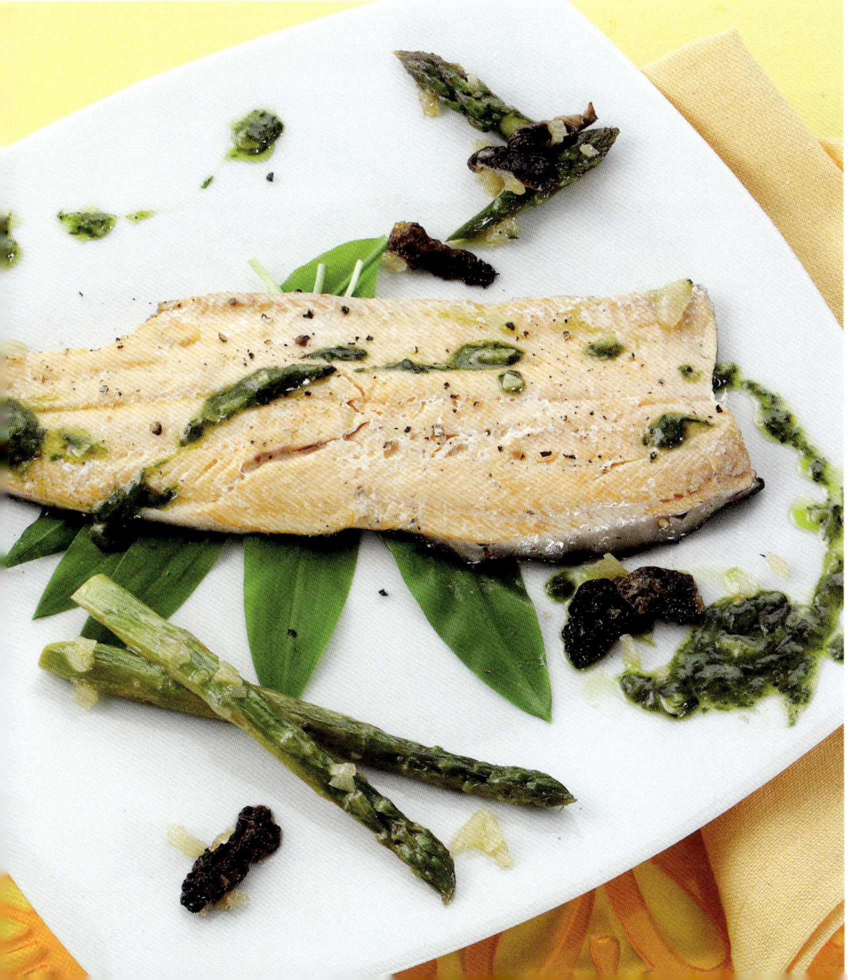
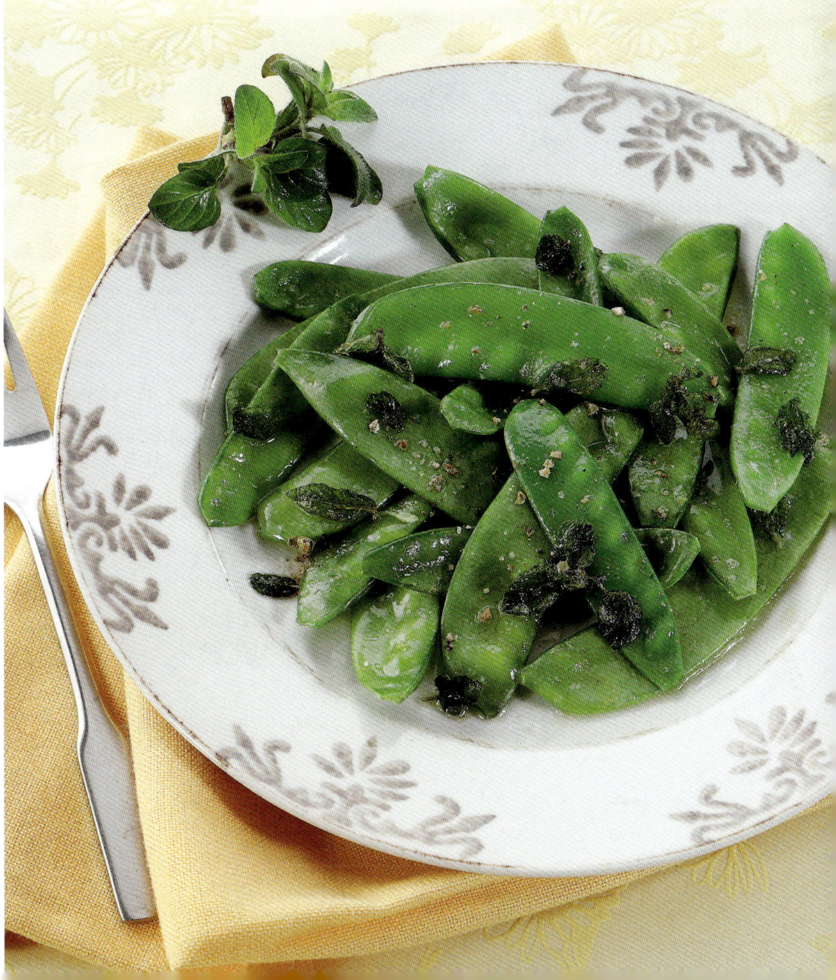

Bitter: der Ursprung des Lebens

„Wir sind, wer wir waren", schreibe ich im Vorwort. Das heißt aber nicht, dass wir immer die sein wollen, die wir waren. Ganz besonders trifft das auf bitter zu. Bitter, das ist der menschliche Urgeschmack, das Grundmuster, nach dem unser Stoffwechsel vor 20 000 Jahren programmiert wurde. Zu dieser Zeit war das pflanzliche Nahrungsangebot äußerst karg, Wurzeln, Gräser (aus denen sich das Korn entwickelte), wilde Kräuter, wilde Gemüse, wilde Früchte. Alles Pflanzen, die eines gemeinsam hatten: Sie waren bitter.

Bitter-Gurke statt Beauty-Creme!

Wahre Schönheit kommt von innen. Also darf das Bindegewebe nicht übersäuert sein, weil sonst der Haut dellende Schlacken drohen. Also müssen genügend vitale Eiweiße vornehmlich aus Pflanzen und Fischen da sein, weil sie das ideale Fundament für ein gutes Aussehen sind. Also müssen genügend Antioxidantien, etwa Vitamin C und E, da sein, weil sonst die Haut angegriffen wird. Also müssen genügend sanfte Bitterstoffe in der Nahrung sein, weil sonst der Stoffwechsel das Verbrauchte nicht ausreichend abtransportiert, weil sonst der Schlaf nicht tief genug ist.

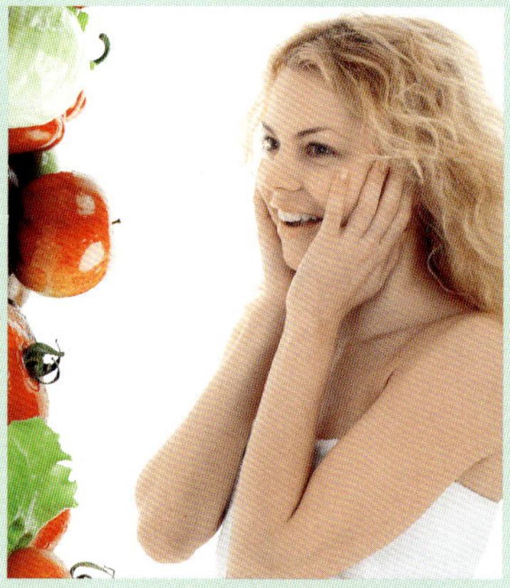

Also ist beispielsweise eine Bittergurke mindestens genauso wertvoll wie eine Beauty-Creme.

Eingerichtet ist unser Körper immer noch auf bitter. Die Bitterstoffe lassen die Säfte der Verdauung sprudeln, sodass die Nahrung perfekt verwertet wird. Vor allem wird das Fett sofort verbrannt und nicht erst zu den Hüften geschickt, wo es dann erfahrungsgemäß ein jahrelanges Ringen mit diesen Ringen gibt. Quasi nebenbei regulieren die Bitterstoffe den Blutzuckerspiegel, aktivieren so eine der wirksamsten natürlichen Schlankheitsbremsen. Außerdem wirken die Bitterstoffe basisch, bekämpfen also das Grundübel Übersäuerung. Auch ganz positiv: Bitter ist eine natürliche Essbremse, weil viel schneller ein Sättigungsgefühl eintritt, sodass viel weniger gegessen wird. Als wäre das alles nicht genug, wirken viele Bitterstoffe auch noch als Antioxidantien, gehen also den gefäßschädigenden freien Radikalen an den Kragen. Auch wer der am meisten geforderten „Fabrik" seines Körpers etwas Gutes tun will, der isst bitter. Denn die Leber lechzt geradezu nach dem Urstoff unseres Lebens.

Naturmedizin pur sind also Bitterstoffe, sind so etwas wie das gottgegebene Schlankheitsmittel. Trotzdem sind sie völlig verpönt. „Was, bitter soll ich kochen, mir laufen sofort die Gäste weg", sagen mir die Köche, wenn ich sie nach bitteren Gerichten frage. Aber auch in den vielen Ernährungsratgebern fristet „bitter" ein geradezu lächerliches Schattendasein. So habe ich in den vielen Büchern, die ich für „Schönkost" gelesen habe, kaum etwas über bitter gefunden. Irgendwie scheint das Thema vergessen, scheint automatisch negativ besetzt zu sein. Auch im Freun-

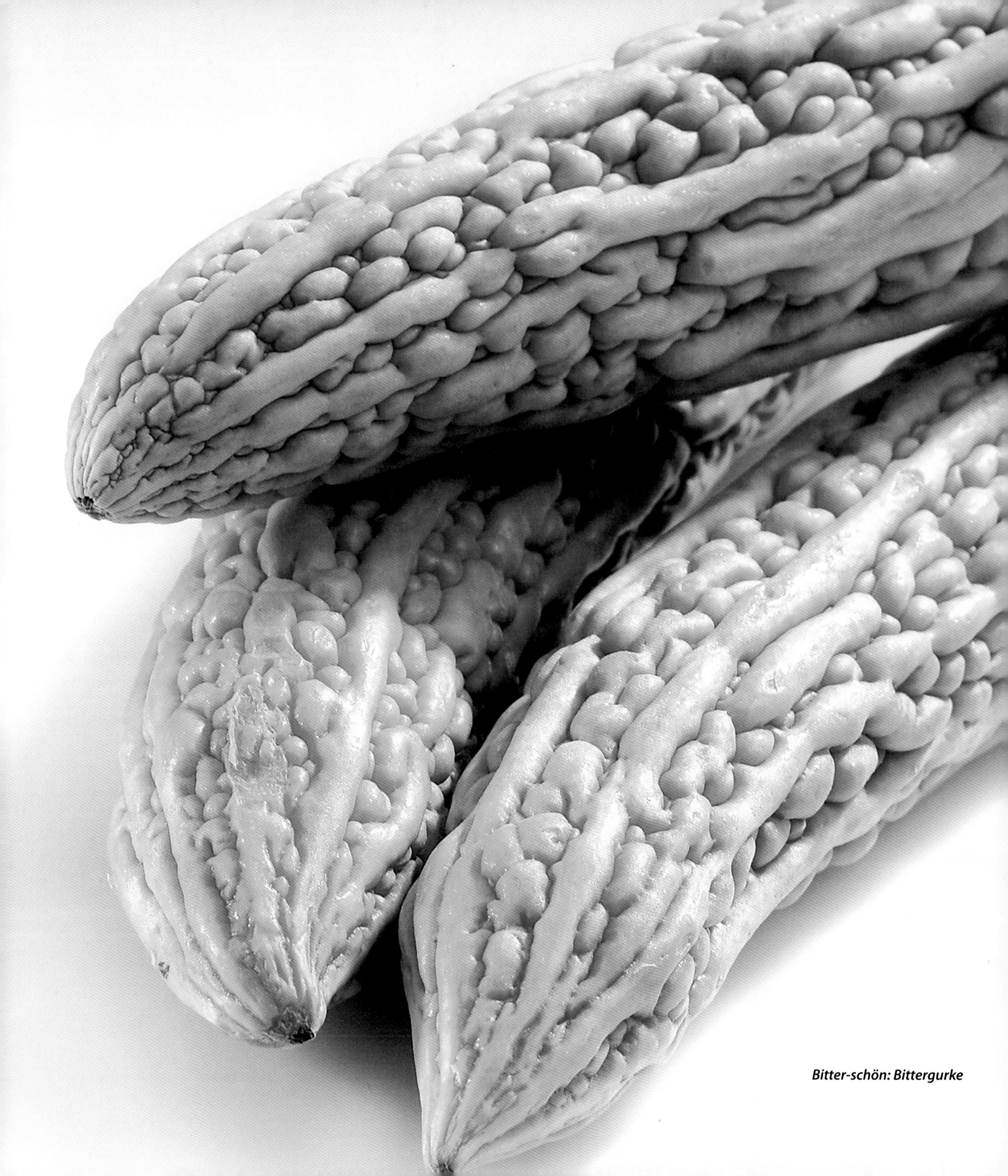

Bitter-schön: Bittergurke

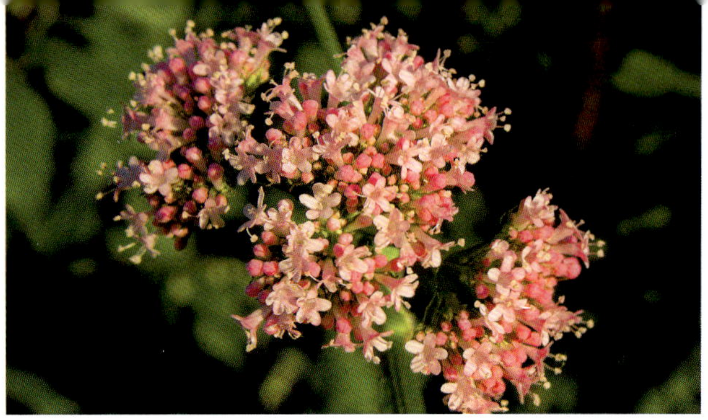

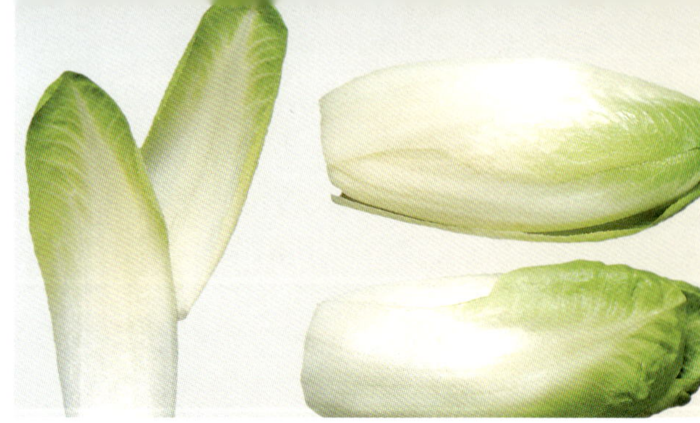

deskreis macht sich immer blankes Entsetzen breit, wenn ich sage, es gibt Endiviensalat. „Der ist mir zu bitter", heißt es dann sofort, wobei die meisten wenigstens noch ein leicht bitteres „Pils" trinken.

Woher kommt diese Bitter-Aversion? Im wesentlichen daher, dass wir den Lebens-Mitteln total entfremdet sind. Die meisten kaufen in Supermärkten ein, wo äußere Reize wie Verpackung, Aufmachung – und natürlich Preisschilder dominieren. Kaum jemand riecht an den Lebens-Mitteln, was ja auch in den meisten Fällen gar nicht geht oder verpönt ist. Hinzu kommt, dass immer mehr Menschen industriell gefertigte Nahrung (das Wort Lebens-Mittel verbietet sich hier) verzehren, die grundsätzlich leicht süßlich geprägt sind. Ja, es ist geradezu ein süßer Grundduktus der Ernährung entstanden, der den meisten Menschen das Erleben der Ur-Nahrung nicht mehr erlaubt. Mit der Folge, dass die Leute immer dicker werden, Verdauungsstörungen haben, sich mit einem schwächelnden Immunsystem herumschlagen.

„Was bitter dem Mund, dem Magen gesund"

Volksweisheit

Ja, ich wage die Behauptung, dass eine Gesellschaft, deren Ernährung stärker bitter grundiert wäre, die auf die schnellen Zucker verzichten würde, die meisten Gesundheitsprobleme mit einem Schlag lösen würde. Schlicht deshalb, weil die Leute weniger essen würden und weil sie quasi automatisch das Richtige essen. Allerdings ist das sicher nicht im Interesse mächtiger Industrien, welche die Leute erst mit Fast Food dick machen, um dann an Schlankheitspillen zu verdienen.

Wer das jetzt alles liest und beschließt: Jetzt esse ich bitter, der wird erst einmal bitter enttäuscht sein. Denn an bitter muss man sich „heranarbeiten". Mir ging das auch so, obwohl ich von zu Hause aus eine moderate Bitternis gewöhnt war, etwa vom Endiviensalat, von den eigenen Gurken, die noch viel mehr Bitterstoffe enthielten als die heutigen „Warmduscher"-Züchtungen, wobei leider auch die Öko-Gärtner den Unsinn mitgemacht haben, dem Chicoreé, den Artischocken, dem Estragon die Urkraft zu rauben. Eine gute Annäherung an bitter sind Grapefruits, am besten morgens nüchtern gegessen. Wer das einige Wochen regelmäßig macht, kann freudig zusehen, wie die Pfunde das Purzeln anfangen. „Begießen" können Sie diesen Erfolg am besten mit einem Cynar, denn der enthält (neben zu viel Zucker) die medizinisch wirksamen Teile der bitteren Artischockenblätter.

Meinen „Master of bitter" habe ich aber mit Bitterschokoladen gemacht. Und das fing ganz langsam an mit der Steigerung des Anteils an dem von Natur aus bitteren Kakao: von 72, über 80, dann 90 bis heute 100 Prozent. Wobei ich am Anfang den Fehler gemacht habe, die Schokolade zu „essen", was das Gefühl erzeugt, ein Sandtörtchen zu vertilgen. Im Mund schmelzen lassen, heißt der Trick, der bei mir so gut gewirkt hat, dass ich süchtig nach diesem Super-Stoff geworden bin.

Jetzt hoffe ich, dass ich Sie für bitter elektrisiert habe. Und ich verspreche Ihnen, dass Sie in „Schönkost" gerade für bitter eine Menge spannende Lebens-Mittel und Rezepte finden werden. Um Ihnen schon mal Lust auf bitter zu machen, finden Sie hier die

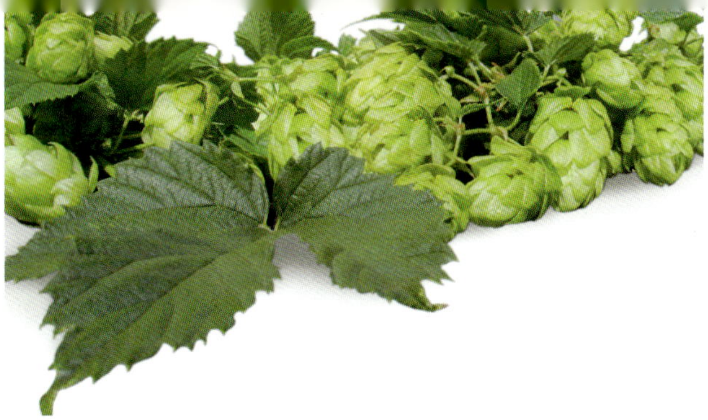

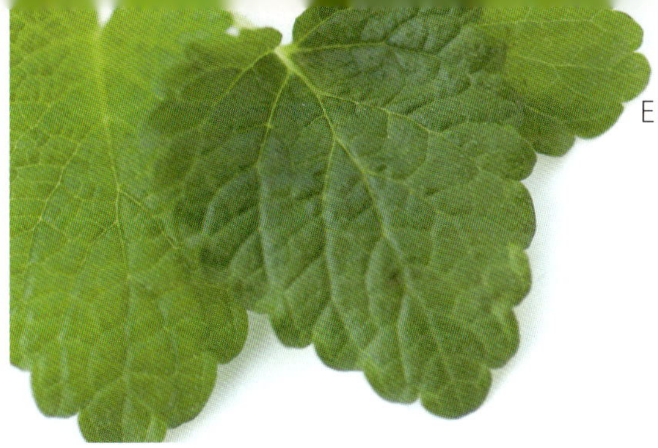

Schlafes Bruder: Bitterstoffe Baldrian, Chicorée, Hopfen, Melisse

Bitter-Stars
Artischocken, Radiccio, Endivie, Chicoreé, Zuckerhut, Löwenzahn (vor allem die Wurzel), Grapefruit, Hopfen, Zitronen, Ingwer, Rosmarin, Salbei, Thymian, Lorbeerblätter, Pfeffer, japanischer(!) Grüntee.

Wobei Sie beim Einkauf bewusst nach bitteren Sorten, etwa bei den Gurken, fragen sollten. Wenn das genügend Leute machen, wird es auch wieder mehr Urkraft geben.

★ **Schön-Faktor:** gut, denn die Bitterstoffe sorgen dafür, dass die Nahrung zügig verschafft wird, dass die Haut welkenden sauren Schlacken keine Chance bekommen.

★ **Schlank-Faktor:** unschlagbar hoch. Bitterstoffe sind das natürlichste und nachhaltigste Schlankheitsmittel, das uns die Natur bietet – und das alles ohne Nebenwirkungen.

★ **Vital-Faktor:** Der ist so groß, dass Bitterstoffe in der Apotheke verkauft werden müssten – aber natürlich nicht als Pillen, sondern als Natur-Verstärker. Vor allem ist auffällig, dass die meisten **natürlichen Schlafhelfer** wie Baldrian, Chicorée, Hopfen, Melisse leicht bitter sind.

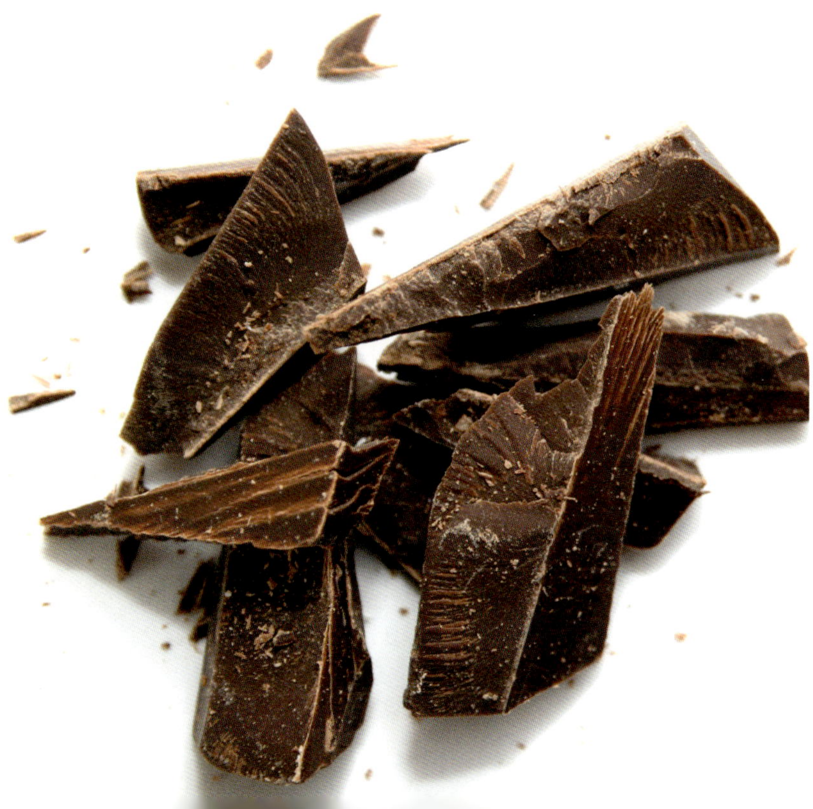

Natural Functional Food mit schlankenden Bitterstoffen und süchtig machenden Polyphenolen: kakaostarke Schokolade

Basisch: weil Säure alt und faltig macht

„Sauer macht lustig", sagt der Volksmund. Leider hat er unrecht. Vielmehr macht sauer alt, verursacht frühe Falten, begünstigt Krankheiten von Arthritis bis zum Krebs. Die Übersäuerung des Körpers ist neben dem durch den übermäßigen Süßkonsum verursachten Lifestyle-Diabetes das zweite große Leiden, das dem so genannten modernen Lebensstil geschuldet ist.

Wie beim Lifestyle-Diabetes (den manche auch Typ 2 nennen) ist auch die zu viele Säure im Körper vor allem eine Folge der Ernährung: Wer fast täglich Fleisch isst, Wurst und Weißbrot in sich schlingt, kann darauf warten, dass sein Körper eine verhängnisvolle Kettenreaktion startet: Erst versucht der Organismus, die überschüssige Säure im Bindegewebe abzuspeichern – das daraufhin sehr schnell altert, schlaff, Cellulitis-gesprenkelt wird.

Doch nicht nur das: Bleibt der Säurespiegel dauerhaft zu hoch, „raubt" der Körper aus den Knochen neutralisierende, basisch machende Mineralien wie etwa Kalzium – mit der Folge, dass die Knochen brüchig werden. Aber das ist erst der Anfang: Wer weiter Gemüse nur dann isst, „wenn es durch die Sau gegangen ist", also Fleisch geworden ist, wer sich nicht bewegen will, dem stellt der Körper noch härtere Quittungen aus: Allergien, Gicht, Arthritis, Gelenkverschleiß, Diabetes, Bandscheibenschäden bis hin zum Krebs werden mit der Übersäuerung in Verbindung gebracht.

Hässlich und krank machen die Säurefluten – dem stimmen die meisten Experten zu. Nicht mehr so einig sind sich die Gelehrten, wenn es darum geht, die Ursachen der vielen Säure zu benennen. Das fängt schon damit an, dass es kein einheitliches Verfahren gibt, um den Säurestatus zu testen. Die von manchen Experten empfohlenen Urinteststreifen lehnen andere als völlig unzuverlässig ab. Da könnte etwas dran sein, denn über den Urin wird auch überschüssige Säure ausgeschieden, die der Körper nicht mehr braucht, um bestimmte Funktionen (etwa die Verdauung) auf-

Natur-Apotheker: Spitzwegerich

Was hilft bei zu viel Säure?

„Der pH-Wert des Blutes liegt bei ca. 7,35. Fällt er dauerhaft unter diesen Wert, spricht man von einer Übersäuerung, auch Azidose genannt. Die Ursachen für eine Übersäuerung können sowohl mangelnde Durchblutung und Bewegung sein, als auch Krankheiten wie etwa Asthma. Zur Behandlung werden erst im Darm lösliche basische Salze eingesetzt, im Fall von Asthma hilft der Wirkstoff Theophyllin aus dem grünen Tee".

Anmerkung von Dr. Christian Thirion, Leiter einer Arbeitsgruppe für Molekulare Therapie an der Münchner Universität LMU.

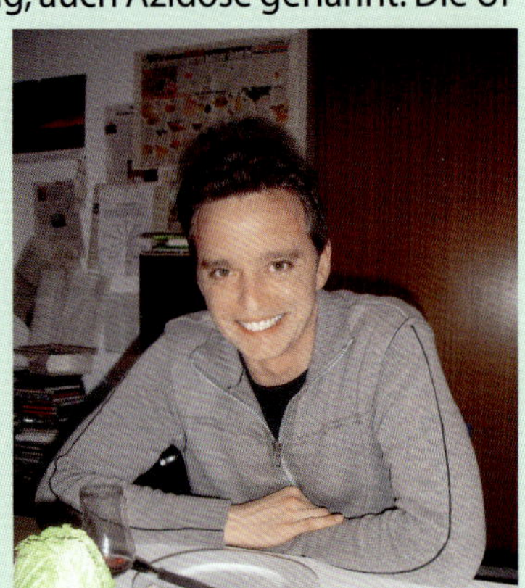

Münchner Molekular-Forscher: Dr. Christian Thirion

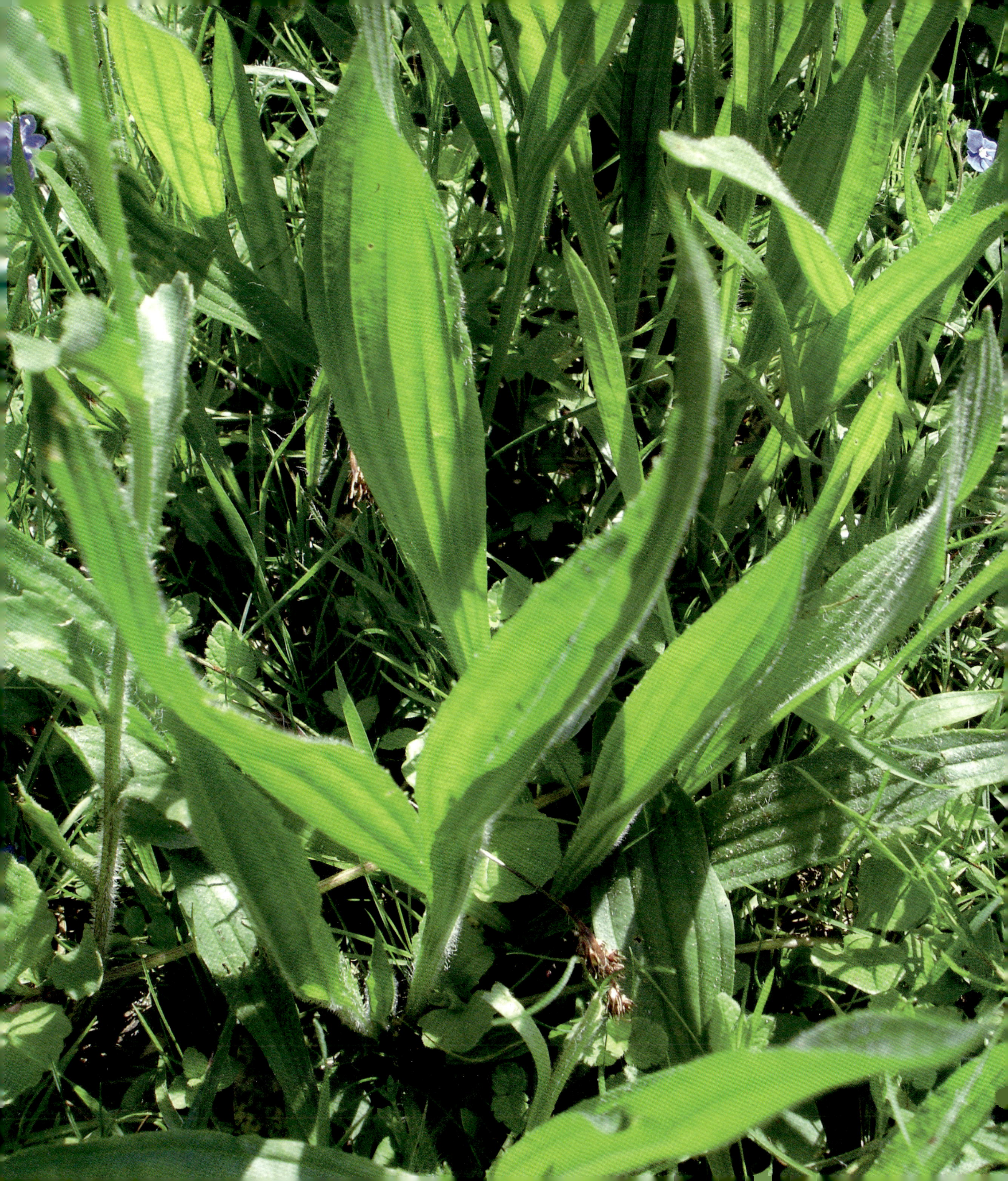

rechtzuerhalten. So wäre dann ein hoher Wert sogar Anzeichen für einen funktionierenden Säure-Basen-Ausgleich.
Aber noch weit schlimmer als der fehlende Teststandard: Es existiert auch keine verbindliche Liste der Lebens-Mittel, die den Körper aus dem basischen (heißt auch alkalisch) in den krankmachenden sauren Bereich treiben, wobei gelegentlich zu sauer kaum ein Problem ist. Ich habe viele der unzähligen Bücher miteinander verglichen, im Internet recherchiert – immer wieder sind einzelne „gute" basische Lebens-Mittel plötzlich schlimme Säurebomben. Sauerampfer, Rote Bete, Rosenkohl etwa sind solche „Wechselbalge", über welche sich die Forscher streiten.

Saurer wird's nun aber bei den so beliebten Nudeln, beim Fleisch, bei der Wurst. Leider sind auch die ansonsten gesunden Fische ordentliche Säurelieferanten, wobei die aus dem Meer noch stärker säuern. Und genauso leider: auch Käse, vor allem die guten harten, bergen viele saure Kristalle in ihrem wohlschmeckenden Inneren. Gerade auch Getränke wie Alkohol und süße Limos jagen den Säurepegel nach oben. Wobei einer der „Haupttäter" Fast Food ist, wegen seiner so beliebten Mischung aus süß und schlechten Fetten.

Sauer aufstoßen muss aber auch, wer permanent in Hektik ist, wer das Essen runterschlingt – und sich nicht regelmäßig bewegt. Denn viele der Ernährungssünden lassen sich durch Joggen, Walken, Rad fahren, Schwimmen kompensieren.

Pfirsich-Teint statt Orangenhaut. Was sind nun die „Schönkost"-Konsequenzen? Ich habe systematisch Lebens-Mittel und Natur-Verstärker herausgesucht, danach Rezepte konzipiert, die helfen, aus dem Land der Orangenhaut ins gelobte Land des Pfirsich-Teints zu kommen. Einer dieser Natur-Verstärker ist ausgerechnet der saure Essig, der aber im Körper eine stark basische Wirkung entfaltet. Kombiniert mit basischem Salat, mit basischen Kräutern, entsteht so ein wahres Monument des „Natural Functional Food" – ein Monument, das in diesem Fall ein Zivilisationsleiden genussvoll aushebelt.

Sind Vegetarier schöner?

Folgende Tendenzen lassen sich einigermaßen unstreitig festlegen: Gemüse, Salate, Kräuter sind in den allermeisten Fällen die besten Säurebremser. Auch gut bedient sind alle, die Obst und Beeren essen. Richtig basisch sind sogar einige gedörrte Früchte, wie etwa Rosinen – aber die sind dann natürlich auch wieder schnell süß. Im Grenzbereich, aber mit leicht saurer Tendenz liegen die meisten Getreide – und damit natürlich auch Brot. Wobei die Körner sehr schnell ein schmuckes basisches Käpplein aufsetzen, wenn sie keimen dürfen. Woraus folgt, dass auch Sprossen basisch sind. Interessant wäre es einmal zu sehen, ob Vegetarier vielleicht auch die schöneren Menschen sind.

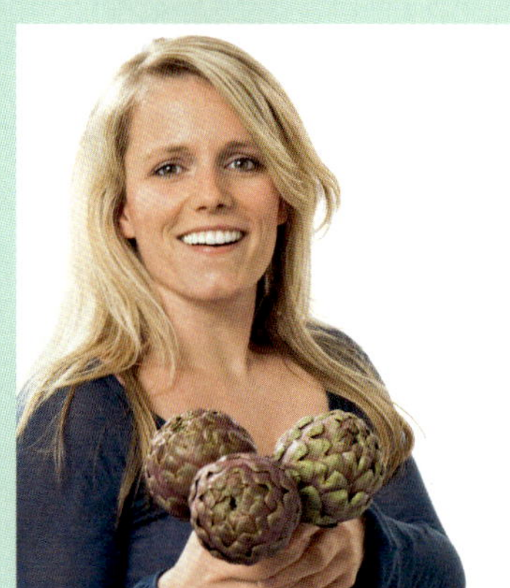

Liebt Gemüse: Sarah Ziller

Die Basisch-Stars

Das sind Lebens-Mittel, die besonders helfen, in den basischen Bereich zu kommen. Richtig eingesetzt, können sie langfristig auch Mittel wie Natriumcarbonat oder Corallencalcium überflüssig machen:

Gurken, Spinat, Löwenzahn, Endivie, schwarze Johannisbeeren, Schwarzer Rettich, Kichererbsen,

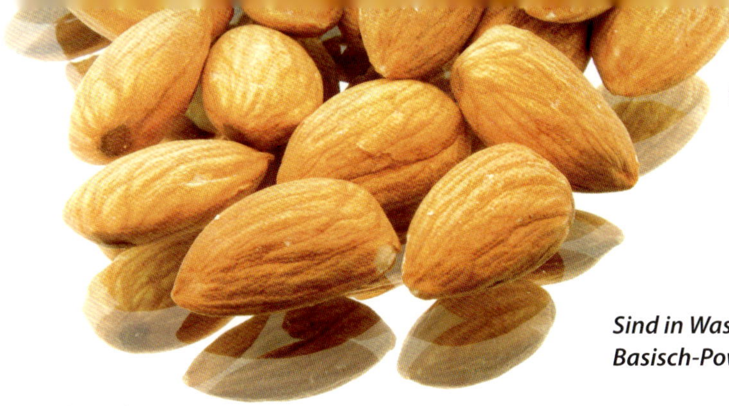

Sind in Wasser eingelegt
Basisch-Power: Mandeln

Radieschen, Sellerie, Kartoffeln, Kohlrabi, Chicorée, Karotten, Topinambur, Gemüsebrühe, Essig.

SPEZIALTIPP 1: In Mineralwasser eingelegte Mandeln entfalten eine besonders gute Basisch-Wirkung – und schmecken auch noch großartig.

SPEZIALTIPP 2: Frische Gräser von Getreiden (etwa Dinkel) sind mit ihrem grünen Pflanzenfarbstoff Chlorophyll besonders basisch. Außerdem entgiften sie den Körper, bekämpfen Entzündungen – und überdies wirkt das mit dem Hämoglobin verwandte Chlorophyll auch noch Blutbildend. Aber Achtung: bitte nur in kleinen Mengen konsumieren, weil diese jungen Gräser auch voller Abwehrstoffe gegen die Feinde (Sie sind als Esser ja auch einer) dieser zarten „Grünlinge“ stecken.

SPEZIALTIPP 3: Maronen sind die einzige basische „Nuss“. Und sie stecken auch voller B-Vitamine, Folsäure, Kalium und Magnesium.

★ **Schön-Faktor:** Hoch
Gerade das frühe Altern der Haut wird durch eine permanente Übersäuerung des Organismus massiv gefördert.

★ **Schlank-Faktor:** Gering
Es gibt wohl keinen direkten Zusammenhang zwischen Säuregrad des Körpers und dem Gewicht.

★ **Vital-Faktor:** Sehr hoch
Vor allem für das Entstehen schwerer chronischer Krankheiten wie Gicht, Arthritis, Diabetes, Krebs ist das permanent saure Milieu ein idealer Nährboden.

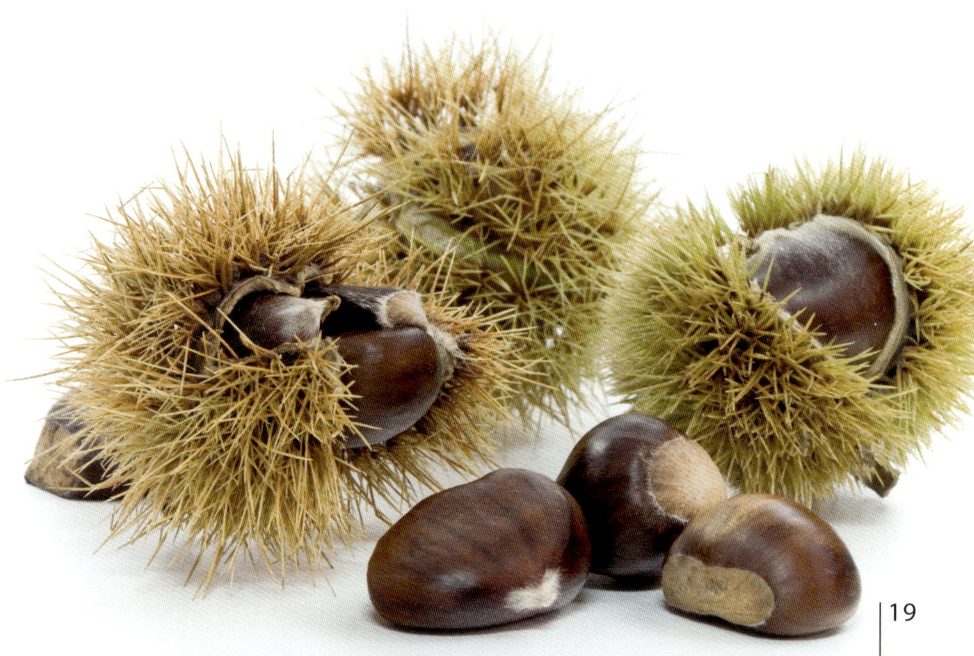

Geben der Säure Saures: Maronen

Ballaststoffe: „Gepäck", das erleichtert

Was für ein schreckliches Wort: Ballaststoffe. Ein Begriff, der nur Ernährungsexperten einfallen kann, die sich hinterher auch noch wundern, dass sich kein Mensch an ihre Empfehlungen halten will. Aber was will ich machen, das Wort steht nun mal da, und so schrecklich es klingt, so segensreich wirkt es.

Aber Ballaststoffe sind kein überflüssiger Ballast, sondern im wahrsten Sinne, ein Gepäck, das erleichtert. Das hängt damit zusammen, dass die unlöslichen „Ballaste" im Darm aufquellen – und dort alles aufsaugen, was sich bis „drei" noch nicht in die Blutbahnen verdünnisiert hat. Dazu gehören verbrauchte Nahrungsbestandteile wie Cholesterin, Gallensäure, all das, was gerne als „Schlacken" bezeichnet wird, etwa als Folge einer zu säurereichen Kost. All das wird nun besonders schnell aus dem Körper befördert, weil die Ballaststoffe mit ihrer ganzen Schlackenfracht an die Magenwände „klopfen", sie zu peristaltischer Bewegung auffordern – oder schlichter gesagt, es kommt zu einem flotten Stuhlgang. Wobei es durchaus sein kann, dass auch einige wichtige Mineralstoffe ausgeschwemmt werden, für die der Körper noch Verwendung gehabt hätte. Also Vorsicht vor zu viel ballastiger Kost.

Neben den wasserunlöslichen Stoffen gibt es auch wasserlösliche „Ballaste", die vom Darm aufgenommen und ins Blut gebracht werden. Dort helfen sie vor allem, das gefürchtete schlechte LDL-Cholesterin, das oft Vorstufe eines Infarktes ist, deutlich zu senken.

Wo sind sie denn nun, die nützlichen Helfer? In den Bohnen, den Erbsen, in allen Vollkornprodukten, in Äpfeln, Birnen, natürlich allen Kohlsorten, den Karotten, den Kartoffeln, dem Sellerie und in allen Nüssen.

Super-Queller statt Ballaststoffe, so würde ich das Ganze jetzt einfach taufen. Klingt doch schon viel prickelnder. In „Laubers Lebens-Stern" auf Seite 78 heißen die Ballaststoffe auch konsequenterweise „Superqueller".

Schönkost-Spezial: Schöne Zähne

Manche Stoffe überraschen uns mit Wirkungen, an die wir gar nicht denken. Etwa die Ballaststoffe. Sie müssen kräftig gekaut werden. Das wiederum lässt den Speichel in Strömen fließen (keine Angst, das sieht niemand) – und der Speichel wiederum neutralisiert die Säuren, die den Schmelz der Zähne angreifen wollen. Außerdem enthalten die ballastigen Lebens-Mittel, etwa Getreide, weniger Zuckerstoffe, welche sonst gerne den Bakterien einen willkommenen Nährboden bieten. Und Bakterien wollen ebenfalls das Zahnweiß matter machen.

So könnte es kommen: Sie essen ballastigen Grünkohl – und stehen mit strahlend weißen Zähnen vom Tisch auf.

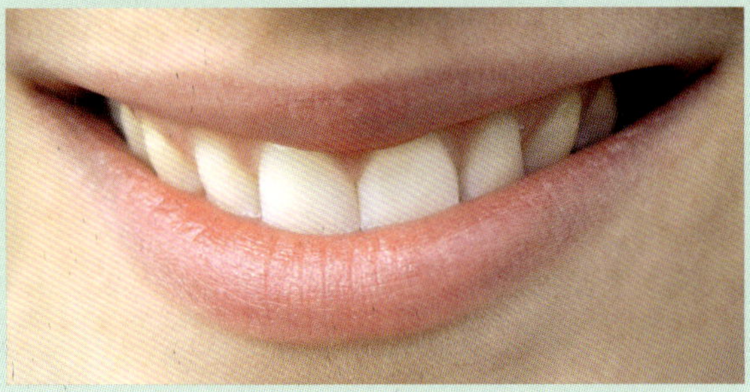

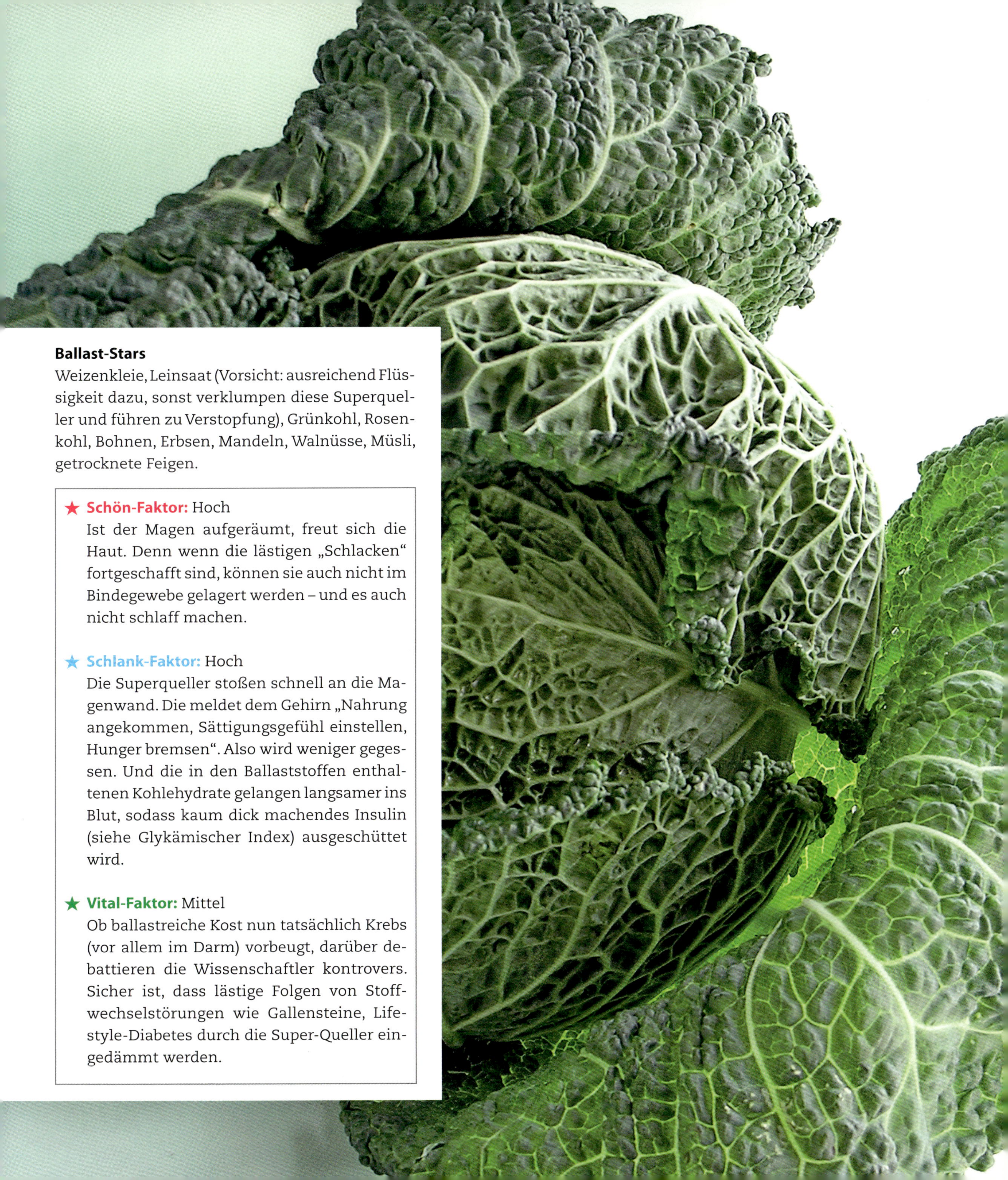

Ballast-Stars

Weizenkleie, Leinsaat (Vorsicht: ausreichend Flüssigkeit dazu, sonst verklumpen diese Superqueller und führen zu Verstopfung), Grünkohl, Rosenkohl, Bohnen, Erbsen, Mandeln, Walnüsse, Müsli, getrocknete Feigen.

★ **Schön-Faktor:** Hoch
Ist der Magen aufgeräumt, freut sich die Haut. Denn wenn die lästigen „Schlacken" fortgeschafft sind, können sie auch nicht im Bindegewebe gelagert werden – und es auch nicht schlaff machen.

★ **Schlank-Faktor:** Hoch
Die Superqueller stoßen schnell an die Magenwand. Die meldet dem Gehirn „Nahrung angekommen, Sättigungsgefühl einstellen, Hunger bremsen". Also wird weniger gegessen. Und die in den Ballaststoffen enthaltenen Kohlehydrate gelangen langsamer ins Blut, sodass kaum dick machendes Insulin (siehe Glykämischer Index) ausgeschüttet wird.

★ **Vital-Faktor:** Mittel
Ob ballastreiche Kost nun tatsächlich Krebs (vor allem im Darm) vorbeugt, darüber debattieren die Wissenschaftler kontrovers. Sicher ist, dass lästige Folgen von Stoffwechselstörungen wie Gallensteine, Lifestyle-Diabetes durch die Super-Queller eingedämmt werden.

Antioxidantien:
Jäger der bindungssüchtigen freien Liebhaber

Wie vagabundierende Lover auf der Suche nach „Quickies" durcheilen unseren Körper die so genannten freien Radikale. Das sind sauerstoffhaltige Moleküle, die bei den permanenten Prozessen der Zellerneuerung ihren Partner verloren haben, verursacht etwa durch eine zu starke Sonnenstrahlung. Anstatt sich aber nun brav ins Trennungsschicksal zu fügen, reagieren sie wie eine plötzlich verlassene Frau, ein verlassener Mann: Sie schnappen sich einfach den nächst besten Partner – und machen nun den wieder bindungslos. Der wiederum giert nach einer neuen Paarung – und so entsteht im Körper in Bruchteilen von Sekunden eine brandgefährliche Kettenreaktion.

Gleich an drei Stellen greifen die aggressiven Winzlinge an: Sie attackieren mit ihrem überschüssigen Sauerstoff unsere Körperfette, lassen sie durch diesen Oxidationsprozess ranzig werden, was Experten als oxidativen Stress bezeichnen. Damit stören die freien Liebhaber massiv unsere Stoffwechselprozesse. Denn Fette sind wichtige Energielieferanten, sind entscheidend für die Bildung der machtvollen Hormone, ermöglichen die Aufnahme vieler lebenswichtiger Vitamine. Auch das in Fett gebettete Gehirn greifen die Radikalinskis an, weshalb diese aggressiven Moleküle auch mit Demenz und Alzheimer in Verbindung gebracht werden.

Aber nicht nur die Fette kriegen ihr Fett ab. Auch das Allerheiligste des Körpers ist von diesen rachsüchtigen Liebhabern nicht sicher: Denn sie attackieren die Zellen, die alle Vorgänge des Körpers steuern. Zuerst lassen sie die schützende Hülle „rosten", dann versuchen sie in den Kern vorzudringen, um dort den genetischen Bauplan zu ändern, um beispielsweise Krebszellen wachsen zu lassen.

Auch an Haut und Haaren vergreifen sich als drittem Tatort gerne die freien Radikalen. Dabei beschädigen sie die Eiweiße, die auch Proteine heißen. Eiweiße stützen aber das Bindegewebe, und sie halten Haut, Haare und Fingernägel in Schuss. Geht dieser Prozess des Anknabberns der Proteine über Jahre, sind die Folgen sogar zu sehen: Dann tauchen plötzlich an den Händen, den Armen, im Gesicht braune Flecken auf. Das sind dann die Orte, an die der „Müll" des oxidativen Stresses entsorgt worden ist.

Als wahre Boykotteure des Anti Aging gebärden sich die freien Radikale. Denn sie sind eine der wesentlichen Ursachen für das vorzeitige Altern. Aber wer ruft diese Provokateure auf den Plan? Im Wesentlichen wir selbst! Denn es ist unser hektischer Lebensstil, der den vagabundierenden Liebhabern erst die Bühne für ihr Schreckensstück bereitet: der permanente Stress, die allgegenwärtigen Umweltgifte, die zu viele Sonne, der zu viele Alkohol, die zu vielen Zigaretten, die zu vielen Medikamente, die zu langen Flüge. All das erfordert von den Körperzellen einen dauernden Hochbetrieb, und irgendwann läuft die „Maschine" Körper heiß, reagiert auf den Dauerstress selbst gestresst und produziert schädi-

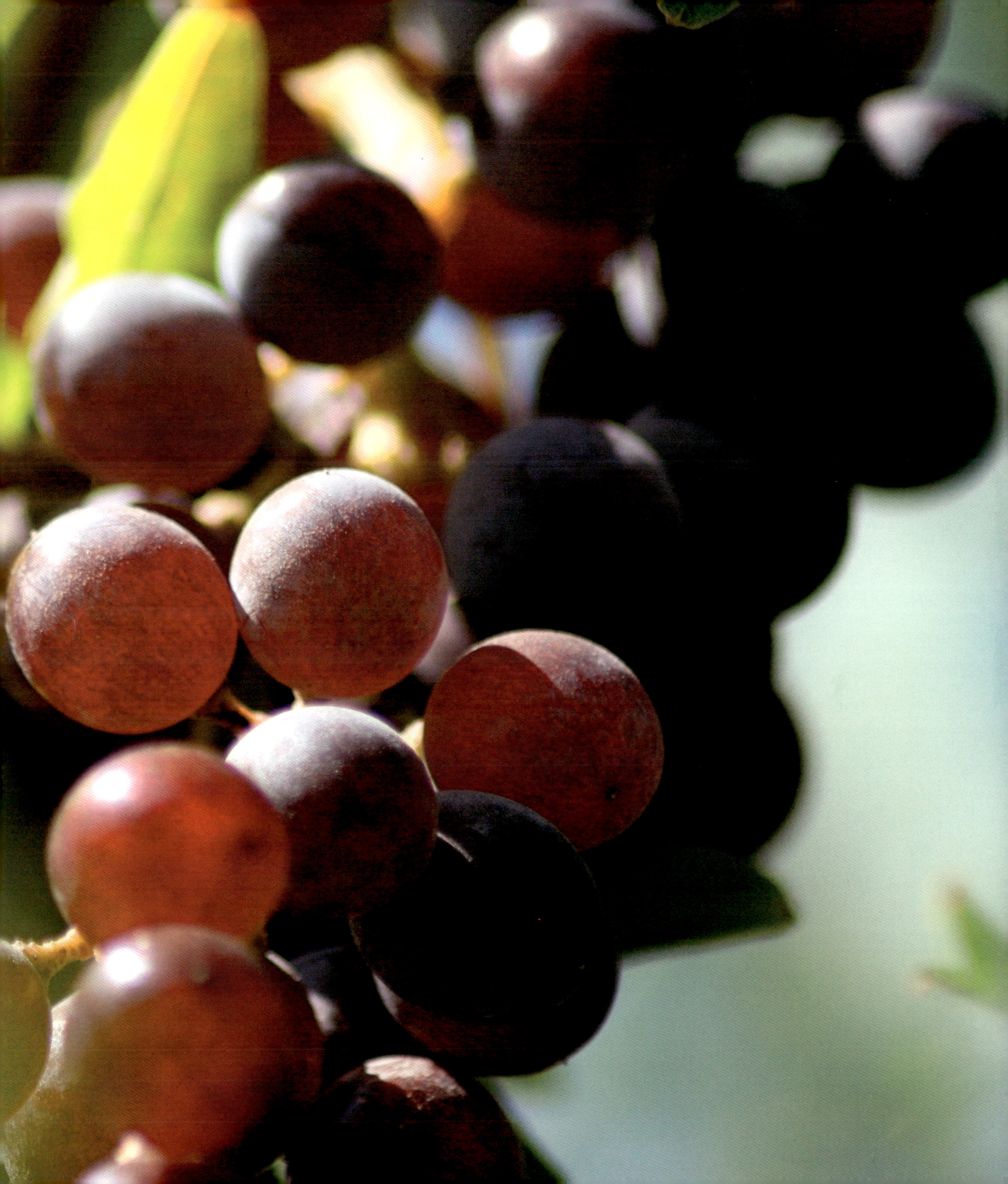

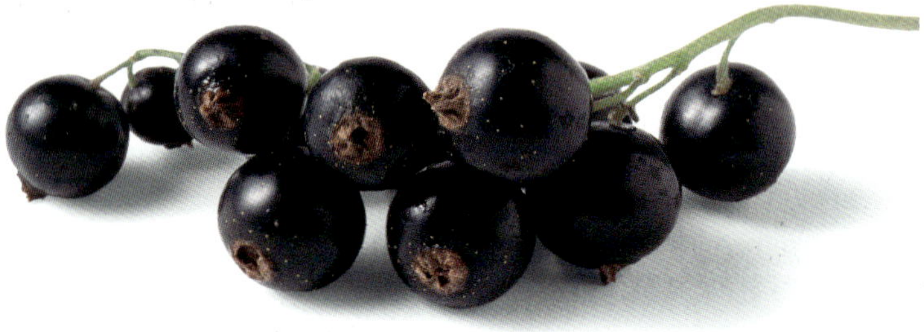

gende Stresshormone – und noch schädigendere freie Radikale.

Was tun? Meine „Zehn schönen Gebote" lesen, im Einklang mit der Natur, den Jahreszeiten leben. Das ist das eine. Dazu kommt als ein mächtiger Jäger der freien Radikale die Bewegung, der Sport. Aber nicht zu viel. Wer etwa Marathon läuft (wie ich), der setzt den Körper einem übermäßigen Stress aus – dafür rächt er sich wiederum mit freien Radikalen. Besser sind moderate Bewegungen wie Wanderungen, Rad fahren, Schwimmen, stundenlange Spaziergänge, bei denen Sie die Natur auf sich wirken lassen, bei denen Sie zu sich finden.

Bewegung ist das eine, die richtige Ernährung das andere. Antioxidantien heißen die Stoffe, welche die tödlichen Flirts im Körper stoppen können und die sich in vielen Lebens-Mitteln finden. An erster Stelle stehen dabei die beiden Vitamine C und E. Dann die Carotinoide, die Polyphenole, die Flavonoide, dazu Phytoöstrogene sowie die Spurenelemente Zink und Selen. „Oh je", werden Sie jetzt sagen, „das hört sich ja ganz stark nach Chemiebaukasten an". Doch hinter diesen geheimnisvollen Bezeichnungen verbergen sich ganz handfeste Lebens-Mittel.

Das Allzweckvitamin C kommt in so bekannten Produkten wie Beeren, Äpfeln, Sauerkraut, Kohl vor. Der „Radikalenfänger" Vitamin E ist im Olivenöl, in Nüssen, in Linsen, im Grünkohl. Die Carotinoide, Polyphenole, Flavonoide, Phytoöstrogene sind so genannte sekundäre Pflanzenstoffe, die aber erstklassige Wirkungen haben. Mit Carotinoide sind alle gelben und roten Pflanzen gemeint, also Tomaten, Karotten. Die Polyphenole, Flavonoide sind in Beeren, in Äpfeln, im Grünkohl, im Kakao. Und Phytoöstrogene sind nichts anderes als pflanzliche Hormone – und die kommen in so schönen Lebens-Mitteln wie Vollkorn vor. Und Zink ist stark in Austern und Selen glänzt in der Bierhefe.

So, nun geraten Sie mir aber nicht in Stress. Sondern lesen in Ruhe durch, was es an natürlichen Stoffen gibt. An natürlichen Natur-Verstärkern! Nicht an künstlichen Stoffen, die es natürlich auch gibt, etwa als Vitamin E. Doch gerade da hat es sich gezeigt, dass viel nicht immer viel wirkt, sondern manchmal sogar das Gegenteil bewirkt. Künstliches Vitamin E ist so sogar in Verdacht geraten, Krebs auszulösen. Also, doch lieber auf die Natur vertrauen.

Antioxidativ-Stars

Tomaten, Trauben, Beeren (vor allem Schwarze Johannisbeeren), Bierhefe, Äpfel, Aprikosen, Bohnen, Erbsen, Karotten, Kohl (vor allem Grünkohl), Knoblauch, Zwiebeln, Lauch, Petersilie, Nüsse, Mandeln, Zitronen, Kartoffeln, Leinsamensprossen, Grüntee, Kakao.

★ **Schön-Faktor:** Hoch
Die freien Radikalen lassen uns vor der Zeit „rosten", machen unsere Fette ranzig. Und sie greifen den Schön-Superstoff Eiweiß an, machen das Bindegewebe schlaff, die Haare fahl, die Haut fleckig, die Fingernägel brüchig.

★ **Schlank-Faktor:** Gering
Wenigstens etwas: Die Sauerstoffräuber stehen nicht im direkten Verdacht, dick zu machen.

★ **Vital-Faktor:** Sehr hoch
Von Alzheimer über Durchblutungsstörun-

gen, Entzündungen, Krebs, Parkinson bis Rheuma reicht die Palette der Krankheiten, die direkt und indirekt durch die freien Radikale ausgelöst werden. Oder umgekehrt gesagt: Ein stärkeres Argument für eine primär pflanzliche Ernährung als die Abwehr der aggressiven Sauerstoffschädlinge gibt es nicht.

Schützen die Pflanzen vor Feinden, schützen Sie vor Falten: Antioxidantien in gekeimten Körnern.

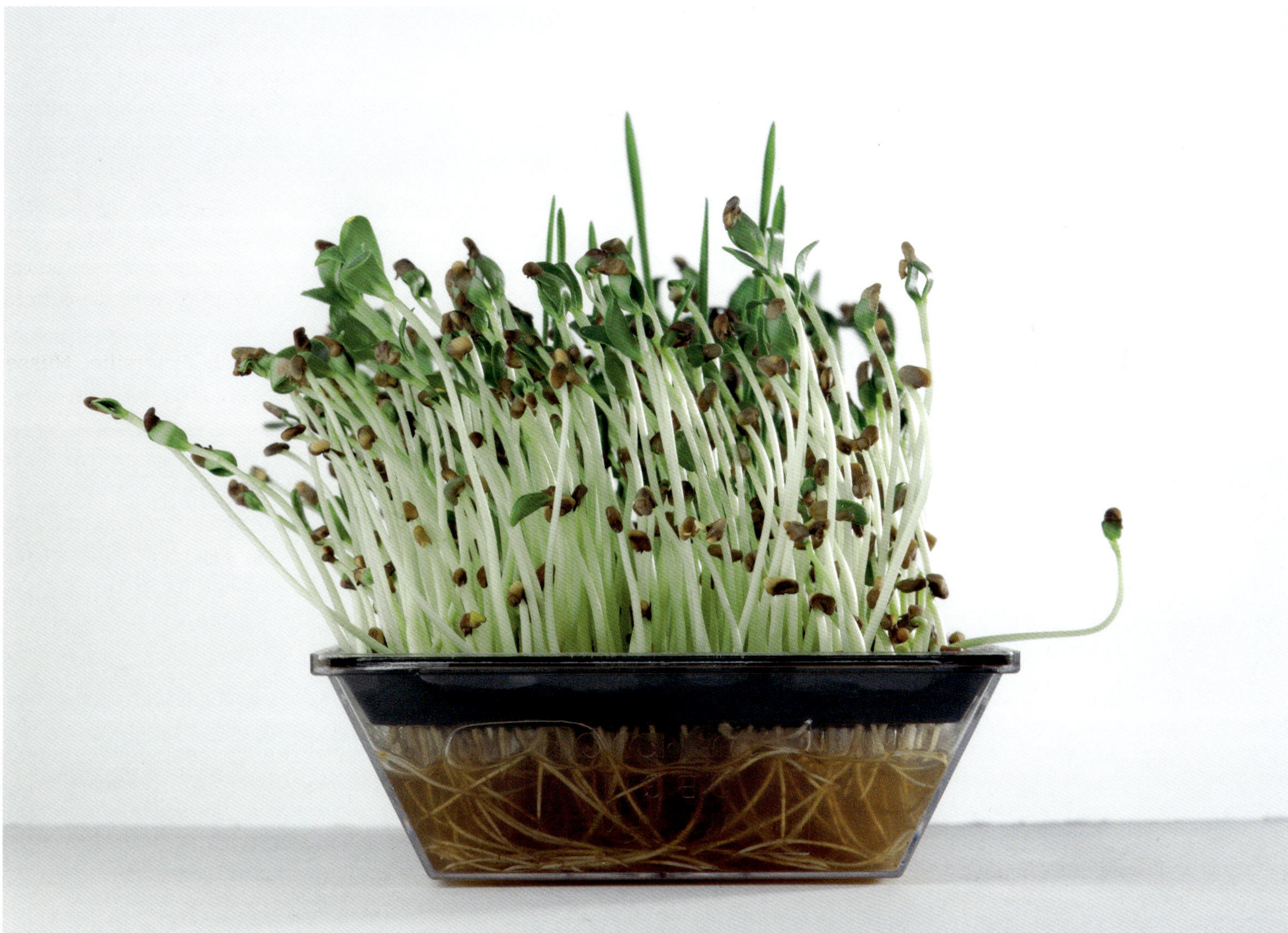

Vitamine: Katalysatoren der Vitalität

„Lebensstoffe", so heißt die wörtliche Übersetzung für Vitamine. Eine doppelt richtige Bezeichnung. Denn die Vitamine wirken im Körper wie Katalysatoren, die ganze Kettenreaktionen der Vitalität auslösen. Ohne diese Stoffe gäbe es kein Wachstum, keine Gesundheit, eben kein Leben – und das, obwohl die tägliche Menge, die wir brauchen, gerade mal Gramm-Bruchteile ausmacht. Vitamine sind aber auch deshalb „Lebensstoffe", weil sie nicht aus toter Materie (wie etwa die Spurenelemente) stammen, sondern immer aus lebendiger Materie kommen, also von Pflanzen oder Tieren.

Weil Vitamine Teil lebendiger Materie sind, ist es auch wenig sinnvoll, sie isoliert zu sich zu nehmen. Ihre volle Vitalität können sie nur entfalten, wenn sie im Verbund mit anderen Stoffen wirken können, also mit Eiweißen, Kohlenhydraten, Fetten, den Mineralien. Und das tun sie am besten, wenn sie auch im Verbund mit diesen Stoffen in den Körper gelangen, also aus frischem Gemüse, Obst, frisch geschlachteten Tieren. Damit will ich nicht sagen, dass es gar keinen Sinn macht, etwa im Winter für eine begrenzte Zeit einmal Vitamin C zu nehmen. Aber wer sich die Vitamine wesentlich nur künstlich zuführt, greift nur begrenzt auf die in ihnen ruhenden Schätze zu, weil ihm etwa bestimmte Mineralstoffe fehlen, ohne welche das einzelne Vitamin gar nicht wirken kann.

Fragil wie alles Lebende sind die Vitamine. Viele von ihnen mögen keine Hitze, etwa Vitamin C; mögen kein zu starkes Licht, wie etwa die B-Vitamine. Dagegen ist ein anderes Vitamin geradezu „lichtsüchtig". Nämlich Vitamin D, das überwiegend in der Haut gebildet wird, aber nur mit Hilfe von Sonnenlicht. Wie das, werden Sie fragen? Ja, weil Vitamin D nach neuesten Forschungen eigentlich gar kein Vitamin ist, sondern eher ein Hormon. „Vitamin" D ist nur ein Beispiel dafür, dass vieles, was die Ernährungswissenschaftler voller Inbrunst jahrelang behauptet haben, sich hinterher ganz anders darstellt. So gibt es inzwischen etwa rund 20 B-Vitamine, die aber in Wirklichkeit untereinander kaum Gemeinsamkeiten haben – weshalb die Forscher statt der B-Bezeichnungen klammheimlich lieber neue chemische Begriffe formulieren, etwa Riboflavin für B2.

Fazit: Vitamine sind zweifelsfrei wichtig. Aber nicht alles, was die Wissenschaft dazu sagt, ist endgültig in Stein gemeißelt. Wenn auch nicht in Stein gemeißelt, so ist die nachfolgende Übersicht der Wirkungen einzelner Vitamine hoffentlich das Papier wert, auf das sie gedruckt wurde.

Vitamin A: schöner sehen

Eine ganze Kaskade von Stoffen, Vorstoffen wird unter der Bezeichnung Vitamin A zusammengefasst, einem fettlöslichen Vitamin. Wichtig sind dabei vor allem die sogenannten Beta-Carotine, Provitamine, aus denen der Körper dann das Vitamin A bilden kann. Drei wesentliche Wirkungen werden diesem Vitamin zugeschrieben.

SEHSTÄRKE: Schon ein geringer Mangel an Vita-

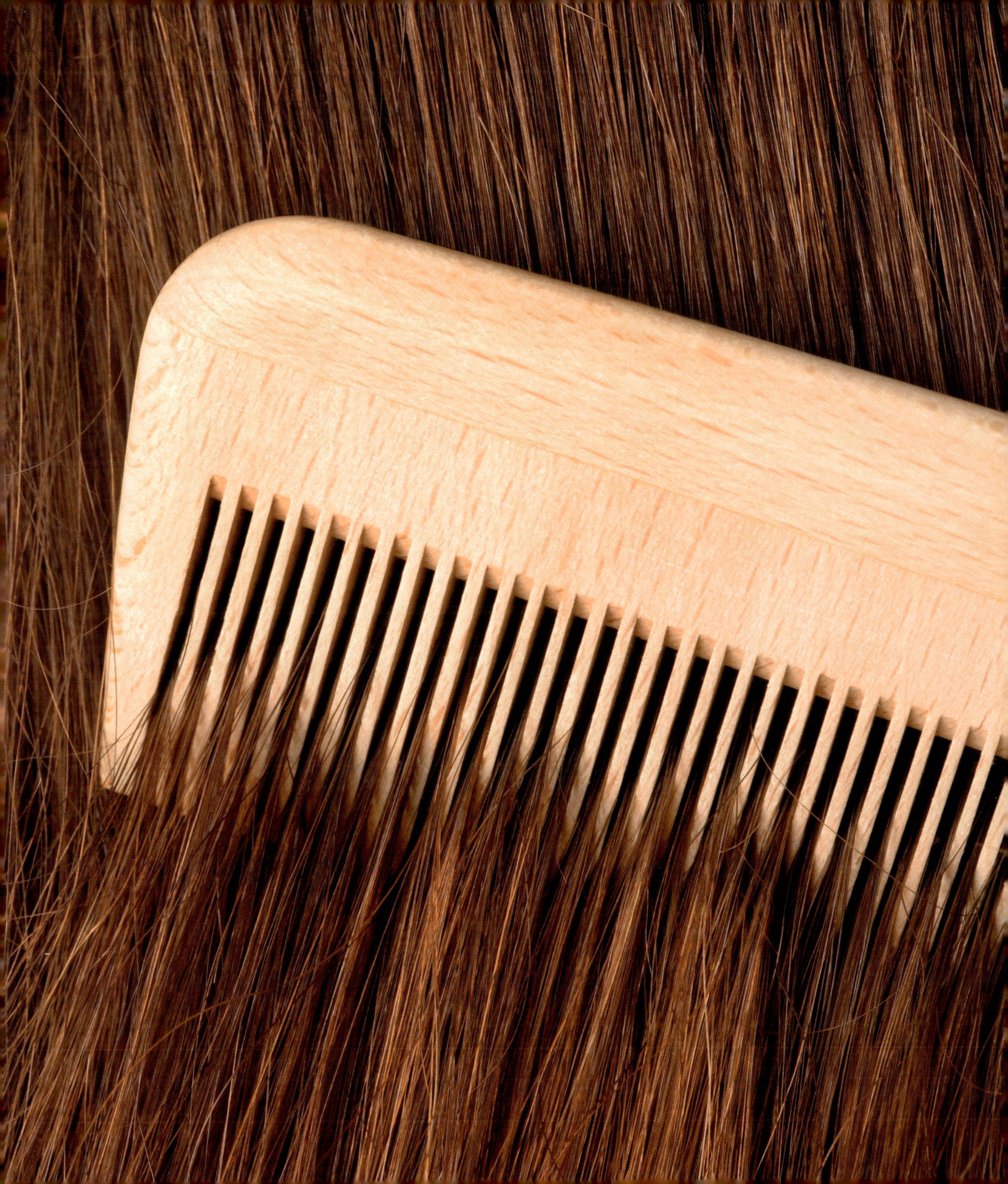

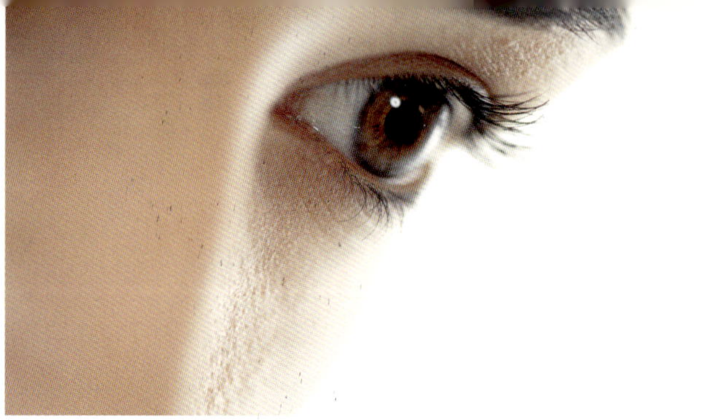

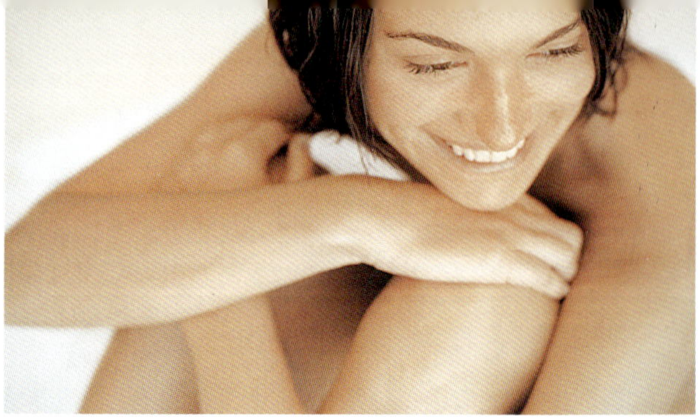

min A vermindert die Sehschärfe deutlich, vor allem nachts. Außerdem ermüdet das Auge sehr viel schneller.

SCHÖNE HAUT: Geschmeidige, gesunde und glatte Haut gibt es ganz stark mit Vitamin A, weil es die Bildung von elastischen Fasern fördert. Das Vitamin hilft gegen Verhornungen, Abschuppungen, und es kann auch kleine Fältchen ausgleichen. Auch hilft der Lebensstoff, etwa durch UV-Strahlen angegriffene Haut wieder zu reparieren – es ist also das ideale „After Sun"-Vitamin. Und es verbessert die natürlichen Hautfunktionen.

GUTER SEX: Vitamin A ist notwendig, um Sperma zu produzieren, und es macht fruchtbar. Außerdem sorgt es für starke Schleimhäute, etwa im Mund, bei den Geschlechtsorganen.

Wo ist's drin? In reiner Form praktisch nur in tierischen Lebens-Mitteln, vor allem in Fischen, aber auch in Milch, im Eidotter. Und als Provitamin in Karotten, Brokkoli, Tomaten, Grünkohl. Wobei es am besten ist, die Gemüse kleinzuschneiden. Dann „schlüpfen" die Vitalstoffe am besten ins Essen. Das Gute an den Gemüse-Vitamin-Vorstufen: Sie können nicht überdosiert werden, der Körper wandelt nur so viel um, wie er benötigt.

Vitamin D: Ewige Jugend?

Wie schon gesagt, eigentlich kein Vitamin, sondern eher ein Hormon. Und eines, das der Körper unter der Einwirkung von Sonnenlicht selbst herstellen kann. Naturgemäß fällt das im Sommer natürlich leichter als im Winter, weshalb es in der dunklen Jahreszeit oft einen Vitamin-D-Mangel gibt. Da hilft nur eines: raus ans Licht zu ausgedehnten Spaziergängen, was ja gleichzeitig auch eine schön-schlankende Bewegung ist. Und zur Not: eine gute UV-Lampe. Diese Wirkungen werden mit dem fettlöslichen Vitamin D in Verbindung gebracht:

KNOCHENSCHUTZ: Starke Knochen, zubeißende Zähne brauchen Vitamin D. Denn es hilft, die Knochenbaustoffe Kalzium und Phosphor in die Knochen einzulagern. Vor allem Ältere brauchen das starke D, um der gefürchteten Osteoporose vorzubeugen. Am besten wirkt es zusammen mit Vitamin A.

HAUTSCHUTZ: Lästige Hauterkrankungen wie Schuppenflechte, Akne, Ekzeme lassen sich mit Vitamin D besser beherrschen.

GRIPPESCHUTZ: Das „Sonnenschein"-Vitamin stärkt auch die Abwehrkräfte gerade im Winter, wenn schwere Erkältungen drohen. Auch bei anderen entzündlichen Prozessen, wie etwa Rheuma und Arthritis, wirkt das Vitamin segensreich.

KREBSSCHUTZ: Sogar gegen Krebs soll Vitamin D nach neuesten Forschungen schützen, vor allem gegen die „Nordländer"-Tumore in Dickdarm, Prostata und Brust. Denn vor allem in den lichtschwachen nordischen Breitengraden treten diese Krebsarten gehäuft auf. Möglicherweise hängt das auch damit zusammen, dass dieses Vitamin leicht basisch wirkt. Denn eine permanente Übersäuerung des Körpers gilt ja auch als eine Ursache für die Entstehung der tückischen Tumore.

HERZSCHUTZ: Amerikanische Kardiologen haben festgestellt, dass Vitamin D das Blut besser fließen lässt, weil es die Arteriosklerose mindert. Was wiederum hilft, Herzattacken, Schlaganfälle und Durchblutungsstörungen der Beine zu mindern.

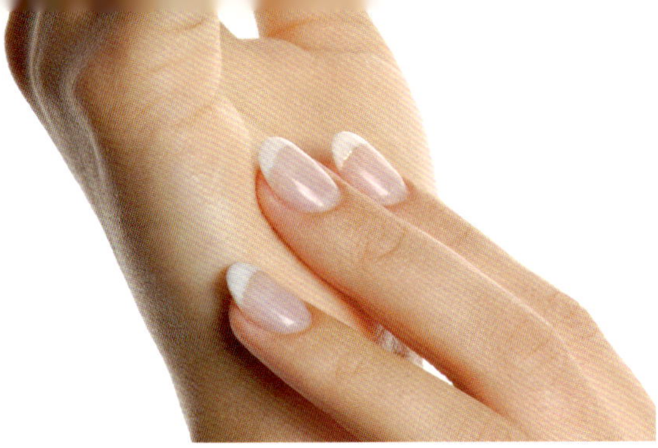

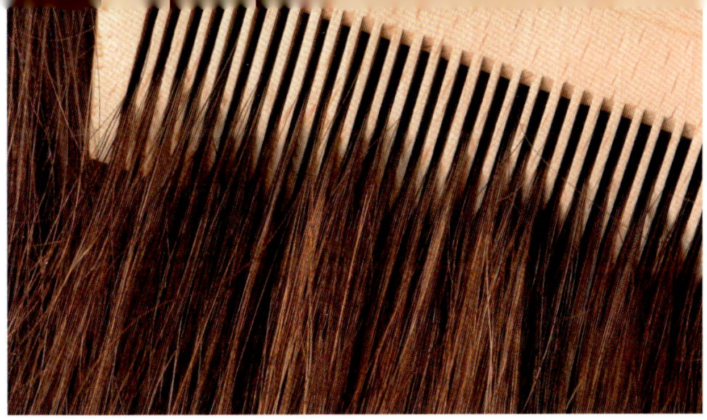

ALTERSSCHUTZ: Eine ganz besondere „Karriere" hat das Vitamin D noch als Anti Ager vor sich: Denn englische Forscher glauben, dass es die Alterung der Zellen und des Gewebes verlangsamt. Dieses Vitamin verstellt die in jeder Zelle eingebaute „Uhr", sodass die Alterungsprozesse möglicherweise gemächlicher ablaufen. Also die lange gesuchte Quelle der ewigen Jugend? Sicher nicht. Diese reißerische Formulierung habe ich ja nur über dieses Kapitel geschrieben, damit Sie den Text auch lesen.

WO IST'S DRIN? Ausgerechnet so wenig prickelnde Produkte wie Lebertran und Dorschleberöl strotzen vor Vitamin D. Immerhin ist es aber auch in Hering, Lachs, Sardinen, im Kalbfleisch enthalten. In Pflanzen kommt nur als Provitamin vor, aus dem sich der Körper dann sein Vitamin baut. Und hier vor allem in Kohl, Pilzen, Weizenkeimöl und Hefe.

Noch viel Spannendes werden wir in den nächsten Jahren über dieses lange unterschätzte Vitamin, das gar kein richtiges ist, erfahren. Denn die Forschung darüber steht wohl erst am Anfang. Schon jetzt kristallisiert sich aber eines heraus: Für die Millionen Lifestyle-Diabetiker (Typ 2) kann eine gute Vitamin-D-Versorgung wahrscheinlich zu deutlich besseren Blutzuckerwerten führen.

Vitamin E: Frauen-Flüsterer

Unterschätzt wurde lange Zeit Vitamin D. Überschätzt hingegen Vitamin E. Es war eine dieser hochgejubelten „Wunderwaffen" gegen Krebs, Altern, Alzheimer und Herzinfarkt. Nach dem Motto „Viel hilft viel" wurden dann hochdosierte Präparate auf den Markt gebracht – mit der Folge, dass statt der versprochenen Rund-um-Gesundheit sogar Todesfälle auftraten. Dumm gelaufen, letztendlich aber Konsequenz eines mechanistischen Verständnisses, das am liebsten in bequemen Monokausalitäten denkt.

Aber die Natur ist nicht schlicht, sondern komplex. Da gibt es nicht einen einzelnen Stoff, der als Wundermittel dienen kann. Sondern es gibt in Wirkungszusammenhänge eingebundene Stoffe, die dann in natürlicher Form genossen als „Natur-Verstärker" dienen. Wie etwa das fettlösliche Vitamin E, das wichtige Funktionen hat, wenn sie denn naturnah abgerufen werden.

Auch unter Vitamin E wird ein ganzes Bündel ähnlicher Stoffe zusammengefasst, wovon das sogenannte Tocopherol der wichtigste ist. Weshalb dieser Stoff zum Synonym für Vitamin E geworden. Und hierfür steht das Vitamin:

SCHÖN-SCHUTZ: Unter den Vitaminen ist E der ultimative Jäger der freien Radikale, welche die Gefäße bedrohen, die Fette unseres Körpers ranzig werden lassen, unsere Haut schneller altern lassen. Das Hautvitamin E stoppt solche Prozesse, und es verbessert die Feuchtigkeit der Haut und macht unsere äußere Hülle zarter und geschmeidiger. Überdies hilft es der Haut, den Haaren, sich gegen aggressive UV-Strahlung besser zur Wehr zu setzen.

VITAMIN-SCHUTZ: Eins greift ins andere – das ist das Prinzip der Natur. So auch bei den Vitaminen. Ist genügend E im Körper vorhanden, dann sind die Vitamine B und C vor der Oxidation, dem Ranzigwerden geschützt.

VITAL-FAKTOR: Auf vielen Wegen wirkt Tocopherol aktivierend. So beschleunigt es die Umwandlung von Fett in Energie, weshalb natürlich „dopende" Sportler natürlich auf Vollkornbrot mit Butter setzen. Wer es nicht ganz so schnell braucht, der nutzt E, um das Blut ordentlich fließen zu lassen, damit es sich nicht an den Gefäßwänden verstopfend ablagert.

WO IST'S DRIN? Wer sich halbwegs vernünftig ernährt, dem kann es kaum an Vitamin E mangeln. Praktisch alle kalt gepressten Pflanzenöle enthalten es, wobei Weizenkeimöl der Spitzenreiter ist. Aber auch wer mit Olivenöl Bohnen, Erbsen, Lauch, Brokkoli, Schwarzwurzeln, Grünkohl dünstet, macht alles richtig. Denn sowohl Öl wie Gemüse sind E-Träger. Und wer morgens mit Vollkorn und Haferflocken-Müsli startet, ist ebenfalls E-fit. Ein Vorteil des fettlöslichen Vitamins: Es ist ziemlich hitzestabil.

Kluge Natur: „weißt" Schwarze, „dunkelt" Eskimos

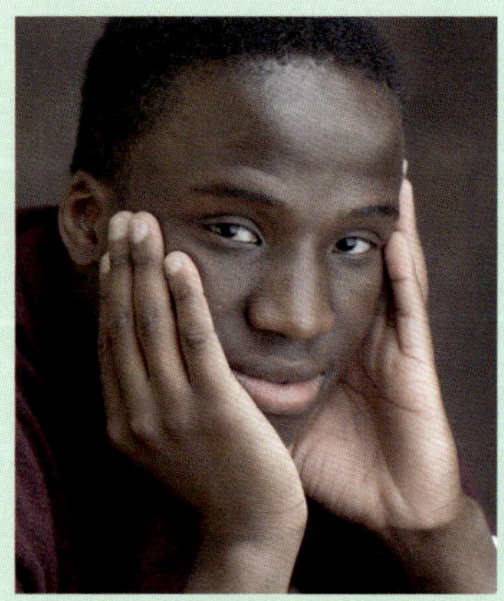

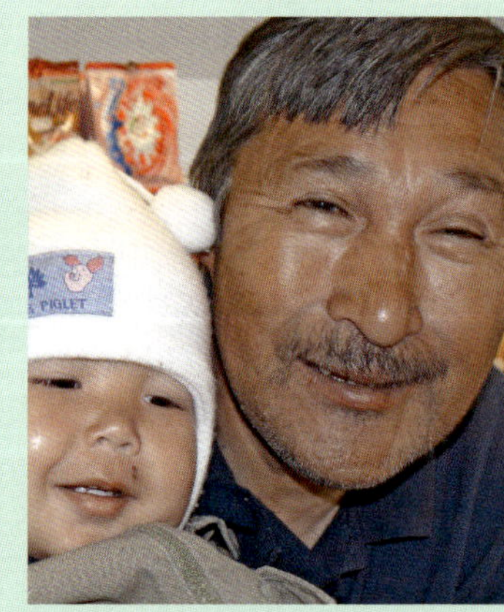

Wie wichtig Vitamin D für den menschlichen Organismus ist, lässt sich indirekt aus einem Phänomen ableiten: der Hautfarbe. Denn die Natur richtet es so ein, dass der Farbton sich nach der am jeweiligen Ort erwartbaren Vitamin-D-Produktion richtet. Unter der glühenden Sonne Afrikas sind die Menschen deshalb schwarz, unter dem blassen Nordlicht wird die Haut dagegen immer weißer. Denn dunkle Haut filtert die UV-Strahlen aus dem Sonnenlicht, sodass dunkelhäutige Menschen im Norden zu wenig von dem knochenwichtigen Vitamin D bilden würden. Aus diesem Phänomen heraus erklären sich Forscher, dass die Bewohner Afrikas, die sich auf den Weg nach Norden gemacht haben, hier im Laufe einer langen Zeit immer „weißer" geworden sind.

Je nördlicher, je heller – stimmt das tatsächlich? Das werden Sie sich fragen, wenn Sie an die Eskimos denken, die aber eine ziemlich dunkle Haut haben. Auch da hat die kluge Natur mitgedacht. Denn die Bewohner Grönlands und des Nordens von Kanada nehmen über Lebertran und Fisch reichlich natürliches Vitamin D auf – und zusätzliches durch die Sonne wird da kaum gebraucht.

Auch die Verträglichkeit von Milch ist ganz eng an das Vitamin D gekoppelt. Denn im ursprünglichen genetischen Bauplan kam Milch als Nahrungsmittel nicht vor. Um aber die Vitamin-D- und Kalzium-Versorgung sicherzustellen, machte die Natur im Norden eine „Ausnahme": Hier können die meisten Menschen Lactose verdauen – und so davon profitieren, dass der Milchzucker Kalzium ebenso gut transportiert wie Vitamin D.

Warum ich Ihnen das alles erzähle? Um zu zeigen, wie ausgetüftelt die natürlichen Regelkreise sind – und wie sorgfältig wir uns überlegen müssen, ob wir da immer so locker „dazwischenfunken" können, etwa mit der Einnahme konzentrierter Vitamine.

B-Vitamine: Nervenstärkende Hautschmeichler

Ganz besonders filigrane Wesen sind die B-Vitamine. Unter diesem Namen werden rund 20 Stoffe rubriziert, die oft gar nichts miteinander zu tun haben, inzwischen oft auch ganz anders heißen, wie etwa Biotin oder Folsäure. Im Gegensatz zu den fettlöslichen und damit leichter speicherbaren Vitaminen A, D und E verschwinden die wasserlöslichen B-Vitamine schnell wieder aus dem Körper. Wenn sie denn überhaupt hineinkommen. Denn sie befinden sich in Schalen, in Keimen, also Teilen, die bei „modernen", industriell hergestellten Nahrungsmitteln gern unter den Tisch fallen. Außerdem überstehen diese Vitamine kaum Hitze, Transport oder die Konserve.

Ein ausgemachter „Feind" dieser Vitamin-Gruppe ist der Zucker. Auf der einen Seite behindert er die Aufnahme der Vitamine. Auf der anderen Seite räubert er sie geradezu weg, wie übrigens auch Alkohol und teilweise Kaffee. Auch der Stress ist ein großer Zerstörer dieser Lebensstoffe. Wer nun aber denkt, sich mit der Zufuhr künstlicher Vitamine zu retten, ist oft auch unrettbar verloren. Denn die Vitamine sind sich untereinander nicht immer „grün". Wird ein B-Vitamin zugeführt, vernichtet es oft ein anderes der Gruppe. Es bleibt also nichts anderes übrig, als sich diese Vitamine sorgfältig über das tägliche Essen zu holen.

Eine Sorgfalt, die sich auszahlt. Denn die B-Vitamine haben generell gesprochen drei äußerst angenehme Eigenschaften: Sie sind nervenstärkend, bilden also die Basis einer optimistischen Stimmung. Sie schmeicheln Haut und Haaren. Und sie sind so etwas wie antreibende „Kraftwerke". Hier ihre Funktion im Einzelnen.

Vitamin B1: Brain-Food

Gehirn und Nerven sind auf eine kontinuierliche Versorgung mit „Brennstoff" angewiesen – und den liefern Kohlenhydrate, etwa aus dem Vollkornbrot. Damit diese aber „verbrannt" werden können, braucht es unbedingt Vitamin B1, das auch Thiamin heißt. Ist zu wenig davon da, stottert die Verbrennung, die geistige Fitness leidet, Mattigkeit breitet sich aus. Schnell ist auch die innere Sicherheit dahin, und mit der berühmten „Schönheit von innen" ist dann auch nicht mehr weit her. Hinzu kommt, dass auch noch die äußere leidet, denn zu allem Überfluss fallen bei einem lang anhaltenden Thiamin-Mangel auch noch die Haare aus.

Eine wichtige Rolle spielt das Vitamin auch beim Abbau von Glukose, was für einen ausgeglichenen Blutzuckerspiegel sorgt – und das wiederum senkt die Gefahr, dass das Kollagen des Bindegewebes „verzuckert" wird, was dann zu hässlichen Dellen führen kann.

WO IST'S DRIN? Ganz stark in der Bierhefe, in Weizenkeimen, in Haferflocken, in Sesam, grünen Erbsen, in Sonnenblumenkernen, in Leber, in Geflügel.

Spezialtipp: Eine wahre B1-Bombe ist das uralte äthiopische Getreide Teff. Es gilt als das kleinste Getreide der Welt, und es lässt sich komplett nutzen. Es strotzt nicht nur vor B1, sondern ist auch voller Mineralien und Ballaststoffe. Außerdem ist es glutenfrei, was es zum idealen Allergiker-Getreide macht. Seine Zusammensetzung prädestiniert es auch zur perfekten Sportlernahrung. Möglicherweise mit ein Grund, warum gerade aus Äthiopien so viele erfolgreiche Marathonläufer kommen.

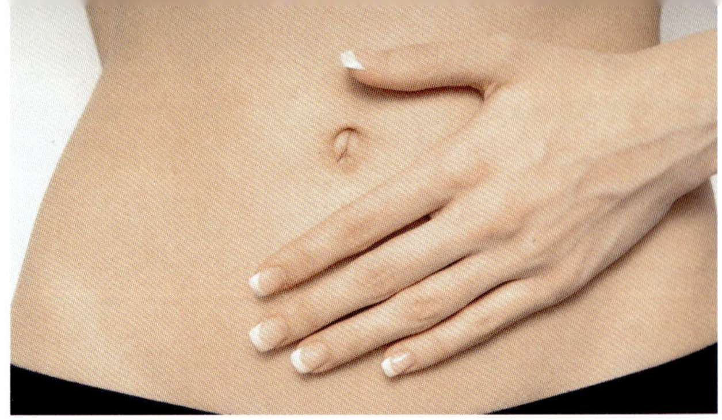

Gutes Bauchgefühl: Vitamin B3

Einziger Nachteil: Das Getreide ist bei uns praktisch nicht zu bekommen. Also, aufgewacht, Ihr Bio-Anbieter!

Vitamin B2: Pflegebalsam

Schönheit essen! Das geht mit Vitamin B2, das auch den lautmalerischen Namen Riboflavin trägt. Selbst scheut das Vitamin das Licht, dafür lässt es die Augen um so heller strahlen. Und es sorgt dafür, dass eingerissene Mundwinkel sanft verheilen, dass die Haare auf dem Kopf bleiben, die Fingernägel wieder fest werden. Auch den Schleimhäuten lässt es seine Pflegekraft zukommen. Besonders aktiv entfaltet das Hautvitamin seine Kraft im Zusammenspiel mit Vitamin A.

Ganz schwer haben es die Raucher mit diesem „Schönheits"-Vitamin. Denn der blaue Dunst bläst diesem Sensibelchen schnell das Licht aus. Ob das mit ein Grund für die faltige Haut vieler Raucher ist? Ohne Zweifel eine Frage, über die es sich bei der nächsten Zigarette lohnt, in Ruhe nachzudenken.

WO IST'S DRIN? Wieder einmal macht die Bierhefe das Rennen. Dann in der Leber, im Rind-, im Geflügelfleisch, in Makrele, Hering, Auster, aber auch in Weizenkeimsprossen, in Hartkäsen. Wie fast immer mit von der Vitamin-Partie ist der Kohl, wobei die äußeren grünen Blätter (etwa vom Wirsing, vom Grünkohl) besonders reichhaltig B-stückt sind. Gut zu wissen: Dieses B-Vitamin ist nicht besonders hitzeempfindlich.

Zum Schluss noch die besonders gute Nachricht für die Freunde des Hopfens: Auch im Weizenbier ist Riboflavin. Wobei man es mit der Schönheit nicht übertreiben muss: Eine Flasche reicht.

Vitamin B3: Kraftwerk

Als ein Teil von Enzymen sorgt dieses Vitamin dafür, dass die Energiegewinnung, die Verdauung im Körper richtig funktionieren. Damit kommt ihm eine große Bedeutung für die schlanke Linie zu. Wie fast alle B-Vitamine so sorgt auch das Niacin (so der chemische Name) dafür, dass es der Haut gut geht, sie feucht bleibt, die Lippen gesund sind. Und es vertreibt den Mundgeruch und lässt die Geschmackspapillen der Zunge zu voller Schmeckleistung auflaufen.

Wer zu wenig davon hat, wird schnell zittrig, nervös und bekommt Kopfweh. Deshalb empfehlen Experten auch, bei einer Migräneattacke sofort eine größere Ladung Niacin einzunehmen. Schade, dass ich das während meiner quälenden Migräneanfälle vor Jahren noch nicht gewusst habe. Damit hätte ich sicher größere Erfolge gehabt als mit den ewigen Kopfwehtabletten.

WO IST'S DRIN? Im mageren Fleisch, in Fischen, vor allem Thunfisch, im Wild (wunderbar!), in der Bierhefe, im Naturreis (anderen esse ich eh nicht), im Vollkorn, in der Weizenkleie, in Erdnüssen. Wobei das Niacin aus den tierischen Quellen leichter aufgenommen wird.

Vitamin B5: Stress-Regulierer

Auch das Panthentol fügt sich folgsam in das Wirkungsprofil der B-Truppe ein: Es hilft dem Gehirn auf die Sprünge, und es lässt in Stress-Situationen genügend von den Anti-Stress-Hormonen produzieren. Aber es ist auch gut zu anderen Vitaminen und ermöglicht die Produktion des Haut pflegenden Vitamins B2. Selbst sorgt es sich natürlich auch darum, dass unsere fragile Hülle nicht vorzeitig altert, faltig wird, weil die Haut schön feucht bleibt und die Feuchtigkeit in den tieferen Schichten gut gebunden wird. Auch regt es die Zellen an, sich rege zu teilen, um immer wieder mit einer neuen schönen Haut zu glänzen. Und das Panthentol lässt die Haare schön seidig schimmern, verhindert Spliss, schützt vor dem Austrocknen und lässt es besser kämmen.

Amerikanische Wissenschaftler gehen sogar so weit zu sagen, dass B5 lebensverlängernd wirkt. Eine einleuchtende Hypothese, schließlich leben gelassene Menschen glücklicher als ewig gehetzte.

WO IST'S DRIN? Auch hier stehen wieder die üblichen Verdächtigen bereit: Bierhefe, Fische wie Lachs, Makrele, Eier, Milchprodukte, Haferflocken, Brokkoli, Erbsen, Bohnen. Aber Achtung: Antistressend und schönmachend ist B5 nur, wenn es zart behandelt, nicht übermäßig erhitzt wird.

Vitamin B6: Glücks-Schlaf

Richtig Spaß macht es, über die B-Vitamine zu schreiben. Auch beim Pyridoxin, so der wenig prickelnde Name, kommt Freude auf: Es gilt als Verdauungs-Vitamin, das auch für einen guten Schlaf sorgt. Und damit dabei auch was Schönes geträumt wird, bringt es das Glückshormon Serotonin auf Trab. Quasi nebenbei glättet es noch eingerissene Mundwinkel, auf dass das Lächeln wieder Freude macht, und es strafft das Bindewebe, was der Elastizität der Haut gut tut. Und wer schon etwas älter ist, dem mildert es die gefäßverengende Arteriosklerose.

WO IST'S DRIN? Wo's drin ist, ist leichter zu beantworten, als wo bleibt es drin. Denn dieses Vitamin ist extrem lichtempfindlich, verflüchtigt sich gerne ins Wasser. Also genau das Richtige für eine zünftige Rohkost. Auf dem Tisch sollten alle Salate stehen, geraspelte Möhren, ein ordentlicher Krautsalat. Aber auch in Fischen versteckt sich das Vitamin, ebenso im Eigelb, im Vollkorn, in Nüssen und natürlich wieder – wie so oft – in der Bierhefe.

Vitamin Biotin: Haut und Haare

„Vitamin H" lautete der frühere Name für Biotin. Und der war durchaus zutreffend, stand er doch für H wie Haut und Haar. Denn dieses Vitamin stellt sich voll und ganz in den Dienst von Haut und Haaren. Fehlt es, dann kommt es zu Hautentzündungen, die Haare werden grau und schneller fettig. Ganz wichtig ist Biotin für die Nägel, weil es den wichtigen Schwefel in die Nägel transportiert, was diese sehr viel weniger brüchig macht. Aber auch der Cholesterinspiegel kann steigen, und die wichtigste Fabrik des Körpers, die Leber, arbeitet nicht mehr optimal.

Alles sehr wichtige, also essentielle Funktionen, die dieses Vitamin im menschlichen Körper ausübt. Trotzdem wird es von den Gelehrten als nicht-essentiell bezeichnet. Und zwar deshalb, weil es der Körper, so er eine gesunde Darmflora hat, selbst herstellen kann.

WO IST'S DRIN? Hier die Lebens-Mittel, die dem Körper helfen, seine Haut- und Haar-Verwöhnserie selbst herzustellen: An vorderer Stelle steht natürlich wieder einmal die schon vertraute Bierhefe. Wertvoll sind aber auch Eier, Haferflocken, Nüsse, Kalbsleber (natürlich nur von artgerecht gehaltenen Tieren kaufen) und alle grünen Kräuter, wie etwa Petersilie.

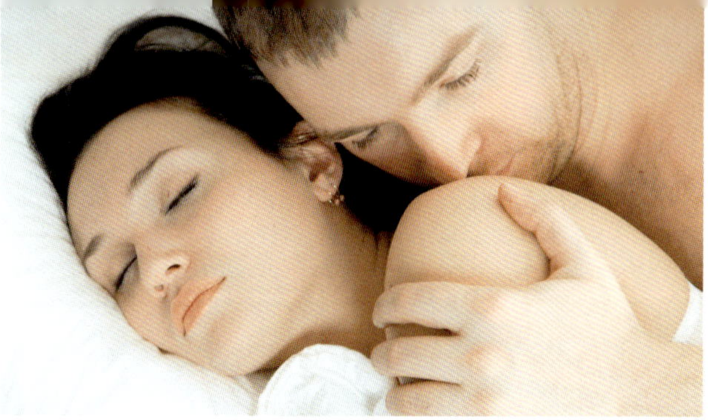

Lässt Liebe lodern: Cholin/Inosit

Folsäure: Arterien und Zellen

Sorgt das Biotin für die äußere Schönheit, so sorgt sich die Folsäure um die innere Gesundheit. Und das auf höchst effektive Weise. Denn es tritt zusammen mit Vitamin B12 als Rächer des gefürchteten Homocysteins auf. Hinter diesem kryptischen Begriff verbirgt sich ein vom Körper selbst hergestelltes, aber leider degeneriertes Eiweiß. Und das hat die fatale Eigenschaft, die Arterien zu verkalken, also zur Arteriosklerose zu führen. Die wiederum ist eine der Hauptursachen für den Herzinfarkt.

Vor allem unterstützt die Folsäure das Wachstum und das Reifen der Zellen, stärkt die Nerven, hilft der Leber und hebt die gute Laune. Allerdings verliert B9, so der frühere Name, schnell seine gute Laune, wenn zu viel Sonne auf die Haut trifft.

Eminent wichtig ist Folsäure in der Schwangerschaft, hilft sie doch, Fehlbildungen zu vermeiden. Deshalb fordern einige Wissenschaftler, das Mehl künstlich mit Folsäure anzureichern. Verbraucherschützer lehnen das ab – dem schließe ich mich gerne an. Wichtiger als künstliche Vitamine ist eine gute Ernährungsberatung.

WO IST'S DRIN? Ganz stark in Rind- und Kalbsleber, in Eiern, in der Bierhefe. Aber auch in Bohnen, Linsen, Erbsen, Grünkohl, Petersilie, im Vollkorn, in der Walnuss. Aber Vorsicht: Das zur B-Vitamin-Gruppe zählende Vitamin ist wieder einmal ein Obersensibelchen. Es mag kein Licht, keinen Sauerstoff, es ist hitzescheu und verdünnisiert sich auch noch gerne ins Wasser. Am besten streuen Sie morgens gleich einmal einen Esslöffel Bierhefe übers Müsli, dann haben Sie dem Herzinfarkt für diesen Tag schon die erste Gelbe Karte gezeigt.

Cholin/Inosit: Schlafes Liebe

Was es so alles gibt, werden Sie jetzt sagen. Ja, auch ich war überrascht, welches Spektrum an Vitalität allein die B-Vitamine bieten. Auch Cholin und Inosit (was auch Inositol heißt) gehören entfernt zu dieser weit verzweigten Sippe. Wie ein Brüderpaar treten diese beiden auf. Und um ihr segensreiches Wirken so richtig beginnen zu können, klopfen sie auch stets bei ihren Verwandten Folsäure und Vitamin B12 an. Gemeinsam schützen sie dann vor allem die Leber, aber auch Herz und Nieren vor Verfettung und schauen, dass die Nervenzellen ausreichend ernährt sind. Auch im Gehirn ist das Brüderpaar stark vertreten und sorgt von dort aus für einen guten Schlaf und ein angstfreies Leben. Weniger Fett, guter Schlaf, beides auch hervorragende Voraussetzungen für eine nachhaltig schlanke Linie.

Was nützt die größte Liebeslust, wenn es an der notwendigen Liebeskraft fehlt? Hier hilft Inositol. Aus Inositol plus Magnesium und dem Haut- und Sexualvitamin B3 synthetisiert der Körper beispielsweise in den Hoden Myoinositol, die Aktiv-Variante von Inositol. Und dieser „Ableger" hat es in sich: Denn die Spermien reifen nur ausreichend und in ausreichender Zahl, wenn diese Vitaminvariante der Produktion auf die Sprünge hilft.

Aber auch das Nervensystem funktioniert nur gut, wenn genügend Myositol im Körper vorhanden ist. Gerade Diabetiker, deren Nerven oft gestört sind, haben häufig einen Mangel dieses Vitamins, was dazu führt, dass etwa die Fingerspitzen leicht taub werden. Zu guter Letzt profitieren auch starke Trinker von den Vorzügen dieses Vitamins, weil einer Verfettung der Leber vorgebeugt wird. Noch was? Ja, auch dem Haarausfall kann Inositol Einhalt gebieten.

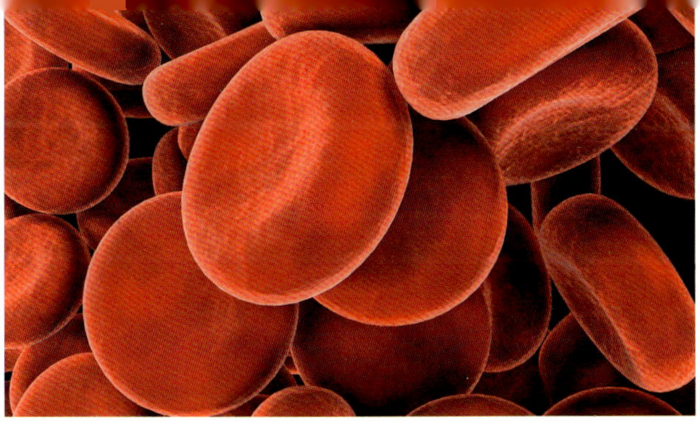

Gibt gutes Blut: Vitamin B12

WO IST'S DRIN? Auch diese „Nerven- und Liebesnahrung" findet sich in der Bierhefe, in Eiern, in Früchten wie Grapefruit, in Nüssen, in Samen, in Weizenkeimen, aber auch im Vollkornbrot. Wobei die eh schon gesunden Sauerteigbrote besonders gute Lieferanten dieser natürlichen Liebeskraft sind.

Vitamin B12: Blut und Glück

Zum guten Schluss noch ein „waschechter" Vertreter der B-Gruppe, das B12, das auf den schönen chemischen Namen Cobalamin hört. Es hat zwei wesentliche Funktionen: Es ist wesentlich am Aufbau des Sauerstoff transportierenden Hämoglobins beteiligt. Und es hilft, das Glückshormon Serotonin zu bilden. Weil in dem Vitamin auch ein seltenes Kobaltatom seinen Dienst tut, vermuten US-Forscher, dass eine ausreichende Versorgung mit diesem Vitamin für ein langes Leben sorgt.

Brauchen etliche B-Vitamine einen regelmäßigen „Nachschub", so kann B12 bis zu fünf Jahren in der Leber gespeichert werden. Damit es, vorwiegend aus tierischen Bestandteilen, überhaupt erst gebildet werden kann, braucht es aber eine gute Darmflora und eine funktionstüchtige Leber. Zu voller Leistungsfähigkeit läuft B12 aber erst im Verbund mit anderen B-Vitaminen und dem Spurenelement Zink auf.

WO IST'S DRIN? Die Bausteine zur B12-Synthese stecken vor allem in Fleisch, Fisch, etwa Austern, Eiern, Milchprodukten. Aber auch in Bierhefe, Getreidekeimen und Algen.

Spezialtipp: Auch das gute deutsche Sauerkraut ist eine wichtige B12-Quelle

Vitamin C: Körper und Geist

Die Vitamin-Moden kommen und gehen. Einmal ist „E" der Superstar, dann irgendein „B" die Wunderwaffe. Nur einer schaut sich das Auf und Ab mit der Grandezza des geborenen Siegers an: das Vitamin C, das Mega-Vitamin. Zwei Eigenschaften begründen den lang anhaltenden Star-Status der Ascorbinsäure: Sie wirkt – und sie wirkt wenig neben. Das sind die wichtigsten Wirkungen.

HAUTSCHUTZ: Kein gesundes Bindegewebe ohne Vitamin C. Als Teil eines Enzyms sorgt das Vitamin dafür, dass zwei Eiweißbestandteile in das Kollagenmolekül eingelagert werden. Dadurch erhält das Bindegewebe Straffheit und Festigkeit. Besonders gut gelingt dieser Prozess, wenn auch noch Stoffe wie Eisen, Kupfer und Zink zur Verfügung stehen. Auch spielt es bei der Pigmentbildung eine Rolle, es kann die Haut aufhellen und Pigmentflecken verblassen lassen. Und das Vitamin schützt die Haut präventiv vor möglichen Attacken aus dem Körperinnern. Denn es fängt die freien Radikale, die sich gerne am Bindegewebe vergreifen, es faltig, „orangig" werden lassen. Außerdem festigt die Ascorbinsäure das Zahnfleisch und verhindert Blutungen dieses Fleisches.

GEFÄSSSCHUTZ: Das Vitamin senkt den Cholesterinspiegel und lässt gleichzeitig das „gute" HDL-Cholesterin ansteigen, sodass die Gefäße besser vor Ablagerungen geschützt und gleichzeitig gestärkt werden, was dem Herzinfarkt vorbeugt. Auch sorgt es dafür, dass das Blut nicht so leicht verklumpt. Außerdem fängt es die gefährlichen freien Radikale ein, bevor sie die Gefäße attackieren können.

INFEKTIONSSCHUTZ: Eine der bekanntesten Wirkungen der Ascorbinsäure ist der Schutz vor In-

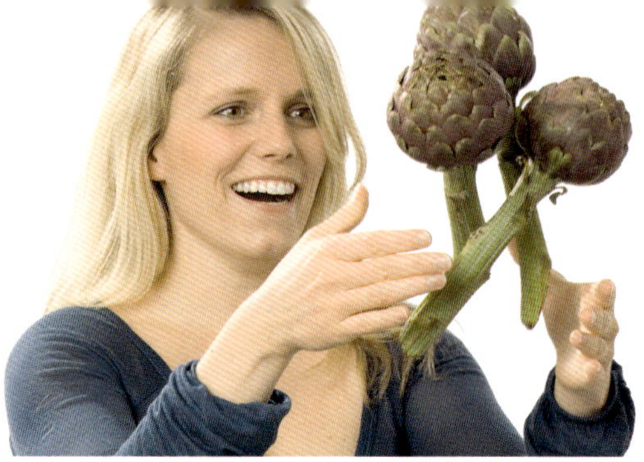

Gute Laune statt launisch: Vitamin C

fektionen. Das Vitamin erhöht leicht die Körpertemperatur, was die Produktion der weißen Blutkörperchen ankurbelt. Diese wiederum zerstören die angreifenden Bakterien. Außerdem stärkt Vitamin C insgesamt das Immunsystem.

PSYCHOSCHUTZ: Eine lange Zeit unterschätzte Fähigkeit des Alleskönners: Seine Anwesenheit ist eine Labsal für depressive Menschen. Aber auch alle anderen profitieren von dem Vitamin. So wirkt es etwa der Müdigkeit im Frühjahr entgegen, verbessert die Stimmung.

HORMONBILDNER: Die Hormone Adrenalin und Noradrenalin, die bei Stress ausgeschüttet werden, können nur bei einer ausreichenden Menge an Vitamin C gebildet werden. Wobei Stress gleichzeitig ein starker „Räuber" des Vitamins ist. Aber auch viele Sexualhormone reifen nur mit Hilfe der Ascorbinsäure zu voller Potenz.

Schier unvorstellbar, was dieses Universal-Vitamin alles leistet. Kein Wunder, dass es immer wieder Leute gibt, die für extrem hohe Dosen plädieren. Am bekanntesten wurde der Nobelpreisträger Linus Pauling, der die Einnahme von einem Vielfachen der empfohlenen Menge befürwortete. Ihm selbst scheint diese Methode (vorausgesetzt, er hat sich auch selbst daran gehalten) nicht geschadet zu haben. Er starb als fitter 93jähriger. Überhaupt scheint das Vitamin auch solche Exzesse mit einer relativen Gutmütigkeit zu ertragen. Außer Übelkeit, Blähungen scheint es kaum Nebenwirkungen zu geben.

Obwohl es „offizielle" amtliche Empfehlungen gibt, ist die Diskussion darüber, welche Mengen nun aber tatsächlich gebraucht werden, längst nicht abgeschlossen. Offensichtlich scheint dieser Wert (und das trifft nicht nur für Vitamin C zu) bei jedem Menschen anders zu sein. Sicher ist nur, dass Raucher, Trinker, Gestresste erheblich mehr brauchen – und gleichzeitig damit leben müssen, dass diese „Tugenden" die Aufnahme des begehrten Stoffes auch stark bremsen.

Mein Vorschlag: Messung des Vitamin-C-Status im „Normalzustand" und bei Belastungen, etwa Stress-Situationen, sportlichen Leistungen. Aber vielleicht ist dieser Aufwand gar nicht notwendig, wenn sich ausreichend vital ernährt wird.

Wo ist's drin? Platt gesagt, in fast allen frischen Gemüsen und im Obst. Ganz stark in Paprika, schwarzen Johannisbeeren, Erdbeeren, Johannisbeeren, Hagebutten, Sanddorn, Äpfeln, Orangen. Aber auch im Kohl, in Salaten, Kräutern, frischem Meerrettich, Nüssen und natürlich in Sprossen und Keimen. Am besten ist es, die jeweiligen Salate der Saison frei bei örtlichen Biohändlern zu kaufen, sofort mit Essig zubereiten. Denn Säure schützt das uns so schützende Vitamin C.

Theoretisch steckt das gute Vitamin auch in der Kartoffel. Praktisch ist aber in der Pellkartoffel nichts mehr drin, wenn sie gebraten auf den Tisch kommt. Denn Vitamin C ist äußerst hitzescheu, mag keinen Sauerstoff, hasst helles Sonnenlicht. Auch das Kochen zerstört oft das Vitamin. Lesen Sie dazu das Interview mit Prof. Elmar Schlich auf Seite 132.

Botschaft der Vitamine: Natur! Natur! Natur!

In der lebenden Natur kommen alle Vitamine oder ihre Vorstufen vor. Daraus folgt eine klare

Botschaft: Sie wirken am besten, wenn sie möglichst unverfälscht zu uns kommen können. Denn die meisten reagieren auf Transport, Lagern, Licht, Luft äußerst allergisch, verflüchtigen sich ganz schnell. Kaum eine Chance haben sie bei der heute üblichen industriellen Nahrungsproduktion. Die bläst den meisten Vitaminen das natürliche Licht aus. Was die Industrie nicht weiter stört, setzt sie doch im Verlauf des Prozesses einfach wieder künstliche Vitamine zu.

Nur, auch das ist Ihnen sicher klar geworden: Künstliche Vitamine können nie das Wirkungsspektrum der natürlichen erreichen. Das liegt daran, dass die meisten Vitamine andere Vitamine, aber auch Spurenelemente, Proteine, Fette brauchen, um sich richtig entfalten zu können. Was heißt das für die Liebhaber der Schönheit, der Schlankheit, der Vitalität? Sich voller Sorgfalt Bauern, Gärtner und Bio-Lieferanten zu suchen, die frische Ware liefern können. Und diese guten Produkte dann möglichst schnell, möglichst selbst zubereiten.

So genossen, wirken Vitamine als ideale Natur-Verstärker. Wer sie gezielt isst, kann in seinem Körper ganz gezielt Wirkungen auslösen. Das meine ich mit funktioneller Ernährung, die ich auch „Natural Functional Food" nenne. Damit meine ich, dass es keiner künstlichen Funktionalität bedarf, wie sie von der Nahrungsindustrie praktiziert wird. Nein, es genügt, die unverfälschte Natur wirken zu lassen.

Vitamin-Stars: Stars sind sie auf ihre Art alle. Fehlen auch nur ganz wenige von ihnen oder sind in zu geringen Mengen vorhanden, geraten wichtige Funktionen des Körpers durcheinander. Trotzdem gibt es bei genauer Betrachtung zwei ganz „Besondere": Dazu zählt sicher der nach wie vor dominante Rang des Vitamin C. Fehlt es, fehlt es bald an allem. Spannend auch das hormonähnliche Vitamin D, das wohl das „Anti Aging-Vitamin" ist.

★ **Schön-Faktor:** Höchst
Ohne Vitamine keine Schönheit! Egal ob Haut, Haare, Nägel – immer sind Vitamine im Spiel. Vor allem die B-Vitamine sind wahre „Schönheits-Fabriken", und hier insbesondere B2, B5 und Biotin, was früher „Haut-Vitamin" hieß. Aber auch ohne die Vitamine C und E wäre wahre Schönheit von innen nicht möglich.

★ **Schlank-Faktor:** Mittel
Zwar lassen einige Vitamine, wie etwa B3 oder Cholin, das Verdauungsfeuer besser brennen. Aber das alles wirkt indirekt – und permanenten Schweinsbraten mit fetter Sauce und Knödeln können auch die besten Vitamine nicht „wegfeuern".

★ **Vital-Faktor:** Hoch
Ohne Vitamine kein scharfes Sehen, keine gesunden Knochen, keine vitale Haut, kein tiefer Schlaf, kein gesundes Herz, kein fittes Gehirn, kein guter Sex. Aber, um es ein letztes Mal zu wiederholen: All das gelingt am besten mit den natürlichen, nicht den künstlichen Vitaminen.

Nach so viel Lebendigkeit kommt nun eine scheinbar weniger lebendige Materie, die Mineralien und Spurenelemente. Aber sie werden erstaunt sein, welche quicklebendigen Prozesse die bei uns auslösen können.

Mineralien/Spurenelemente:
Kraftzwerge der Gesundheit

Eine enge Verwandtschaft verbindet die Vitamine mit den Mineralien und Spurenelementen. Denn viele der Lebensstoffe funktionieren nur in enger Kooperation mit den Vertretern der unbelebten Materie.

Was sind nun Mineralien, was Spurenelemente? Das ist nicht ganz eindeutig, denn es herrscht ein fließender Übergang von den Mineralien zu den Spurenelementen. Während die Spurenelemente ähnlich wie die Vitamine teilweise nur in winzigster Menge im Körper sind (etwa Chrom), bringen es manche Mineralien auf ein stattliches Gewicht. Spitzenreiter ist das

Kalzium: Knochenbauer

Über ein Kilo hat ein Erwachsener im Wesentlichen in seinen Knochen von diesem Mineral gespeichert. Damit das Kalzium seine stärkende Wirkung entfalten kann, braucht es die Vitamine D und C, während die im Spinat, im Spargel steckende Oxalsäure diesen Prozess eher stört. Schlimme Auswirkungen hat ein Kalziummangel in jungen Jahren für den Knochenaufbau sowie vor allem im Alter, denn dann droht die gefürchtete Osteoporose.

Aber nicht nur für feste Knochen ist das Mineral zuständig, es sorgt auch für einen gesunden Schlaf, senkt den Blutdruck und kämpft gegen die Altersdepression. Auch ganz wichtig: Das Mineral ist basisch, bindet also die lästige Säure im Körper.

WO IST'S DRIN? Ganz stark im Hartkäse, in Vollmilch, in Ölsardinen, natürlich im Allrounder Grünkohl, im Joghurt, Fenchel, Brokkoli, Vollkornbrot.

Phosphor: „Knochenbrecher"

In einem festen Verhältnis zum Kalzium steht Phosphor – und nicht immer ist die Frucht dieses Verhältnisses segensreich. Denn wird etwa sehr viel phosphorhaltige Wurst, Fertignahrung gegessen, dann kann es passieren, dass der Phosphor das Kalzium aus den Knochen zieht und sie brüchig macht. Eine mögliche Erklärung, dass die Freunde der schnellen Wurst, des raschen Burgers oft deutlich schlechter „beieinander" sind. Zu allem Überfluss wirkt der Phosphor auch noch säuernd im Körper.

Trotzdem, nur schlecht ist Phosphor, der im Körper zusammen mit Sauerstoff als Phosphat vorkommt, auch nicht. Denn er ist unerlässlich für die Hormonproduktion, und auch das Gehirn braucht ihn.

Regel: Wer stark phosphorhaltig isst, muss auch besonders kalziumhaltig essen, damit das natürliche Gleichgewicht nicht gestört wird und Kalzium zusammen mit Phosphor und Magnesium stabile Knochen bilden können.

Magnesium: Kraftwerk

Ebenfalls in einem engen Verbund mit dem Knochenbaustein Kalzium steht das „Kraftwerk"

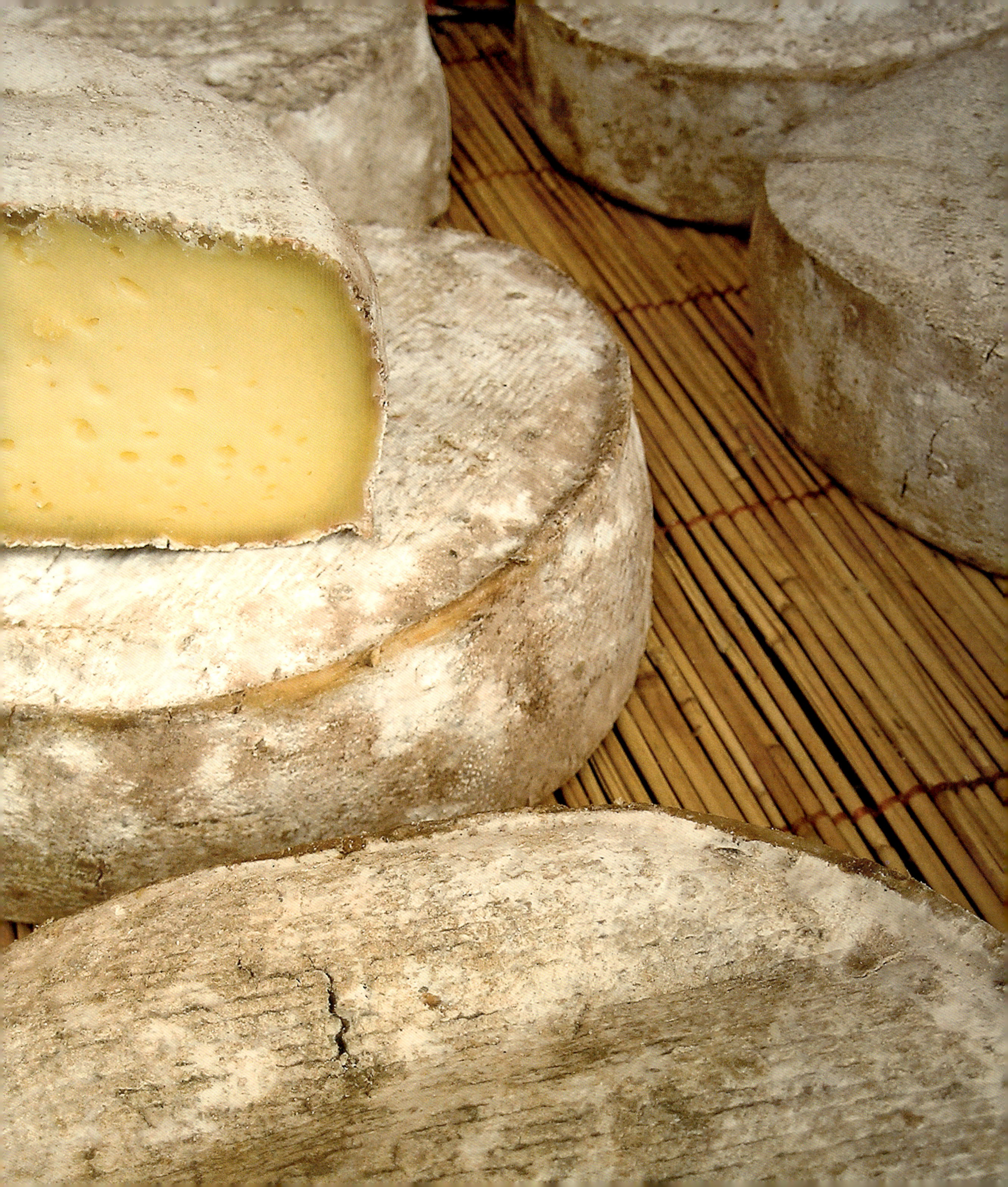

Salz: Weniger ist mehr

Unser Salzkonsum ist zu hoch, das steht fest. Teilweise bei über dem Zehnfachen der empfohlenen Menge, die bei einem halben Gramm (das ist ein Viertel Teelöffel!) liegt. Eine besonders hohe „Salzpackung" bekommt, wer industriell verarbeitete Nahrung zu sich nimmt, wer viel Fastfood verschlingt. Ein zuviel an Salz ist aber einer der Auslöser für eine besonders lästige Geißel, den zu hohen Blutdruck.

Mit dem Salz ist es wie mit dem Zucker: Es ist alles Gewöhnungssache! Das habe ich bei mir selbst bemerkt. So wie ich irgendwann süchtig nach Zucker war, habe ich auch immer erst einmal alles erst nachgesalzen, was auf den Tisch kam – ohne vorher zu probieren. Den Zucker brauche ich heute kaum noch, und auch den Salzverbrauch habe ich dramatisch zurückgefahren. Schlicht auch dadurch, dass ich meist selbst koche – und dabei erst am Schluss salze. Was übrigens gerade auch das Gemüse knackiger auf den Tisch kommen lässt. Wessen Zunge aber geradezu „salzsüchtig" ist, sollte wenigstens viel Kaliumreiches essen, um im Körper die Balance herzustellen. Was dazu gehört, steht weiter oben. **Welches Salz soll es denn nun sein?** Da gibt es ja riesige Abhandlungen, werden speziellen Salzen wahre Wunderdinge nachgesagt. Ich will mich da heraushalten – und auf das Wesentliche beschränken. Das heißt, ich empfehle Salz nur in drei Kategorien zu kaufen: als Steinsalz, als Kristallsalz, als Meersalz. Denn dann enthält es neben Natriumchlorid noch 82 weitere Stoffe, die dem „normalen" Speisesalz fehlen.

Ihnen überlasse ich es, ob Sie etwa das vorwiegend aus dem Himalaya gewonnene Kristallsalz nehmen, von dem es heißt, dass die 84 Stoffe genau in der menschlichen Frequenz schwingen. Ich persönlich bevorzuge für feine Gerichte (etwa einen gedünsteten Fisch) das „Fleur de Sel" aus Frankreich. Ganz einfach, weil dieses Meerschaum-Gewonnene die Gerichte am nobelsten adelt.

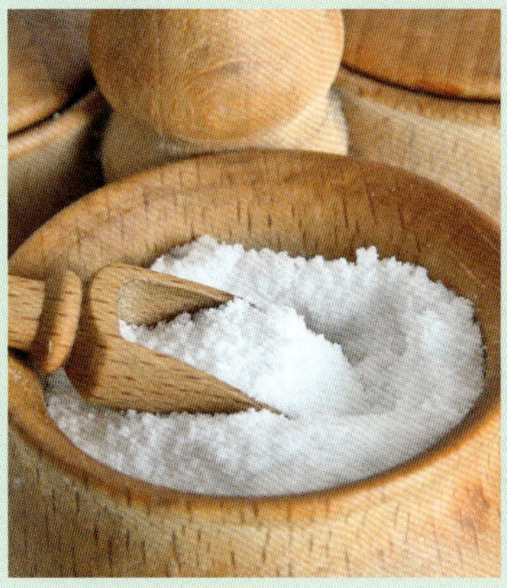

Magnesium. Denn es gibt keine Stoffwechselreaktion, wo Magnesium nicht seine Finger im Spiel hat – es stellt quasi den Strom zur Verfügung, damit alle Zellen ausreichend mit Vitalstoffen versorgt werden. Wie wichtig Magnesium ist, weiß jeder Sportler, der bei einem Mangel an Muskelkrämpfen leidet. Auch Nervosität bis hin zu Störungen der Herzfunktion kann durch zu wenig Magnesium hervorgerufen werden.

Neben Sportlern brauchen besonders viel Magnesium Leute, die gerne trinken, und psychisch gestresste. Auch Migräniger profitieren häufig von Magnesiumgaben. Sehr positiv: Das Mineral wirkt entsäuernd.

WO IST'S DRIN? In Vollkorngerste, im Naturreis, in Weizenkleie, in Sonnenblumenkernen, Schokolade, Weizenkeimen, Walnüssen, Mandeln, Erdnüssen und Schokolade. Letzteres kann ich bestätigen. Denn wenn ich nervös bin, esse ich Bitterschokolade mit über 90 Prozent Kakao.

Kalium: Herzschutz

Jedem von uns muss dieses Mineral ganz stark „am Herzen liegen", denn es reguliert die Herztätigkeit, allerdings nur wenn ausreichend Magnesium vorhanden ist. Dann kommt auch der Blutdruck in vernünftige Dimensionen. Außerdem ist es für die so wichtige Balance aus Säuren und Basen im Körper zuständig. Da Kalium ausschwemmend wirkt, müssen Leute bei radikalen Abmagerungskuren darauf achten, dass nicht zu viel von dem Metall ausgeschieden wird, denn sonst kommt es zu Schädigungen am Herzen und Erschöpfungszuständen. Dies auch deshalb, weil der Blutzuckerspiegel durch einen Kaliummangel deutlich sinken kann.

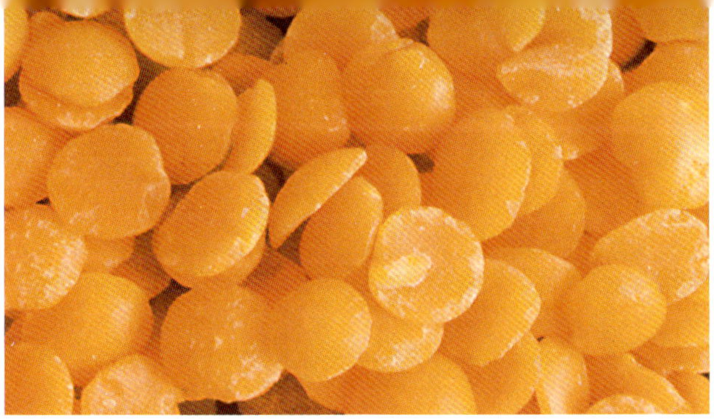

Gute-Laune-Gemüse: Linsen

Positiv: Kalium ist basisch, hilft also die lästige Säure im Körper abzupuffern.

WO IST'S DRIN? Linsen, Spinat, Vollkorn (vor allem Weizen und Roggen), Austern, Algen, Muscheln, Nüsse, Kohl, Brokkoli, Rettich.

Natrium: Pump-Speicher

Wirkt Kalium eher ausschwemmend, ist Natrium eher speichernd. Zusammen regulieren diese beiden Mineralien das Säure-Basen-Gleichgewicht. Das Metall verfügt auch noch über eine besonders schöne Eigenschaft: Es ist Säure bindend. Ein Mangel würde also zu einer Übersäuerung des Körpers führen. Ich sage ganz bewusst würde, denn wenn eines im Körper sicher nicht mangelt, dann ist es Natrium. Schließlich führen wir es uns meist überreichlich zu – und zwar in der Form von Natriumchlorid, und das ist nichts anderes als unser Salz, über das Sie im Kasten auf der linken Seite Genaueres erfahren.

Eisen: Makellose Nägel

Wer etwas blässlich aussieht, dem fehlt oft Eisen. Denn das Metall ist Teil des roten Blutfarbstoffes Hämoglobin, und der hilft den lebensnotwendigen Sauerstoff in die Zellen zu transportieren. An sich tritt Eisenmangel heute kaum noch auf, es sei denn, Sie sind Anhänger radikaler Schlankheitskuren (die in der Regel langfristig doch nichts bringen), oder Sie treiben viel Sport. Drei Vorteile hat eine ausreichende Eisenversorgung.

MUNTERMACHER: Je mehr Sie sich bewegen, desto besser. Aber damit Sie nicht sofort abschlaffen, Muskelkater, ja gar Muskelkrämpfe bekommen, braucht es genügend Eisen.

SCHÖNMACHER: Schauen Sie auf Ihre Hände, schauen Sie auf Ihre Haare. Haben Sie Rillen in den Fingernägeln (jetzt weiß ich endlich, wo sie bei mir herkommen), sind sie seltsam gebogen, dann kann Eisen fehlen. Auch wenn die Haut rau und spröde, das Haar leicht brüchig ist, könnte zu wenig von dem Metall im Körper sein.

APPETITMACHER: Nichts geht über einen ordentlichen Hunger. Wer genügend Eisen im Blut hat, setzt sich mit größerer Freude an den Tisch. Jetzt muss das Mineral nur noch dafür sorgen, dass wir Appetit auf einen frischen Salat und nicht nur auf einen Schweinsbraten verspüren.

WO IST'S DRIN? Gut bedient sind die Freunde der Auster, da ist am meisten drin. Aber auch die gerne unterschätzte Hirse strotzt vor frischem Eisen. Auch wertvoll sind Kalbsleber, Linsen, Haferflocken und Naturreis. Eine ordentliche Portion Vitamin C lässt das Eisen übrigens besser in den Körper flutschen.

TIPP: Wer zum Essen Alkohol trinkt, vermindert die Aufnahme des wichtigen Stoffes. Und setzt damit einen doppelt lästigen Mechanismus in Gang: denn Alkohol übersäuert den Körper, Eisen wirkt aber **entsäuernd** – wenn es in den Körper darf!

Zink: All inclusive

Eine Spitzenstellung unter den Mineralstoffen nimmt Zink ein. Überall, wo im Körper der immerwährende Kampf zwischen gesund und krank ausgetragen wird, ist das Metall eine entscheidende Waffe. Denn es ist an über 200 wichtigen Enzymen beteiligt, hilft etwa die Eiweiße verdaulich zu machen. Das sind wichtige Funktionen von Zink:

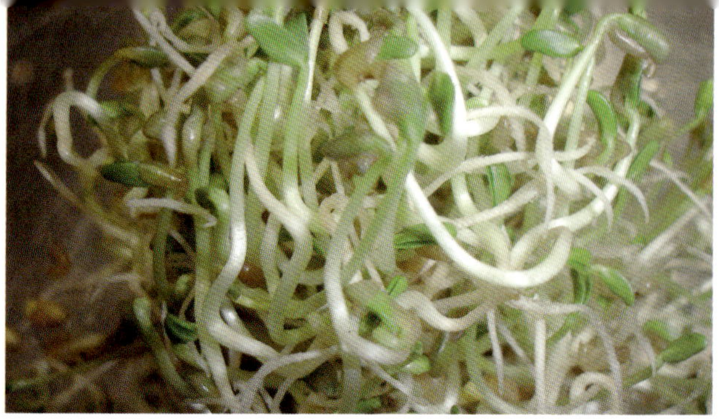

„Befreit" das Zink aus dem Korn: das Keimen

HAUTSCHUTZ: Gibt es auf der Haut kleine Ausschläge oder Ekzeme, wollen kleine Wunden nicht so richtig heilen, sind in den Fingernägeln weiße Flecken, kann dies auf einen Zinkmangel hindeuten.

HAARSCHUTZ: Wer präventiv dafür sorgen will, dass die Haarpracht möglichst lange erhalten bleibt und nicht ausfällt, muss das Metall lieben lernen.

AUGENSCHUTZ: Förmlich zinksüchtig sind die Augen. Denn in der Netzhaut findet sich die höchste Konzentration von Zink, das dort besonders gern mit dem „Sehvitamin" A vor allem nachts für einen scharfen Blick sorgt. Wie wichtig das Metall gerade in den dunklen Stunden ist, zeigen nachtaktive Tiere wie der Fuchs, die noch eine sehr viel höhere Konzentration davon haben.

LEBERSCHUTZ: Gerade die wenig mäßigen Liebhaber guter Tropfen müssen auf ihren Zinkspiegel achten. Denn zu viel Alkohol belastet die Leber – und um mit den Folgen fertig werden zu können, braucht sie ausreichend Zink, um all die notwendigen Enzyme zu bilden.

IMMUNSCHUTZ: Auch wer sich ewig mit kleinen Infekten herumschlägt, wer zu Allergien neigt, dem kann Zink helfen, da es offenbar dem Immunsystem eine Vitalspritze verpasst.

DIABETESSCHUTZ: Sag mir, wie viel Zink Du hast, und ich sage Dir, wie viel Diabetiker Du bist. So lässt sich im übertragenen Sinn die Korrelation zwischen dem Lifestyle-Diabetes (Ärzte nennen ihn auch Typ 2) und dem Zink-Status charakterisieren. Denn ein chronischer Zinkmangel (der durch den Diabetes seinerseits auch noch beschleunigt wird) lässt die Insulin produzierenden Zellen langsam erschlaffen, sodass die Nahrung nicht mehr ausreichend in Energie umgesetzt werden kann.

LIEBESSCHUTZ: Wollen die Hoden nicht genügend Spermien bilden, wollen die Eierstöcke nicht fruchtbar sein, dann kann auch zu wenig Zink eine Rolle spielen.

SEELENSCHUTZ: Wer überall im Körper seinen Wirkungskreis hat, lässt natürlich auch das spirituelle Zentrum des Menschen, seine Seele, nicht aus. So werden Depressionen, Übererregbarkeit, Apathie auch mit einem Mangel dieses Metalls in Verbindung gebracht. Auch ganz wichtig für die Freunde des Genusses: Eine gute Zinkversorgung lässt uns auch die guten Dinge optimal schmecken.

Als wäre das noch nicht genug, ist Zink auch noch basisch, bindet also lästige Säure.

WO IST'S DRIN? So wichtig es ist, so schwer ist es zu bekommen. Denn dass es in Lebens-Mitteln drin ist, heißt noch lange nicht, dass wir es auch leicht aufnehmen können. So werden teilweise nur rund 20 Prozent des enthaltenen Zinks vom Körper verwertet, wobei hierbei tierische Produkte besser abschneiden.

Besonders gute Quellen sind Kalbsleber, natürlich das Multitalent Auster. Aber auch in Linsen, Bierhefe, Vollkorn, Weizenkleie, Haferflocken, Sesam und Sesampaste steckt Zink. Ein ganz wichtiger Lieferant sind gekeimte Getreidekörner. Denn in diesen Sprossen wird die Phytinsäure, die das Zink bindet, abgebaut – und das Metall kann in den Körper fluten.

Status-Report Zink. An sich bin ich ja kein Freund allzu vieler Analysen. Aber angesichts der Relevanz von Zink für so viele Funktionen lohnt sich doch einmal eine Analyse des jeweiligen persönlichen Status.

Mangan: Zucker-Senker

Ein faszinierendes Metall, das ein echtes Spurenelement ist. Denn gerade mal rund 2 Milligramm(!) braucht ein Mensch am Tag davon. Eine Minimenge, die aber für ein paar maximale Wirkungen verantwortlich ist. So macht Mangan

ANTIOXIDANS-STARK: Mangan befeuert ein Enzym, das wichtig für die Abwehr freier Radikale ist.

SEXUAL-STARK: Ein Mangel wird in Zusammenhang mit einer verminderten Produktion von Sexualhormonen gebracht.

HAUT-BILDEND: Die Eiweiße, die das Haut bildende Kollagen ausmachen, werden von Mangan in ihrer Funktion unterstützt.

ZUCKER-SENKEND: Diabetiker haben signifikant weniger Mangan im Blut als Gesunde. Das Metall ist aber unerlässlich für die Produktion des Zucker aufspaltenden Insulins.

BASISCH-STARK: Mangan bindet auch überflüssige Säure im Körper.

WO IST'S DRIN? Kaum mehr da, wo raffiniert wurde (siehe Kasten). In solchen zucker- und weißmehlhaltigen Nahrungsmitteln macht sich Mangan schnell rar. Dagegen stellt es seine Dienste zur Verfügung im vollen Korn des Hafers, des Weizens, der Weizenkeime. Aber auch Nüsse, Kakao sind Quellen.

„Raffinierte" Verbrauchertäuschung

Eines muss ich der Nahrungsindustrie lassen: Chice Namen für ihre degenerierten Produkte fallen ihr immer ein: So klingt ein „raffinierter" Zucker irgendwie sexy. Ganz anders als etwa Vollkornbrot.

Nur, alles „Raffinierte" (der Begriff steht für Reinigung) ist durch komplexe technische Prozesse mit hohem Druck und hohen Temperaturen entstanden, sodass statt eines lebenden Lebens-Mittels am Schluss nur ein entleertes Nahrungsmittel steht. Etwa ein raffinierter Zucker, der nur noch Kalorien („leere", nennen sie die Experten), aber keine Nährstoffe mehr enthält. Egal, ob es sich um Zucker, Öle, Fette, Mehle handelt, wenn sie „raffiniert" sind, sollten Sie lieber die Finger davon lassen.

Also greifen Sie lieber zu Vollkornbroten, wo noch die volle Kornkraft drin ist. Das klingt zwar nicht so sexy, macht aber sexy, weil etwa das sexualwichtige Mangan darin enthalten ist.

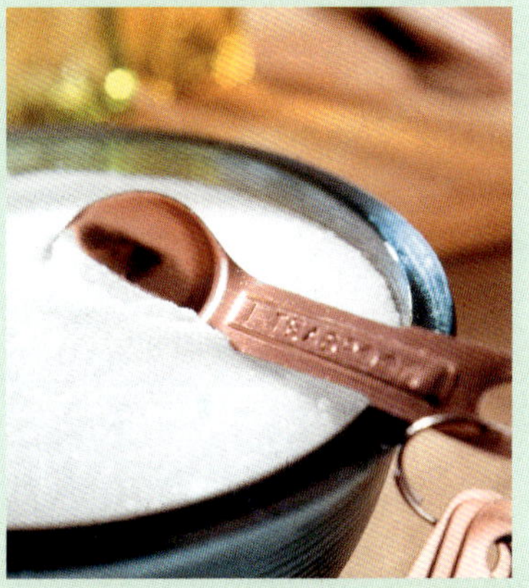

Zaubert nicht: Zucker

Chrom: Schlankmacher

Eine entscheidende Rolle in unserem unendlich vielschichtigen Stoffwechsel spielt Chrom. Es ist unter anderem der

ABNEHMER: Wer gestresst ist, wird leichter dick. Und das geht so. Bei langen Stressphasen leeren sich die Chromspeicher im Körper – und das führt dazu, dass Fett sehr viel schwieriger in Muskelmasse umgewandelt wird. Die Folge: „Schwimmringe“ statt „Muckis“.

SÜSSBREMSER: Verstärkt wird der Schlankeffekt noch durch eine angenehme „Nebenwirkung“: Das Metall wirkt wie eine natürliche Süßbremse.

DIABETES-VERSCHEUCHER: Alles hängt mit allem zusammen: Wer stressbedingt seine Chromspeicher leert, züchtet sich auch noch einen Lifestyle-(Typ-2)-Diabetes. Denn Chrom ist ein unersetzlicher Katalysator für die Wirkung des Zucker aufschließenden Insulins. Ohne die Anwesenheit von Chrom irrt das Insulin ziellos durch die Blutbahnen – und macht vor allem eines: dick. Und Übergewicht wiederum ist eine der Hauptursachen für Diabetes.

Als wenn das alles nicht schon reichen würde, lagert sich bei einem Chrommangel auch noch das schlechte LDL-Cholesterin an den Gefäßen ab, was den Infarkten den Boden bereitet. So erklärt sich eines aus dem anderen: Stress führt zu Diabetes – und Diabetiker sind überproportional vom „Schlag“ bedroht. Alles nicht so schön, weshalb ich Ihnen jetzt eines vorschlage: Machen Sie erst einmal einen einstündigen Schlankheitsspaziergang – und essen Sie danach ein chromreiches Vollkornbrot, bevor Sie lesen, wo sich Chrom versteckt.

WO IST’S DRIN? Hier gilt das Gleiche wie für Mangan und viele andere Mineralien und Vitamine: nur im ursprünglichen Lebens-Mittel, nicht in der „raffinierten“ Industrieversion. Also im Vollkorn, dem daraus gebackenen Brot, Weizenkeimlingen, Bierhefe, Linsen, Leber, Austern, Hühnerfleisch.

Jod: Heimlich-Dickmacher

Wie wichtig Spurenelemente sind, zeigt Jod: Weltweit leben über 500 Millionen Menschen mit einem Mangel an diesem Mineral. Auch in Deutschland sind knapp zehn Millionen betroffen, weil unsere Böden nicht genug Jod enthalten, sodass weder in unseren Pflanzen noch den damit gefütterten Tieren genug von dem Stoff enthalten sind. Drei wichtige Funktionen hat Jod neben vielen anderen in unserem Körper:

STÄRKT SCHILDDRÜSE: Langanhaltender Jodmangel vergrößert die Schilddrüse krankhaft zu einem Kropf (fehlt schon im Mutterleib Jod, kommen Kinder sogar mit einem Kropf auf die Welt). Als Konsequenz werden wichtige Schilddrüsenhormone nicht oder vermindert gebildet, wobei dieser Prozess auch schon eintreten kann, ohne dass ein Kropf sichtbar ist.

Hat die Schilddrüse keine Lust, Hormone zu produzieren, dann hat der Mensch folgende Probleme: Er wird träge, neigt zur Erschöpfung. Seine Cholesterinwerte gehen nach oben. Die Haut wird trocken, Haare und Nägel werden spröde, irgendwie fühlt sich alles unpässlich an, Kälte wird als kälter empfunden, die Glieder schmerzen sehr viel schneller.

Besonders heimtückisch ist ein weiterer Aspekt, der durch Jodmangel hervorgerufenen Unterfunktion der Schilddrüse: Obwohl nicht mehr gegessen wird, erhöht sich ganz langsam das Gewicht.

STÄRKT RADIKALENABWEHR: Über unterschiedliche Mechanismen hilft Jod dem Körper bei der Jagd auf die berüchtigten freien Radikale, welche gerne die Gefäßwände angreifen.

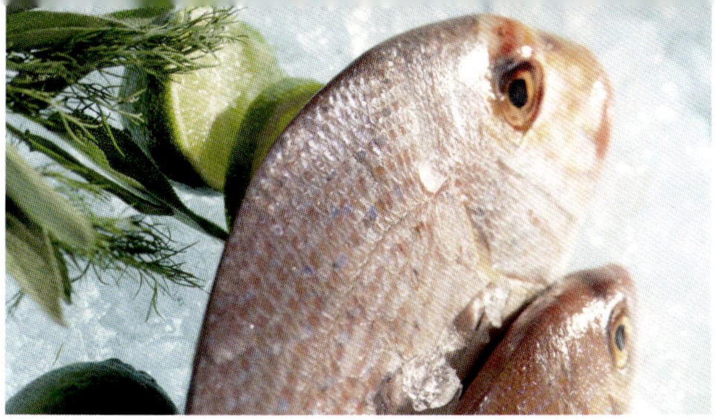

Dünnmacher: Meeresfisch

STÄRKT IMMUNSYSTEM: Auch die weißen Blutkörperchen erledigen ihre „Polizeifunktion" gegen eindringende Krankheitserreger wie Bakterien, Viren mit einer Prise Jod besser.

WO IST'S DRIN? Im Fisch! Im Fisch! Im Fisch! Die Schatztruhe der Meeresfrüchte, die vom Menschen so brutal geplündert wird, ist die wertvollste Jodquelle. All die leckeren Krustentiere wie Hummer, aber auch Lachs, Kabeljau, Makrele, Heilbutt, Algen wie Kelp warten darauf, unsere inneren Abwehrkräfte zu stärken. Aber immerhin enthalten auch Feldsalat, Brokkoli, Kohl, Milchprodukte etwas Jod.

Spezialtipp: Unser Getreide enthält in der Regel zu wenig Jod. Deshalb lohnt es sich, auch zum Urgetreide Kamut zu greifen, das oft aus Kanada kommt, wo die Böden genügend von dem Spurenelement enthalten.

Wichtig: Kochen mag Jod nicht besonders. Deshalb, wie immer, möglichst schonend zubereiten und darauf achten, dass Kochflüssigkeit nicht verloren geht, also den Fisch etwa in Folie dünsten.

Keine Panik! Immer wenn ein Stoff besonders wirksam ist, gibt es natürlich auch die Kassandra-Schreiber, welche davor warnen, was ein Zuviel anrichten kann. Sicher ist es so, dass inzwischen viele fertige Lebensmittel (hier extra zusammengeschrieben) „jodiert" werden. Nur, wer „schönkostig" selbst gekochte Frischeprodukte isst, wird kaum in solche Gefahren geraten.

Selen: Dunst-Glocke

Genauso wie Jod ist auch Selen aufgrund unserer Böden teilweise „Mangelware". Drei wesentliche Funktionen hat Selen im menschlichen Körper:

IMMUNSTÄRKEND: Der Stoff macht dem Immunsystem Beine, auf dass es vermehrt Antikörper gegen angreifende Feinde bildet. Wobei hier nicht das Prinzip „Viel hilft viel" gilt. Denn eine Überversorgung kann die Wirkung genau ins Gegenteil verkehren. Auch kann zu viel von dem Stoff Haut und Haare schädigen. Was heißt das für Sie? Möglichst auf natürliche Natur-Verstärker und nicht auf künstlich zugeführte vertrauen.

KREBSABWEHREND: Vor allem Tumore, die freie Radikale zu einem ungezügelten Wachstum antreiben, können durch Selen gebändigt werden. Das liegt daran, dass der Stoff Teil eines Enzyms ist, das diese aggressiven Sauerstoffmoleküle neutralisiert.

„RAUCHERFREUNDLICH": Wenigstens eins müssen Raucher nicht befürchten: einen Selenüberschuss. Im Gegenteil, sie haben deutlich weniger von diesem Spurenelement im Blut.

Positiv: Selen ist basisch, bindet also die aggressive Säure.

WO IST'S DRIN? Auch wieder ganz stark in Fischen. Aber auch im Fleisch, vor allem der Kalbs- und Rindsleber, in Eiern, Linsen und Bohnen, der Bierhefe, im Quark.

Kupfer: Schöntrinken

Gelächelt habe ich früher über Leute mit Kupferringen. Heute weiß ich es besser: Denn das Spurenelement wirkt entzündungshemmend – und das sogar von außen. Noch besser kommt der schmerzlindernde Effekt von innen zumtragen. Teilweise wirkt das Metall stärker als Aspirin.

HAUT UND HAARE werden durch Kupfer erst schön. Denn ein Mangel des schimmernden Metalls lässt die Haare ergrauen, fettig werden, weil nicht ausreichend Farbpigmente in die Haare eingelagert werden. Auch altert die Haut frühzeitig, denn Kupfer ist Teil eines Enzyms, das die beiden „Schönheitseiweiße“ Kollagen und Elastin fest miteinander verknüpft – und so die Haut strafft. Auch macht das Elastin seinem Namen alle Ehre und hält sowohl Bindegewebe wie auch Blutgefäße elastisch.

Ein wesentlicher Grund für diese positiven Eigenschaften kann darin liegen, dass Kupfer basisch ist, also von vorneherein eine gute Basis für die Schönheit legt.

EIN TIEFER SCHLAF geht oft auch auf das Konto einer ausreichenden Kupferversorgung. Ansonsten kann es passieren, dass man zwar länger, dafür aber nicht so erholsam ruht.

WO IST'S DRIN? Im Fleisch, in Austern, Erbsen, Bohnen, Linsen, getrockneten Früchten, Vollkornprodukten, vor allem Hafer, Nüssen.
Spezialtipp: Ganz besonders viel Kupfer ist in Sherry, Portwein und Wermut. Ein kleines Schnapserl reicht locker für die Tagesdosis.

Silizium: Schönessen

An sich vertraue ich auf die Natur-Verstärkung der Lebens-Mittel. Aber eines nehme ich schon seit vielen Jahren: Kieselsäuregel. Einfach weil ich keine schwachen Nägel, keine ausgefranzelte Haut an den Fingernägeln mehr wollte. Heute erst weiß ich, welche Kraft in diesem Grundstoff steckt, der auch die Basis für die elektronischen Chips, die Solarzellen ist.

Gesunde Knochen, gesunde Haut, gesunde Nägel, gesunde Gefäße – das sind die Kernkompetenzen von Silizium. So sorgt der Stoff dafür, dass Kalzium richtig in die Knochen, in die Zähne eingebaut wird – womit wir sehen, es hängt halt alles mit allem zusammen. So beugt Silizium auch der gefürchteten Osteoporose vor, die auch deshalb im Alter gehäuft auftritt, weil dann der Siliziumgehalt im Körper abnimmt.

Silizium ist aber auch eine unersetzliche Komponente des Keratins, der Grundsubstanz von Haaren und Nägeln. Ist das Eiweiß Keratin ausreichend vorhanden, dann kann die Haut Feuchtigkeit besser binden, sie wird straff und gleichzeitig elastisch.

WO IST'S DRIN? Endlich einmal ein „pflanzliches“ Spurenelement. Denn Silizium kommt in einer breiten Palette im Garten der Natur vor. Ganz stark vertreten ist es in Hafer, Hirse, Gerste (weshalb im daraus gebrauten Bier eine Menge steckt; siehe das Gespräch mit Prof. Werner Back auf Seite 106) und Weizen. Voller Silizium stecken auch die vielseitige Brennessel und der als Unkraut angesehene Schachtelhalm. Beachtlich sind auch die Mengen im frischen(!) Meerrettich, in der Petersilie und im Blumenkohl.

Spuren-Stars: Gewaltig ist die Bedeutung der Mineralstoffe und Spurenelemente für das Funktionieren unseres Körpers. Deshalb ist es natürlich genauso wenig wie bei den Vitaminen statthaft, einzelne herauszugreifen. Dennoch will ich auf drei hinweisen: Da ist zum einen das Zink, das so vielfältig wirkungsmächtig ist, wie es sonst nur Hormone sind. Dann das Mangan, von dem nur Winzigkeiten benötigt werden – die aber unbedingt, etwa wenn es mit der Liebe klappen soll.

Und dann noch der Mangelstoff Jod, der unerlässlich für die Gesundheit ist.

★ **Schön-Faktor:** Hoch

Wahre Schönheit kommt von innen – und diese innere Schönheit funkelt um so heller, je mehr die Spurenelemente wirken dürfen. So macht Eisen schöne Nägel, Zink lässt Haut und Haare besser zur Geltung kommen. Und ein wahrer Schön-Stoff ist Kupfer, welches die Haare seidig schimmern lässt, dem Bindegewebe Festigkeit verleiht. Nicht zu vergessen natürlich das Silizium, ohne das die Haar- und Nagel-Grundsubstanz Keratin ihre Magie nicht entfalten kann.

★ **Schlank-Faktor:** Gegeben

Ein besonders tückischer Dickmacher ist das Jod, nämlich wenn zu wenig davon im Blut ist. Dann werden nicht genügend Schilddrüsen-Hormone hergestellt und man wird dick, ohne mehr zu essen. Ein aktiver Abnehm-Stoff ist dagegen Chrom, weil es hilft, Fett in Muskelmasse umzuwandeln.

★ **Vital-Faktor:** Hoch

Spurenelemente und Mineralstoffe sind Vitalstoffe, die unseren Körper im fitten Gleichgewicht halten. Ohne sie keine starken Knochen, kein ordentlicher Stoffwechsel, kein fröhlich schlagendes Herz, kein funktionierendes Immunsystem – keine wirkliche Krebsabwehr. So hilft etwa das basische Selen, die gefährlichen freien Radikale einzufangen. Und Diabetiker profitieren auf das Höchste von Zink und Chrom.

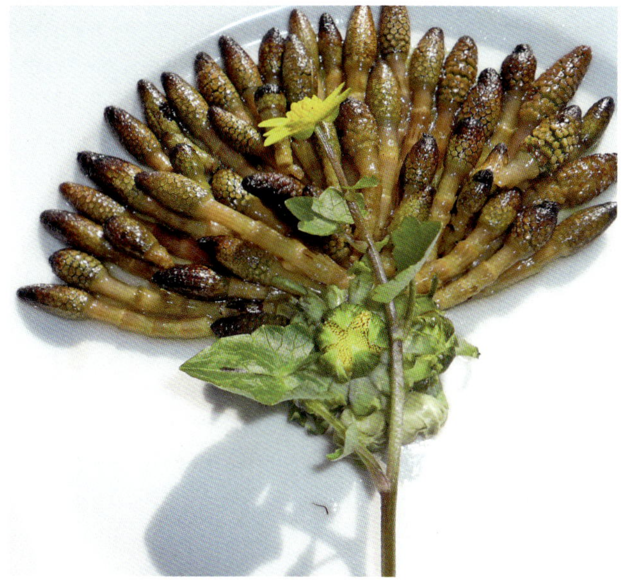

Schön mit Silizium: Schachtelhalm

So bereiten Sie den Schachtelhalm zu

Rund 30 Sprossen sammeln – dabei aber nur den oberen, weichen Teil nehmen. Säubern und leicht schälen. In einem Gemisch aus Olivenöl und Wasser sanft dünsten. Zum Schluss salzen, pfeffern, einen Schuss Zitronensaft darüber geben. Was sehr gut dazu passt: frisch geriebener Schabziger, ein Käse aus der Schweiz.

Ein Tipp: Der Schachtelhalm wächst auf Feldern, Äckern und Waldrändern.

Sekundär-Stoffe:
Am besten „sprechen" Pflanzen Bio

Nichts ist natürlich sekundär an diesen Stoffen. Vielmehr ist hier alles höchst primär, denn diese Stoffe bilden Pflanzen nur zu einem Zweck: **Für sich!** Schließlich haben die Pflanzen im Vergleich zu den mobilen Lebewesen wie den Tieren und Menschen einen entscheidenden Nachteil: Sie können nicht vom Fleck. Sie stehen angewachsen in der Erde und müssen damit leben, dass wir sie ausreißen, dass die Tiere sie fressen, dass Bakterien sie anknabbern wollen. Weil aber alles, was auf der Erde lebt, nur zwei Ziele hat, nämlich zu überleben und sich fortzupflanzen, schützen sich die Pflanzen.

Eine ganz neue Bedeutung bekommt so das Wort „Pflanzenschutzmittel". Dafür brauchen die Pflanzen nicht unsere chemischen Keulen, das können die selbst viel besser. So bilden die Keimlinge aggressive Giftstoffe, wenn sie ans Tageslicht gelangen, um pickfreudige Vögel abzuschrecken (weshalb es besser ist, manche Sprossen nur im Dunkeln keimen zu lassen). Es ist ein riesiger Chemiebaukasten, auf den die immobilen Pflanzen zugreifen können. Dazu gehören leuchtende Farben, um zu locken oder abzuschrecken, dazu gehören Duftstoffe, ja sogar Hormone, die mit den menschlichen vergleichbar sind.

Sogar Botenstoffe bilden die Pflanzen, denn sie sind nicht so stumm, wie sie scheinen, sie „sprechen" durchaus, aber in einer in chemische Signale verschlüsselten Sprache. Klingt ganz menschlich. Und ganz menschlich ist auch eine andere Reaktion der Pflanzen: Sie bilden diese Stoffe in ihrer vollen Wirksamkeit nur, wenn sie müssen. Wird ihnen die Verteidigungsarbeit beispielsweise durch Pestizide aus der Chemiefabrik abgenommen, bilden sie nur noch einen Bruchteil der Sekundär-Stoffe.

Jetzt wird klar, warum der ökologische Landbau so wichtig ist. Denn die Pflanzen „sprechen" am besten, schützen sich am besten, wenn sie sich um sich selbst kümmern müssen. Dann bilden sie all die Vitalstoffe aus, die ihnen helfen – und uns nützen. Immer neue Wirkungen entdecken in den letzten Jahren die Forscher. Zu richtiger Berühmtheit haben es einige dieser Stoffe gebracht, so vor allem die Polyphenole aus dem Rotwein, die das Herz vor dem Schlag schützen.

Einer Sisyphusarbeit gleichen die Versuche der Wissenschaftler, diese Stoffe zu ordnen. Ein fast hoffnungsloses Unterfangen, denn es ist nicht einmal bekannt, wie viele solcher Stoffe es gibt, die Zahl schwankt von 5 000 bis 10 000. Am interessantesten sind die Carotinoide, die Sie ja schon als Antioxidantien kennen, und die vor allem in roten, gelben und grünen Pflanzen sind. Dazu gehört auch das bekannte Beta-Carotin, aus dem das Sehvitamin A entsteht.

Spannend auch die schon genannten Polyphenole mit der Untergruppe der Flavonoide, die eher in roten und blauen Pflanzen sind. Interessant auch die Glucosinolate und Sulfide, die in Meerrettich, Kohl, Rettichen, Zwiebeln, Knoblauch stecken und helfen, den Hormonhaushalt zu stabilisieren.

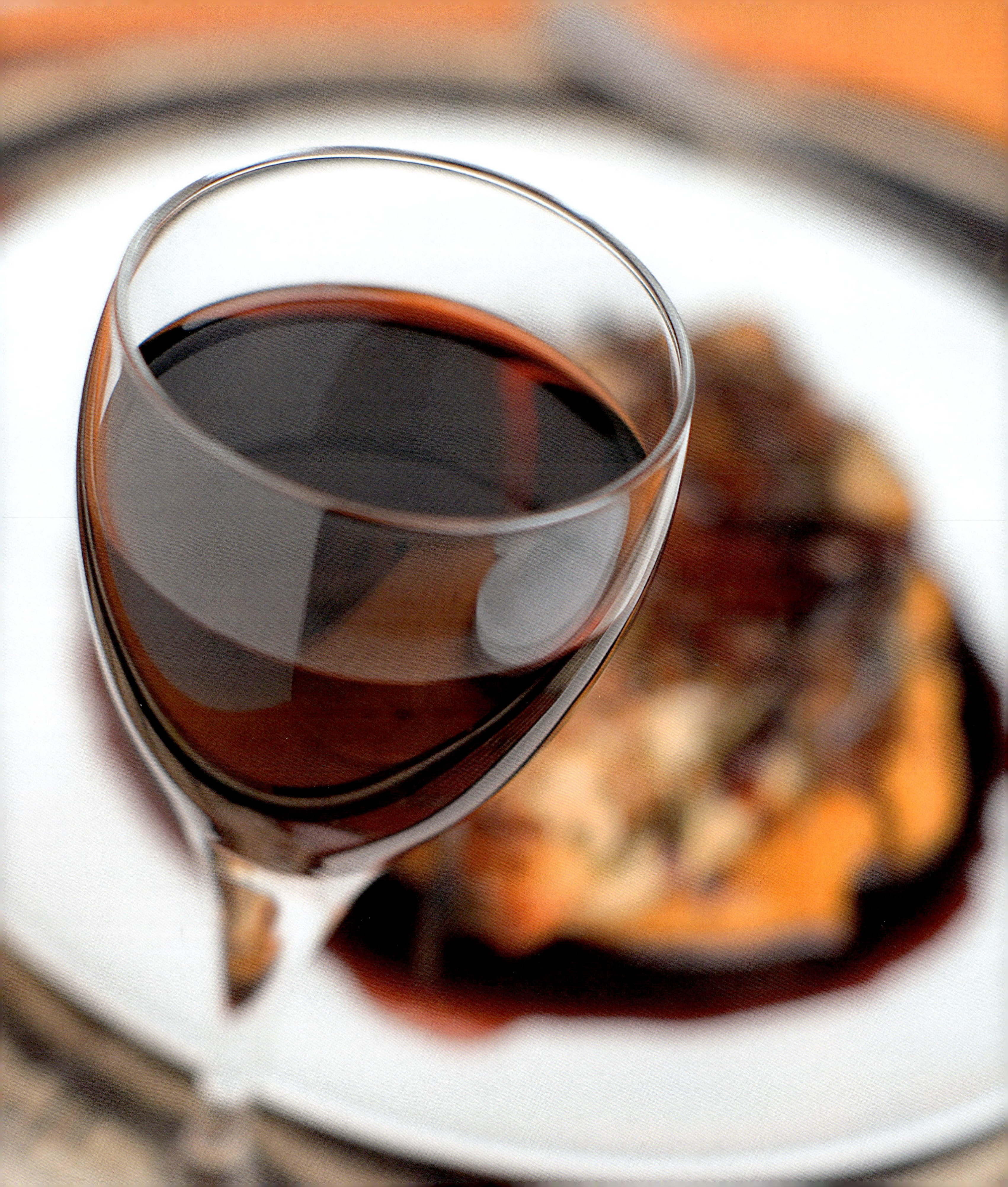

Auch im Kohl und in Vollkorn-Produkten verstecken sich Phytoöstrogene, Pflanzenhormone, die vor Krebs schützen. Die seifenähnlichen Saponine schließlich, die in Haferflocken, Rosmarin, Salbei, Thymian sind, hemmen die Aufnahme von tierischem Cholesterin, weshalb der Lammbraten ordentlich mit Rosmarin und Thymian gewürzt werden sollte.

In drei Bereichen entfalten die Sekundär-Stoffe ihre primären Wirkungen: Sie bekämpfen Entzündungen, etwa Infektionen, und wehren Viren, Pilze, Bakterien ab. Ein Effekt, der schon den Ägyptern bekannt war, denn die Erbauer der Pyramiden verzehrten Unmengen Knoblauch – und blieben so von Krankheiten verschont. Ein zweiter Bereich, bei dem die Pflanzenstoffe eine entscheidende Rolle spielen, ist die Abwehr der freien Radikale. Gegen diese „Altmacher" helfen so bekannte Pflanzen wie Äpfel (sie enthalten alleine einige tausend der kleinen Helferlein), Grünkohl, Beeren, Zitrusfrüchte und Auberginen.

„Lebens-Mittel als Medizin", das wird ja oft angepriesen. Im Falle der Sekundär-Stoffe scheint es tatsächlich zu stimmen, denn die Sekundär-Stoffe helfen – und das ist der dritte Bereich – auch gegen den Krebs. Fast alle Stoffe sind in irgendeiner Form hilfreich im Kampf gegen diese große Geißel der Menschheit. Das ist auch nicht verwunderlich, denn diese Stoffe sind ja auch meist starke Antioxidantien – und die wiederum sind ebenfalls stark im Kampf gegen die tückischen Tumore. Es hängt eben alles mit allem zusammen.

Ganz schön nützlich also, diese natürlichen Pflanzenschutzmittel. Aber wie bekomme ich die richtigen? Da hilft ein einfacher Trick, den Professor Hadamar Bankhofer einmal geschrieben hat: **„Essen Sie den Regenbogen"**. Wer also regelmäßig die einheimischen frischen Gemüse, die Salate, die Beeren und Früchte der Saison isst, macht schon alles richtig. Aber Vorsicht, viele vitale Helfer verabschieden sich ganz schnell, wenn sie zu lange gelagert werden, wenn sie zu heiß bekommen, wenn sie weggeschält werden.

Zu einer großen Berühmtheit hat es ein Sekundär-Stoff gebracht: Er heißt Resveratrol, steckt in Trauben und dem daraus gekelterten Wein und da vor allem im roten. Resveratrol gilt als starker Herzschutz, weshalb der Stoff gerne als Erklärung für das „French Paradox" genommen wird, also die Tatsache, dass die Franzosen gerne dem Rotwein zusprechen und trotzdem im Vergleich relativ moderat von Herzinfarkten getroffen werden. Aber vielleicht ist es auch neben dem Rotwein einfach nur die gesunde mediterrane Kost.

Aber ist das nicht der falsche Name, sekundäre Pflanzenstoffe für solche Vital-Bomben? Sie sind doch sicher mit mir einer Meinung, dass es an der Zeit ist, diese Gedankenlosigkeit der Forscher zu korrigieren. Hier mein Vorschlag:

Primär-Präventiv-Potenz (PPP) – weil sie tatsächlich helfen, aktiv etwas für eine nachhaltige Vitalität zu tun.

Primär-Präventiv-Stars

Natürlich ist es schwer, aus der Fülle einzelne herauszugreifen. Aber einige Pflanzen sind besonders leistungsstark: alle Kohlsorten, insbesondere aber Brokkoli und Grünkohl; grüne Bohnen, Tomaten, Linsen, Meerrettich, Senf, Liebstöckel, Majoran, Lorbeer, Knoblauch, Schnittlauch, Vollkornprodukte, Nüsse.

★ **Schön-Faktor:** Wahrscheinlich
Angesichts der Fülle an Stoffen und Wirkungen sind direkte Wirkungen sicher schwer festzumachen. Indirekt sind Primär-Präventiv-Stoffe aber mächtige Waffen, um den Körper gesund und fit zu halten. Und ein gesunder Körper ist die wichtigste Voraussetzung für eine dauerhafte Schönheit.

★ **Schlank-Faktor:** Wahrscheinlich
Auch hier besteht ein starker indirekter Zusammenhang: Wer sich stark von Gemüse, Kräutern, Obst und Vollkorn ernährt, lässt fast automatisch die klassischen Dickmacher weg. Und wer nicht dick wird, muss auch nicht schlank werden.

★ **Vital-Faktor:** Hoch
Erst am Anfang steht die Wissenschaft in der Erforschung der immensen gesundheitlichen Wirkungen der Primär-Präventiv-Stoffe. Aber als gesichert gilt schon jetzt, dass die Polyphenole den Blutdruck senken, die Verdauung fördern können; dass die Saponine Entzündungen hemmen, die Pytosterine das Cholesterin senken und die Carotinoide den Krebs am Entstehen hindern.

In den Schalen steckt die Wirkung: Sekundär-Stoffe in Zitrusfrüchten.

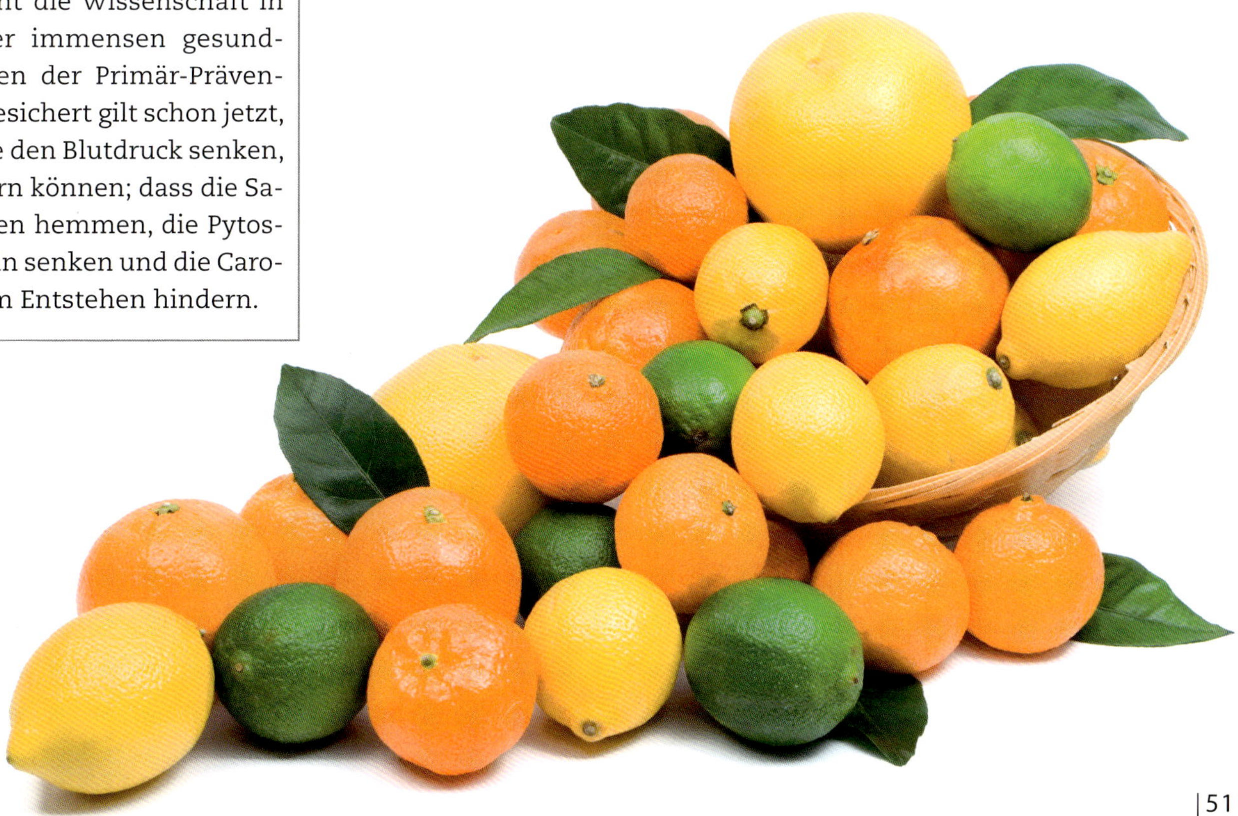

Eiweiß, Fett, Kohlenhydrate: Trio Dominale

Drei Nahrungsgruppen bilden mengenmäßig die Grundlage unserer Ernährung. Und weil Eiweiße, Fette und Kohlenhydrate so einen großen Anteil haben, dreht sich die Phantasie der Ernährungsforscher, der Diätapostel und der allwissenden Ratgeber-Presse immer wieder um dieses große Trio Dominale.

Fast alle Abnehm-Diäten setzen auf die Ausschließlichkeit oder den überproportionalen Anteil einer dieser drei Komponenten. Da gibt es die „Eiweiß-Diät", die Anti-Kohlenhydrat-Diät (bekanntester Vertreter: Dr. Atkins), da gibt es so Guru-hafte Dinge wie die Trennkost, wo Proteine und Kohlenhydrate separat gegessen werden. Hört sich alles interessant an, ist auf kurze Sicht manchmal erfolgreich, ist auf lange Sicht aber immer sinnlos, vor allem, wenn es darum geht, nicht nur schlank, sondern auch vital zu sein. Denn letztendlich und langfristig brauchen wir alle drei Komponenten.

Reserviert stehe ich den Ratschlägen der Ernährungsexperten gegenüber, die „Big Three" in einem bestimmten Verhältnis zu essen, etwa 60 Prozent Kohlenhydrate. Machen Sie sich doch einmal den Spaß und fragen einen Sachverständigen, wenn Sie vor einem vollen Teller sitzen, wie denn nun die Verhältnisse seien. Er wird Sie belehren, dass Sie vor dem Essen alles in ein korrektes Verhältnis zu bringen hätten. „Essen mit dem Rechenschieber", sage ich da nur, „statt Essen mit Genuss".

Mein Tipp: Haben Sie Verhältnisse, essen Sie keine. Außer: Wenn Sie ihn/sie zum Fressen gern haben.

„Das ist alles zu flapsig", sagen mir wohlmeinende Menschen. Also gut, als grobe Orientierung können Sie nehmen: Etwas über die Hälfte der Nahrung sollte aus Kohlenhydraten bestehen, möglichst in komplexen Formen, also nicht gerade Weißmehl oder Zucker. Etwa ein Viertel sollten Fette/Öle ausmachen, wobei Sie besonders auf die ungesättigten Fette achten sollten. Und zwischen 15 und 20 Prozent empfehle ich, hochwertige Eiweiße zu konsumieren, womit ich nicht in erster Linie Fleisch, sondern ganz stark pflanzliche Eiweiße und Fisch meine. Ich selbst bin ein großer Freund der Vitalkraft, die von solchen Eiweißen ausgeht – und die gerade auch im Alter für die unerlässliche geistige Spannkraft sorgen.

Eiweiß: Erster Baustein des Lebens

Ins Schwarze getroffen haben die alten Griechen mit Protein: Denn wörtlich übersetzt heißt das „Erster". Und ganz oben auf dem Siegertreppchen der großen drei Basis-Lebensmittel steht das Eiweiß. Denn die Proteine sind der Urgrund des Lebens. So bestehen Knochen, Muskeln, Haut ganz stark aus Eiweiß. Auch die fleißigen Enzyme, die vielschichtigen Hormone, wichtige Antikörper sind ohne Eiweiße undenkbar. Auch der Transport von Vitalstoffen und Sauerstoff wäre nicht möglich ohne den roten Blutfarbstoff Hämoglobin, ein Eiweiß.

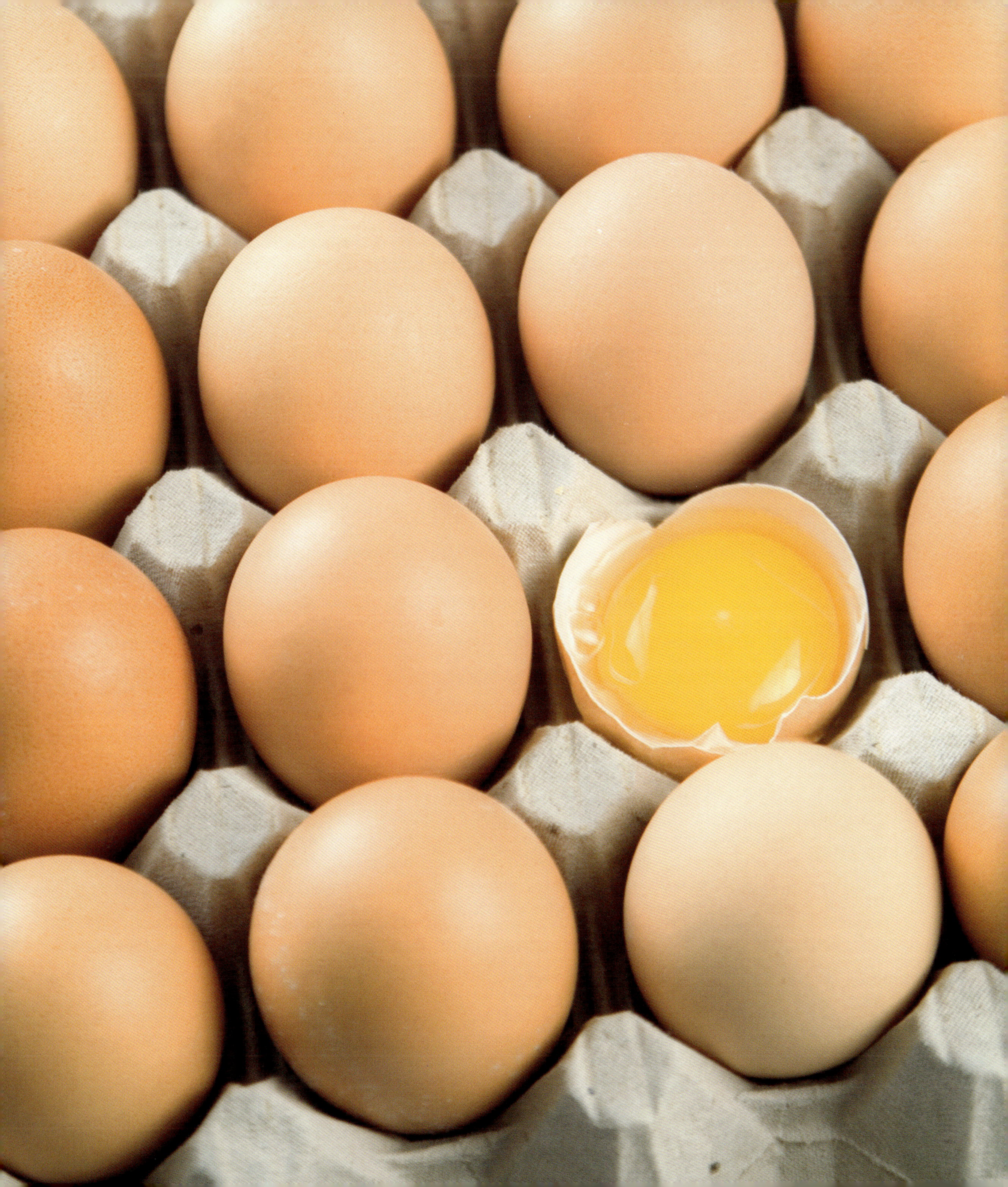

Einem ständigen Erneuerungsprozess sind die Proteine unterworfen. So tut das Hämoglobin etwa nur für rund vier Wochen seine Dienste, dann ist es verbraucht, wird in seine Bausteine, die Aminosäuren, zerlegt. Teile von ihnen werden entsorgt, andere werden mit Nahrungskomponenten zu neuen Eiweißen synthetisiert. So gesehen sind Proteine das sichtbare Zeichen, dass wir leben. Hören etwa die wesentlich aus dem Eiweißbaustein Keratin bestehenden Haare auf zu wachsen, erneuert sich die Haut nicht mehr richtig, stimmen fundamentale Dinge im Körper nicht mehr.

Weil die Eiweiße so vital sind, nehmen sie viele im Übermaß, entweder als einseitige Ernährung, die berühmte „Ich-ess-nur-Fleisch-keine-Kartoffel-Diät". Oder als Supplement aus der Büchse. Davon ist abzuraten, weil unser Körper am schönsten tickt, wenn er ausgewogen ernährt wird, ansonsten drohen etwa Schäden der Nieren, der Leber. Außerdem steckt, was viele vergessen, in Eiweißen auch ordentlich Energie. Und bekommt er davon mehr als er braucht, wandelt der Körper das in Fett um – um es auf den Hüften einzulagern. So viel zur Eiweiß-Diät.

Alle Neune. Komplex wie alles im Körper läuft die Aufnahme der Eiweiße im Körper ab. Denn der Körper zerlegt erst einmal das Nahrungseiweiß in Aminosäuren, die in die Blutbahn gelangen können. Aus diesen Baustoffen verfertigt er dann nach Bedarf seine jeweils benötigten Proteine. In der Nahrung kommen rund 20 (die Zahl schwankt, die Forscher sind noch am Zählen) verschiedene Aminosäuren vor, von denen neun als essentiell bezeichnet werden, weil sie der Körper nicht selbst herstellen kann. Wenn auch nur eine davon fehlt, dann können die Eiweiße nicht richtig synthetisiert werden. Wobei unser Körper tricky genug ist, auch mal schnell eine Aminosäure in andere umzubauen, um zu seinem Recht zu kommen.

Im Allgemeinen ist es aber wichtig, dass möglichst alle Neune in der Nahrung sind. Wobei früher gesagt wurde, dass praktisch ausschließlich tierische Proteine das vollständige essentielle Spektrum abdecken. Heute sind die Experten klüger, und sie wissen, dass auch Pflanzen, intelligent kombiniert, ein umfassendes Eiweiß-Spektrum liefern können – und so oft noch viel verträglicher, weil die tierischen Eiweiße oft mit zu viel unerwünschten Säuren, etwa Purinen, kombiniert sind.

Wieviel Eiweiß braucht es denn nun täglich? Das hängt zum einen vom Körpergewicht ab – und auch vom Alter. Denn es ist auffallend, dass ältere Leute sehr oft zu wenig von dem lebenswichtigen Stoff haben. Als allgemeine Empfehlung gilt ein Wert von um die 60 Gramm pro Tag. Wenn Sie also 200 Gramm Fisch essen, haben Sie schon rund ein Drittel des Tagesbedarfs verzehrt.

Hier die „Schönkost"-interessanten Aminosäuren in alphabetischer Reihenfolge

Arginin: Natural Body Building

Als halb-essentiell (der Körper kann diese Aminosäure teilweise selbst herstellen) gilt Arginin inzwischen. Zu den vielen Arbeitsgebieten gehörten die Abwehr von Schadenserregern, die Erzeugung von Hormonen, die Steigerung der Insulinwirkung, die Verbesserung des Blutflusses, die Beruhigung bei Stress.

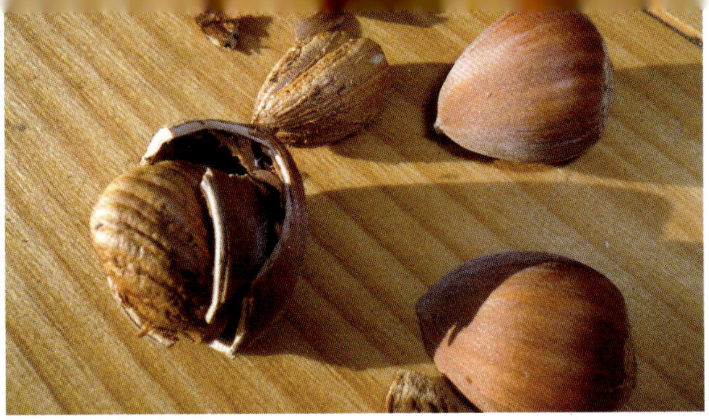

Gibt „Muckis“: Haselnuss

Sehr interessant auch, dass durch Arginin Wachstumshormone ausgeschüttet werden können, welche die Muskeln auf- und gleichzeitig das Fett abbauen. Wobei dieser Natural Body Building-Effekt natürlich besonders gut zum Tragen kommt, wenn gleichzeitig Sport getrieben wird.

WO IST'S DRIN? Auf die Nuss, fertig, los: Erdnüsse, Haselnüsse, Walnüsse, Mandeln sind gute Lieferanten. Aber auch Weizenkeime, Haferflocken, gelbe Rüben, Alfalfa sowie die ganze Palette an Meeres- und Seefischen, aber auch die Rinder warten auf ihren Einsatz in Ihrem Körper.

Carnitin: Fatburner

Wichtig für die schlanke Linie ist Carnitin, das der Körper mit Hilfe von Vitaminen selbst bildet, aber auch aus der Nahrung aufnehmen kann. Denn diese Aminosäure transportiert das Fett zu den Energiefabriken des Körpers, den Mitochondrien, wo es verbrannt wird. Wie gut dieser Mechanismus funktioniert wissen Ausdauersportler wie etwa Marathon-Läufer, die es mit Hilfe von Carnitin schaffen, ihre Fettreserven zur Energiegewinnung zu nutzen. Ein Prozess, gegen den sich der Körper lange verbissen wehrt, wie ich als leidgeprüfter Marathon-Mann mehrfach bitter zu spüren bekam.

Wer zu viel Giftstoffe in seinem Körper hat, wer sein schlechtes LDL-Cholesterin herunterdrücken will, ist mit Carnitin ebenfalls gut bedient. Auch Diabetiker mit ihren erhöhten Fett- (etwa Triglyceride) und Blutzuckerwerten kommen mit der schlanken Säure leichter auf bessere Werte. Auch braucht der besonders Energie verbrauchende Herzmuskel besonders viel Carnitin, weshalb Carnitin dem Herzen hilft.

WO IST'S DRIN? Schäfer müsste man sein. Denn Schaffleisch ist besonders reich an Carnitin, aber auch ein guter Lammrücken oder ein Rindsfilet ist gut gegen die Fettpolster – wenn es nicht gerade mit einer fetten Sauce Bearnaise und fett-triefenden Fritten gegessen wird.

Carnosin: Faltenglätter

Alles ist endlich. Auch die Fähigkeit der Zellen, sich teilen zu können. Geht diese Fähigkeit zu Ende, geht auch das Leben zu Ende – wobei die Anzahl der möglichen Teilungen wohl genetisch vorbestimmt ist. Und wobei es auch so ist, dass die „Qualität“ der Teilungsprozesse im Laufe der Zeit abnimmt. Hinauszögern und verbessern kann diese Vorgänge offenbar die Aminosäure Carnosin, die wiederum eine Kombination aus den Aminosäuren Alanin und Histidin ist.

Vor allem im Zusammenspiel mit den Vitaminen C, E sowie mit Zink kann Carnosin den Lebenszyklus der Zellen verlängern – und damit indirekt das Leben verlängern. Auch schützt Carnosin, das eine starke antioxidative Wirkung hat, das Gehirn vor schädlichen Ablagerungen, die zu Alzheimer führen können. Es verhindert, dass sich die Eiweiße des Bindegewebes vernetzen und verkleben, sodass sich die Elastizität der Haut vermindert, sie faltig wird. Auch sorgt die kombinierte Aminosäure dafür, dass die Sehfähigkeit auch im Alter erhalten bleibt.

WO IST'S DRIN? Wie alle Substanzen, welche direkt in die Zellteilung eingreifen, ist Carnosin vor allem in den USA sofort in den Rang einer Wunderdroge erhoben worden, quasi als Pille des ewigen Lebens – die dann auch für sehr viel Geld verkauft wird. Wir Europäer sehen so etwas mit gesunder Skepsis, freuen uns, dass unsere Haut länger faltenfrei bleibt, wessen wir uns bei vollem Bewusstsein erfreuen können – und essen regelmäßig Fleisch und Fisch, wo Carnosin als natürliche Substanz enthalten ist. Besonders viel davon bergen Thunfisch, Makrele und Aal.

Cystein: Antioxidativer Anti-Ager

Ein veritabler Radikalenjäger ist diese Aminosäure zusammen mit ihrer Vorstufe, dem Methionin. Denn im Körper bildet Cystein zusammen mit anderen Stoffen einen der wirksamsten Schutzwälle gegen die berüchtigten freien Radikale, welche die Zellen angreifen. Das geht sogar so weit, dass Cystein mit seinen Verbündeten auch von den freien Radikalen „ausgeschaltete" antioxidative Vitamine wie C und E wieder „säubert", so dass sie ihrerseits wieder auf Radikalenjagd gehen können.

Hört sich alles ganz kompliziert an, hat aber im Körper höchst positive Auswirkungen. Neben dem Basisschutz durch die Radikalenabwehr sind drei Wirkungen für „Schönkost" besonders spannend:

FESTES BINDEGEWEBE: In den Eiweißen, die dem Bindegewebe seine Festigkeit geben, finden sich Cystein und seine Vorstufe Methionin.

FESTES HAAR: Auch die Proteine, welche die Haare sprießen lassen, sind mit besonders viel Cystein gesegnet. Woraus sich schließen lässt, dass ausreichend Cystein besonders schöne Haare herbeizaubert.

VITALES ALTERN: Die ganze Palette der typischen Alterserkrankungen wie Krebs, Arthritis, Arteriosklerose wird mit den Oxidationsprozessen, dem „Ranzigmachen" der Fette, durch die freien Radikale in Verbindung gebracht. Cystein und Methionin können hier wirkungsvoll dagegenhalten.

WO IST'S DRIN? Seinen großen Anti-Ager-Auftritt hat wieder einmal der „Spargelkohl", der Brokkoli. Aber auch andere Gemüse wie vor allem alle guten deutschen Kohlsorten wie der Grünkohl, aber auch Spinat, Erbsen liefern Munition zur Terroristenbekämpfung.

Glutamin: Sucht-Stopper

Janusköpfig ist diese Aminosäure. Auf der einen Seite ist sie unerlässlich für ein funktionierendes Gehirn, für stabile Muskeln. Auf der anderen Seite ist das Salz der Säure, das Glutamat, ein umstrittener Geschmacksverstärker, der auch das Gehirn schädigen soll. Aber der Reihe nach. Zuerst das Gute.

Am stärksten von allen Aminosäuren ist Glutamin im menschlichen Körper vertreten. Vor allem das Gehirn braucht dieses „Brain-Food", weil es die Denk- und Lernfähigkeit verbessert und weil es beruhigend wirkt – ein Effekt, den sich viele Medikamente zu Nutze machen, die nach einem ähnlichen Wirkprinzip funktionieren.

Besonders geschätzt wird auch die Funktion des Glutamins als Energiequelle. Vor allem Body-Building-Studios nutzen Glutamin-Präparate, um gezielt Muskeln aufzubauen. Auch wer endlich weniger Alkohol trinken will, dem greift Glutamin wirksam unter die Arme. Und die Diabetiker freuen sich über einen anderen Effekt: Der Blutzucker-Spiegel lässt sich mit Glutamin besser im Griff behalten.

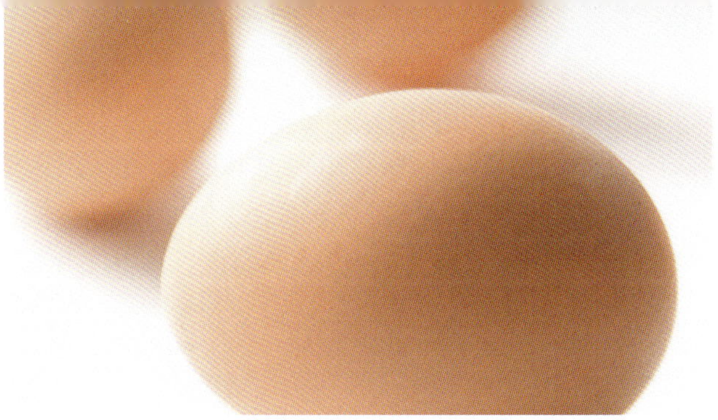

Nervennahrung: Eier

Wer seine Zuckersucht nicht zügeln kann, auch dem hilft Glutamin. Das scheint damit zusammenzuhängen, dass diese Aminosäure prinzipiell das Gehirn beruhigt – und ein friedliches Gehirn braucht weniger externe Stimulanzien.

Ja, und das mit dem Geschmacksverstärker? Das ist natürlich eine Sauerei, wenn das Glutamat gezielt genutzt wird, um Minderwertiges aufzupeppen. Oder wenn die Geschmäcker so intensiviert werden, dass das Natürliche plötzlich nur noch fad schmeckt. Also sind vor allem größere Mengen von künstlichem Glutamat abzulehnen. Aber Vorsicht, wer gänzlich auf das Salz des Glutamins verzichten will, darf auch keine Tomaten, keinen Käse essen, denn da ist es wie in vielen anderen Lebens-Mitteln von Natur aus vorhanden.

WO IST'S DRIN? Mal wieder Lust auf ein Gehirn stimulierendes Mahl? Dann nichts wie ran an den Quark. Der enthält besonders viel Glutamin. Aber auch Schinken, Käse, Huhn, Milch und Eier sind gute Quellen.

Glyzin: Angst-Stopper

„Seele essen Angst auf" – eine Umkehrung des berühmten Filmtitels von Fassbinder. Das geht mit der Aminosäure Glyzin, die sich der Körper aus der essentiellen Aminosäure (die kann er also nicht selbst bilden) Threonin aufbaut. Denn ähnlich wie Glutamin besänftigt auch die Kombination Threonin/Glyzin das Gehirn, sodass die Angst weicht, die Reizbarkeit sinkt, die Konzentrationsfähigkeit steigt und der Schlaf ruhiger wird.

Auch sehr positiv: Glyzin hilft, die Harnsäure über die Nieren auszuscheiden. So sinkt der Spiegel dieser lästigen Säure. Und so sinkt auch das Gicht-Risiko. Und das wiederum bekommt der Haut, denn Übersäuerung ist ein wichtiger Faktor für eine unschöne äußere Hülle.

WO IST'S DRIN? Fast überall, wo Proteine in der Nahrung vorkommen. Besonders aber in Fischen wie Forellen, Lammfleisch, Linsen, Eiern, Huhn.

Zündende Anmerkung: Gerade Linsen werden von vielen Ernährungswissenschaftlern sehr kritisch gesehen, da sie als Säure produzierend gelten. Auf der anderen Seite hilft das Glyzin der Linsen aber, die gefährliche Harnsäure auszuschwemmen. Was folgt daraus? Ab und zu Linsen, aber nicht jeden Tag. Denn sonst produzieren sie ja erst die Säure, die sie hinterher wieder helfen auszuscheiden. Irgendwie erinnert mich das an die Feuerwehrleute, die Häuser anzünden, um hinterher besonders fleißig zu löschen.

Histidin: Schmerzstiller

Ohne die Aminosäure Histidin, aus welcher der Körper Histamin synthetisiert, gibt es nicht genügend Sauerstoff transportierendes Hämoglobin, schwächelt das männliche Sperma, arbeiten die Enzyme nicht optimal. Eine entscheidende Rolle spielt Histidin bei der Prophylaxe von Arthritis. Denn je weniger von der Aminosäure im Blut zu finden ist, desto höher ist die Wahrscheinlichkeit von schmerzenden Entzündungen in den Gelenken.

WO IST'S DRIN? Hier sind sich die hohen Experten wieder einmal uneins. Während die einen sagen, dass Vegetarier möglicherweise von Histidin-Mangel bedroht sind, behaupten die anderen, dass Rüben, Rettiche, Salate und Zwiebeln genug von der Aminosäure enthalten. Im wahren Leben schadet

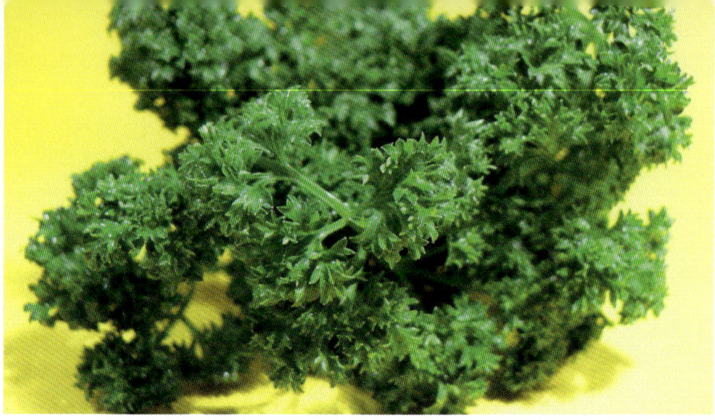

Protein-Pflanze: Petersilie

es wahrscheinlich nicht, zu den genannten pflanzlichen Stoffen auch ab und zu einmal Fisch, Rindfleisch, eine Hühnerbrust auf den Tisch zu stellen, Erdnüsse zu knabbern, Linsen aufzutischen, den Weizen keimen zu lassen und sich ein Stück Hartkäse mit einem Glas Rotwein zu gönnen.

Allergie-Alarm? Allerdings gilt das Histamin auch für viele als ein starker Allergie-Auslöser. Vor allem Frauen im mittleren Alter klagen etwa nach dem Genuss von Rotwein, von Hartkäse, von Sauerkraut über Triefnase, geschwollene Nasenschleimhäute, gerötete Haut, aber auch über Migräneanfälle, Bauchschmerzen. Vor allem, wenn diese Symptome unmittelbar nach dem Verzehr auftreten, deutet viel darauf hin, dass das Histamin-abbauende Enzym Diaminoxidase nicht vernünftig arbeitet. Hier empfiehlt es sich, die betreffenden Stoffe wegzulassen, wobei es sich auch bewährt hat, konzentriertes Vitamin C zu nehmen.

Lysin: Immunstärker

Eins hängt wieder einmal mit dem anderen zusammen: Aus der essentiellen, also vom Körper nicht herstellbaren Aminosäure Lysin baut sich der Körper den Fatburner Carnitin auf. Aber nicht nur als Ausgangsprodukt ist Lysin hilfreich, sie steht auch schon allein ihren Mann (oder ihre Frau, wenn's beliebt).

Vor allem wirkt Lysin immunstärkend. Wer sich etwa mit Herpes herumschlägt, wird dieser Aminosäure seinen Dank aussprechen. Aber auch das Liebesleben kommt mit Lysin besser in Schwung.

WO IST'S DRIN? Wieder einmal in der inzwischen schon berühmten Hefe, aber auch in Sprossen, der guten Petersilie, der immer wieder gern genommenen Linse, den Weizenkeimen. Aber auch der vom Menschen rücksichtslos ausgebeutete Thunfisch ist ein guter Lysin-Spender. Ebenso wie Garnelen (natürlich nicht die oft schadstoffbelasteten aus asiatischer Zucht), Hartkäse und wieder einmal die Nüsse. Wobei diesmal die Erdnüsse den Spitzenplatz einnehmen.

Phenylalanin: Nerven-Geist

Wenn es zwischen dem Gehirn und den Nervenzellen richtig „funken" soll, wenn das Gehirn die richtigen Signale bekommen soll, was im Körper passiert – damit es den Nerven die richtigen Anweisungen geben kann, was zu tun ist, dann, ja dann, braucht es das Phenylalanin. Eine essentielle Aminosäure, die dem Körper hilft, die Aminosäure Tyrosin zu bilden.

Weil diese Aminosäure so einen mächtigen Einfluss auf das Gehirn hat, macht ein Zuviel davon hyperaktiv und ein Zuwenig bewirkt das Gegenteil: depressiv, unkonzentriert, chronisch hungrig. Deshalb müssen Leute mit Gewichtsproblemen auf einen guten Phenylalanin-Spiegel achten. Denn der wirkt tendenziell appetitzügelnd.

Über einen raffinierten Mechanismus wirkt Phenylalanin sogar schmerzstillend, weil es im Gehirn dem Abbau von Stoffen entgegenwirkt, die eine opiumähnliche Wirkung haben. Ein Effekt, der sich beim Drogenentzug bewährt, denn wenn das „eigene" Opium besser wirken kann, braucht es keins von „draußen".

Auch der Schönheit ist Phenylalanin gefällig. Denn das mit seiner Hilfe synthetisierte Tyrosin baut das wichtige Hautpigment Melanin auf.

WO IST'S DRIN? Wieder einmal in den Fischen, wieder einmal in der guten Erdnuss (womit natürlich nicht die übersalzenen aus der Dose gemeint sind, sondern die selbst geknackten). Aber auch Mandeln, möglichst in Mineralwasser eingelegt, leisten gute Dienste. Und wieder einmal bietet die Petersilie, bieten Karotten, Äpfel ihre Vitalität an.

Taurin: Fettabsauger

Geheimnisumrankt ist Taurin, das im strengen Sinne gar keine Aminosäure ist. Seinen Kultstatus verdankt der Stoff seinen Eigenschaften: Geschätzt wird vor allem die Fähigkeit, Fett besser zu verbrennen – was tendenziell der schlanken Linie zugute kommt. Außerdem werden fettlösliche Vitamine durch Taurin besser vom Körper aufgenommen, wie etwa das Augenvitamin A, das Knochenvitamin D.

Auch wer gerne ein Gläschen zu viel trinkt, kann sich darüber freuen, dass der Alkohol katerlos aus dem Körper „verduftet", denn Taurin aktiviert Enzyme, welche den Alkohol abbauen.

Ganz besonders schätzen werden die Millionen Lifestyle-Diabetiker (die Ärzte sprechen auch noch von Typ 2) einen speziellen Taurin-Effekt: Der Stoff stimuliert die Ausschüttung des Zucker senkenden Hormons Insulin. Außerdem fließt mit einem guten Taurin-Spiegel das bei Diabetikern oft dickflüssige Blut besser und das gefürchtete Cholesterin wird besser in Schach gehalten.

Sportler wiederum sind von einer anderen Wirkung dieser vitalen „Aminosäure" (die sich auch aus den Aminosäuren Methionin und Cystein im Körper synthetisiert) begeistert: Der Stoff steigert die Ausdauerleistung – weshalb es oft überdosiert wird und dann zu Magenverstimmungen führt.

WO IST'S DRIN? **Je wilder, je besser,** so lässt sich die Quellenlage zusammenfassen. Denn vor allem das Fleisch von Tieren, die ihre Muskeln noch bewegen, enthält viel Taurin – woraus manche Experten schließen, dass unser Körper auf viel größere Mengen des Stoffes vorbereitet ist, als wir heute aufnehmen. Denn unser heutiges „Industrie"-Vieh, das meist bewegungslos schnell gemästet wird, enthält kaum etwas von dem Vitalstoff.

Wieder einmal ist der Thunfisch wichtig, aber auch andere Fische, Hühner (möglichst freilaufende!!!) und natürlich die Austern, aber auch Muscheln, wilde Rehe, Hirsche enthalten ordentliche Taurin-Portionen.

„Da war doch noch was", werden Sie vielleicht fragen. Ja, sicher, **Red Bull strotzt vor Taurin**, was den gern genutzten euphorisierenden Effekt erklärt. Nur, wer glaubt, in dem Salzburger Gesöff den idealen Fettabsauger entdeckt zu haben, den muss ich enttäuschen. Das Partygetränk steckt natürlich auch voller Zucker – und der ist der Dickmacher Nummer eins.

Tryptophan: Glücksbringer

Zum Glück ist Glück essbar: Tryptophan heißt die Aminosäure, welche der Vorbote zum Glück ist. Denn aus Tryptophan kann das Glückshormon Serotonin gebildet werden, welches das Gehirn beruhigt, die Zufriedenheit erhöht, Depressionen vertreibt. Wobei sich das Glück sogar noch etwas stärker „herbeiessen" lässt, wenn gleichzeitig Vitamin B6 aufgenommen wird, was in Lachs, Bierhefe, Vollkorn und Weizenkeimen enthalten ist.

Aber auch die Haut profitiert von Tryptophan, denn neben Serotonin wird das Hautvitamin B3 aus der Aminosäure gebildet. Und wenn es der Haut gut geht, das Aussehen stimmt, geht es meist auch mit der Stimmung bergauf. Die steigert sich gar ins Orgiastische, denn auch die Sexualhormone profitieren von einem guten B3-Spiegel.

Um das Glück zu vervollkommnen, verfügt Tryptophan noch über eine weitere wunderbare „Schönkost"-Eigenschaft: Es zügelt denn Appetit, beugt Heißhungerattacken vor – und fördert so von innen die schlanke Linie.

WO IST'S DRIN? In den meisten anderen Fischen, ganz stark auch im Thunfisch. So langsam weiß ich, warum die Japaner wie verrückt hinter diesem Fisch her sind, den sie mit ihrer Gier dann wohl auch bald ausgerottet haben. Aber auch viele Pflanzen stecken voller Tryptophan, wie etwa Haferflocken, Getreidekeime, Rettiche, Rüben, Salate wie Endivie. Allerdings: Das Nahrungsglück macht sich rar, denn Tryptophan kommt nur in geringen Mengen in den Lebens-Mitteln vor. Und wer tot produzierte, „raffinierte" Nahrung isst, versperrt sich automatisch das Tor zum Glück.

Valin: Entstresser

Wie so oft tritt auch die essentielle (kann nicht selbst gebildet werden) Aminosäure Valin im Verbund auf – diesmal mit Leucin und Isoleucin. Als „Stress"-Faktoren wird der Dreier-Pack gerne bezeichnet, weil ihr Bedarf in Stress-Situationen stark erhöht ist.

Eine Besonderheit weist Valin auf: Die Aminosäure muss nicht den „Umweg" Leber nehmen, um in die Muskeln zu kommen, sondern sie gelangt direkt an die Wirkungsstätte, weshalb Sportler Valin besonders schätzen.

WO IST'S DRIN? Ich traue es mich kaum zu sagen, aber wieder steht der Thunfisch, aber auch der Lachs ganz oben. Wobei sich auch unsere heimischen Fische nicht verstecken müssen. Aber Valin ist auch in Salaten, in Getreidekeimen, in Natur belassenem Reis enthalten.

Coenzym Q10: Zell-„Zündkerze"

Ohne Enzyme geht gar nichts im Körper: Sie sorgen dafür, dass Energie produziert wird, spalten die Fette auf, produzieren die Eiweiße, die Hormone, organisieren die Körperabwehr des Immunsystems, und sie kämpfen zusammen mit Spurenelementen wie Zink, Selen, Mangan dafür, dass die freien Radikale nicht zu viel Unfug anrichten dürfen.

Zu einer gewissen „Berühmtheit" hat es dabei das Coenzym Q10 gebracht, das von manchen gar als ein Wundermittel angepriesen wird. Das ist sicher mit Vorsicht zu betrachten, gibt es doch wahrscheinlich einige 10 000 Enzyme im Körper, von denen niemand genau weiß, wie sie gebildet werden, wie sie exakt funktionieren. Bei mir bleibt nach der Beschäftigung mit dieser komplexen Materie vor allem eines: eine große Bewunderung, dass diese Vorgänge überhaupt so wunderbar ineinandergreifen.

So viel scheint auf jeden Fall über Q10 gesichert zu sein: Das Enzym wirkt wie eine „Zündkerze", also wie ein Katalysator (das sind Stoffe, die Reaktionen auslösen, ohne darin verbraucht zu werden), um die Energiegewinnung in den entsprechenden Zellen (sie heißen Mitochondrien) an-

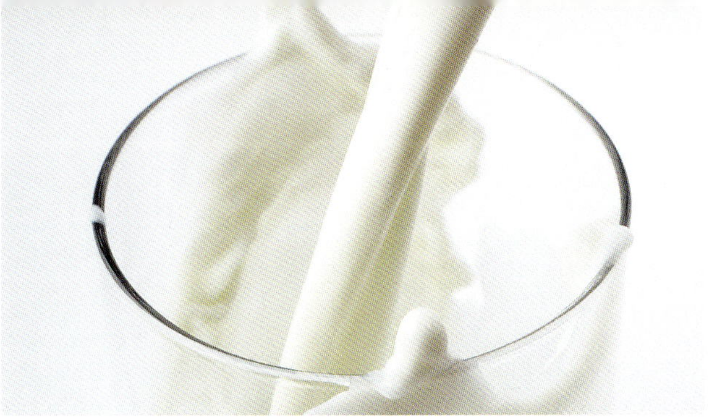

Macht auch müde: Milch

zustoßen. Außerdem betätigt sich das Coenzym zusammen mit den Vitaminen E und C als leistungsfähiger Radikalenjäger. Und es verbessert die Versorgung der Zellen mit Sauerstoff – was uns länger jung hält. „Länger jung", nicht ewig jung, wie viele versprechen.

Zu erwähnen sind noch zwei schöne Effekte: Diabetiker profitieren von einer besseren Wirkung des Insulins – was den Blutzucker-Spiegel normalisiert. Und wer sich abnehmend ernährt, bei dem verstärkt Q10 den Schlankheitseffekt.

WO IST'S DRIN? Ganz wenig davon ist in ganz vielen Lebens-Mitteln zu finden. Wie immer sind dabei die üblichen Verdächtigen, also Nüsse, fettreiche Fische, Kohlarten, Knoblauch.

Melatonin: Seelen-Schlaf

Mächtig waltet dieses Hormon, das eine Art Aminosäure ist, in unserem Körper. Es reguliert unsere innere Uhr, und es bestimmt als eine Art Zentralinstanz die Arbeit vieler anderer Hormone. Deshalb entscheidet eine funktionierende Melatonin-Produktion über zwei wichtige Dinge: zum einen über einen gesunden Schlaf und zum anderen bestimmt es wesentlich unseren Alterungsprozess.

Aktiviert wird die Melatoninproduktion durch einen simplen Mechanismus: Sobald das Tageslicht nicht mehr das Auge erreicht, beginnt die Synthese des Hormons, das tagsüber fast nicht mehr im Blut nachzuweisen ist. Ohne genügend Melatonin im Blut lässt es sich kaum einschlafen, und der Schlaf ist unruhig, führt nicht zur notwendigen Erholung – und ist alles andere als ein Schönheitsschlaf. In hartnäckigen Fällen hilft oft ein Baldrian- oder ein Hopfentee.

Aber nicht nur der Tag-Nacht-Rhythmus beeinflusst die Melatoninmenge. Auch mit steigendem Alter nimmt die Produktion deutlich ab, vermindert sich teilweise um die Hälfte. Weil aber Melatonin einen übergeordneten Einfluss auch auf die anderen Hormone und deren Regelkreise hat, sehen viele Forscher im Rückgang der Melatoninmenge einen Hauptgrund für den Anstieg der altersbedingten Krankheiten wie etwa Krebs. Dies beispielsweise dadurch, weil etwa die Verbrennungsprozesse im Alter nicht mehr optimal ablaufen, dadurch der Sauerstoff nicht mehr vollständig verbrannt wird – und dieser „freie" Sauerstoff entartet dann gerne zur Bildung von freien Radikalen, welche im Verdacht stehen, Krebs auszulösen.

Äußerst sensibel reagiert die Zirbeldrüse, in der das Melatonin produziert wird, auf äußere Einflüsse. Denn in diesem kleinen Organ sind Magneteisenmoleküle eingelagert – ähnlich denen, mit denen sich Vögel bei ihren langen Flügen am Magnetfeld der Erde orientieren. Schon elektrische Wecker, Spannungswandler für elektrische Lampen, Elektroleitungen in der Nähe des Bettes wirken sich negativ aus. Tagsüber beeinträchtigen die Strahlen von Computern die Funktionsfähigkeit der Zirbeldrüse, die im Gehirn sitzt. Besonders negativ sind viele moderne Handys, weil sie besonders intensiv strahlen. Auch wer vor dem Schlafengehen viel trinkt, sackt zwar möglicherweise vom Alkohol erschöpft ins Bett. Gesund schlafen wird er aber nicht unbedingt, weil Alkohol die Produktion dieses lebenswichtigen Hormons stört. Die Folge: ein „Kater" mit verminderter Leistungsfähigkeit.

Schon seit altersher hat die kleine Drüse die Phantasie der Wissenschaftler entzündet. Viele hielten sie für das Verbindungsstück zwischen Körper und Geist, manche Experten gar für den geheimen Sitz der ephemeren Seele. Sicher ist, dass die Zirbeldrüse noch für viele Überraschungen gut sein wird.

WO IST'S DRIN? In Keimlingen, in Milch. Ganz besonders aber in einer Frucht, die mich schon immer fasziniert hat: in der Walnuss. Hierfür konnten amerikanische Forscher auch tatsächlich nachweisen, dass das in der Nuss steckende Melatonin zusammen mit E-Vitaminen vor Krebs schützt.

Protein-Stars: Stars sind sie alle, diese Aminosäuren. Fehlt auch nur eine, so schleichen sich in das Konzert der aus ihnen gebildeten Proteine schnell Dissonanzen ein, trübt sich die Stimmung, vergrößert sich die Angst, steigt das Gewicht, arbeitet das Gehirn nicht mehr richtig, schmerzen Entzündungen.

Spannend für die Proteinversorgung sind drei Gruppen von Lebens-Mitteln: wilde Fische, hier vor allem der Thunfisch; wildes Fleisch, also Hirsche und Rehe, die noch im Wald umherspringen; und Nüsse in allen Varianten, mit einer Betonung auf Wal-, Erdnuss und Mandeln. Aber nicht zu vergessen so nützliche Stoffe wie Petersilie, Brokkoli, Grünkohl, Salate.

Trennkost: Trennungs-Schmerz

Originell ist die Idee der Diät Trennkost: Eiweiße und Kohlenhydrate müssen getrennt gegessen werden. Und zwar deshalb, weil nach seinem Erfinder, dem New Yorker Dr. William Hay, die Übersäuerung vieler Menschen aus der gemeinsamen Aufnahme der Eiweiße und Kohlenhydrate resultiert. Würde hier eine strikte Trennung eingehalten, wären nicht nur die Säurewerte tiefer, sondern auch das Gewicht ginge nach unten.

Als überholt gilt diese Theorie aber inzwischen. So schreibt etwa der Münchner Apotheker Dr. Siegfried Schlett: „Moderne Ernährungswissenschaftler sehen die Trennkost kritisch. Die Kohlenhydrate regulieren den Eiweiß- und Fettstoffabbau. Ohne Kohlenhydrate kann die Leber Fette nicht aufspalten, und nur mit ihrer Hilfe ist der Transport von Magnesium, Kalium, Zink im Blut möglich."

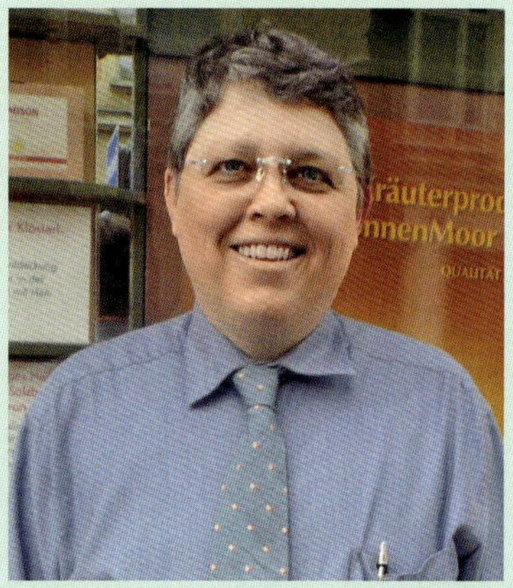

Kritisch zur Trennkost: Apotheker Dr. Siegfried Schlett.

So hängt halt immer alles mit allem zusammen. Und wenn dem Eiweiß das Feuer der Kohlenhydrate fehlt, bekommt es einen Trennungs-Schmerz. Etwas Gutes hat die Hay-Diät aber doch: Sie empfiehlt das Essen von basischen Gemüsen.

★ **Schön-Faktor:** Grundlage
Garanten der Schönheit sind die Proteine und ihre Aminosäuren. Ohne sie keine schöne Haut, kein festes Bindegewebe. So sorgt das Cystein für schönes Haar und festes Bindegewebe, weshalb der Brokkoli eine besonders wichtige „Schönkost" ist. Zuständig für die Bildung des wichtigen Hautpigments Melanin sind Phenylalanin zusammen mit Tyrosin, weshalb Erdnüsse, Mandeln und Petersilie nie fehlen dürfen. Und das Hautvitamin B3 wird mit Hilfe von Tryptophan synthetisiert, wobei diese Aminonsäure ganz stark in Haferflocken, in Getreidekeimen und im Thunfisch zu finden ist.

★ **Schlank-Faktor:** Gegeben
Wer hätte gedacht, dass Nüsse schlank machen? Aber in ihnen findet sich Arginin (wobei rund fünf Nüsse am Tag reichen, sonst kehrt sich der Effekt um). Aber auch das im Schaf- und Rindfleisch steckende Carnitin geht den Fettpolstern an den Kragen. Appetitzügelnd ist die Aminosäure Phenylalanin, welche gerne die Erdnuss, die Mandel, die Petersilie beehrt. Ein wahrer Fettabsauger ist Taurin, das im wilden Wild (als nicht im weidenden Damwild) besonders stark vertreten ist. Und schließlich hilft auch das Coenzym Q10, das auch wieder in Nüssen, fettreichen Fischen ist, beim Abnehmen.

★ **Vital-Faktor:** Grundlage
Nicht nur schönes Haar, sondern auch ein langes Leben hat etwa das Cystein im Füllhorn, das den Brokkoli so wertvoll macht. Und wer flott denken will, kommt um das Glutamin nicht herum, das besonders stark im Quark zu finden ist. Ganz wichtig ist das etwa in der Forelle steckende Glycin, das bei der Ausscheidung der tückischen Harnsäure hilft. Auch kommt an den Histidin-Trägern Weizenkeimen und Thunfisch nicht vorbei, wer die Arthritis schon im Ansatz stoppen will. Ein starkes Immunsystem beschert Lysin aus der Bierhefe, den Getreidesprossen, den Nüssen. Labsal für die Millionen Lifestyle-Diabetiker sind schließlich noch das Insulin ausschüttende Taurin und das Coenzym Q10, welches das Hormon Insulin besser wirken lässt.

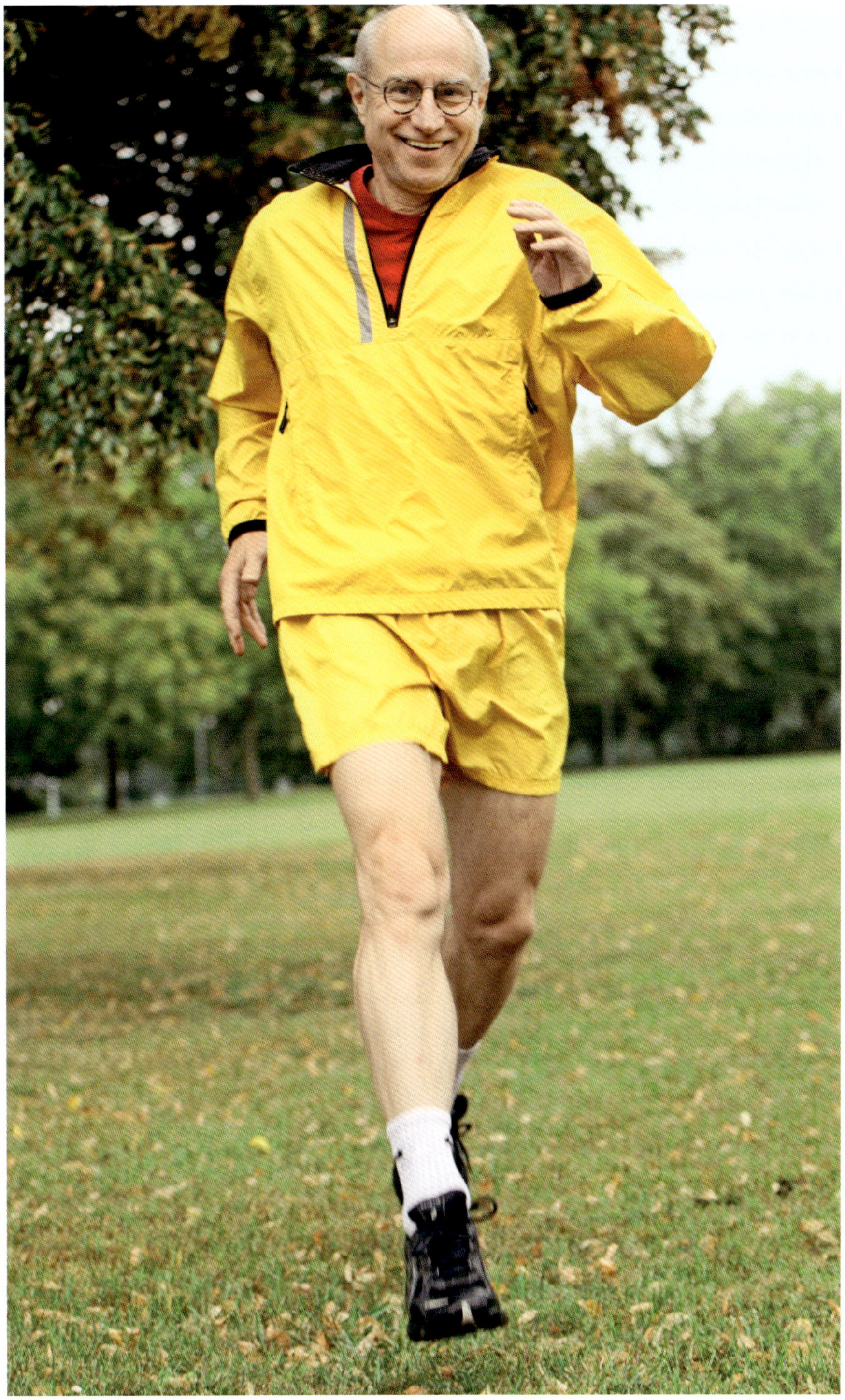

Wirksam und preiswert: Vital„stoff" Laufen

Fett: Freund-Fett statt Feind-Fett

Fett macht fett. Das stimmt. Fett macht fit. Das stimmt auch. Um kein Lebensmittel gibt es so verwirrende Debatten wie die auch Lipide genannten Fette. Primär wird Fett bei uns als etwas Negatives gesehen. Deshalb hier zuerst einmal das Positive: ohne Fett kein Leben. Zwischen 15 und 20 Prozent unseres Körpers besteht aus Fett. In jeder Zelle stellt Fett einen Teil der Membran dar, es „bettet" die Organe und schützt sie vor Verletzungen, es bildet unter der Haut einen Schutzmantel, um Temperaturunterschiede auszugleichen, und Fett (aber nicht zu viel davon!) sorgt auch für wohlgefällige äußere Proportionen.

Ohne Fett gelangen lebenswichtige Vitamine wie das Sehvitamin A oder das antioxidative Vitamin E nicht in den Blutstrom. Auch ist Fett ein Geschmacksträger (ebenso wie Alkohol), der vielen Gerichten erst den letzten „Pfiff" gibt. Leicht nachzuprüfen, wenn man ein gedünstetes Gemüse ohne einen kleinen Klacks schmelzende Butter probiert. Ich verzichte fast nie drauf!

Aber Fett ist natürlich tatsächlich „fett": Es enthält doppelt so viel Energie wie Eiweiß und Kohlenhydrate – und es liegt sprichwörtlich „im Magen", denn es verlangsamt die Magensäureproduktion, führt also zu einer frühen Sättigung. Aber jetzt kommt das Wichtigste: Fett ist nicht gleich Fett. Nirgends gibt es größere Unterschiede zwischen gut und schlecht. Da stehen auf der einen Seite schonend kalt gepresste Öle aus Oliven, aus Walnüssen. Da stehen auf der anderen Seite Produkte (das Wort Nahrung verbietet sich hier), wo industrielle Fette gefiltert, gehärtet, bei mehreren 100 Grad verfestigt werden, sodass keine natürlichen Vitamine mehr übrig bleiben.

Völlig ungeeignet ist unser Körper für solche Produkte aus der Alchimistenküche der Industrie. Denn wie in allen anderen Bereichen „tickt" unser Stoffwechsel immer noch nach einem Programm, das einige 10 000 Jahr alt ist. Und da gab es Wildpflanzen, Wildgemüse, Nüsse, Wildtiere und wilde Fische – und die enthielten genau die Fette, die uns auch heute noch am besten bekommen. Es sind die sogenannten ungesättigten, die so umständliche Namen wie Alpha-Linolensäure oder Omega-3-Fettsäuren tragen. So kompliziert der Name, so segensreich die Wirkung, denn diese Säuren dämpfen beispielsweise Entzündungen.

Eine schöne, geschmeidige Haut, ein intaktes Sexualleben, weniger Entzündungen, weniger Herzprobleme hat, wer regelmäßig solche Fette konsumiert. Am stärksten kommen diese Fette in wilden Fischen aus dem kalten Wasser vor (weshalb Eskimos praktisch keinen Herzinfarkt kennen) wie etwa Thunfisch, Lachs, Makrele, Hering. Perfekte Quellen sind aber auch die Früchte oder Öle des Leinsamens, des Rapses, der Walnuss, der Weizenkeime. Aber auch das kalt gepresste Olivenöl steckt voller ungesättigter Fette. Und nicht zu vergessen natürlich Wild, das tatsächlich wild gelebt hat.

Tiere, die etwas weniger archaisch leben, die etwa wie unsere „modernen" Turbo-Schweine quasi

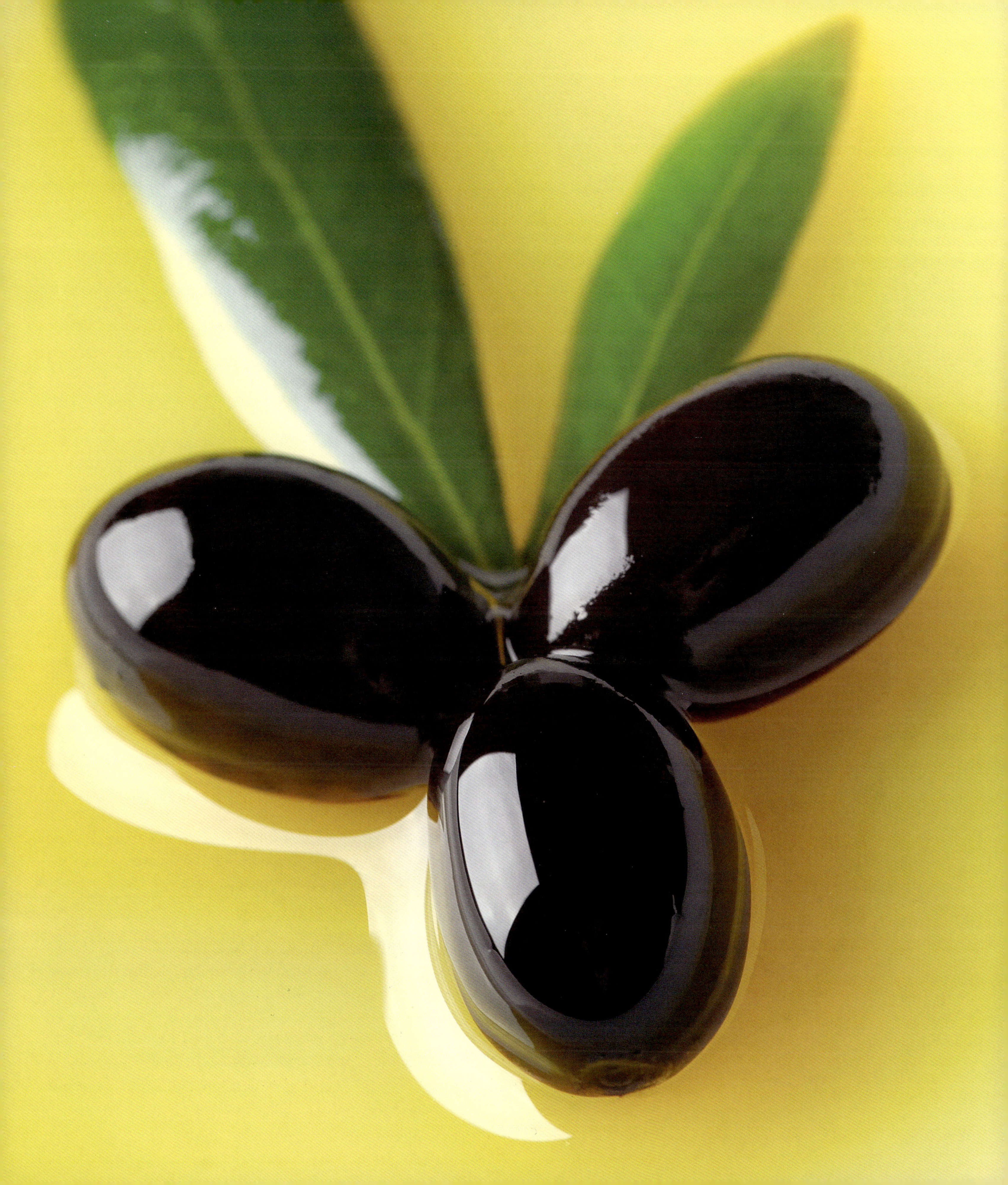

bewegungslos aufgemästet werden, die haben keine Freund-Fette, sondern die haben Feind-Fette. Arachidonsäure heißt der Beelzebub, der die Blutplättchen verklebt, die Gefäße verengt, überall im Körper Entzündungen auslöst – und damit Arthritis, Arteriosklerose, hohen Blutdruck, aber auch Ekzeme, Haarausfall, trockene, schuppige Haut nach sich zieht.

Stark gesättigt mit diesen Fetten sind Schweineschmalz, Schweineleber, aber auch viele Innereien, Würste, Speck. Leider enthalten auch manche Pflanzenöle diese auch Omega 6 heißende Säure, die sich auch in die entzündungsfördernde Arachidonsäure umwandeln kann. Natürlich brauchen wir auch Omega-6-Säuren, ganz bewusst, um Entzündungen im Körper auszulösen, die vor Infektionen schützen. Aber eben nicht in den Mengen, wie sie heute zur Verfügung stehen. In den Urzeiten unserer Vorfahren lag das Verhältnis Omega 3 zu Omega 6 bei einem ausgewogenen eins zu eins. Heute hat beispielsweise Distelöl fast 150 mal so viel von dem nicht so guten Omega wie von der Herz schützenden Omega 3. Auch Traubenkern- und Sonnenblumenöl weisen ein ungünstiges Verhältnis auf.

„Darf ich diese Stoffe also nie mehr essen?" werden Sie jetzt fragen. Nie ist sicher übertrieben. Eher meine ich, dass nicht alles, was „verölbar" ist, auch zu Öl gemacht werden muss. Vielleicht ist es sinnvoller, die Vorzüge der Distel als Artischocke (ein naher Verwandter der Distel) zu genießen. Und statt dem an sich guten, aber schnell ranzig werdenden Leinöl kann es ja auch der Leinsamen sein, der, leicht gequollen, jedes Müsli zum Festmahl macht. Auch werde ich persönlich nie auf den guten Speck aus dem Schwarzwald verzichten, den ein spezialisierter Metzger für mich ein halbes Jahr sanft räuchert. Natürlich hat der auch die derzeit nicht so gerne gesehenen (aber das kann sich ja auch wieder ändern) Säuren – aber die vergesse ich locker bei dem unvergleichlichen Geschmack, den der Speck bietet. Und schließlich ist das für mich immer auch ein Festessen, das ich mir nur alle paar Monate gönne.

Völlig verzichten sollten Sie aber auf Fette, die auf den chicen Namen Transfette hören. Das sind die vorher geschilderten Industrieprodukte, die nichts mehr mit einem natürlichen Fett gemeinsam haben – und wirkliche Killer sind. Das liegt daran, dass in den vielstündigen **Transformprozessen** bei über 200 Grad künstliche Fettmoleküle entstehen, von denen niemand genau weiß, was sie im Körper alles so anrichten. Einige Wirkungen sind bereits bekannt – und sie sind alarmierend genug: So stören diese Fette die Entstehung lebenswichtiger Hormone, machen die Wände der Zellen und Blutbahnen hart und unflexibel, senken das „gute" Cholesterin, lassen dafür das „schlechte" ansteigen – und sie erhöhen dramatisch das Risiko von Herz-Kreislaufkrankheiten und Diabetes.

„Sichere" Quellen für diese Feind-Fette sind Frittenbuden, aber auch Frittiertes in Fastfood-Häusern, harte Margarine, viele Fertigbackwaren, Cracker, Fertig-Pommes, Schokoriegel. Wie hoch genau der Anteil dieser gefährlichen Fette ist, weiß niemand – außer den Produzenten, die ihr Wissen aber für sich behalten. Aber als „Schönkost"-Leser werden Sie ja eh keine Produkte kaufen, auf deren Beipackzettel steht: „teilweise gehärtete Fette".

Mit Freude werden Sie sich vielmehr auf die ungesättigten und gar mehrfach ungesättigten Fette stürzen. Aber Vorsicht in dreierlei Hinsicht: Auch

Gutes wird nicht besser, wenn Sie zu viel vom Guten nehmen. Also nicht mehr als etwa einen Esslöffel Leinöl pro Tag konsumieren. Und, zweitens daran denken, dass diese Öle sehr hitzeempfindlich sind. Also etwa Walnussöl nie erhitzen (dafür Raps- oder Olivenöl nehmen), sondern zum Schluss über die Salatsauce geben. Lassen Sie sich bei den Rezepten überraschen!

Drittens: Gerade die besten Öle sind auch die empfindlichsten. So wird etwa das gute Hanföl sehr schnell ranzig. Also nur kleine Mengen einkaufen, in den Kühlschrank stellen und sofort verbrauchen. Und damit die Öle auch im Körper nicht sofort von den allgegenwärtigen freien Radikalen unter Beschuss genommen werden können, haben sie einen eingebauten hochwirksamen „Begleitschutz". Und der besteht aus dem bereits bestens bekannten „Anti-Ranzer" Vitamin E. Und wissen Sie, wo der biologisch besonders wirksam ist? Im Olivenöl. Also etwa über den „Omega-3-Superstar" Makrele (der in der beschichteten Pfanne kaum Anbratöl braucht) am Schluss eine Emulsion aus Zitrone und Olivenöl geben.

Bleibt noch die Butterfrage (dass in einem dem guten Genuss verpflichteten Buch wie „Schönkost" das Wort Margarine nicht vorkommt, versteht sich von selbst). „Ja, wie hältst Du's mit der guten Butter?" Da kann ich nur sagen, wenn sie meergesalzen, frisch aus Frankreich kommt, schmeckt sie einfach hinreißend – und dann vergesse ich, dass rund die Hälfte davon gesättigte Fette sind.

Zuallerletzt aber noch eine ganz besondere Omega-3-Quelle, auf die ich ganz stolz bin, weil ich sie eher zufällig entdeckt habe: Spezielle Käse aus den Hochalpen, wo besonders kräftiges Gras wächst – und die Wirkstoffe dieser Gräser wandern in den Käse.

So lebenswichtig ist für den Körper das Cholesterin, dass er den größten Teil selbst in der Leber produziert. Nur ein geringer Teil wird von außen aufgenommen – und dieser Teil ist um so höher, je tierischer die Nahrung ist, denn Pflanzen enthalten kein Cholesterin. Sie haben dagegen so genannte Phytosterine, welche mit dem tierischen Cholesterin darum wetteifern, in den Blutkreislauf zu gelangen – wodurch indirekt die Aufnahme von tierischem Cholesterin vermindert wird. Denn ein Zuviel davon erhöht das Risiko für einen Herzinfarkt. Vor allem dann, wenn im Blut mehr von dem „schlechten" LDL-Cholesterin unter-

Gut-böser Januskopf: Cholesterin

Was ist gut? Was ist böse? Schicksalsfragen, auf die es keine wirklich endgültigen Antworten gibt. Du sollst nicht töten, ist gut, aber Du sollst einen tyrannischen Diktator töten, muss nicht böse sein. Wie im wirklichen Leben ist es auch im Nahrungsleben. Da steckt in vielem Bösen immer auch viel Gutes. Bestes Beispiel dafür ist das immer nur negativ gesehene Cholesterin. Aber ohne diesen fettähnlichen Stoff gäbe es keine Körperzellen, gäbe es keine Sexualhormone, könnten andere Hormone nicht reaktionsschnell auf Stress reagieren, wäre die körpereigene Produktion von knochenwichtigem Vitamin D gestört. Auch würde die Fettverdauung nicht funktionieren, weil keine Gallenflüssigkeit zur Verfügung stünde. Selbst für die Psyche ist der fettähnliche Stoff unerlässlich, ein Zuwenig kann Depressionen auslösen.

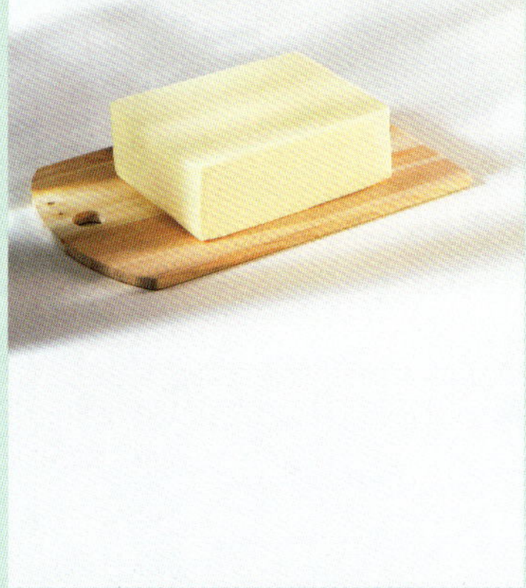

Keine Cholesterin-Bombe: Butter

wegs ist, das für den Transport von Cholesterin von der Leber zu den Geweben verantwortlich ist. Das „gute" HDL-Cholesterin entsorgt dagegen Cholesterin über die Leber.

Gefährliche Plaques aus verfestigtem Cholesterin können sich an den Gefäßen ablagern, wenn zu viel LDL-Cholesterin im Blut zirkuliert. Reißen diese Plaques ab, können sie einen Infarkt auslösen. Wie diese Mechanismen funktionieren, ist allerdings immer noch nicht genau geklärt. Auch gibt es immer wieder heftige Diskussionen über die Grenzen für die Höhe des Cholesterinspiegels, seiner „Untermengen" HDL und LDL und deren Verhältnis zueinander. Die Heftigkeit ist nachvollziehbar, gehören die künstlichen Cholesterinsenker doch mit Abstand zu den umsatzstärksten

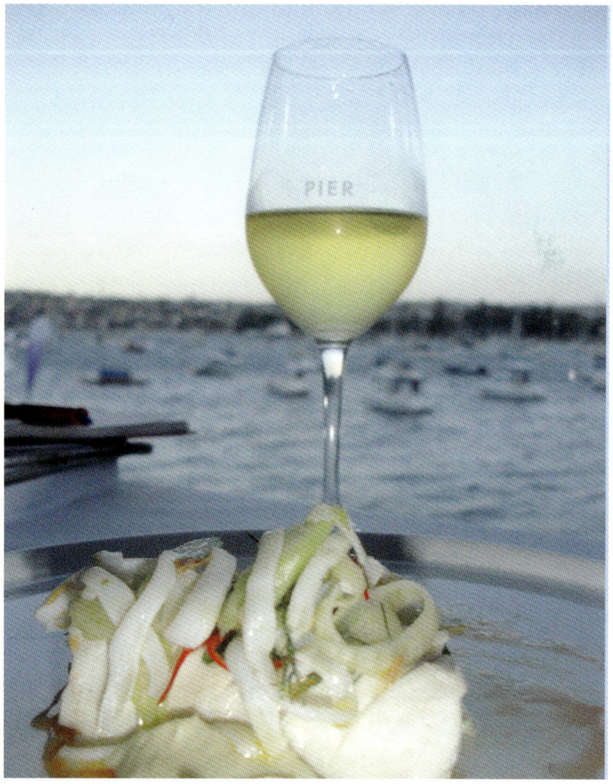

Der Fisch muss „schwimmen".

Medikamenten. Und nicht immer sind die Arzneien selbst frei von Nebenwirkungen, wie etwa das vom Markt genommene Lipobay gezeigt hat, das sogar zu Todesfällen führte.

Für einen vorsichtigen Einsatz der künstlichen Cholesterinsenker spricht auch: Einige von ihnen, etwa die Statine, blockieren möglicherweise die Produktion des lebenswichtigen Coenzyms Q10 – ein Stoff, der sehr erfolgreich freie Radikale fängt, insgesamt einen verjüngenden und schlank machenden Effekt hat. Aufgefallen ist amerikanischen Kardiologen auch, dass Statin-Nutzer offenbar ein erhöhtes Krebs-Risiko haben – was entweder eine mögliche Nebenwirkung oder die Folge eines tiefen Cholesterinstandes ist. Auch ist zu bedenken, dass manche Menschen quasi eine Veranlagung für einen hohen Cholesterinspiegel haben, selbst wenn sie sich kaum cholesterinreich ernähren. Hier kann es eher Sinn machen, etwa durch Mariendistelpräparate plus Zink die Vitalkraft der Leber zu stärken.

Fazit: Extrem komplex sind die Cholesterin-Mechanismen. Und offensichtlich kann man auch zu viel des Guten tun. Denn wer in seiner Nahrung auf alles Cholesterinhaltige verzichtet, schwächt möglicherweise auch die Wirkung des „guten" HDL. Auf der sicheren Seite ist auf jeden Fall der „Schönkost"-Genießer. Denn da spielen die tierischen Produkte nicht die Hauptrolle, da kommen gesunde Fette vor, welche das Entzündungsfeuer im Körper drosseln.

Fett-Stars: Klingt ja irgendwie seltsam, „Fett-Stars". Aber in der Tat gibt es Fette, die einen hohen gesundheitlichen Nutzen haben. Vor allem die Öle aus den fetten Meeresfischen – und etwas weniger aus den Süßwasserfischen, hier vor allem Aal und Forelle. Sehr gut sind auch Nüsse

– und die aus ihnen gewonnenen Öle, vor allem Walnuss. Und dann natürlich die Pflanzenöle, hier vor allem Raps und Leinöl. Nur, wenn man am Ende des Tages alles gegeneinander aufrechnet, bleibt eines: „And the winner is: Olivenöl!“ Seit Jahrtausenden genießen es die Leute rund ums Mittelmeer – und sie zählen zu den gesündesten Menschen der Welt. Hinzu kommt, dass Olivenöl auch noch hervorragend schmeckt – um Lichtjahre besser als selbst das beste Rapsöl.

★ **Schön-Faktor:** Überschaubar
Positiv gesehen bleibt der überschaubar – außer dass gutes Fett in Maßen konsumiert für wohlgefällige Rundungen sorgt. Schlechtes Fett (vor allem Transfette) aber, im Übermaß, verzehrt lässt die Haut sehr schnell altern, stumpf und runzlig werden.

★ **Schlank-Faktor:** Gewagt
Abnehmen mit Fett – das ist etwas für kluge Spieler. Sie müssen genau darauf achten, dass es nur besonders hochwertige Fette sind, dass es nicht zu viele sind, denn schließlich bleibt Fett „fett“. Und sie müssen beachten, dass gerade auch die hochwertigen Fette der Meeresfische den Körper übersäuern, wenn sie permanent gegessen werden. Also gilt es hier, individuell die „Goldene Mitte“ zu finden.

★ **Vital-Faktor:** Gewichtig
Wer die Öle der „Stars“ klug konsumiert, legt eine gute Basis, um sich langfristig zu schützen vor Gelenkrheuma, Asthma, Bronchitis, Neurodermitis, gewissen Herzkrankheiten und Rhythmusstörungen. Aber wie gesagt, klug dosiert. Denn die Öle sind eben Säuren – und zu viel Säure ist auch nicht gut für den Körper – es hängt halt alles mit allem zusammen.

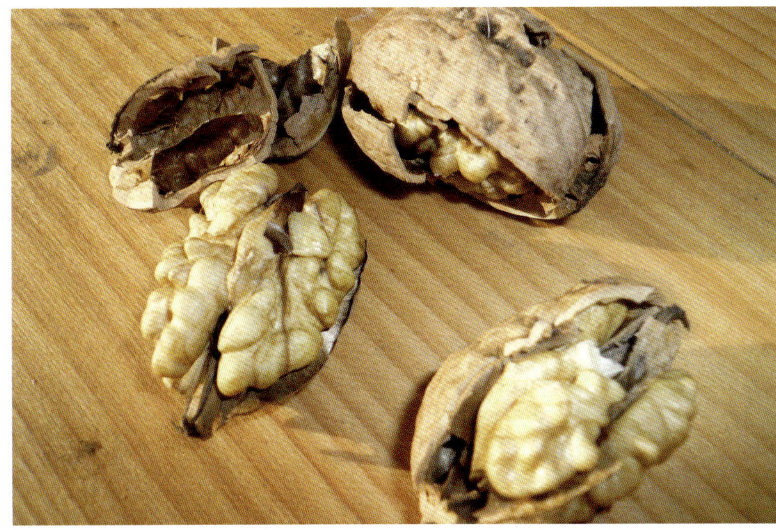

Fetter Gesund-Genuss: Walnuss

Mein Dank gilt den beiden Fotografen Bernhard Kölsch und Manfred Wigger. Von Bernhard Kölsch stammen die Rezept-Fotos, die er von dem Profikoch William Krüger zubereiten ließ, und die seine Frau Gabi liebevoll arrangierte. Rund eine Woche dauerte die Arbeit für diese tollen Fotos. Manfred Wigger hat allein über neun Stunden lang Sarah Ziller fotografiert – bis wir endlich nach über 1 000 „Schüssen“ das richtige Bild für den Titel hatten. Aber es war ja in vielerlei Hinsicht etwas Besonderes: Denn für Sarah, die in einer Hamburger Werbeagentur arbeitet, war es das erste professionelle Shooting – und dann musste Sie auch noch meine Idee realisieren, Artischocken in die Luft zu werfen, um für „Schönkost“ Dynamik zu symbolisieren. Aber auch dank der plötzlich hervorbrechenden Hamburger Sonne schaffte es der Profi Manfred Wigger, der am Institute of Design Hamburg doziert, das alles entscheidende Bild zu schießen.

„SCHÖNKOST"-FRAGEN AN DR. SIEGFRIED SCHLETT:

Wie fit macht Fett?

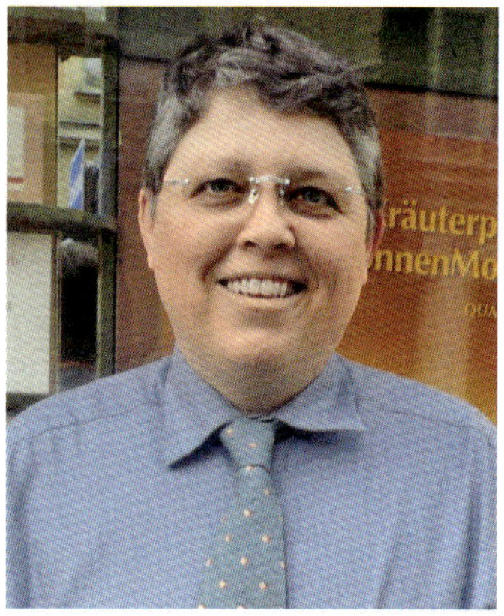

„Wir brauchen Cholesterin": Dr. Siegfried Schlett

Ein „Doppelleben" führt Dr. Siegfried Schlett: Er ist Apotheker und Mediziner, eine ganz seltene Kombination. Sein Buch „Die 100 wichtigsten Lebensmittel" ist deshalb ein Standardwerk der Ernährungskunde. Dr. Schlett arbeitet in der Münchner Klösterl-Apotheke, die selbst noch eine breite Palette an natürlichen Medikamenten entwickelt und herstellt.

Ist Fett unser größter Feind?
Nicht das Fett an sich ist unser größter Feind, sondern schlechtes Fett. Unsere Fettpolster bieten für den Körper Schutz vor äußeren Einwirkungen und Temperaturschwankungen. Es lösen sich darin Vitamine. Es ist eine Ausgangssubstanz für die Energiegewinnung und bildet wichtige Grundbausteine wie Zellwände und Membranen. Fette enthalten mehr als doppelt so viel Kalorien wie etwa Zucker. Für die Fette und damit für unsere Gesundheit zählen zum einen die Qualität und zum anderen die absolute Menge, die wir zu uns nehmen. Zu den wirklich gefährlichen Fetten zählen zum einen die gesättigten Fette. Etwa Rindertalg oder Fette, die so ähnliche Strukturen haben wie Kerzenwachs. Gesättigte Fette verkleben unsere Membranen und machen die Zellen starr. Daneben sind die Transfettsäuren eine mögliche Gefahr, denn ihre Struktur ist nicht der menschlichen Fettsäure gleich, und damit werden Irritationen in Zellmembranen bis hin zu Allergien ausgelöst. Auch die oxidierten Fette, zum Beispiel durch Überhitzung, also Pommes, die im rauchenden Fett gebraten werden, oder panierte Schnitzel, die verbrannt sind, gehören zu den Fetten, die wir meiden sollen.

Was ist an den Omega-6-Fetten so schädlich?
Omega-6-Fettsäuren sind Bestandteile vieler Samen, Nüsse und Pflanzen. Unser Sonnenblumenöl, Maiskeimöl oder auch Distelöl sind reich an ungesättigten Fettsäuren, speziell darunter die Omega-6-Fette. Wir brauchen Omega-6-Fette, um unsere Zellmembranen weich, geschmeidig und kommunikativ zu halten. Je älter wir werden, desto stärker überwiegt aber bei den Omega-6-Fettsäuren auch ein proentzündlicher Aspekt, denn der Stoffwechsel und das Bindegewebe werden durch eine einseitige Omega-6-Überladung auch zu Entzündungen gedrängt.

Welches sind unsere „Freund"-Fette?
Die Frage kann man nur altersabhängig beantworten. Fangen wir bei den Senioren an. In diesem Alter sollten möglichst viel Omega-3-Fettsäuren genossen werden, das sind etwa Fische aus dem kalten Meer wie Makrele, Hering oder Heilbutt; wenn möglich auf Schweinefett verzichten, auch fette Wurst sollte gemieden werden. Omega-6-Fettsäure-reiche Öle kann man ersetzen etwa durch Olivenöl oder Rapsöl, welche reich an den Fettsäuren sind, die den Stoffwechsel im Alter nicht belasten. Für den 20- bis 50-Jährigen sollte eine ausgewogene Bilanz zwischen Olivenöl, Sonnenblumenöl, einem guten Heringssalat, geräucherten Makrelen und auch nicht zu fettem Schweinefleisch die Fettzufuhr bestimmen. Man darf nicht vergessen, dass der Geschmack am Fett hängt. Bedenken muss man auch, dass mit zunehmendem Trainingszustand der Körper auch aus Fetten

Energie gewinnt. Das macht er normalerweise nur aus komplexen Kohlenhydraten. Deshalb sind für den Sportler oder für den regelmäßigen Jogger pflanzliche Fette auch Energiereserven.

Sind die mehrfach ungesättigten Fette der Königsweg?
Je älter wir werden, desto wichtiger sind die ungesättigten Omega-3-Fettsäuren, denn sie erhalten alle Strukturen, in denen der Fettanteil überwiegt, gesund. Dazu zählen das Hirn, die Nerven, das Herz, die Gefäße und auch die Zellmembranen und damit unsere Kommunikationsfähigkeit.

„Die Auswahl der Fette ist ganz stark auch vom Alter abhängig"

Wie hilfreich sind die Verhältnisangaben, etwa einfach, mehrfach ungesättigt?
Sie sind sehr verwirrend. Wichtig ist, dass man die dazu gehörigen Lebensmittel kennt. Also zu den einfach ungesättigten Fettsäuren soll man sich merken: Olivenöl, Sonnenblumenöl und Maiskeimöl. Zu den medizinischen Ölen zählen die Linolensäure- und Gamma-Linolensäure-reichen Samenöle, etwa Nachtkerzenöl, Öl der schwarzen Johannisbeersamen und Borretschsamenöl. Zu den wichtigen Omega-3-Spendern aus der Pflanzenwelt werden zwar das Leinöl oder auch das chinesische Perilla-Öl gezählt. Nach jüngsten Untersuchungen hat sich jedoch herausgestellt, dass die Umwandlung dieser pflanzlichen Ölsubstanzen in die guten Omega-3-Eicosanoide nur unvollständig ist. Besser ist es, aus Kaltwasserfischen, Fisch-Extrakten oder dem Kryllöl Omega-3-reiche Grundbausteine zuzuführen.

Können wir die guten Fette unbegrenzt genießen?
Die Fettverdauung hängt an einer gut funktionierenden Galle, einem gesunden Pankreas und einem gut funktionierenden Dünndarm. Nur wenn die Organe ihre volle Funktion haben, kann eine Zufuhr ungesättigter Fette ein unbegrenzter Genuss sein, sonst entstehen Verdauungsstörungen mit Fettstühlen, Krämpfen und Blähungen.

Ist Cholesterin wirklich nur ein Killer?
Das Cholesterin hat bisher nur eine Negativ-Presse, aber für unsere Zellmembranen, für die Funktion der Hormone und viele Steuerungsfunktionen ist Cholesterin als Rohstoff unerlässlich. Die Cholesterinspiegel des Blutes hängen nur zu einem geringen Anteil, der bis maximal 15 Prozent reicht, von der Ernährung ab. Das meiste Cholesterin produziert die Leber selbst. Der mit der Nahrung zugeführte Cholesterinanteil entspringt meistens Eiern, Schokolade und dem Schweinefleisch. Glaubt man jüngsten Berichten von Ernährungswissenschaftlern in den USA, so entscheidet die Zubereitung der Eier, ob das zugeführte Cholesterin eher gefährlich oder gesund ist. Gekochte Eier zeigen wesentlich ungefährlichere Oxidationsprodukte des Cholesterins als das Rührei.

Meiden Sie also Rühreier, wenn Sie Störungen des Cholesterin-Stoffwechsels haben, denn die Zubereitung, der Kontakt mit der Luft, mit dem heißen Fett macht aus an sich ungefährlichem Cholesterin oxidierte Zwischenprodukte, die wir auf Dauer mit Gefäßschäden quittieren.

Meine fünf Fett-Empfehlungen

1. Fette sind eine unerlässliche Grundsubstanz des Körpers. Ohne sie keine Energieerzeugung, kein Schutz vor Temperaturschwankungen – und auch kein geschmackvolles Essen!
2. Wirklich gefährlich sind nur gesättigte Fette wie etwa Rindertalg und vor allem die körperfeindlichen Transfette, die entstehen, wenn Pommes aus rauchendem Fett kommen.
3. Je älter die Menschen werden, desto wichtiger werden die Omega-3-Fettsäuren aus den Kaltwasserfischen wie Makrele, aus Fischextrakten und dem Kryllöl. Sowie in Maßen Lein-, Raps- und Olivenöl.
4. Auch Cholesterin hat wichtige Funktionen, etwa für Zellmembranen, die Hormonproduktion. Allerdings sollte der wichtige Cholesterinlieferant Ei besser nicht als Rührei, sondern gekocht genossen werden.
5. Meine Lieblingsfette sind Raps- und Olivenöl. Und am Gemüse fehlt bei mir selten ein Klacks gute, frische Butter. Auch bin ich als leidenschaftlicher Koch und Bayer dem Schweinefleisch nicht abgeneigt.

Kohlenhydrate: Schalten Sie auf Dauerfeuer!

Der Name ist Programm: Denn Kohlenhydrate liefern tatsächlich die „Kohle", die unsere Kraftwerke im Körper brauchen. Ohne sie kann das Gehirn nicht denken, können die Muskeln nicht zupacken. Auch Fette und Eiweiße können nur verwertet werden, wenn Kohlenhydrate zugegen sind. Aber es muss die richtige Kohle sein, damit unser „Ofen" richtig brennt. Leider sind es heute meist die falschen, weshalb die Kohlenhydrate und nicht die Fette, wie viele glauben, der Haupt-Dickmacher sind.

Warum Kohlenhydrate der Hauptdickmacher sind, zeigt ein Blick in unsere Stoffwechselvergangenheit. Also die Zeit, wo unser Körper „programmiert" wurde – und nach diesem Programm ticken wir bis heute, ob wir wollen oder nicht. Ausgangspunkt für die steinzeitlichen Programmierer war das damalige Nahrungsangebot – und das sah kärglich aus: Getreidekörner, stärkehaltige Wurzeln, Blätter, Samen, wilde Früchte.

Komplexe Kohlenhydrate nennen die Experten diese Stoffe, auf die unser Stoffwechsel primär ausgerichtet ist. Richtig arbeiten muss der Körper, muss Enzyme, muss Magensäfte bereitstellen, um etwa ein Korn aufzuspalten. Um das Kohlenhydrat Mehrfachzucker zu einer einfachen Glukose (vergleichbar dem Traubenzucker) aufzubereiten, die dann in den Zellen verbrannt werden kann. Bei diesem Prozess bleiben dann noch höchst nützliche „Abfallprodukte" übrig, nämlich Ballaststoffe, welche die Verdauung erleichtern, plus nützliche Vitamine und Spurenelemente.

Harter Alltag also in der zugigen Steppe unserer Vorfahren. Aber ein „Bonbon" hatte auch schon der Steinzeitgott bereit: Es hieß süße Beere, die konzentrierteste Form von Kohlenhydraten. Und damit auch ja keine stehen gelassen wird, gibt es seit der Zeit einen genetischen Befehl, der da lautet: „Iss alles, was Du an süßer Energie bekommen kannst". Damals war das ein sinnvolles Kommando, denn jede Energie wurde gebraucht im täglichen Überlebenskampf (ähnlich scheint es mit dem Fett zu sein, das früher auch sehr rar war).

Jahrtausendelang brachte dieser Befehl den Menschen also Segen. Doch dann gelang eine Erfindung, die den sinnvollen Befehl von damals zum weltweiten Dickmach-Mechanismus pervertierte: Industriezucker. Purer Luxus, der teuer in der Apotheke verkauft wurde, war bis vor wenigen Jahrzehnten reiner Zucker. Doch seit riesige Fabriken, gefördert durch milliardenschwere staatliche Förderungen, Zucker zum Massenprodukt gemacht haben, explodiert der Konsum. Über 30 Kilo verschlingt im Durchschnitt allein jeder in Deutschland Lebende in Form von Limos, Kuchen, Ketchups. Überall ist die Süße drin, was fatale Folgen hat.

Verzweifelt wehrt sich der Körper gegen diese Zuckerfluten – und aktiviert eines seiner mächtigsten Hormone, das Insulin. Das wird massenhaft ausgeschüttet, um den dramatisch erhöhten Blutzuckerspiegel zu senken. Das gelingt dem Hormon meistens so gut, dass der Blutzuckerspiegel zu stark sinkt – sodass wiederum neue Lust

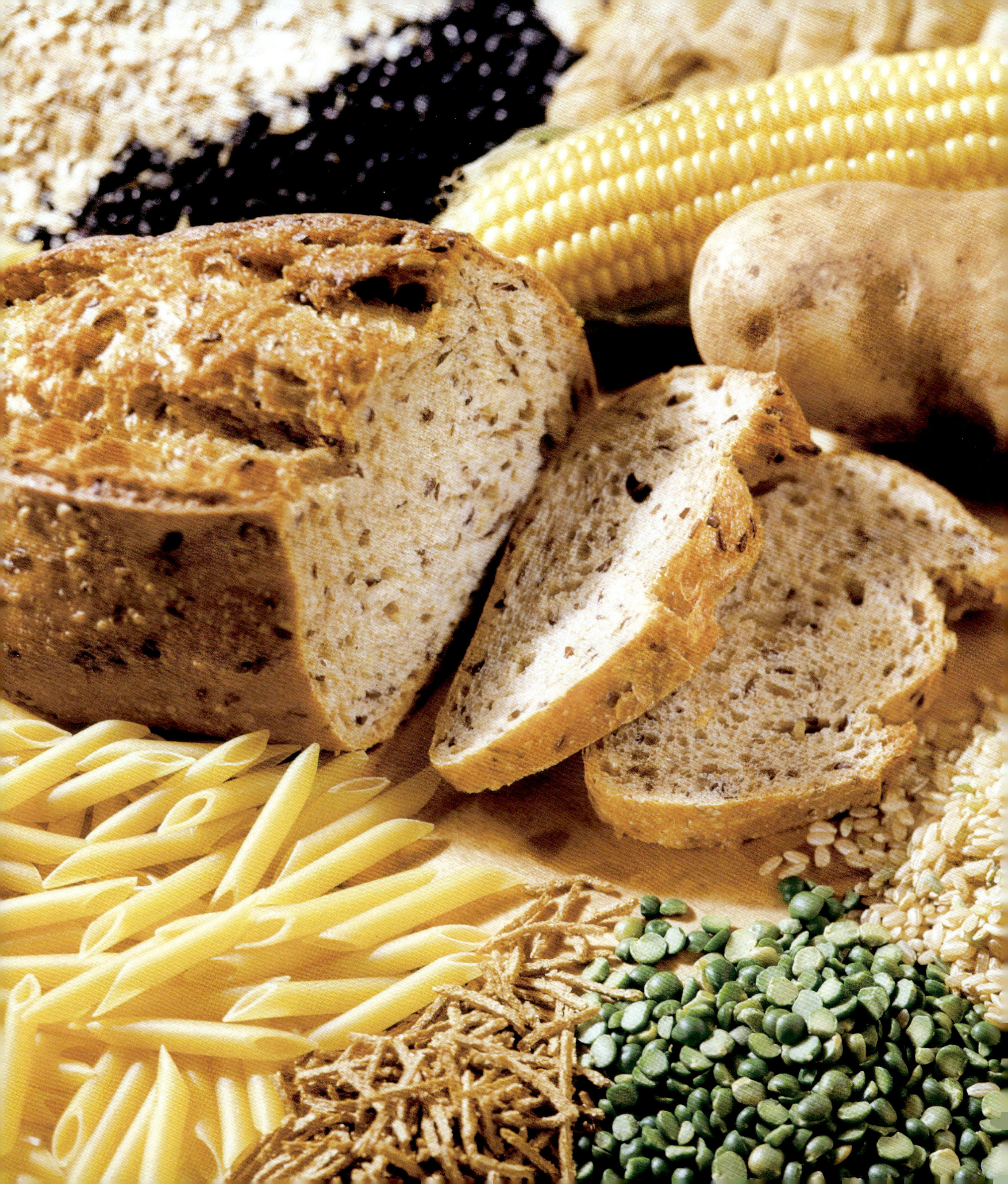

auf Süßes entsteht, der meist gerne nachgegeben wird. Das ist der eine Dickmach-Mechanismus. Der andere besteht darin, dass solange das Insulin in der Blutbahn kreist, kein Fett abgebaut werden kann. Das wird dann erst einmal in den Zellen abgelagert, wo es meist auch in Form von Polstern bleibt – weshalb das Insulin auch Mast-Hormon heißt.

Es ist diese Zucker-Insulin-Schaukel, welche dick macht – und damit indirekt auch bei Millionen Menschen den Lifestyle-Diabetes (auch Typ 2) auslöst, denn Übergewicht ist dessen Hauptursache. Aber nicht nur dick machen die schnellen Zucker, sie machen auch hässlich. Denn sie enthalten nicht nur selbst keine Vitalstoffe, sondern rauben dem Körper auch noch vorhandene Spurenelemente und Vitamine, etwa die Schönheitsvitamine der B-Gruppe. Außerdem schädigt die Glukose die so genannten kollagenen Fasern des Bindegewebes. Diese Fasern sorgen für eine straffe und elastische Haut. Werden sie geschädigt, kommt es zu Falten, die Haut altert vor der Zeit. Zu allem Überfluss stehen diese schnellen Zucker auch noch im Verdacht, Krankheiten wie Arthritis und Asthma zu verschlimmern.

Glykämischer Index: je niedriger, je schlanker

„Doch wo Gefahr ist, wächst das Rettende auch", wusste schon Hölderlin. Und das Rettende hört auf den wissenschaftlichen Namen „Glykämischer Index". Damit lässt sich messen, wie schnell die Kohlenhydrate einzelner Lebensmittel ins Blut gehen. An sich eine schöne Sache, mit der sich Leute wie der Franzose Montignac, der Deutsche Nicolas Worm (Logi-Methode) und auch Marion Grillparzer eine goldene Nase verdient haben. Vor allem Letztere machte aus dem umständlichen Glykämischen Index das prickelndere „Glyx". Doch hat dieses „Glück" auch seine Grenzen.
Auf den ersten Blick ist der Glykämische Index eine eindeutige Sache: Je höher er ist, desto schlechter. Also ist Traubenzucker mit einem Wert von 100 schlecht, Kopfsalat mit einem Wert von 10 hervorragend. Nur, plötzlich ist die gute gekochte Möhre, die gebratene Kartoffel, die herrliche Wassermelone ein gefürchteter Dick-

Slim-Check: Im Blut steckt Schlankheit

Jetzt kennen Sie den Glykämischen Index. Zumindest in der Theorie. Aber in der Praxis liefern die Tabellen ja doch nur Annäherungswerte, die noch davon abhängen, wie reif etwa eine Banane ist, ob sie auf leeren Magen gegessen wird. Außerdem ist die Reaktion auf Lebens-Mittel nach dem Motto „Jeder Jeck ist anders" bei jedem Menschen verschieden. So steigt etwa bei dem einen der Blutzucker nach einem Weißbier – und damit die Ausschüttung des dick machenden Insulins. Bei dem anderen passiert dagegen kaum etwas. Leider zeigt uns der Körper diese Wirkungen nicht direkt an.

Gott sei dank gibt es intelligente Systeme, die demonstrieren, was individuell im Organismus passiert. Sie heißen Blutzucker-Messgeräte und werden von Diabetikern genutzt. „Hilfe, Diabetes, damit habe ich nichts zu tun", werden Sie jetzt vielleicht entsetzt rufen. Gemach. Zum einen sind allein in Deutschland über vier Millionen Diabetiker, ohne es zu wissen (plus über fünf Millionen, die es wissen) und erleiden dauerhafte Schäden an den

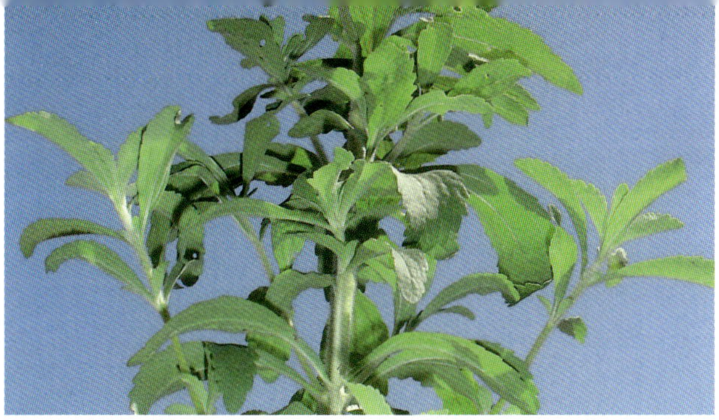

Süß-Alternative: Stevia

macher. Natürlich nicht, denn in den genannten Lebens-Mitteln hat es ja gar nicht so große Anteile an Kohlenhydraten, was die ganze Sache wieder relativiert (die Wissenschaftler sprechen hier von Glykämischer Last). Außerdem kommt hinzu, dass ein Gericht ja nie „rein" verzehrt wird. Wer etwa in den Kartoffelstock ein Stück Butter einrührt, senkt den Glykämischen Index – und steigert aber die aufgenommene Energiemenge, was dann wiederum dick macht.

Fazit: Als ein grobes Maß für die Beurteilung von Lebens-Mitteln ist der Glykämische Index hilfreich. Er zeigt, dass die meisten Gemüse sinnvoll sind, um langfristig schlank zu bleiben; dass es prinzipiell besser ist, die „ganzen" Produkte zu nehmen, also lieber Vollkornbrot statt Weißbrot, Wildreis statt geschälter Reis, Vollkornnudeln statt der deutschen Hochzeitsnudel. Auch gibt der Index Hinweise für die optimale Zubereitung von Speisen. Denn je „al denter" etwas ist, desto tiefer

Augen, der Niere, der Potenz. So kann eine einfache Blutzucker-Messung manch Viagra-Rezept überflüssig machen.

Wie ein kleines Chemie-Labor funktionieren diese handygroßen Geräte: Ein Winztropfen Blut auf einen Teststreifen – und Sekunden später schlägt die Stunde der Wahrheit: Steigt der Wert im Display etwa eine Stunde nach dem Essen auf über 160, dann wissen Sie, die Kartoffeln waren wohl zu weich gekocht – mästendes Insulin zirkuliert im Körper, Po und Hüften droht Fett-Alarm. Ja, das mag bei Diabetikern so sein, sagen jetzt viele, leider auch manche Ärzte. Dem ist nicht so, wie der Chef des Ulmer Diabetes-Forschungsinstituts in einem spektakulären Experiment mit garantiert „zuckerfreien" Studenten herausgefunden hat: Auch bei ihnen explodierten nach zu viel Süßem die Werte, wurde mästendes Insulin ausgeschüttet.

Also, verlieren Sie die Scheu vor dem Messen, damit Sie endlich wissen, was im Körper passiert. Denn nur wer weiß, kann handeln. Auch ich messe immer noch den Blutzucker. Nicht wegen meinem Diabetes, den habe ich längst in Rente geschickt. Nein, ich erstelle mir immer wieder meinen persönlichen Glykämischen Index – schließlich will ich meine 68 Kilo, die ich seit Jahren konstant wiege, noch lange halten.

Aber nicht nur Schlankheit steckt im Blut – sondern auch Schönheit. Denn wer dauernd zu viel Zucker durch den Körper kreiseln lässt, „verzuckert" auch sein Bindegewebe. Und diese Glykolisierung macht die Haut unelastisch und faltig. Spätestens jetzt müsste ich doch Ihre Begeisterung fürs Messen geweckt haben, vor allem auch deshalb:

Chic gestylt sind inzwischen viele dieser Mess-Systeme, sie haben gar nichts Krankheitsmäßiges mehr. Deshalb gehören sie auch nicht in den Kulturbeutel, sondern ins Handtäschchen – und zwar neben Handy und Lippenstift.

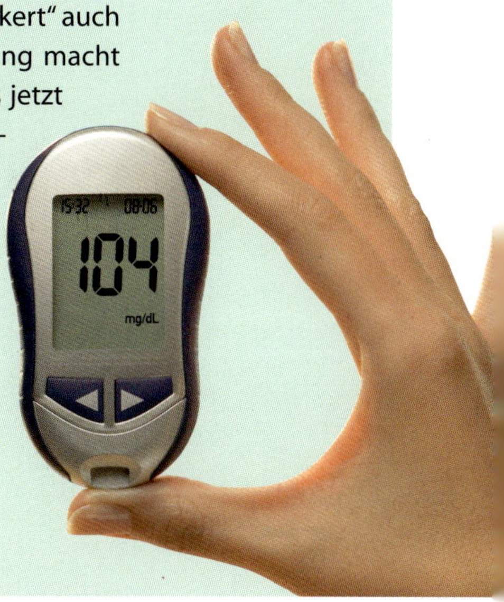

liegt der Glykämische Index. Wer also die Kartoffel sanft kocht, genießt sie „leichter", als wenn er sie bei hoher Hitze bäckt. Und noch etwas zeigt der Index: Die süßen Limos, vor allem die Colas, sind wahre Dickmacher. Leider auch in der Light-Version, denn da übernimmt eine ganze Batterie von künstlichen Stoffen das Süß-Regime.

Kohlenhydrat-Stars: Je „ganzer" ein Lebens-Mittel ist, um so besser. Also schlägt das Vollkornbrot das Weißbrot, das Baguette, die Brezel, die Semmel – und erst recht das süße Teilchen, den Kuchen. Also schlägt hier die Stunde von Vollkornreis, von Pasta aus Hartweizengrieß, von sanft gedünstetem Gemüse, sachte gegarten Kartoffeln. Und verbannt sind alle süßen Getränke, vor allem Colas.

★ **Schön-Faktor:** Überschaubar
Wer sich einseitig ernährt, also dauernd schnelle Zucker zu sich nimmt (etwa durch Cola), entzieht seinem Körper Vitamine, übersäuert ihn – und das macht hässlich.

★ **Schlank-Faktor:** Entscheidend
Nur wer es schafft, seine Kohlenhydrate als langsames Dauerfeuer und nicht als schnelles Strohfeuer zu verbrennen, hat die Chance, langfristig schlank zu werden. Ansonsten droht die dick machende „Zucker-Insulin-Schaukel" – und die ist eng verwandt mit dem „JoJo-Effekt" der permanenten Abnehmprogramme, die wiederum meist durch den übermäßigen Verzehr der falschen Kohlenhydrate ausgelöst werden.

★ **Vital-Faktor:** Hoch
Wer zu dick ist, setzt seinen Körper einer ganzen Kaskade von Krankheiten aus, angefangen von Gelenkproblemen bis zum Diabetes. Auch versorgt seinen Körper quasi automatisch mit Ballaststoffen, mit Verdauung fördernden Enzymen, wer komplexe Kohlenhydrate verzehrt – und das wiederum hilft, Verbrauchtes rasch aus dem Körper zu entfernen. Kleine Faustregel: je gesünder die Verdauung, desto (finanziell) kränker ist der Arzt.

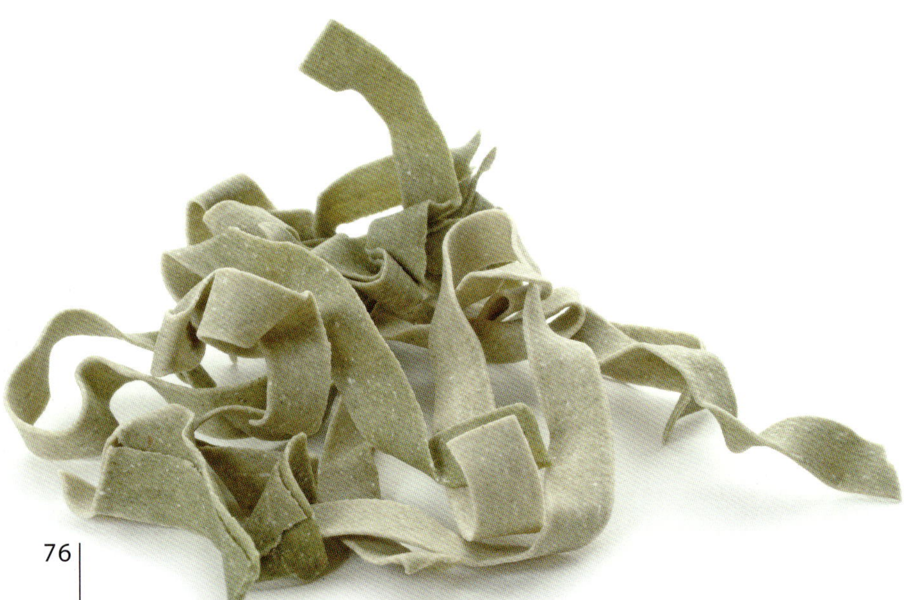

Hartweizengrieß hält das dickmachende Insulin im Zaum: Pasta

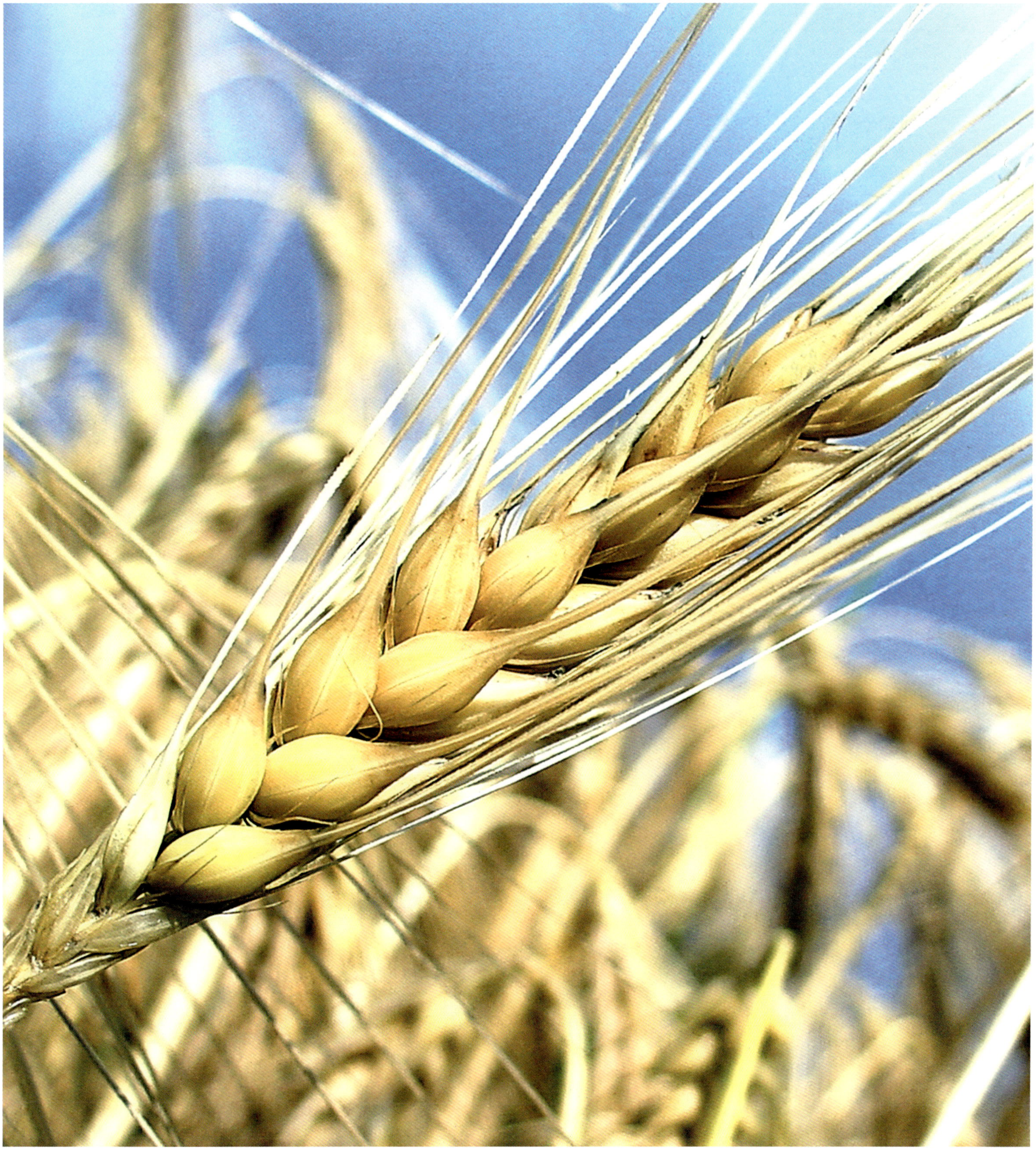

IHR KOMPASS FÜR: SCHÖN. SCHLANK. VITAL.

Lauber's **Lebens-Stern**

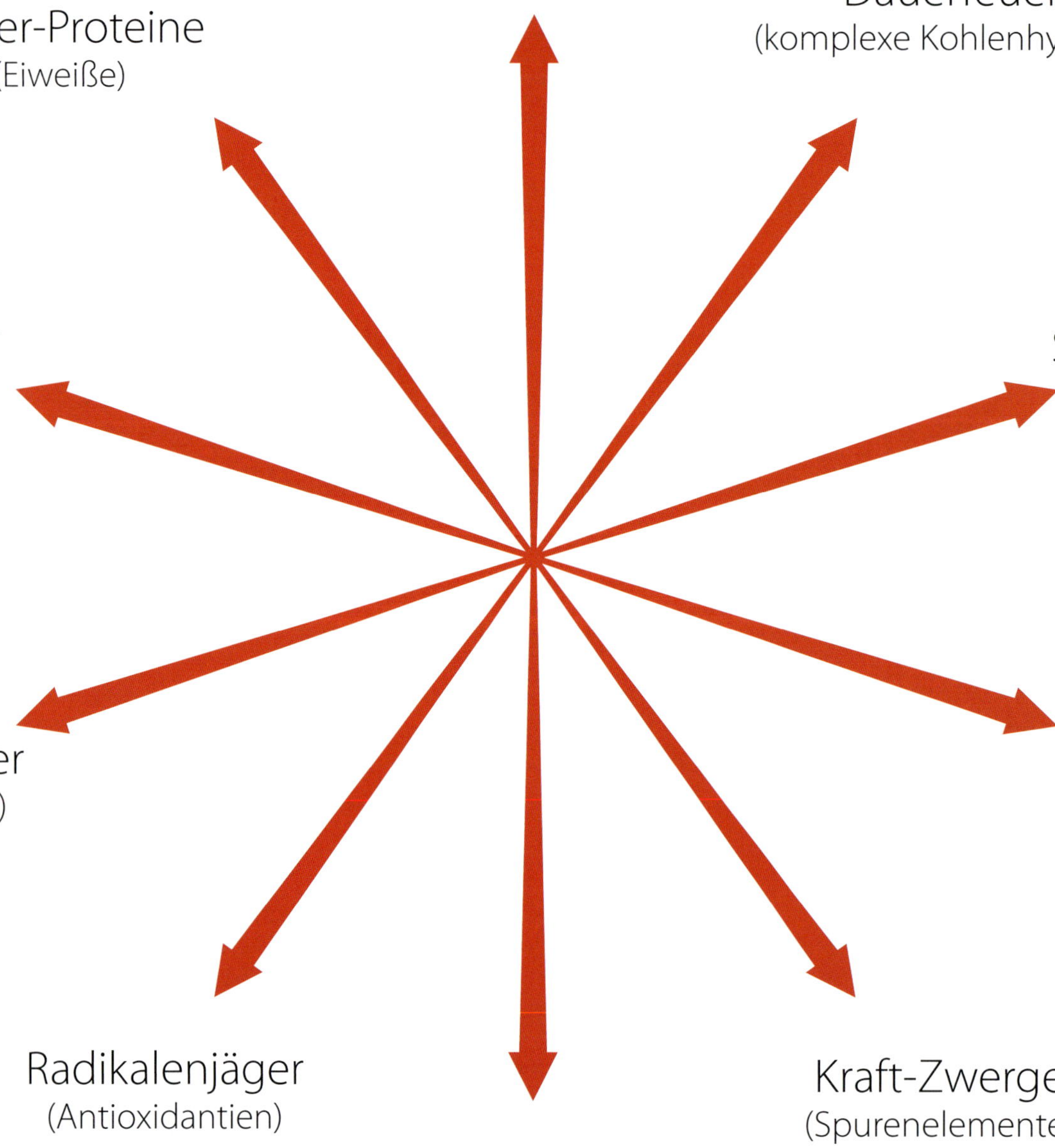

Nach zehn verschiedenen Gesichtspunkten habe ich in dem vorherigen Kapitel die Lebens-Mittel analysiert. Um diese Vielfalt auf einen Blick verständlich zu machen, habe ich diesen Lebens-Stern entwickelt. Er kann Ausgangspunkt für eine völlig neue Betrachtung der Qualität von Lebens-Mitteln werden. Je weiter nach außen der Pfeil geht, desto positiver. Mit meinen begrenzten Mitteln kann ich natürlich nur prinzipiell zeigen, wie das funktioniert. Nur um klarzustellen, dass es sich um etwas handelt, das durch meinen Einsatz, durch meine Arbeit entstanden ist, habe ich den Stern mit meinem Namen versehen.

Auf der linken Seite sehen Sie, wie der Lebens-Stern prinzipiell funktioniert. Auf der nächsten Doppelseite sehen Sie, wie ein Lebens-Mittel, nämlich die Artischocke, auf einen Blick seine Geheimnisse offenbart.

Power-Proteine

Wenig → **Viel**

Eiweiße, die aus einzelnen Aminosäuren bestehen, sind die Bausteine des Lebens. Besonders wertvoll sind die Proteine aus Pflanzen, weil tierische oft mit unerwünschten Stoffen, wie etwa Purinen, verbunden sind.

Freund-Fette

Gesättigt → **Mehrfach ungesättigt**

Fette sind notwendige Bausteine der Zellen, Schutzmäntel der Organe. Ungesättigte Fette sind gesund, gesättigte (vor allem Transfette) schaden eher. Am besten sind pflanzliche, etwa aus Nüssen und Samen, und deren Öle.

Dauerfeuer (Kohlenhydrate)

Einfach → **Komplex**

Kohlenhydrate sind der Brennstoff unseres Körpers. Je komplexer sie sind, desto besser. Desto natürlicher sind sie, desto schlanker machen sie, weil sie im Körper kontinuierlich verbrennen, keine schnellen Strohfeuer entfachen.

Super-Queller (Ballaststoffe)

Wenig → **Viel**

Ohne geordnete Verdauung ist keine langfristige Gesundheit, keine nachhaltige Schlankheit möglich. Ballaststoffe aus Pflanzen quellen im Darm auf – und sorgen für eine permanente Grundreinigung. Besonders gut: Leinsamen.

Vital-Vitamine

Wenig → **Viel**

Im Körper läuft nichts ohne diese „Lebens-Stoffe". Auch die innere Schönheit braucht vor allem das Hautvitamin E und die B-Vitamine. Am vitalsten sind die Vitamine, wenn sie nicht separat, sondern natürlich aufgenommen werden.

Kraft-Zwerge (Spurenelemente)

Wenig → **Viel**

Manchmal sind es nur Mini-Mengen von einem Spurenelement, die der Körper braucht. Manche wie etwa das Zink sind wahre Multitalente, die von der Haut bis zur Seele ein Rundum-Glücklich-Paket schnüren.

Primär-Präventiv-Potenz (Sekundärstoffe)

Wenig **Viel**

Sie schützen die Pflanzen wirksam vor Bakterien, vor Schädlingen, vor Tieren, die sie fressen wollen. Und sie helfen uns im Kampf gegen Krebs & Co. Ich nenne die Sekundärstoffe deshalb Primär-Präventiv-Potenz.

Radikalenjäger (Antioxidantien)

Wenig **Viel**

Umweltschäden sind ein Auslöser von freien Sauerstoffradikalen, welche Krebs befördern, Haut und Haare angreifen. Vor allem viele Vitamine, Spurenelemente und Sekundärstoffe sind wirksam gegen den degenerierten Sauerstoff.

Säureschlucker

Sauer **Basisch**

Viel Fleisch und viele industrielle Fertigprodukte übersäuern den Körper, sorgen für Cellulitis, vorzeitiges Altern. Die meisten Salate, Gemüse, aber auch einige Spurenelemente puffern die krankmachenden Säuren ab.

Bitterbringer

Unbitter **Bitter**

Sicher die am meisten unterschätzte Komponente. Dabei sorgt diese „Urnahrung" automatisch für Schlankheit, weil weniger gegessen, der dick machende Blutzucker reguliert wird. Leider sind in den Pflanzen kaum noch Bitterstoffe.

Beispiel Artischocke: Bitter-schön

Eines der wertvollsten Lebens-Mittel ist die vor allem jung wunderbar schmeckende Artischocke. Dank ihrer Bitter- und Ballaststoffe ist das Distelgewächs ein perfekter Cholesterinsenker und Entgifter, der hässlich machende Stoffe aus dem Körper schwemmt.

Wie mein Stern in der Praxis funktioniert, möchte ich am Beispiel der Artischocke zeigen. Das Prinzip ist einfach: je größer die graue Fläche, desto besser. Was die einzelnen Pfeile bedeuten, lesen Sie unten. Für die Zukunft ist geplant, ganz viele Lebens-Mittel nach dem „Lebens-Stern" auf einen Blick zu analysieren.

Was die Punkte bedeuten

Proteine: rund 2,5 Prozent des essbaren Teils der Artischocke sind Eiweiße
Fette: praktisch nicht vorhanden
Kohlenhydrate: spielen auch keine Rolle
Ballaststoffe: verfügt über den Superstoff Inulin, der die Verdauung fördert
Vitamine: blutfettsenkendes Nicotinamid und hautfreundliches Vitamin E
Spurenelemente: große Mengen des blutbildenden Eisens und sexualanregendes Mangan
Sekundärstoffe: Flavonoide, Pflanzenfarbstoffe, wirken cholesterinsenkend
Antioxidantien: In den Blättern finden sich Radikale fangende Stoffe
Basisch: wirkt mittel basisch, also schwach entsäuernd
Bitter: Der Bitterstoff Cynarin, der auch medizinisch genutzt wird, erleichtert den Galleabfluss aus der Leber, was eine stark entgiftende Wirkung im Körper hat

Lauber's Lebens-Stern: **Artischocke**

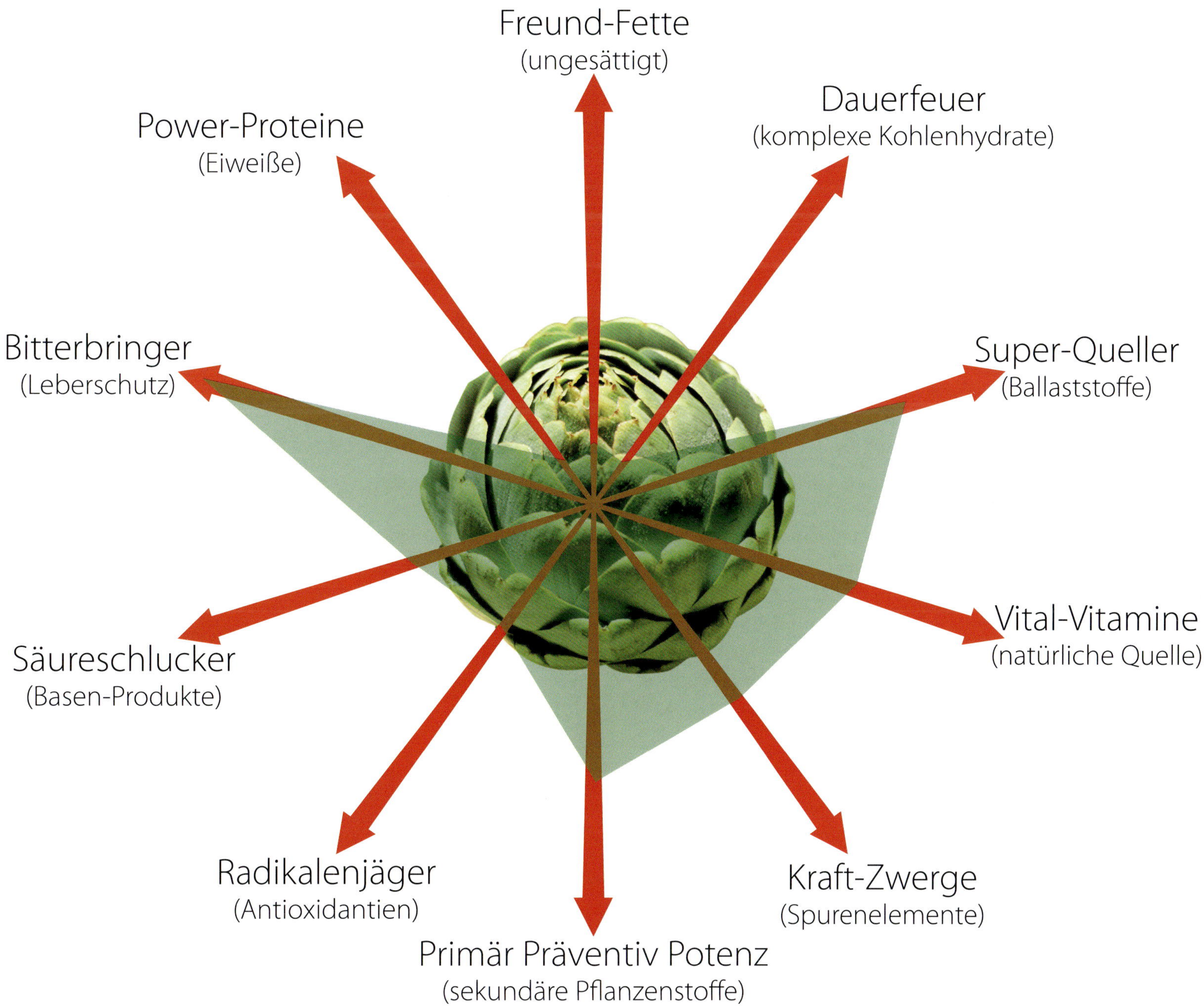

Die Lebens-Mittel: Funktionelle Natur-Verstärker

„Genießend die Natur verstärken" lautet das Motto von „Schönkost". Deshalb habe ich so ausführlich analysiert, wo sie denn sind, die guten Dinge, die uns helfen, schön, schlank und vital zu werden – welche Vitamine, welche Spurenelemente, welche Pflanzenstoffe, welche Eiweiße, Fette und Kohlenhydrate wichtig sind. Immer wieder sind bei dieser Analyse bestimmte Pflanzen, bestimmte Fische, bestimmte Kräuter aufgetaucht, die besonders stark die Natur verstärken. Im Folgenden werden diese Lebens-Mittel, die auf natürliche Weise funktionell wirken, ausführlich vorgestellt.

Körner/Sprossen/Nüsse: „Essen Sie Leben"

Nie vergessen werde ich diesen Satz von Dr. Ulrich Strunz, welcher als einer der ersten in Deutschland eine Medizin nicht für Kranke, sondern für Gesunde propagierte: „Essen Sie Leben". Das klang viel besser als das, was er meinte: „Essen Sie Körner". Aber wer will schon ein Körnerfresser sein, dann lieber Lebemann oder Lebefrau. Egal wie, der vor über 20 Jahren in einem Seminar gesagte Satz ist richtig – und richtiger denn je.

Denn auf der ganzen Welt sind die Körner so etwas wie die „Urnahrung". Sei es der Mais in Amerika, der Reis in Asien, die Hirse in Afrika. Auch in Europa waren die Hirse, aber auch die Gerste, der Roggen, der Dinkel die Basis der Ernährung – ergänzt um Gemüse und Früchte der jeweiligen Gegend und gelegentlich etwas Fleisch, Fisch sowie Milchprodukte.

Pathetisch ausgedrückt könnte man sagen: „Im Getreidekorn manifestiert sich die geballte schöpferische Kraft der Natur". Auf engstem Raum ist hier alles versammelt, was gebraucht wird, um neues Leben entstehen zu lassen: Eiweiße, Fette, Kohlenhydrate, Vitamine, Spurenelemente, Hormone – und wenn das Lebenselixir Wasser hinzukommt, aktiviert es auch das Füllhorn der Enzyme, welche wie von Geisterhand die Prozesse des Lebens steuern.

Besonders sichtbar werden diese Prozesse beim keimenden Korn. Es potenziert die geballte Vitalität noch einmal. Nicht nur, dass die Enzyme nun auf Hochtouren laufen, gerade auch die Vitamingehalte explodieren geradezu, etwa im Hafer, wo sich manche B-Vitamine um das über 10-fache steigern – und sich noch einmal potenzieren, wenn aus den Sprossen ein grünes Gras mit seinem Lebensstoff Chlorophyll geworden ist. Weil das Chlorophyll chemisch eng mit dem Sauerstoff tansportierenden Hämoglobin verwandt ist, wirken diese Gräser auch blutbildend. Noch etwas Wichtiges hat sich aber mit der Keimung ereignet: Sind die Körner in ihrem „Ruhezustand" leicht sauer, so werden sie um so alkalischer (wirken also entsäuernd), je stärker sie keimen und grün werden. Hinzu kommt, dass erst in den gekeimten Körnern die wichtigen Mineralstoffe, wie etwa Zink, „frei" werden, so dass sie vom Körper aufgenommen werden können.

Welches sind nun die besten Körner? Da gibt es eine einfache Antwort: je älter, je weniger kulti-

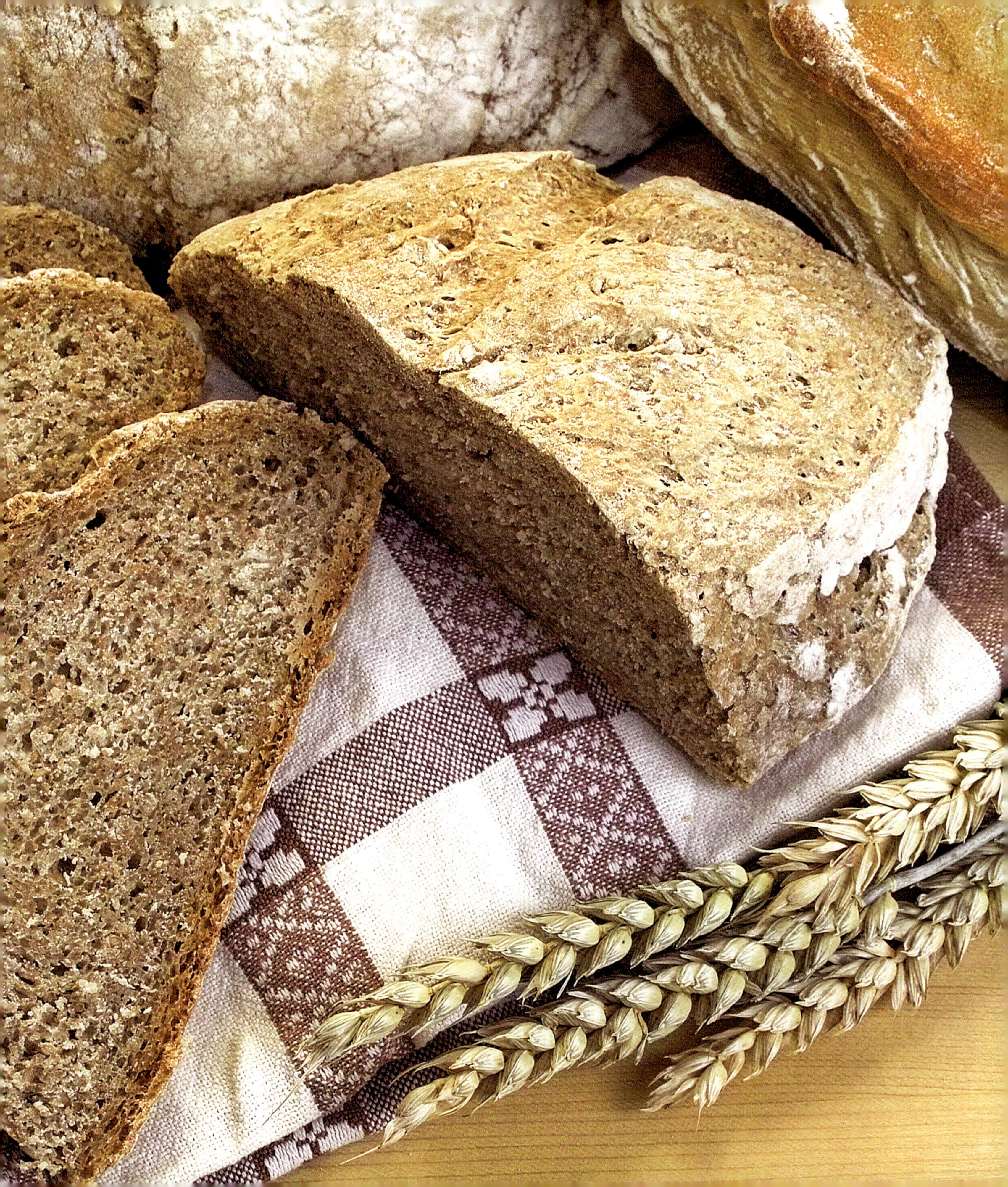

viert, je besser. So sind viele Weizensorten von der Industrie in den letzten Jahren gezielt auf hohe Erträge gezüchtet worden, viele Mais- und Sojasorten wurden gar genetisch verändert, was unkalkulierbare Risiken für Mensch und Natur birgt. Ganz anders dagegen das urdeutsche Getreide Dinkel, das schon Hildegard von Bingen schätzte. Zwar ist er nicht so basisch, wie die große Heilerin dachte, dafür besticht der Dinkel aber durch einen geradezu unbeugsamen „Charakter": Wer ihn düngend antreiben will, wer ihm züchtend höhere Erträge abluchsen will, den „züchtigt" er, indem er ihm die Ernte vermiest.

Sein Revier bleiben die kargen Böden, wo er bis zu 1 500 Meter Höhe klaglos wächst und ein wertvolles, mineralhaltiges und ballaststoffreiches Getreide ergibt. Schön machendes Silizium enthält Dinkel. Noch viel mehr davon schlummert in dem Urgetreide, der Hirse, die eigentlich ein Gras ist. Aber was für eines, es ist das einzige, das von Natur aus basisch ist, also die lästige Säure im Zaum hält. Unter „Schön-Stoffe" erfahren Sie mehr davon. Bleibt noch der Hafer, der gerne die brave Flocke gibt, es aber faustdick hinter den Ohren hat – und sogar der Liebe aufs Pferd hilft. Spannend auch ein Superstoff, den die wenigsten von uns kennen, die „Brain-Power" namens Buchweizen – unter „Vital-Stoffe" finden Sie mehr dazu.

Was ist aber nun mit Weizen, Gerste, Roggen und Co.? Auch die haben natürlich alle ihre Vorzüge. Aber für „Schönkost" empfehle ich mit Vorliebe Produkte, welche gezielt die Natur verstärken – und besonders schön, schlank, vital machen. Aber auch für alle Körner gilt, was für alle Lebens-Mittel gilt: je weniger verarbeitet, je weniger raffiniert, je besser. Also möglichst die Körner als volles Korn genießen, sei es als Vollkornbrot, sei als Vollkornpasta. Denn die meiste Kraft steckt in den Schichten (etwa dem Spelz des Dinkels), welche die Körner umgeben. Werden die entfernt, um ein möglichst weißes Mehl zu mahlen, dann bleibt vom Korn das, was Sie am wenigsten brauchen können: fast zuckerartige schnelle Kohlenhydrate, die sofort ins Blut flutschen – und dort als Dickmacher ihr Unwesen treiben.

Zu abstrakt war Ihnen das gerade? Dann werde ich konkreter: Alle Weißbrote, vor allem das so heiß geliebte Baguette, gehören in diese Kategorie. Aber auch schön weich gekochte Nudeln, weißer Reis (statt Wild- oder Naturreis) sind wahre Zuckergranaten. „Ja, aber die Ernährungsberater empfehlen doch abends reichlich Kohlenhydrate", werden Sie jetzt sagen. Erstens ist das so pauschal nicht richtig, zweitens sind damit, wenn überhaupt, nur Kohlenhydrate gemeint, die langsam ins Blut gehen, einen niedrigen Glykämischen Index haben.

Der niedrig glykämische Superstar ist ein Brot, das von der Idee her über 2 000 Jahr alt ist. Entwickelt haben dieses Brot die Essener, ein israelitischer Stamm, der so etwas wie die erste Ökobewegung der Welt war, und bis heute gültige Ernährungsregeln aufgestellt hat. Eine einzigartige Idee hatten die Bäcker des Heiligen Landes: Sie packten die Getreide-Körner in Säcke, ließen das Korn in der Hitze ankeimen, dann zerrieben sie die Körner und „buken" durch die Glut der Sonne. Ein geniales Prinzip, das heute von zukunftsfreudigen Bäckern wieder aufgegriffen wird.

Das „Schönkost"-Brot ist das Brot der Essener. Denn es kombiniert die Vorteile des gekeimten Kornes (etwa mehr aufnehmbare Mineralien) mit der Ballastwirkung des Vollkorns. Dazu kommt, dass diese Brote länger feucht bleiben, keinen so hohen Glykämischen Index haben. Rund 20 bis 30 Prozent des Brotes bestehen aus gekeimten oder angekeimten Dinkelkörnern (im Idealfall), dazu kommt Vollkornroggen. Ich habe dieses Brot, meist von einer Münchner Ökobäckerei, seit Jahren fast immer dabei, es hält in der kühlen Jahreszeit manchmal wochenlang, woraus Sie sehen, dass ich im Prinzip sehr wenig Brot brauche.

Ja, manchmal ist das Alte, gar das Uralte, sogar das Allerneueste.

Konzentriertes Leben ist das Korn. Noch konzentrierteres Leben ist die Nuss. So wächst etwa aus einer kleinen Walnuss ein gewaltiger Baum, der hundert Jahre alt werden kann. Damit das klappt, hat die Natur auch die Nuss (ähnlich wie das Korn, wie jeden Samen) mit dem Bestmöglichen ausgestattet, was sie hat: mit ausgesuchten Vitaminen, Mineralien, höchstwertigen Eiweißen, Fetten, Kohlenhydraten, Wachstumshormonen, reaktionsschnellen Enzymen. Wobei im Vergleich zum Korn diese Stoffe leichter verfügbar sind, die Nuss also nicht erst keimen muss, sondern es reicht, wenn sie von uns geknackt wird.

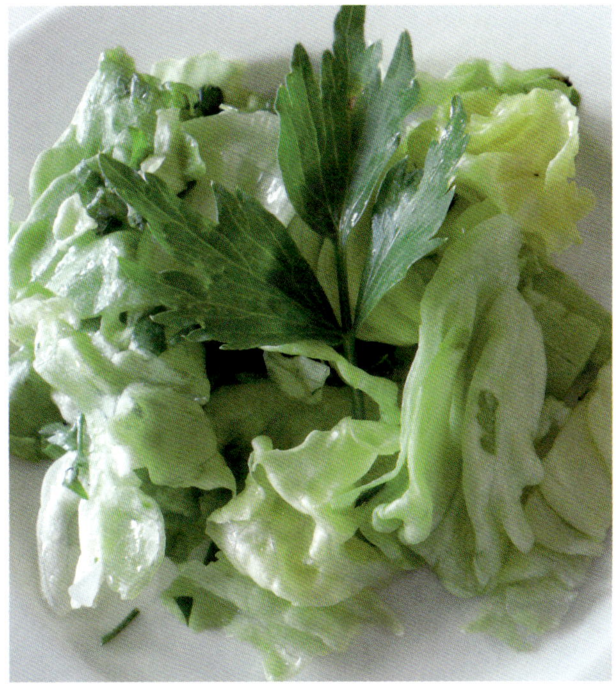

Gemüse: Grundlage jeder Schön-Küche

„Schönkost" pur sind Gemüse und Salate. Das wird klar, wenn Sie noch einmal auf meinen „Lebens-Stern" von Seite 78 schauen. Dort habe ich die Lebens-Mittel nach zehn verschiedenen Gesichtspunkten betrachtet. Und bei dieser Betrachtung schneiden die Gemüse glänzend ab. Denn sie sind

BASISCH: einer der größten Vorteile: Praktisch alle Gemüse, Salate helfen, die Übersäuerung des Gewebes zu mindern – und damit leisten sie eine Art Basisprävention für Vitalität und Schönheit, weil die permanente Säure beispielsweise die Haut angreift.

BALLASTSTOFFREICH: Wer langfristig schlank bleiben will, braucht eine gute Verdauung. Die Fasern, etwa der Möhre, bringen den Magen auf Vordermann. Gleichzeitig transportieren sie auch Giftstoffe, wie etwa die Haut beeinträchtigende Schlacken ab.

BITTER: Viele Gemüse, Salate (etwa Chicorée) sind leicht bitter. Damit entsprechen sie einem Primär-Bedürfnis unseres Stoffwechsels, der nur mit einer leichten Bitternote optimal verdaut, für einen tiefen Schlaf sorgt.

EIWEISSREICH: Besonders viele Proteine haben Gemüse nicht. Aber das Wenige, was sie haben, ist von höchster Güte. So prunkt beispielsweise die Pastinake mit der Hormon bildenden Aminosäure Arginin. Und das Schönste: Im Gegensatz etwa zum Fleisch haben die Gemüse kaum Purine, welche die Harnsäure hochtreiben.

FETTARM: Wenig Fett bunkern die Gemüse, die Salate, weshalb sie auch in größeren Mengen bedenkenlos gegessen werden können. Wobei ähnlich wie bei den Eiweißen das Wenige hochwertig, nämlich ungestättigt ist.

KOHLENHYDRATSTARK: Der Mensch braucht Kohlenhydrate als Brennstoff. Aber möglichst solche, die nicht zu schnell ins Blut gehen – und damit dick machen. In Gemüsen liegen diese Brennstoffe wohldosiert vor, und wer nicht alles total durchkocht, wird satt und bleibt schlank.

VITAMINSTARK: Wahre Vitaminbomben sind die frischen(!!!) Gemüse, Salate. Nehmen Sie etwa den Pflanzenfarbstoff Beta-Carotin der Möhre. Er fördert die Bräunung der Haut – und schützt sie gleichzeitig vor den Folgen zu starker UV-Strahlung. Zusammen mit Fett wird daraus im Körper das Haut- und Seh-Vitamin A.

MINERALIENSTARK: Wer denkt bei Petersilienwurzel an Schönheit? Aber in der wohlschmeckenden Wurzel verbirgt sich besonders viel Eisen, der Nägeln Festigkeit verleiht. Fast die gesamte Palette dieser lebenswichtigen Stoffe findet sich in Gemüsen und Salaten.

SEKUNDÄRSTARK: Natürliche Schutzfaktoren gegen ihre Feinde bilden die Gemüse – und die wiederum schützen uns. So verhindern die Sulfide des Knoblauchs Thrombosen, die Saponine der Erbsen und Bohnen hemmen Entzündungen, die Phytohormone sind natürliche Schönheitsstoffe.

ANTIOXIDATIV: Sie greifen die Haut an, sie greifen die Zellen an, die freien Radikale. Im Salat, im Gemüse finden sich reichlich Abwehrstoffe gegen diese degenerierten Sauerstoffmoleküle, etwa Vitamin C und E oder das Lycopin der Tomaten.

Plädoyer für Blätter: Etwas vom Köstlichsten bei den Wurzelgemüsen sind die Blätter. Egal, ob Rote Bete, Möhren, Sellerie, immer lassen sich mit den frischen(!) Blättern blitzschnell herrliche Gerichte zaubern: waschen, nicht zu klein schneiden, Zwiebel andünsten, Gemüse dazugeben, wenige Minuten bei milder Hitze umschwenken, salzen, pfeffern, etwas Muskat.

Fastfood vom Feinsten ist das! Und das Beste: Die Blätter enthalten ein Vielfaches der Vitalstoffe der anderen Pflanzenteile.

Kaum etwas gibt es also, was das Grün-, Gelb-, Rot-, Violett-Wurzlige und -Blättrige nicht hat. Wer das Ganze nun noch frisch, saisonal kauft, sanft dämpft und dünstet, manches wie die Salate auch roh isst, hat sich eine Basis für eine lang dauerhafte Schönheit und Schlankheit gelegt.

„SCHÖNKOST"-FRAGEN AN PROF. HANS HAUNER

Wie wirken funktionelle Lebensmittel?

Professor Dr. Hans Hauner ist einer der profiliertesten Ernährungsmediziner Deutschlands. Er hat an der TU München den Lehrstuhl für Ernährungsmedizin inne und leitet das Else Kröner-Fresenius-Zentrum für Ernährungsmedizin.

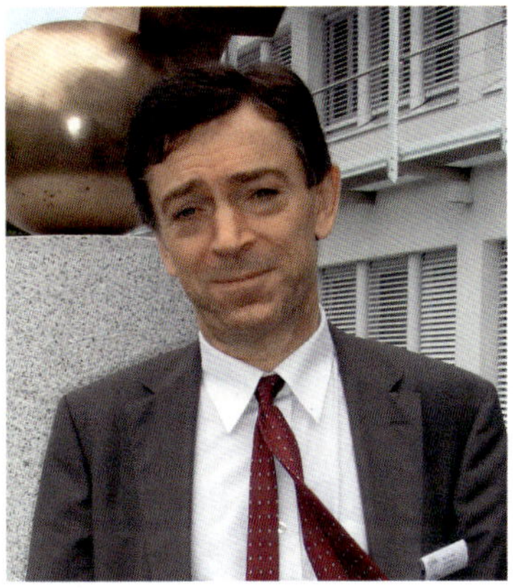

„Gesunder Lebensstil bleibt die Grundlage": Prof. Hans Hauner

Ist Hippokrates der „Erfinder" funktioneller Lebensmittel?
Der große griechische Arzt gehört sicher zu den prominentesten Vertretern einer medizinischen Richtung, die Heilungschancen primär in pflanzlichen Produkten suchte. Aber auch in China und in anderen Kulturen spielte die medizinische Ernährungskunde eine wichtige Rolle. Und selbst in Deutschland waren bis vor 100 Jahren Pflanzen, Kräuter und daraus gewonnene natürliche Extrakte und Tinkturen eine wesentliche Basis der Medizin. Diese Denkweise erlebt aber heute wieder eine gewisse Renaissance, weil es gewisse Hinweise gibt, dass man damit auch bei modernen Wohlstandskrankheiten, wie etwa Typ-2-Diabetes, eine begrenzte Wirkung erreichen könnte.

Was sind die wirksamsten natürlichen funktionellen Lebensmittel?
Vor allem Pflanzenöle, Nüsse und ihre Öle – soweit sie nicht in ungünstiger Weise verarbeitet sind. Hier empfehle ich an erster Stelle das Rapsöl mit einem sehr günstigen Verhältnis an ungesättigten Fettsäuren. Dort ist beispielsweise viel an Alpha-Linolensäure, einer Omega-3-Fettsäure, aber auch an Vitamin E enthalten. Ganz wichtig sind auch Meeresfische mit einem hohen Gehalt an Omega-3-Fettsäuren, die etwa Entzündungen der Gelenke verringern und etwas vor Herzinfarkt schützen können. Auch Süßwasserfische enthalten diese gesunden Säuren, wenn auch in deutlich geringeren Mengen.

Lassen sich natürliche funktionelle Lebensmittel so kombinieren, dass eine optimale Gesundheit entsteht?
Da gibt es in der Tat interessante natürliche Verbindungen. So lassen sich etwa Nüsse mit ihren vielen Spurenelementen, Vitaminen und gesunden Fettsäuren gut mit Ballaststoffen in verschiedenen pflanzlichen Produkten kombinieren. Damit werden auf der einen Seite Herz und Gefäße geschützt, auf der anderen Seite helfen die Ballaststoffe für eine schlanke Linie mit. Oder Sie essen zu Beginn einer Mahlzeit einen Salat, der dazu beiträgt, dass die nachfolgenden Kohlenhydrate langsamer aufgenommen werden, sodass die gefürchteten „Zuckerspitzen" moderater ausfallen. Nicht zu vergessen die Polyphenole der Bitterschokolade, die sich wahrscheinlich günstig auf Blutdruck und Kreislauf auswirken.

Welche wesentlichen Körperfunktionen können funktionelle Lebensmittel beeinflussen?
Es gibt Studien, die zeigen, dass speziell mit Phytosterinen, dem pflanzlichen Cholesterin, angereicherte Margarine den Cholesterin-Spiegel um fünf bis zehn Prozent senken kann. Fischölkapseln, welche die Omega-3-Fettsäure enthalten, wirken entzündungshemmend, etwa bei bestimmten Formen der Gelenkentzündung. Auch gibt es Hinweise darauf, dass die Neugeborenen von stillenden Müttern, die probiotische Joghurts bevorzugen, ein geringeres Risiko für allergische Hautveränderungen haben. Dazu kommen ballaststoffreiche Getränke, welche die Blutfette senken. Und mit Calcium angereicherte Getränke wirken sich wahrscheinlich langfristig positiv auf die Knochenstabilität aus.

Welche Lebensmittel lassen sich am besten funktionell „veredeln"?
Vor allem Milch und alle Milchprodukte, wie Joghurt oder magere Käse. Ein weites Feld bilden die vielen Sorten von Vollkornbroten mit einem hohen natürlichen Gehalt an

Vitaminen, Mineralstoffen und Spurenelementen. Bei Verwendung von jodiertem Salz und Folsäure-angereichertem Mehl werden diese Produkte noch wertvoller. Auch ist es möglich, Tiere speziell zu füttern, sodass ihr Fleisch, ihre Milch mehr wertvolle Stoffe enthält. Ein typisches Beispiel dafür sind Kühe, die auf Almweiden Omega-3-reiche Gräser fressen – wodurch der daraus entstehende Käse ebenfalls mehr von dieser Herz schützenden Fettsäure aufweist. Sinnvoll können auch Getränke sein, denen etwa Folsäure zugesetzt wurde, was das Gefäß schädigende Homocystein zurückdrängen kann.

Wer braucht funktionelle Lebensmittel am meisten?
Am meisten profitieren kranke Menschen oder solche mit einem erhöhten Risiko etwa für Osteoporose oder Herz-Kreislauf-Erkrankungen. Auch bei Menschen mit Typ-2-Diabetes können einzelne funktionelle Lebensmittel durchaus sinnvoll sein, wenn sie etwa die Versorgung mit Omega-3-Fettsäuren verbessern. Dagegen sind die speziellen Diabetiker-Produkte zum großen Teil nicht zu empfehlen, weil sie eher Probleme schaffen (meist zu viele Kalorien oder Durchfälle bei zu viel Zuckeraustauschstoffen). Zumindest theoretisch könnten funktionelle Lebensmittel auch für Gesunde zur Prävention geeignet sein. Allerdings ist es schwierig, dafür den Nachweis zu führen. Wie soll man Gesunde mit einem bestimmten Produkt noch „gesünder" machen? Zu zeigen, dass sich bei einem Kranken der Zustand tendenziell bessert, ist wesentlich einfacher.

Ersetzen funktionelle Lebensmittel einen gesunden Lebensstil?
Hier sehe ich die größte Gefahr, weil viele Menschen schlicht ihr schlechtes Gewissen mit solchen Produkten beruhigen – und weiterhin ungesund essen, sich nicht bewegen. Insofern richten solche Produkte möglicherweise sogar Schaden an. Ein gutes Beispiel sind die bereits angesprochenen Diabetiker-Produkte. Aber auch ACE-Säfte für Kinder und Jugendliche können frisches Obst nicht ersetzen und gaukeln einen Nutzen vor.

Wer kontrolliert die Wirksamkeit von funktionellen Lebensmitteln?
Eine wirkliche Kontrollinstanz existiert nicht. Die Verordnungen zur Kennzeichnung und Auslobung (Werbung) von Lebensmitteln sind inzwischen so kompliziert und unverständlich, dass selbst juristische Experten ihre liebe Not damit haben, zumal auch unterschiedliche Gerichtsurteile vorliegen. Es gibt aber ernsthafte Bemühungen von Seiten der EU über eine „Health-Claim-Verordnung", die Zulassung funktioneller Lebensmittel besser zu regeln. Dort ist auch vorgesehen, dass medizinische Aussagen durch Studien belegt sein müssen. Leider hat die Lebensmittelindustrie in den letzten Jahren immer wieder erfolgreich transparentere und verbraucherfreundlichere Regelungen verhindert. Ich kann nur hoffen, dass in den nächsten Jahren doch noch ein Fortschritt gelingt, im Interesse aller. Den Verbrauchern rate ich deshalb, normale, wenig bearbeitete Lebensmittel wie etwa frisches Obst und Gemüse zu kaufen, die Mahlzeiten selbst zuzubereiten, solange nicht geklärt ist, dass die zum Teil sehr teuren funktionellen Produkte ihr Geld wert sind. Übrigens: Selbst kochen braucht durchaus nicht so viel Zeit, wie vielfach geglaubt wird.

„Leider hat die Lebensmittelindustrie immer wieder transparentere Regelungen verhindert"

Wann ist die Grenze zum Medikament überschritten?
Prinzipiell dürfen Lebensmittel nicht als Medikamente angepriesen werden, schon aus juristischen Gründen. Aber in der Praxis gibt es da eine große Grauzone, wo manche Substanzen, wie etwa Vitamin D oder bestimmte Omega-3-Säuren, sowohl als Medikament wie auch als Lebensmittel verwendet werden. Ich bin sicher, dass es da in den nächsten Jahren noch einen großen Klärungsbedarf geben wird.

Wie sieht die Zukunft der funktionellen Lebensmittel aus?
Alle großen Unternehmen geben sehr viel Geld für die Entwicklung funktioneller Lebensmittel aus. Zum einen

aus Imagegründen, um die „normale" Ware besser zu verkaufen. Aber vor allem natürlich, weil sich mit funktionellen Produkten wesentlich mehr Geld verdienen lässt. Die wichtige Frage für den Verbraucher ist daher natürlich, ob sich der höhere Preis auch in einem adäquaten gesundheitlichen Mehrnutzen widerspiegelt. Ich würde aber trotzdem schätzen, dass bis in zehn Jahren funktionelle Lebensmittel in einem erweiterten Sinne einen Marktanteil von wenigstens 20 Prozent erreichen werden.

Welches funktionelle Lebensmittel bevorzugen Sie?
Ich esse leidenschaftlich gerne gekochte Gemüsearten und da besonders gerne Weißkraut oder auch Bohnen und Linsen. Das sind zwar alte und heute wenig geschätzte Lebensmittel. Im Vergleich zu vielen neuen wirken sie aber in vieler Hinsicht „funktionell" und gesundheitsfördernd.

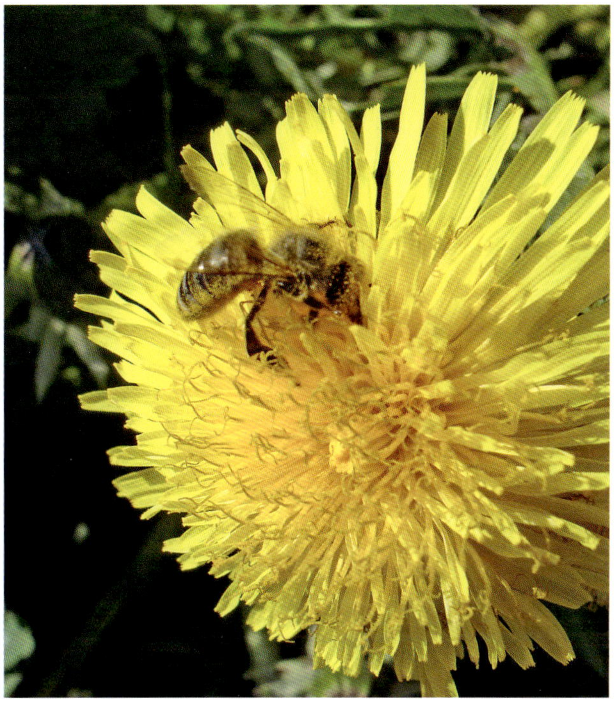

Kräuter: Die Apotheke Gottes

Jahrhundertelang bildeten die Kräuter die Basis unserer Medizin – und noch heute schlummert selbst in hochwirksamen Pillen oft heimlich eine Kräuterseele, etwa die Salicylsäure des Aspirins, die auch im Thymian vorkommt.

Leider werden die Kräuter in unserer Küche heute etwas lieblos behandelt. Petersilie, Schnittlauch, im Sommer Basilikum, mal ein Zweig Rosmarin, das ist es meistens. Wer die Kräuter so stiefmütterlich behandelt, verschenkt Wesentliches. Denn Kräuter haben vier wichtige Eigenschaften:

GESCHMACKSSTARK: Süchtig machen kann etwa der pfeffrig-süße Geschmack von Basilikum. Intensiv herb duftet das Bohnkraut, der Rosmarin. Unvergleich ist es, die sanfte Schärfe von frisch geschnittenem Schnittlauch zu riechen. Schon unsere Vorfahren wussten vor über 10000 Jahren diesen Wohlgeschmack zu schätzen und aromatisierten damit ihre erlegte Beute.

Gerade in der Gemüseküche gebührt den Kräutern ein gewaltiger Stellenwert. So verzaubert der Lavendel den Blumenkohl, passt die Vogelmiere

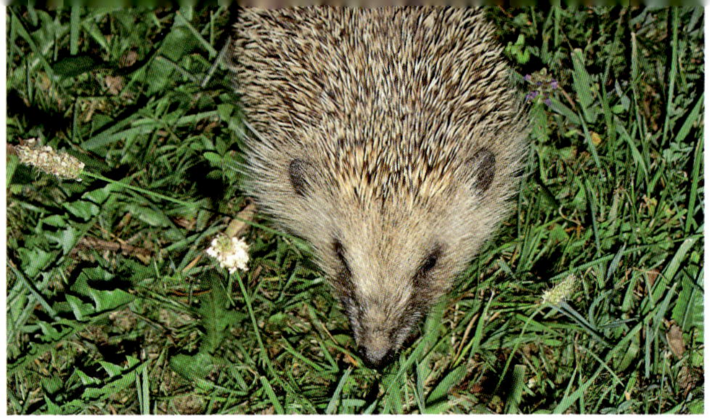

Genießt gerne Wildkräuter: Igel

perfekt zu Kartoffeln, lechzt die Gurke nach Borretsch und Dill, schmecken Bohnen ohne Bohnenkraut nur halb so gut, liebt die Erbse den Majoran, adelt Hirtentäschel jedes Frühlingsgemüse, verbinden sich Petersilie und Minze gerne mit der Aubergine.

SCHLANKMACHEND: So etwas wie das Salz in der Suppe sind die Kräuter. Was nichts anderes heißt, als dass sie sehr oft das Salz ersetzen. Auch sind Kräuter ähnlich wie Fette Geschmacksträger, aber das mit einem Riesenvorteil: Sie machen nicht dick. Außerdem regen viele Kräuter die Magensäfte an, beflügeln die Verdauung, und sie schwemmen gestautes Wasser aus dem Körper. Auch unterstützen einzelne Kräuter, wie etwa Oregano und Majoran, gezielt die Fettverbrennung und helfen so beim Abnehmen.

SCHÖNMACHEND: Viele Kräuter wirken entspannend, beruhigend, sie vertreiben die Sorgenfalten. Ihre Öle, etwa vom Thymian, pflegen den Körper. Auch enthalten einzelne ganz gezielt schönende Stoffe, wie etwa der Borretsch, der voller Kieselsäure steckt, die Haare und Nägel wachsen lässt. Oder das viele Vitamin C der Petersilie strafft und festigt das Bindegewebe. Oder die leichte Bitternis des Rosmarins zügelt die Haut dellenden Schlacken.

GESUNDMACHEND: Ein großer Vorteil der Kräuter ist, dass ihre chemische Struktur identisch ist mit den Stoffen, die auch in unserem Blut vorhanden

Wildpflanzen! Dann Wildpflanzenbücher

Je weniger Wildpflanzen es gibt, desto mehr Bücher über Wildpflanzen gibt es. Wahre Meisterwerke sind darunter, wie etwa die Bücher des Deutsch-Franzosen Jean-Marie Dumaine vom Restaurant „Vieux Sinzig" in Sinzig bei Bonn. In seinem neuesten Buch „Kochen mit Wildpflanzen" (AT Verlag, einer der besten Verlage für Bücher um natürliche Ernährung) zeigt er virtuos, welch großartigen Geschmackserlebnisse mit der ursprünglichen Vitalität der Natur möglich sind. Schier unglaubliche 100 Wildpflanzen hat Dumaine, der inzwischen auch ein anerkannter Botaniker ist, zusammengetragen – und daraus 150 Meisterrezepte kreiert.

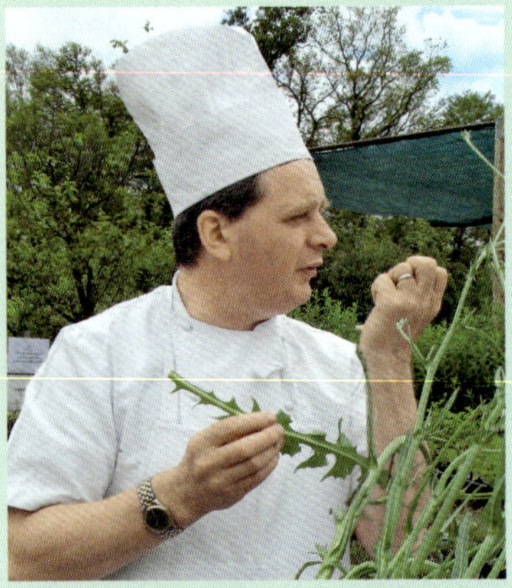

Virtuose der Wildpflanzen: Jean-Marie Dumaine

Aber all diese vielen Bücher (allein ich habe über zehn) können über ein Dilemma nicht hinweghelfen: Es gibt praktisch keine Wildpflanzen! Zu kaufen sind sie eigentlich nirgends, von raren Ausnahmen abgesehen, wie etwa dem demeter-Gut St. Michaelshof, die auf dem Münchner Viktualienmarkt präsent sind. Aber selbst wer sich mit den Pflanzen einigermaßen auskennt wie ich (bei mir sind es einige Dutzend, an Dumaine werde ich nie herankommen), findet in den Städten immer weniger Plätze zum Sammeln.

Das eine sind die Hunde, das andere ist die fast schon neurotische Aktivität der Städte gegen alles Ursprüngliche. Die gleichen Leute, die es zulassen, dass unsere Umgebung von hirnlosen

sind. Das bedeutet, dass sie, etwa im Vergleich zu Fleisch, sehr leicht vom Körper aufgenommen werden und ihr beträchtliches Gesundpotential entfalten können.

So stärkt Basilikum den Magen, wirkt Bohnenkraut gegen Bakterien, bekämpft das Jod der Brunnenkresse den Kropf, desinfiziert der Dill von innen, regt Estragon den Appetit an, verdünnt Kerbel das Blut, stärkt Oregano die Nerven, wirkt die Pimpernelle gegen Erkältungen, kräftigt Rosmarin den Kreislauf, stoppt Salbei übermäßigen Schweiß und lässt Thymian Fettes besser verdauen.

So effektvoll die Kräuter sind, so sensibel sind sie auch. Nur wenn sie absolut frisch sind, entfalten sie ihr Geschmackspotential, ihre Heilkraft. Deshalb die Kräuter erst kurz vor dem Verzehr klein hacken, denn die wirksamen ätherischen Öle verflüchtigen sich schnell. Auch vertragen die meisten Kräuter, bis auf wenige Ausnahmen wie Rosmarin, Thymian, Bohnenkraut, keine Hitze. Wer etwa Petersilie mitkocht, muss weitgehend auf die Segnungen des Vitamin C verzichten.

Potenziert werden all diese angenehmen Wirkungen der Kräuter durch ihre wild wachsenden Verwandten, etwa die Brennessel, der Löwenzahn, die Schafgarbe. Das sind mit die wertvollsten Lebens-Mittel, die es gibt. Lesen Sie auch den Kasten „Wildpflanzen statt Wildpflanzenbücher“.

Sprayern in Graffiti-Wüsten verschandelt wird, bekommen beim kleinsten Löwenzahn unter einer Parkbank Panikattacken, senden Rollkommandos, die (natürlich „rein biologisch“) alles wegspritzen.

Mein Vorschlag deshalb an die Wildkräuterautoren und ihre Verlage: Schließt Euch zusammen, sorgt für Brachflächen in den Städten, erklärt den Stadtvätern (und Müttern) die gesundheitlichen Vorteile dieser wunderbaren Pflanzen, organisiert Führungen für Schüler, damit die schon früh mit dem „Wilden“ vertraut werden. Und wenn dann genügend Pflanzen da sind, dürfen es ruhig noch ein paar Wildpflanzenbücher mehr werden.

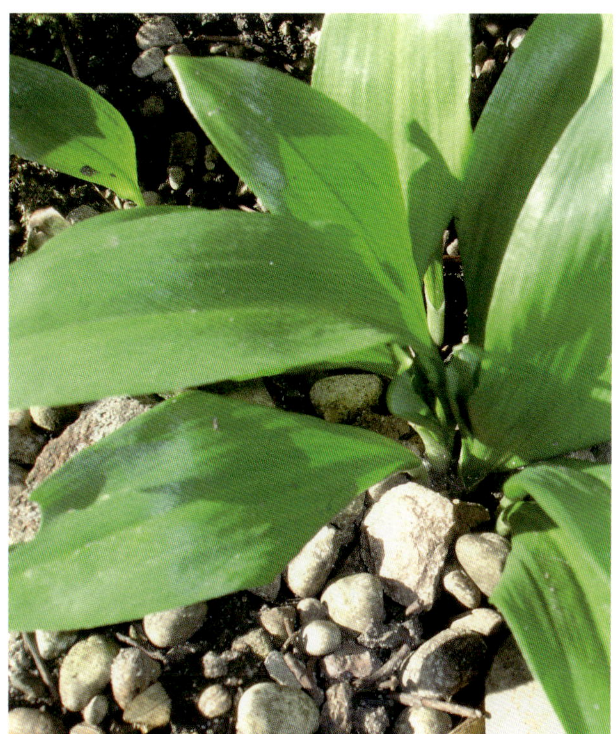

Verleiht Bärenkräfte: Bärlauch

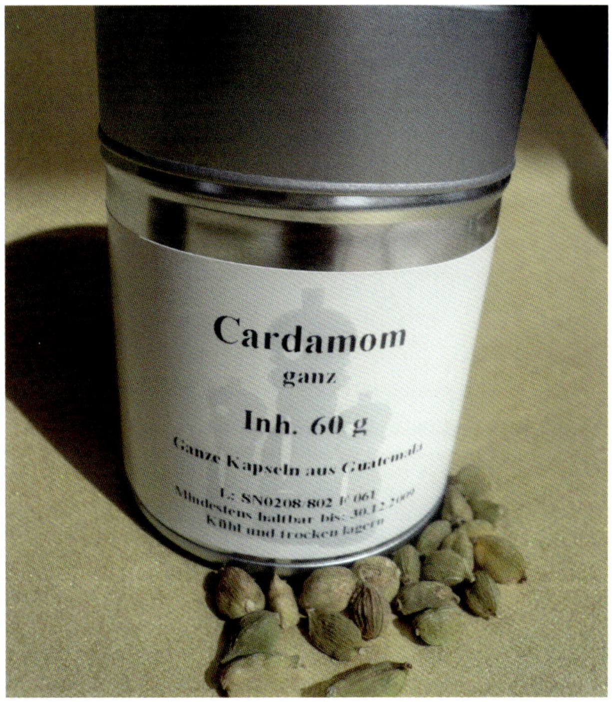

Gewürze: Katalysatoren des guten Geschmacks

Ganze Kriege wurden um die Gewürze ausgetragen. „Pfeffersäcke“ hießen früher in Hamburg die durch den Gewürzhandel steinreich gewordenen Kaufleute, was kein Wunder ist, wurde doch zeitweise etwa der Pfeffer mit Gold aufgewogen. Woher kommt diese Begeisterung für Pfeffer & Co? Das liegt daran, dass Gewürze im Prinzip nichts anderes als die konzentrierte Essenz der Kräuter sind.

Etwa der zu Recht beliebte Pfeffer: Sein leicht scharfer Wirkstoff Piperin wirkt wie ein kleiner Schmerzstich – und löst eine ganze Klaviatur an Effekten aus: So fördert er die Produktion des Glückshormons Serotonin, lässt die Verdauungssäfte fließen, kurbelt insbesondere die Fettverbrennung an, geht gegen Bakterien vor. Hört sich fast an wie der Inhalt eines Medikamentenkoffers, mit einem Unterschied: Der Pfeffer lässt die meisten Gerichte intensiver schmecken, wie ein Katalysator befördert er den guten Geschmack.

Es ist diese herrliche Doppelbegabung der Gewürze aus gut schmeckend und gut tuend, die sie so beliebt macht. So regen die Scharfstoffe etwa von Chilli, Paprika, Ingwer, Piment, Muskat die Verdauung an. Und wen der Bauch drückt, der ist mit Anis, Kümmel und Fenchel bestens bedient. Wessen Magen aber eher übernervös ist, findet Linderung bei Enzian, Ysop, Kardamom, Nelken, Piment und Zimt. Hier meine Favoriten aus gut schmecken und gut tun:

ANIS: „Lieblich“, so wird Anis in den Ländern des Nahen Ostens übersetzt. In der Tat entfaltet das leicht süßlich riechende, dem Fenchel ähnelnde Gewürz wohltuende Wirkungen im Bauch, es bekämpft Bakterien und stoppt auch den Husten. Aber der Doldenblütler tut nicht nur gut, er schmeckt auch gut. Wunderbar passt er zu Brot, zu den süddeutschen „Springerle“ – und er ist essentieller Bestandteil der Schnäpse Pastis und Raki, die gerne zur Verdauung genutzt werden.

KARDAMOM: Botanisch sind sie eng verwandt, Ingwer und Kardamom. Während beim Ingwer aber die Wurzel genutzt wird, sind es beim Kardamom die Früchte. Ihre ätherischen Öle lösen Krämpfe, regen die Verdauung an, geben einen guten Atem und gelten auch als Aphrodisiakum. Vor allem für süße Sachen finden die Kapseln bei uns Verwendung. Aber sie passen genauso gut zu Geflügel, zu Lamm – und für mich sind sie das „Salz“ in der Gemüsesuppe.

KÜMMEL: Wer gerne gut und viel isst, muss den Kümmel lieben. Er kurbelt die Verdauung vor allem bei fettreichen Gerichten an. Ursprünglich stammt der Kümmel aus Asien, aber er wächst auch bei uns auf mageren Wiesen ganz gut. Seine grünen Blätter lassen sich ähnlich wie Petersilie, wie Dill verwenden. Aber am wirksamsten sind bei dem Doldenblütler, der schon in dem großen Pflanzenbuch von Karl dem Großen erwähnt wurde, die Samen. Um deren Wirkung zu erhöhen, empfiehlt es sich, den Kümmel auf einem Brett in einige Tropfen Öl zu legen und dann zu hacken. So spritzen die Teile nicht weg. Wem dieses ganze Procedere zu umständlich ist, der trinke einfach einen gut gekühlten, aus Kümmel gebrannten Aquavit.

LORBEER: Bis heute erinnere ich mich an den Lorbeerbaum meiner Oma. Immer schickte sie mich, einige Blättchen davon zu holen, wenn sie kochte. Sie kochte gut und klug – denn im Lorbeer stecken sanfte Bitterstoffe, die auch von den modernen Köchen wieder in hochwertige Gerichte integriert werden. So spickt etwa der Berliner Koch Michael Hoffmann, der auch einige „Schönkost"-Rezepte beisteuert, einen Saint Pierre mit Lorbeer und pochiert ihn in Lorbeermilch. Mundet herrlich, wirkt wunderbar, vor allem auf den Magen. Aber Vorsicht, in hohen Dosen entfaltet das Gewürz, dem die Römer zu Recht Kränze flochten, ein euphorisches Potential: So soll das berühmte Orakel von Delphi seine Visionen den Lorbeerdüften verdanken.

MUSKATNUSS: Wie der Lorbeer kann auch die Muskatnuss von einem harmlosen Gewürz zu einem sogar gefährlich euphorischen Stoff mutieren. Aber keine Angst, wer nur einige Male kräftig die Nuss über die Reibe führt, muss nichts befürchten. Dafür darf er von den antiseptischen, also Keime vernichtenden Eigenschaften des ätherischen Öls Myristicins profitieren. Geschmacklich ist für mich gerade in der Gemüseküche der Muskat unersetzlich, weil Rosenkohl, Blumenkohl, Spinat erst durch ihn den letzten Pfiff bekommen.

GEWÜRZNELKEN: Wer rasch einen guten Atem braucht, kaut am besten eine halbe Nelke. Ihr intensives ätherisches Öl, das auch im Zimt vorkommende Eugenol, wirkt desinfizierend. Aber auch in der Küche lässt es sich, sparsam(!) dosiert, gut verwenden, um etwa einer Gemüsespuppe die letzte Raffinesse zu geben. Aber Vorsicht, wenn die Leute sagen „Ist da Nelke drin?", dann war's zu viel.

SENF: Ein Loblied gebührt dem Senf, der so viele gute Eigenschaften hat, dass er fast in der Apotheke verkauft werden müsste. Sein Senföl, seine Glykoside Sinalbin und Singrin regen die Verdauungssäfte an, wehren Keime ab und sind sogar als Vorbeugung gegen Krebs wirksam. Auch unterstützt der mit dem Raps, der Kresse verwandte Kreuzblütler die Leber und dämmt auch noch den Schnupfen ein, lässt das Blut besser zirkulieren. Jetzt, wo ich das alles schreibe, bin ich gottfroh, dass ich schon immer intensiv mit Senf gekocht habe, vor allem in den meisten meiner Salat-Marinaden kommt er vor. Wobei ich persönlich am liebsten die scharfe Variante des Düsseldorfer Löwensenfes verwende.

Gute Gewürze zu vernünftigen Preisen liefert Aschenbrenner in Radolfzell. Die Spezialität des freundlichen Familienbetriebs sind spezielle Gewürzmischungen, wie etwa das berühmte „Wildgewürz imperial".
www.gewuerz-aschenbrenner.de

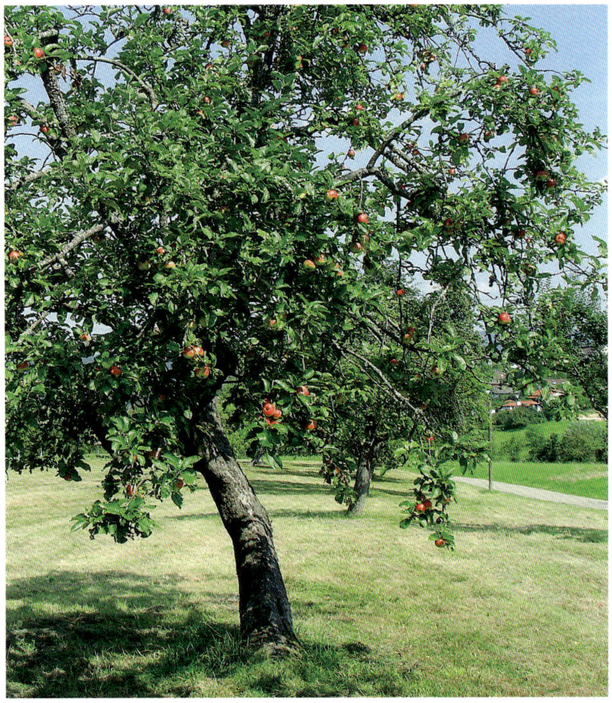

Obst: je älter, je vitaler

Schon immer hat Obst die Menschen fasziniert: Vor allem der Apfel stand hoch im mythologischen Kurs. Etwa der Apfel (oder war's der Granatapfel?) Evas im Paradies. Oder sei es der elegante Schwung, mit dem Paris in seinem berühmten Urteil den Apfel Aphrodite zuwarf – und sie zur schönsten von drei quengelnden Göttinnen kürte. Der Apfel diente als Symbol der Liebe, der Ewigkeit, und als Reichsapfel verkörperte er für die europäischen Monarchien die Einheit des Herrschaftsgebietes.

Eine Menge Symbolik also für ein kleines Stück Obst. Woher kommt sie? Instinktiv ahnten die Menschen, dass der Apfel etwas vom Größten ist, was die Natur hervorbringt. Seine Kugelgestalt ist vollkommene Form. Seine Süße hat die Menschen in einer Zeit, wo es kaum etwas Süßes gab, begeistert. Ein wenig Glukose braucht der Mensch aber, vor allem, um sein Gehirn auf Touren zu bringen. Wer das mit konzentriertem Zucker versucht, übertreibt. Wer hingegen auf die natürliche Süße des Obstes vertraut, macht alles richtig – was auch schon die große Heilerin Hildegard von Bingen wusste.

Aber der Apfel bietet noch mehr als nur elegante Süße. Er strotzt auch vor Vitaminen, vor allem dem Universalgenie C, das zusammen mit dem Pflanzenstoff Quercetin die Arterien vor Verkalkung schützt, die Entstehung von Krebszellen eindämmt. Auch werden Bakterien bekämpft und Haut schädigende freie Radikale abgewehrt.

Je älter die Sorten aber sind, desto vitaler sind sie. Auf diesen fundamentalen Zusammenhang weist Prof. Dr. Dr. Reinhold Carle vom Institut für Lebensmittel-Wissenschaft der Universität Hohenheim hin. Der renommierte Forscher zeigt, dass etwa alte Birnensorten durch ihren Gerbstoffgehalt aus sich heraus resistent gegen das Eindringen von Krankheitskeimen sind – und deshalb auch kaum gespritzt werden müssen. Gleichzeitig schützen diese Gerbstoffe durch ihre antioxidativen Eigenschaften vor Herzkrankheiten.

Gerade bei Obst lohnt es sich, praktisch nur ökologische Ware zu kaufen. So werden „normale" Äpfel bis zu zwanzig Mal gespritzt, werden gewachst, damit sie möglichst makellos aussehen, wie's drinnen in der Frucht aussieht, interessiert keinen. Außerdem haben sowohl die alten wie auch die wenig gespritzten Sorten, die langsamer wachsen, einen viel besseren Geschmack. Wer solche hochwertigen, natürlich einheimischen

Sorten kauft, kann sich ganz besonders auf folgende Effekte freuen:

SCHÖN: Ausgesprochen basisch sind viele Obstsorten. Etwa der schon genannte Apfel, aber auch Kirschen, Johannisbeeren – und selbst die exotische Papaya, die Feigen. Das bedeutet, dass die lästigen Säuren, welche der Haut ans Epidermis-„Leder" gehen, sie faltig machen, zurückgedämmt werden. Auch macht zu viele Säure die Knochen brüchig, lässt die Gelenke schmerzen. Wichtig für die Schönheit sind auch die im Obst enthaltenen Vitamine, wie das Haut regenerierende C und Mineralien wie das Haar schützende Zink.

SCHLANK: Natürliche Ballaststoffe wie etwa Pektin enthalten beispielsweise Aprikosen, Äpfel, Birnen, Pflaumen, Pfirsiche. Sie bringen die Verdauung in Schwung – und was genauso wichtig ist: Sie transportieren gleichzeitig auch Schlacken und Giftstoffe aus dem Körper, geben ihm damit die Chance, sich von innen zu regenerieren. Aber Vorsicht: Wenn Sie etwa in die Saftfalle (siehe rechte Spalte) geraten, kann sich alles leicht ins Gegenteil verkehren.

VITAL: So abgedroschen der Satz ist, so richtig bleibt er trotzdem: „An apple a day keeps the doctor away". Allein einige tausend sekundäre Pflanzenstoffe stecken in einem Apfel, besonders viele natürlich in ungespritzten, ökologischen. Da sind etwa Herz stärkende Phenole dabei, Stoffe, die gegen Thrombosen vorgehen, den Kreislauf stabilisieren.

Aber auch andere Früchte sind wahre Vitalgenies: So prunkt die Birne mit dem Mulit-Mineral Zink, und Selen hilft, hochgiftige Schwermetalle wie Kadmium und Quecksilber auszuscheiden. In der Brombeere wiederum findet sich das antioxidative Lutein, das die Sehkraft der Augen erhöht. Auch die wohlschmeckende Erdbeere ist Gesundheit pur: Ihre Anthozyanine hemmen Entzündungen, regulieren den Blutdruck und vertreiben Bakterien. Dazu kommt noch jede Menge blutbildende Folsäure. Einen Spitzenplatz in der Vitalskala nehmen natürlich die ungespritzten, heimischen Trauben ein: Sie aktivieren die Leber, ihre Fettsäuren senken den Cholesterinspiegel, das Vitamin E schützt vor freien Radikalen, und die ballaststoffreichen Schalen wirken im Verbund mit Kalium entwässernd – und damit auch wieder schlank machend.

Vorsicht Saftfalle: Haben Sie schon einmal fünf Äpfel auf einmal gegessen? Oder fünf Orangen? Natürlich nicht. Aber genau das machen Sie, wenn Sie Apfelsaft, wenn Sie Orangensaft trinken, vor allem, wenn noch das wertvolle Fruchtfleisch dabei ist. Was ist die Folge? Der Blutzucker schießt nach oben, dick machendes Insulin wird ausgeschüttet. Gleichzeitig ist der Körper hoffnungslos mit der Flut an Mineralien und Vitaminen überfordert, scheidet das meiste gleich ungenutzt wieder aus.

Lieber also das reine Obst als den Saft genießen – oder eben ganz wenig Saft genießen, ungefähr so viel wie in drei Schnapsgläser passen.

Lust wollte ich Ihnen machen, sich auf frische Beeren, frisches Obst zu freuen. Greifen Sie aber wirklich nur zu absolut ausgereiften Früchten, nur sie schmecken unvergleichlich – und nur von ihnen werden Sie sich langfristig magisch angezogen fühlen. Denn wer Obst nur isst, weil es gesund ist, wird irgendwann die Lust daran verlieren. Schmecken muss es – dann tut es auch gut!

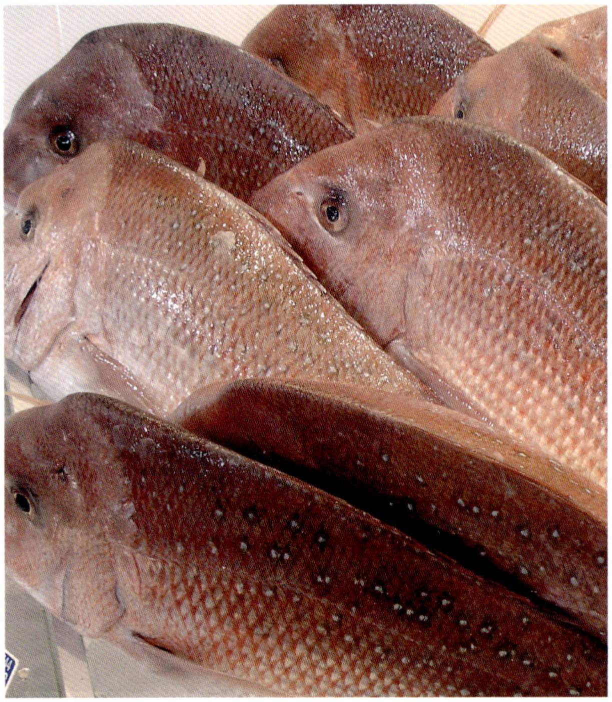

Fisch: Das kostbarste Eiweiß

Fisch macht schön. Ganz einfach deshalb, weil alle Fische besonders viel hochwertiges Eiweiß besitzen. Proteine aber sind unerlässlich für eine gut durchfeuchtete, für eine elastische und trotzdem Spannkraft besitzende Haut. Auch prunken die Wasserbewohner mit Schönheits-Mineralien, Schönheitsvitaminen – und haben darüber hinaus noch entzündungshemmende Fette.

Ganz bewusst greife ich einmal mit der Forelle einen heimischen Fisch heraus, um die ganze Bandbreite der schwimmenden Schönheit zu zeigen. Natürlich hätte es auch ein Thunfisch mit besonders viel entzündungshemmender Omega-3-Säure sein können. Aber der ist vom Aussterben, bedroht, bei uns auch kaum wirklich frisch zu bekommen. Genauso wie der Lachs, der in Deutschland praktisch nur in der gemästeten Form aus den maritimen „Legebatterien" kommt und nicht mehr wild erhältlich ist (eine der wenigen Ausnahmen finden Sie am Schluss dieses Kapitels).

Also die Forelle, am besten natürlich aus einem See, wo sie wild geschwommen ist, frisch gefangen wurde. Und das steckt an Schönheit drin: rund 20 Prozent leicht verdauliches Eiweiß. Von den Aminosäuren, die das Eiweiß ausmachen, glänzen besonders „schönkostig": Das Arginin ist Muskel aufbauend; aus dem Lysin bildet der Körper das Fett verbrennende Carnitin; im trauten Duett schwimmen in der Forelle das schmerzstillende Histidin und das nervenstärkende Phenylalanin; eine besondere Rolle kommt dem hautfreundlichen Tryptophan zu, weil aus dieser Aminosäure das Hautvitamin B3 im Körper synthetisiert wird. Ebenso ist Phenylalanin für den Aufbau des Glückshormons Serotonin zuständig. Und das Glück vervollständigt das entstressende Valin, sodass sich insgesamt sagen lässt, das Eiweiß der Forelle bändigt Entzündungen, beruhigt, vertreibt die Hektik aus dem Körper, hilft beim Schlankbleiben – alles gute Voraussetzungen für eine gesunde Haut.

Assistiert bei ihrem schönen Werk wird das Eiweiß durch Mineralstoffe wie Nägel- freundliches Eisen, Haar- schimmerndes Kupfer, ausschwemmendes Kalium, Hautekzem- vertreibendes und Leber- schützendes Zink, das auch noch die Spermienbildung anregt. Ebenfalls für guten Sex sorgt Mangan, das die Sexualhormone puscht und im „Nebenjob" bei der Hauterneuerung hilft. Selbst das sonst in Deutschland seltene Selen lässt sich in der Forelle blicken und sorgt für ein stabiles Immunsystem, auf dass sich keine Haut- schädigenden Bakterien im Körper breit machen.
Wo Schönheit im Spiel ist, lassen sich auch die Vitamine nicht lumpen: Mächtig ins Zeug legt

sich Vitamin E, welches die Haut angreifende freie Radikale in die Flucht schlägt; auch das Seh- und Hautvitamin A fühlt sich in der Forelle wohl; ebenso die Palette der B-Vitamine, wie etwa B3, das die Geschmackspapillen der Zunge zu schmeckerischen Höchstleistungen antreibt; dann das die Haut feucht haltende B5, was auch Panthotensäure heißt; ebenfalls mit von der Partie sind die Gefäß-schützende Folsäure, das „Haut-Vitamin" Biotin; und damit über alle diese schöne Pracht auch das Lächeln richtig Freude macht, gesellt sich noch B6 dazu, das eingerissene Mundwinkel glättet.

So begeistert sind Sie, dass Sie jeden Tag eine „schöne" Forelle verspeisen wollen? Gemach, das hat unser jahrtausendealter Stoffwechsel so nicht vorgesehen, Fisch kam da nur ab und zu vor. Und das ist gut so, denn die Forelle enthält auch Purine, das sind Stoffe, welche die Zelle für ihr Wachstum braucht. Ein zuviel davon kann aber zu überschüssiger Gefäß-schädigender Harnsäure führen. Also, rund einmal Fisch pro Woche reicht für die Schönheit.

Mein Loblied auf die Forelle lässt sich leicht für andere Fische variieren. Wie schon gesagt, haben die Meeresfische mehr von der ernährungsphysiologisch als wichtig angesehenen Omega-3-Fettsäure, haben auch mehr schlankmachendes Jod. Dafür zündeln dort auch mehr Stoffe, welche die Harnsäure nach oben treiben. Trotzdem, wenn Sie beispielsweise eine frische Makrele bekommen, schlagen Sie zu. Das ist zwar ein fettreicher Fisch, aber es ist eben Herz- gesundes Fett.

Von der Ausrottung bedroht sind viele Meeresfische. Deshalb gefällt mir, dass der Spitzenkoch Michael Hoffmann, auf meine Frage von Seite 203 sofort gesagt hat, er würde sich an einer Initiative beteiligen, die sich gegen die rücksichtslose Raubfischerei auf unseren Meeren wendet.

Wildfang in Spitzenqualität

Es wird immer schwerer, Meeresfische der besten Qualität zu bekommen. Einer der wenigen, der dieses Geschäft beherrscht, ist Hans-Joachim Kunkel, dessen 40-Personen- Unternehmen „Die Räucherei" zwischen Hamburg und Bremen liegt. Fasziniert hat mich eine besondere Spezilität des Verkaufsgenies: Er beschäftigt Fischer, die für ihn vor allem in Alaska Jagd auf einen der besten Fische der Welt machen, den wilden Lachs.

Mit einem dieser Fischer, Hugh Bertmaring, habe ich auf der Öko-Messe „BioFach" gesprochen. Er stammt ursprünglich aus Bayern, hieß dort „Hubert", und ist nach Alaska ausgewandert, wo er im Früh-Sommer den silbrig-glänzenden Fisch fängt. Es ist unvorstellbar, wie gut dieser Sokeye, das ist eine der besten Sorten, aus dem kalten Pazifik-Wasser schmeckt. Da ich früher oft in Seattle war, kenne ich diesen Fisch, der bei uns praktisch nicht erhältlich ist, sehr gut. Hugh erzählte mir, dass äußerst strenge gesetzliche Regelungen dafür sorgen, dass wenigstens diese Delikatesse uns noch eine Weile erhalten bleibt. „Es kommen immer noch riesige Schwärme", sagte er, und breitete die Arme weit aus.

Spitzenrestaurants, Fischläden sind die Hauptkunden von Hans-Joachim Kunkel, der darauf achtet, so weit wie möglich ökologisch korrekte Ware zu beziehen. Aber immerhin liefert der alerte Norddeutsche auch an Privatleute den tiefgefrorenen und in einer speziellen Box kühl gehaltenen Fisch. Infos unter *www.die-raeucherei.de*

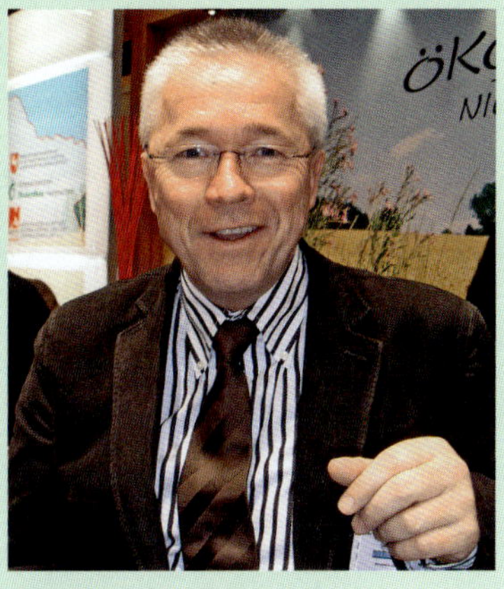

Lässt Lachse fangen: Hans-Joachim Kunkel

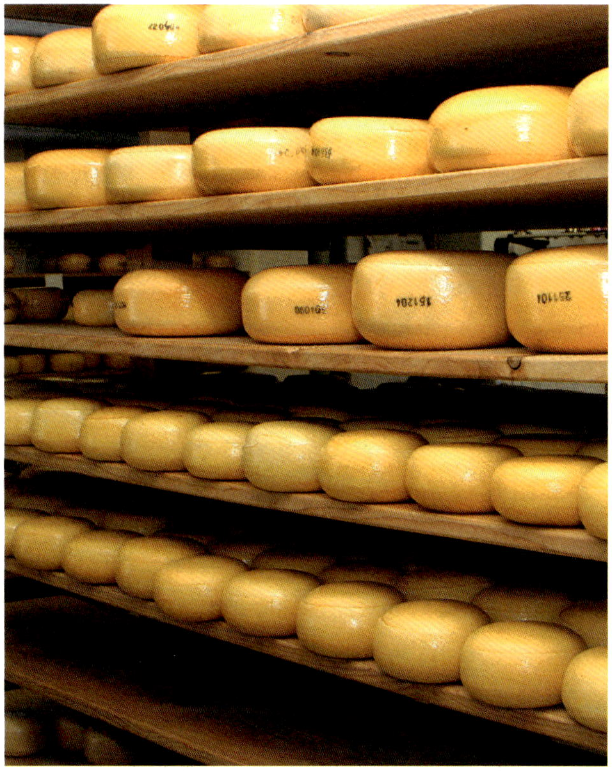

Käse: Funktioneller „Fisch"-Käse aus den Alpen

Trinken Sie noch Milch? Eigentlich schon, aber eigentlich eher nicht. Dabei ist Milch eines der wertvollsten Lebens-Mittel, das wir haben. Sie enthält hochwertiges Eiweiß, das Casein, das vom Körper leicht in körpereigenes Eiweiß umgewandelt werden kann. Außerdem steckt die Milch voller wertvoller Vitamine, etwa die Schönvitamine der B-Gruppe, Spurenelemente, wobei vor allem der Knochenbaustoff Kalzium herausragt. Der kann aus der Milch besonders gut aufgenommen werden, da sie auch Vitamin D enthält, welches die Resorption des Kalziums fördert.

Sie trinken immer noch keine Milch? Natürlich trinken Sie Milch, aber halt nicht mehr aus dem Glas, sondern eher aus dem Becher, meistens als Joghurt. Was nichts anderes ist als durch Sauermilchbakterien teilweise geronnene Milch. Für mich, aber auch wahrscheinlich viele andere, wird die Milch dadurch leichter verträglich. Wobei ich Ihnen noch eine heute leider weitgehend in Vergessenheit geratene Variante empfehle: die Dickmilch. Seitdem ich die Dickmilch vom demeter-Gut Bollheim kenne, bin ich quasi süchtig danach, vor allem, weil sie extrem geschmacksstark ist. Was daran liegt dass sie noch ein handwerkliches Produkt ist, und dass sie über drei Prozent Fett enthält. Aber dafür esse ich morgens auch nur maximal drei Esslöffel. Lieber weniger, aber dafür das Beste.

Am Allerbesten schmeckt Milch aber als Käse. Wobei ich persönlich praktisch nur solche aus Rohmilch esse, also Käse, deren Milch nicht über 38 Grad erhitzt wurde. Das schont die wertvollen Bestandteile, weshalb solche Käse um Lichtjahre besser schmecken als die pasteurisierten Industrieprodukte. Stundenlang könnte ich Ihnen nun vorschwärmen von all den wunderbaren Sorten wie Roquefort, Comté, Langrés, Bries, die natürlich fast alle um die 50 Prozent Fettgehalt in der Trockenmasse (absolut gesehen haben aber beispielsweise die Weichkäse dann nur noch rund die Hälfte dieses Wertes) haben. Aber das Schwärmen lasse ich, schließlich hat nicht schon jeder seinen Stoffwechsel so „Schönkost"-optimiert, dass so viel Fett nicht auf die Hüften schlägt. Außerdem gibt es dafür ausgezeichnete Läden mit sehr guter Beratung, wie etwa „Wingenfeld" in Köln oder der „Tölzer Kasladen" auf dem Münchner Viktualienmarkt. In München kaufe ich mit dem „Bleu de Gex" und alten „Tomme de Savoie"

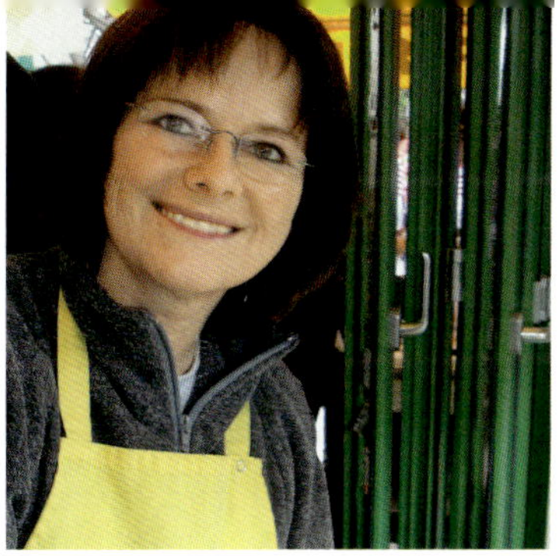

Die Käsekundige:
Susanne Hoffmann

übrigens gerne zwei Käse mit einem leichten Bitterton.
Für „Schönkost" möchte ich Ihnen drei ganz spezielle Käse präsentieren:

RICOTTA: ein Käse, der aus der Molke erzeugt wird, die beim Käsen anfällt. Die Molke wird auf 80 Grad erhitzt und daraus entsteht ein milder, leicht süßlicher Käse, der es aber in sich hat: Er hat nur rund 12 Prozent Fett, dafür hochwertige Aminosäuren wie etwa Bindegewebe stärkendes Prolin, aber auch reichlich Kupfer, das die Haare schimmern lässt. Dazu neben vielen anderen Vitaminen zellbildende Folsäure.

Richtig guten frischen Ricotta gibt es nur aus Italien – und auch von da ist er nicht einfach zu bekommen. Aber es lohnt sich, immer wieder danach in guten Geschäften zu fragen (wie etwa dem Tölzer Kasladen von Susanne Hoffmann). Perfekt schmeckt der Käse, wenn er mit frisch gehackten Kräutern, wie etwa Pimpernelle, angemacht wird. Etwas leichter zu bekommen und auch haltbarer ist die gebackene und geräucherte Form, erkennbar an der braunen Rinde.

In der Schweiz und meiner badischen Heimat heißt ein ähnlicher Käse übrigens Ziger, eine Art Quark aus abgetropfter Molke, der mit Kümmel gegessen wird.

HARZER KÄSE ist die älteste deutsche Käsesorte. Ein Sauermilchkäse, der in rund 8 Tagen von außen nach innen reift und pikant-säuerlich schmeckt. Zugegeben, er ist geschmacklich nicht gerade der große Brüller, aber seine inneren Werte sind einsame Klasse: So ist er praktisch fettfrei, glänzt dafür aber mit kaum schlagbaren 30 Prozent hochwertigem Eiweiß. Abgerundet wird das Ganze durch eine kräftige Ladung nervenstärkendes Vitamin B1 sowie pflegendes B2.

Ideal passen zum Harzer Essig, Kümmel, Zwiebeln. Sicher, auch das ist nicht gerade ein Gourmeterlebnis, aber es ist Power pur: Der Essig ist mit seinen resorptionsverzögernden Eigenschaften ein natürlicher Schlankmacher, die Zwiebeln putzen alle lästigen Keime weg, und der Kümmel sorgt für einen aufgeräumten Magen.

Wie wär´s, liebe Köche, wenn Ihr dieses funktionelle Kraftpaket zum Gourmetgenuss aufrüsten würdet? Es wäre „Schönkost" in seiner schönsten Form.

Übrigens: Ich liebe dieses Gericht, vor allem, wenn ich statt dem deutschen Harzer die edlere Version aus dem Alpenraum bekomme, wo dieser Sauermilchler „Graukäse" oder „Stozenkäse" heißt.

ALPKÄSE: Jetzt wird endlich das **Rätsel um den „Fischkäse" gelüftet**. Das ist kein Schreibfehler, sondern das sind Käse, die von ihren Inhaltsstoffen her mit hochwertigem Fisch vergleichbar sind. Das liegt vor allem an dem Gehalt von Herz schützender Omega-3-Fettsäure. Wo kommt die her, werden Sie fragen, fressen die Kühe plötzlich Fische? Nein, die bleiben reine Pflanzenfresser (nur degenerierte, geldgierige Menschen geben ihnen gemahlenes Tierfutter und wundern sich dann über BSE).

Es handelt sich hier um die Rinder, die hoch oben auf den Almen weiden und dort das saftigste Gras, den aromatischsten Klee, die würzigsten Kräuter der Welt fressen. Diese Pflanzen stecken aber voller Vitalstoffe, darunter eben auch die Omega-3-Säure. Und über die Milch der Kühe gelangt dieser

Superstoff, der sonst vor allem in Meeresfischen zu finden ist, in den Rohmilchkäse. Dieser überraschende Befund ist inzwischen wissenschaftlich gesichert, etwa durch Untersuchungen der renommierten Universität ETH in Zürich oder der Lebensmittel-Hochschule Weihenstephan.

Leider ist es nicht ganz einfach, an diese tollen Käse zu kommen. Am besten geht das noch in der Schweiz, wo es die Bezeichnung „Hochalpkäse" oder „alpage" (nicht „Bergkäse", die werden oft im Tal verarbeitet) gibt. Sie besagt, dass die Milch für den Käse tatsächlich auf der Alp verarbeitet worden ist – und von daher mit hoher Wahrscheinlichkeit auch diese hochwirksamen Inhaltsstoffe enthält. Bei uns sollten Sie in Fachgeschäften nach Käsen aus den Hochalpen fragen, etwa nach dem „Beaufort alpage" (mein Lieblingskäse), „L´Etivaz alpage" oder dem Hochalpbergkäse aus dem Allgäu.

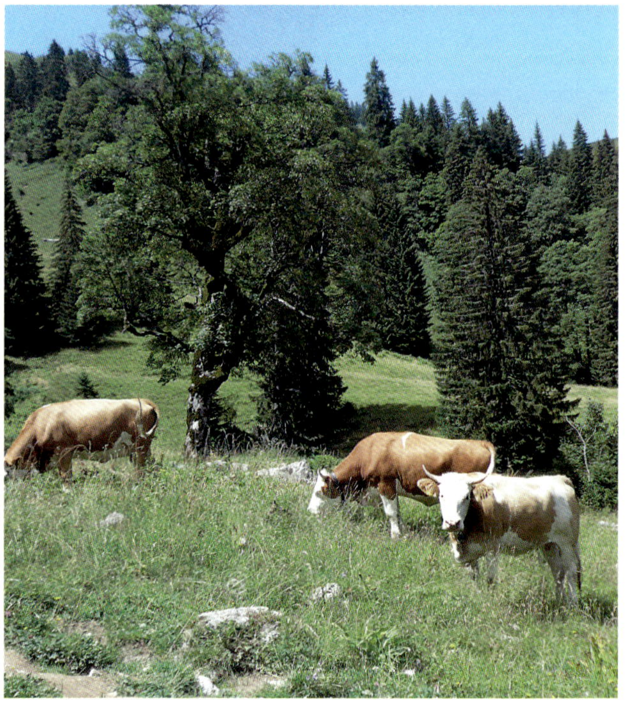

Werbeblock?

Auch wenn ich in einem meiner früheren Leben einmal TV-Werbung verkauft habe:

Niemand hat Geld bezahlt, damit ich in „Schönkost" auf seine Produkte, sein Gasthaus, sein Geschäft hinweise (obwohl ich solche Einnahmen gut hätte gebrauchen können, um die immensen Recherchekosten für das Buch abzufedern). Nein, es geht mir darum, auf Adressen hinzuweisen, die im „Schönkost"-Sinne arbeiten – etwa die Minifirma Owisan, die ein revolutionäres Verfahren entwickelt hat, um Körner vitalstoffoptimiert keimen zu lassen. Oder Köche, wie den Fischspezialisten Klaus Neidhart oder den Gemüse-Verzauberer Michael Hoffmann; Köche also, die gerne auch einfache einheimische Produkte sensorisch adeln.

Fleisch: Die beste Beilage der Welt

Mit Fleisch bin ich groß geworden. Mit Wurst auch. Beides esse ich immer noch, aber immer weniger. Und wenn, dann kaufe ich möglichst bei Metzgern, die noch wissen, wo ihr Fleisch herkommt, die selbst schlachten, die selbst ihre Wurst herstellen. Etwa bei Adolf Wassmer in Zell-Atzenbach im südbadischen Wiesental oder bei Martin Senn in Eimeldingen bei Lörrach. Während Martin Senn ein tatendurstiger jüngerer Metzger ist, der auch noch einen Partyservice betreuen muss, konzentriert sich Fritz Wassmer ganz auf sein Fleisch. Er kann Ihnen praktisch von jedem Stück sagen, von welchem Kleinbauern aus dem Schwarzwald es kommt, alles ist perfekt abgehangen – und auf seine Kochvorschläge ist hundertprozentig Verlass. Besonders schön: Er ist ein

Freund des Niedriggarens. Bevor Sie hingehen, erkundigen Sie sich über die Öffnungszeiten unter 076 25/385.

Drei Gründe sprechen für Fleisch: schnelle, vitale Energie, wertvolle Vitamine, Mineralien und großer Geschmack. Für die schnelle Energie sind die rund 20 Prozent Eiweiße verantwortlich, die im Fleisch stecken. Aber diese Proteine gibt es im Fleisch nur in Verbindung mit Purinen – und das sind chemische Verbindungen, die der Körper zwar selbst aufbauen kann, die ihm aber mit Fleisch konzentriert zugeführt werden. Mit der Konsequenz, dass diese Purine die Nervenzellen des Gehirns zu Höchstleistungen antreiben, sodass man sich über seine Reserven verausgaben kann. Geschieht dieser Prozess permanent, weil dauernd Fleisch gegessen wird, verschleißt der Körper vorzeitig, wird das Herz überfordert, weshalb die Herzgefäßerkrankungen „dank" unseres übermäßigen Fleischkonsums so zunehmen. Außerdem werden die Purine im Körper zu Harnsäure abgebaut, die im Übermaß wiederum Gicht verursacht.

Das ist die eine, weniger schöne Seite des Fleisches. Die andere ist die Vitalität, zu der neben dem bereits erwähnten Eiweiß auch ein ganzes Füllhorn an Mineralien gehört, etwa blutbildendes Eisen, Sexualhormon bauendes Zink. Wobei diese Stoffe im Fleisch nicht bloß „da" sind, sondern durch die gleichzeitig vorhandenen B-Vitamine auch vom Körper aufgenommen werden können.

Bleibt die dritte, die schönste Seite des Fleisches: der große Geschmack. Nichts geht doch über eine saftig geschmorte Roulade, wie sie etwa auf Seite 213 bei den Rezepten zu finden ist, geht über eine langsam gegarte Lammhaxe. Aber nur Fleisch von Tieren, die „an der frischen Luft" waren, die auch mal kräftiges Gras selbst suchen durften, die nicht durch Turbo-Mast auf schnelles Wachstum getrimmt wurden, hat diesen herrlichen Geschmack. Hier drei Sorten Fleisch, die ich persönlich bevorzuge und die auch ernährungsphysiologisch Sinn machen:

HUHN: Wie geschaffen für den weiblichen Stoffwechsel ist Hühnerfleisch. Denn es enthält mit Eisen und Vitamin B12 zwei für die Blutbildung unerlässliche Stoffe. Hinzu kommen die vielen weiteren B-Vitamine, wie etwa den Schlaf förderndes B6 und Haut und Haare verwöhnendes Biotin. Auch Zink, das ebenfalls gut zu Haut und Haaren ist, aber auch der Seele schmeichelt, findet sich im Huhn. Hinzu kommt, dass Hühnerfleisch besonders fettarm ist.

Wer all diese Vorzüge in vollen Geschmackszügen genießen möchte, kauft natürlich Hühner, die in ihrem Leben auch einmal eine Wiese gesehen haben, wo sie Körner picken konnten, wo auch ein prächtig stolzierender Hahn für Freude sorgt. Vergessen können Sie die Legebatterien, die gepferchten Gatter, wo die Hühner unter untierischen Bedingungen gehalten werden. Vergessen können Sie auch Begriffe wie „aus Bodenhaltung". Ja, wo sonst außer auf dem Boden sollen die Hühner denn sein, „aus Flughaltung", das schaffen nicht einmal unsere Mastkönige. Wichtig ist, dass es der richtige Boden ist.

LAMM: Für alle Freunde eines kräftigen Fleischgeschmacks ist Lamm genau richtig. Vor allem dann, wenn es sich nicht bloß um ein Milchlamm handelt, das nie Grünes gesehen hat. Besonders gut sind Lämmer, die auf salzhaltigen Meereswie-

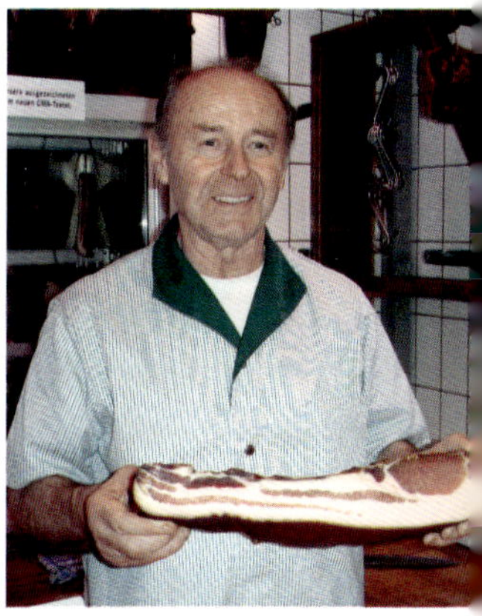

Weiß, wo sein Fleisch herkommt: Adolf Wassmer.

sen grasen durften – die sind dann quasi von innen „vorgesalzen“ oder „pré salé“, wie die Franzosen sagen.

Auch das Lammfleisch steckt voller Vitamine und Spurenelemente, etwa dem Seh- und Hautvitamin A. Je dunkler das Fleisch ist, desto mehr Haar verschönerndes Eisen und den Stoffwechsel ankurbelndes Magnesium enthält das Tier. Wichtig für Schlank-Schlemmer: Im Kotelett beträgt der Fettanteil bis zu 30 Prozent, während die Filets dagegen mit Werten von unter 5 Prozent glänzen.

RIND: Wie viel Fleisch ist richtig? Das hängt natürlich auch von der Tätigkeit ab. „Bürohengste“ brauchen weniger, Sportler hingegen mehr. Wer sich tüchtig bewegt, der verträgt ein ordentliches Rindssteak locker. Sportler profitieren besonders vom relativ hohen Eisengehalt des Fleisches, das sie brauchen, um sich vor Muskelkater zu schützen. Auch können Bewegungsfreudige Aminosäuren wie das Muskeln aufbauende Arginin sehr gut gebrauchen, vor allem wenn auch gleich noch Zink da ist, welches das Eiweiß besser verdauen lässt.

Achten Sie beim Fleischkauf unbedingt darauf, dass das Fleisch gut abgehangen ist. Denn sonst können Sie kochen wie ein Weltmeister – das Rind bleibt zäh. Aber sollen Sie Fleisch überhaupt kochen, was ja viele vehement ablehnen? Hier Annäherungen an eine Antwort:

Fazit 1: Fleischessen ist von der Natur vorgesehen, sonst könnten wir es nicht verdauen. Paläontologen, also sich mit früheren Lebewesen befassende Forscher, vermuten, dass die Natur diese Fähigkeit für immer wiederkehrende Eiszeiten eingerichtet hat, wo das Pflanzenangebot spärlich ausfällt. Was nichts anderes heißt, als dass für die Basisernährung Pflanzen, Körner vorgesehen sind – und Fleisch als die beste Beilage der Welt.

Dafür spricht neben der schon erwähnten Belastung des Fleisches durch die Purine auch die Tatsache, dass die Leber und Niere wahre Schwerstarbeit leisten müssen, um zu viel tierisches Eiweiß wieder auszuscheiden. Außerdem werden dabei wertvolle Vitamine und Spurenelemente verbraucht, die an anderer Stelle fehlen. Was heißt nun zu viel? Wer etwa 100 Gramm Lammfleisch isst, hat bereits rund die Hälfte seines täglichen Proteinbedarfs gedeckt. Also lieber 100 Gramm vom besten Lammfleisch genießen, als sich eine riesige Schweinshaxe reinziehen.

Fazit 2, mein persönliches: Wer kurz und intensiv leben will, isst viel Fleisch. Wer lang und vital leben will, isst wenig Fleisch.

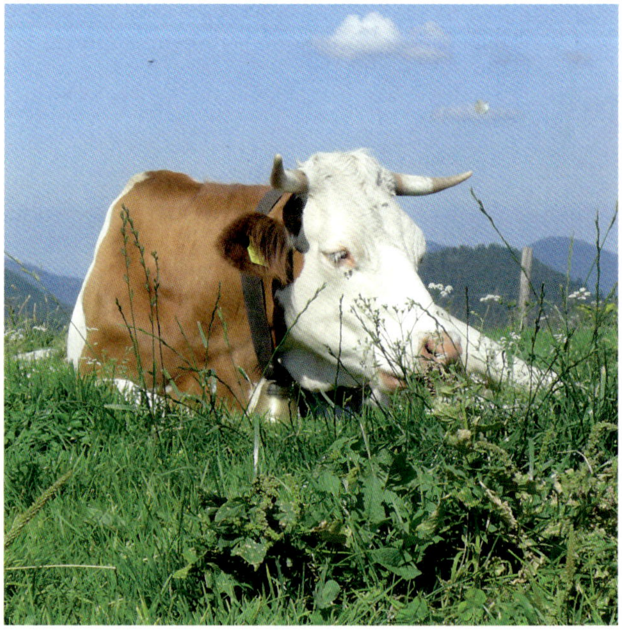

Frisst würzige Omega-3-Kräuter: Hochalpenkuh

Rätsel: Wer lebt hier?

Antwort: ein deutsches Huhn (ungefähr soviel „Platz" hat ein Huhn in den Mastfabriken).

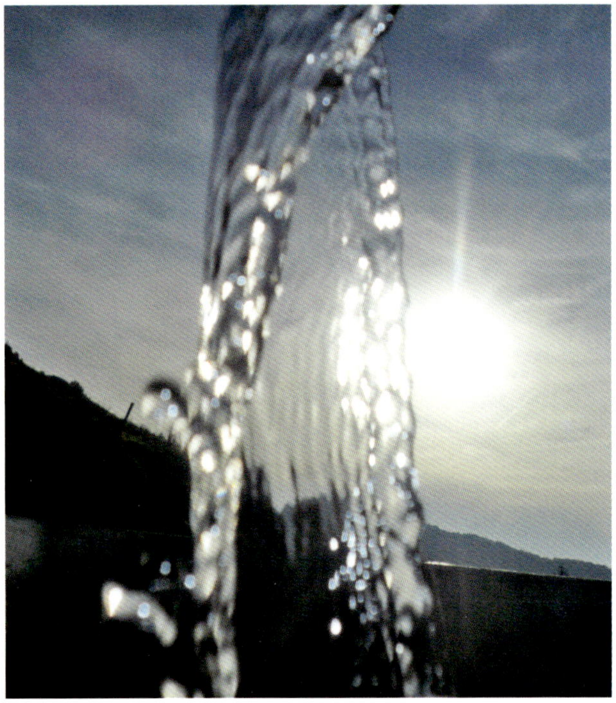

Getränke: Lebens-Wasser, Schön-Bier, Schlank-Wein, Vital-Tee

„Wasser ist Wasser", sagen die einen. „Wasser ist mehr als Wasser", sagen die anderen. Die einen, das sind Wissenschaftler wie die in diesem Buch vorkommenden Experten, die sagen, dass im Mineralwasser vorkommende Mineralien vom Körper aufgenommen werden können. Die anderen, das sind Leute wie Johann Abfalter von der erfolgreichen St. Leonhards-Quelle, sagen, das ginge nicht. Noch einen Schritt weiter geht Andreas Fellin, Eigentümer der Plose-Quelle in Südtirol, der in einem Buch für den renommierten Haug-Verlag behauptet, dass die Mineralien sehr wohl aufgenommen werden können – dort aber sogar zu Schäden führen, weil sie abgelagert werden.

Wer hat recht? Wie so oft in Ernährungsfragen wahrscheinlich alle ein wenig. Trotzdem wundert mich immer wieder, dass es zu so fundamentalen Fragen keine wirklichen, auf Messungen beruhenden Studien gibt, sondern dass doch sehr die persönliche Sichtweise dominiert. Also bleibt auch mir letztendlich nichts anderes, als Ihnen meine persönlichen Erfahrungen mitzuteilen. Und die beruhen darauf, dass ich nun seit über fünf Jahren die „Lichtquelle" von St. Leonhard trinke – und damit gute Erfahrungen gemacht habe, sie nicht mehr missen will, einfach auch, weil sie mir schmeckt.

Aber wie gesagt, das sind persönliche Präferenzen, sicher auch gestärkt durch die beeindruckenden Fotos der Wasserkristalle durch den Japaner Masaru Emoto und die Tatsache, dass die so genannten „lebendigen" St. Leonhards-Wässer (es gibt noch andere Quellen von diesem Unternehmen) quasi von selbst aus der Erde treten, was artesianisch heißt. Auf ihrem Weg durch den Untergrund zu ihrer natürlichen Quelle nehmen diese Wässer sehr viele Informationen mit, die sich als Frequenzen messen lassen.

Interessant ist auch „Hornberger Lebensquell" aus dem Schwarzwald (siehe *www.hornberger-lebensquell.de*). Das ist zwar keine rein artesianische Quelle, weil das Wasser aus einem künstlich geschlagenen Stollen (der allerdings wohl schon von den Römern stammt) tritt. Interessant finde ich, dass die Quelle dieses stillen Wassers auf 850 Meter Höhe mitten in einem Wald liegt, der auch noch eine umfangreiche Trinkwasserzone ist.

Genauso spannend finde ich, dass aus diesem **herrlichen Mineralwasser sogar ein Bier gebraut** wird – und zwar eines, das ich schon lange suche, nämlich eine Mischung aus leicht bitterem Pils und Hefebier. „Ketterer Zwickl Pils" heißt es,

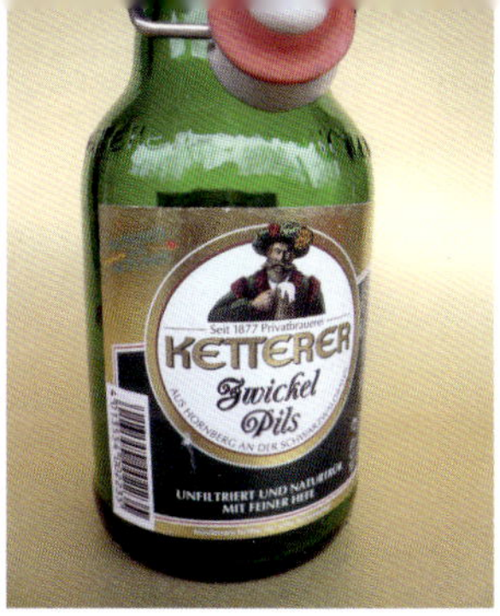

Hefe-Bitter:
Ketterer Zwickl Pils

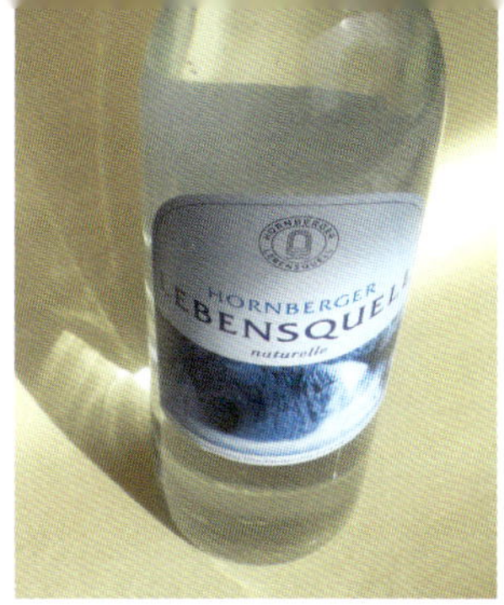

Von den Römern entdeckt:
Lebensquell-Quelle

ist in einer kleinen Bügelverschlussflasche und schmeckt ausgezeichnet. Ein echtes „Schönkost"-Bier, das Genuss mit dem schlank machenden Bitteren und den schön machenden Hefen, dem Silizium vereinigt (*www.kettererbier.de*).

Wer keinen Alkohol im Bier mag, für den gibt es eine gute Alternative, das Neumarkter Lammsbräu, Weisse, alkoholfrei. Ein Bier, dem nicht nachträglich der Alkohol entzogen wurde, sondern das gleich alkoholfrei gebraut wurde. Ein Bier, das sogar das Immunsystem stärkt und vor freien Radikalen schützt (*www.lammsbraeu.de*).

Aber der Mensch lebt nicht vom Bier allein, es gibt ja noch den guten Wein. Und der ist um so besser, je trockener er ist. Trocken bedeutet dabei, dass er maximal 4 Gramm Restzucker hat. Speziell bei vielen deutschen Weinen steht zwar trocken drauf, trotzdem haben sie bald 10 Gramm Restzucker (immerhin zwei Zuckerwürfel). Bevorzugen Sie am besten Weine, bei denen der Restzuckergehalte als RZ drauf steht. Erfahrungsgemäß schreiben das aber nur die drauf, deren Tropfen tatsächlich nicht zuckergeschwängert sind.

Einer davon ist Karlheinz Ruser aus meiner Heimatstadt Lörrach (07621/49620). Bei ihm haben die meisten Weine sogar unter 2 Gramm RZ – und schmecken trotzdem großartig, etwa seine Grau-, Weißburgunder und seine Rotweine, die Sie sogar einen Tag lang offen stehen lassen können. Der Winzer, dessen Weine direkt an der Grenze zur Schweiz oberhalb von Basel liegen, beherrscht auch noch die Kunst, intensiv-elegante Weine zu keltern, die trotzdem keine Alkoholbomben mit über 14 Prozent sind. Fragen Sie nach seinen leichten „Müller"-, seinen Gutedel-Weinen (die Burgunder sind natürlich höherprozentig), die oft mit praktisch null Gramm Restzucker nur 10 Prozent Alkohol haben.

Ungekrönter Trockenkönig im Markgräflerland ist aber das Weingut Dörflinger (07631/2207), das seit Generationen nur absolut trockene Weine keltert. Kosten Sie in der modern-archaischen Probierstube, die von dem Bildhauer Konrad Winzer (wie auch die von Karlheinz Ruser) gestaltet wurde, neben seinen Gutedeln die spritzigen Silvaner und auch die deutsche Paraderebe Riesling, die hier in Müllheim südlich von Freiburg sogar endlich einmal trocken ausgebaut wird. Nicht vergessen sollten Sie die Spätburgunder, die Hermann Dörflinger mit seinem gleichnamigen Sohn, der die renommierte Weinbauschule in Geisenheim absolviert hat, produziert. Sie können sich mit den besten roten Burgundern aus Frankreich messen und kosten einen Bruchteil davon.

Solche Weine sind sogar indirekte Schlankmacher – weil zum einen durch den fehlenden Zucker keine dickmachende Insulinreaktion ausgelöst wird und der moderate Alkohol die Ausschüttung von Zucker aus der Leber bremst. Aber Vorsicht: Erstens ist auch wenig Alkohol erst einmal Alkohol – und der ist in hohen Dosen ungesund. Zum anderen wirkt diese „Schlankbremse" nur, wenn maßvoll genossen wird.

Wer ganz auf Nummer sicher gehen will, trinke das, was ich täglich trinke: Tee. Das fängt mit Grüntee an – und tagsüber trinke ich Tee aus den jeweiligen Pflanzen der Saison. Welche das sind, sehen Sie bei den Rezepten. Wobei ich Ihnen gerne schon jetzt **meinen Lieblingstee verrate: die Verveine,** auch Verbene geschrieben. Ihr herrlich zitroniger Duft ist der Begleiter des Sommers.

„SCHÖNKOST"-FRAGEN AN PROFESSOR WERNER BACK:

Macht Bier schlank und schön?

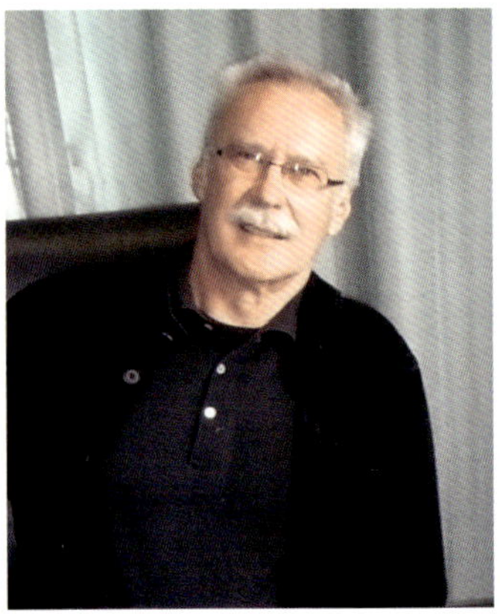

Der Lehrer der Brauer: Professor Werner Back

„Bier im Blut" hat Professor Werner Back, schon sein Vater war Brauereidirektor. Der 1942 Geborene lernte das Brauen in einer Brauerei, bevor er Brauingenieur wurde und zum Dr. Ing. promovierte. Seit 1992 besetzt Professor Back den Lehrstuhl Brauereitechnologie im Wissenschaftszentrum Weihenstephan der TU München. Weihenstephan gilt als die weltweit wichtigste Ausbildungsstätte für Brauer. Hier ist auch die älteste Brauerei der Welt.

Bier gilt wegen seinem hohen Glykämischen Index als schlimmer Dickmacher. Stimmt das?
„Volkstümlicherweise" wird das gesagt. Das hängt sicher auch damit zusammen, dass Bier ein appetitanregendes Getränk ist – und wenn dann auch noch deftig gegessen wird, bestehen Gefahren für die schlanke Linie. Aber Bier ist auch Verdauung fördernd, was ja sehr positiv ist. Prinzipiell ist es so, dass Bier nur 400 Kilokalorien pro Liter enthält und somit wesentlich weniger als vergleichbare Mengen an Milch, Wein oder Erfrischungsgetränken. Damit ist ein Dickwerden durch Bier auf keinen Fall zu erwarten, vorausgesetzt, dass moderate Genuss-Mengen von maximal einem Liter pro Mann, einem halben Liter pro Frau am Tag nicht überschritten werden.

Wie hoch ist der Restzuckergehalt einzelner Biersorten, ist Weißbier besonders „süß"?
Im Schnitt liegt dieser Wert bei 0,5 Prozent (das sind fünf Gramm Zucker pro Liter), was ein Bruchteil der meisten süßen Erfrischungsgetränke, aber auch vieler Weine ist. Auch Weißbiere haben keinen höheren Gehalt an Zucker, weil der durch den Brauprozess vergoren ist. Nur einzelne Malzbiere können bis zu sechs Prozent Restzucker haben.

Bierhefe gilt mit seinen Vitaminen und Spurenelementen als ein wahrer „Schönmacher". Wie viel Hefe ist noch im „fertigen" Bier?
In den normalen gefilterten Bieren ist davon nichts mehr enthalten. Dafür enthält Bier etliche der wichtigen B-Vitamine, die vom Körper sehr leicht aufgenommen werden können, da sie durch das Mälzen und Maischen im Brauprozess quasi leicht verfügbar gemacht wurden.

Welche Weißbiere haben die höchsten Gehalte an Hefe?
Vor allem Weißbiere, die in der Flasche reifen, haben sehr hohe Gehalte. Das reicht von der vorgeschriebenen einen Million Hefezellen pro Milli-Liter bis zu fünf Millionen. Es gibt sogar kleine bayerische Braustätten, die noch höhere Werte haben. Umgerechnet kann das bis zu einem Teelöffel Hefe pro Flasche ausmachen.

Verkaufen Brauereien Bierhefe separat, und das auch in flüssiger Form, aber ohne Alkohol?
An Endkunden wird Bierhefe, die in flüssiger Form immer noch Reste an Alkohol hat, praktisch nicht verkauft. Bauern nehmen die Hefe als eiweißreiches Viehfutter ab und die Pharmaindustrie fertigt daraus Hefetabletten, die aber nach der Verarbeitung keinen Alkohol mehr enthalten.

Was macht den „Schön"-Stoff Silizium im Bier so besonders?
Dass er hier in einer sehr

bioverfügbaren Form als Ortho-Kieselsäure vorliegt, die vom Körper besonders leicht resorbiert werden kann. Wer einen Liter Bier trinkt, nimmt zwischen 20 und 30 Milligramm auf. Und der Tagesbedarf wird von Experten auf 20 bis 50 Milligramm geschätzt. Das Mineral ist ein unverzichtbarer Baustein von Haut, Haaren und Nägeln.

„Das für Haut und Haare wichtige Silizium ist im Bier besonders gut bioverfügbar"

Manche Experten behaupten, Mineralstoffe können nur aus Pflanzen in den Körper verstoffwechselt werden. Ist das so?
An dieser These ist nichts dran. Im Gegenteil: Sehr viele isotonische Getränke wie etwa alkoholfreies Bier zeigen nachweislich, wie gut Mineralien durch Getränke vom Körper aufgenommen werden.

Welchen gesundheitlichen Effekt hat der Hopfen im Bier?
Weil ich kein Arzt bin, kann ich da nur bedingt etwas dazu sagen. Hopfen enthält aber Polyphenole wie Xanthomol, Quercitin, dazu Flavonoide, aber auch Bitterstoffe. Diesen Stoffen werden in der medizinischen Literatur Effekte zugeschrieben wie: Eindämmung von Entzündungen; antithrombotisch, also Reduktion des Risikos von Schlaganfällen. Ebenfalls gilt Bier als antioxidativ, was sich günstig auf die Gefäße auswirken kann. Auch bei Osteoporose wurden günstige Wirkungen beobachtet. Sicher ist, dass die Pflanzenhormone, die sich im Hopfen finden, im fertigen Bier nicht mehr nachweisbar sind.

Ist der Effekt um so größer, je bitterer das Bier ist?
Im Prinzip ja, aber es hängt im Einzelnen vom Brauprozess ab.

Enthält ökologisch angebauter Hopfen mehr von den gesunden Stoffen?
Wissenschaftliche Untersuchungen zeigen keinen messbaren Unterschied der Inhaltsstoffe im fertigen Bier zwischen konventionellen und ökologischen Bieren. Trotzdem ist ein ökologischer Anbau sehr sinnvoll, da er dem Naturschutz dient.

Welche Bierarten sind besonders bitter?
Viele Pilsbiere und einige deutsche Spezialsorten, aber auch Ale oder Stout in England.

Halten Sie ein funktionelles „Schön-Schlank-Bier" mit viel Hefe, kräftiger Bitternote für machbar und vor allem gut trinkbar?
Auf jeden Fall. Das müsste ein Hefeweißbier sein mit viel Hopfen und einem hohen Gehalt an Folsäure, welche das Zellwachstum unterstützt, die Nerven stärkt, der Leber hilft und die gute Laune heben kann.

Nun enthält Bier auch Alkohol. Kann es sein, dass auch er in Maßen hilft, gesund zu halten, sozusagen ein deutsches „French Paradox" mit Bier?
Noch einmal gesagt, es geht um den geschilderten moderaten Bier-Genuss – und ich sage bewusst Genuss. Aber es gibt tatsächlich Untersuchungen, die zeigen, dass das „gute" HDL-Cholesterin durch Bier ansteigen kann und dass Ablagerungen im Blut, die eine Infarkt-Ursache sind, „weggeschwemmt" werden können.

Was macht denn Bier zu einem so positiven Lebens-Mittel?
Mir gefällt es, dass Sie von einem Lebens-Mittel sprechen. Denn Bier ist sehr bekömmlich, es hat praktisch keinen Zucker, leicht verdauliche Kohlenhydrate, einen moderaten Alkoholgehalt, angenehme Säurewerte, die geringer als beim Wein sind. Außerdem ist Bier ein sehr reines Lebens-Mittel, das vor allem keine Konservierungsstoffe, wie etwa Schwefelung, enthält.

Verantwortlich für diese Reinheit sind zwei Dinge: zum einen das Reinheitsgebot, das nur Hopfen, Malz, Wasser und Hefe zulässt. Und zum anderen das Brauen, das als Reinigungsprozess dazu führt, dass Schadstoffe, wie etwa Pflanzenschutzmittel, quantitativ ausgeschieden werden. Ich empfehle meinen Studenten in hygienisch zweifelhaften Ländern im Zweifel lieber Bier zu trinken, da im Bier keine Krankheitserreger vorkommen. Davon ist noch keinem schlecht geworden – außer er hat einen über den Durst getrunken.

Schön-Stoffe

Was macht die Haut feucht, straff und gleichzeitig elastisch? Was lässt die Haare sprießen und glänzen? Was sorgt für den „inneren Teint", das seelische Wohlbefinden, das nach außen strahlt? Hier finden Sie ausgesuchte „Schön"-Stoffe, die besonders wirksam sind, aber auch nur, wenn sie eingebettet sind in eine vitale Ernährung mit frischen Produkten und lustvoller Bewegung.

Basisch-Basis: Hirse

Wahre „Hautschänder" sind die Säuren. Sind zu viele davon im Körper, so werden sie gerne im Bindegewebe „gelagert", das dadurch vorzeitig altert, faltig wird, zu Cellulitis neigt. Eine wesentliche Ursache für die Säurefluten ist unsere Ernährung mit zu viel Fleisch, zu vielen Weißmehlen, zu vielen Fertiggerichten. Aber selbst die an sich gesunden Getreidekörner sind leicht sauer, jedenfalls solange sie nicht gekeimt sind.

Aber es gibt eine Ausnahme: Das ist die Hirse, das einzige Getreide, das alkalisch wirkt, also entsäuernd ist. Wobei ebenso wie der Buchweizen botanisch gesehen die kleinen Hirsekörnchen gar kein Getreide, sondern eine Art Rispengräser sind. Früher war die Hirse bei uns ein wichtiges Getreide, wovon Ortsnamen wie „Hirsau" heute noch künden. Aber mit dem Aufkommen der „modernen" Landwirtschaft musste das genügsame Gras der Kartoffel, dem Weizen weichen.

Schön-Stoff par excellence ist die Hirse aber nicht nur wegen ihrer Säurearmut, sondern weil sie in üppiger Fülle einen weiteren Schön-Stoff in ihren kleinen gelben Kügelchen wie einen Schatz hütet: Silizium, ohne das es keine gesunde Haut, keine kräftigen Nägel, kein prächtiges Haar gibt. Auch ist die Kieselsäure, wie das Silizium auch heißt, verantwortlich für eine gute Durchblutung der Haut, die sie vor faltigem Schlaffwerden schützt, auch sorgt sie für elastische und widerstandsfähige Schleimhäute, Zellwände.

Aber das Bindegewebe darf sich noch über einen weiteren „Schönling" freuen, der in Überfülle in den Kügelchen auf seinen Einsatz wartet: das Nagel stärkende und Haut glättende Eisen. Selbst an unsere gesunden Zähne denkt die Hirse: Mit ihrem Fluor stabilisiert sie den Zahnschmelz und sorgt für starke Knochen. Aber auch die Vitamine der kleinen Körner haben es in sich: Es sind B1 und B6, die zusammen mit dem ebenfalls enthaltenen Magnesium die Energieversorgung unserer Zellen sichern, uns mit frischer Kraft versorgen.

Ein wahres Wunderkorn also ist das schon vom Mathematik-Genie Pythagoras geschätzte Urkorn, das gerade so etwas wie eine Renaissance erlebt – und das aber schon immer die Phantasie der Menschen beflügelt hat: Vor allem die Anthroposophen des Rudolf Steiner haben schon immer auf die spirituellen Kräfte der Hirse vertraut.

Dramatisch steigern lässt sich die Wirkung des Wunderkorns durch einen speziellen Trick: das Keimen. Und diesen Prozess beherrscht kaum

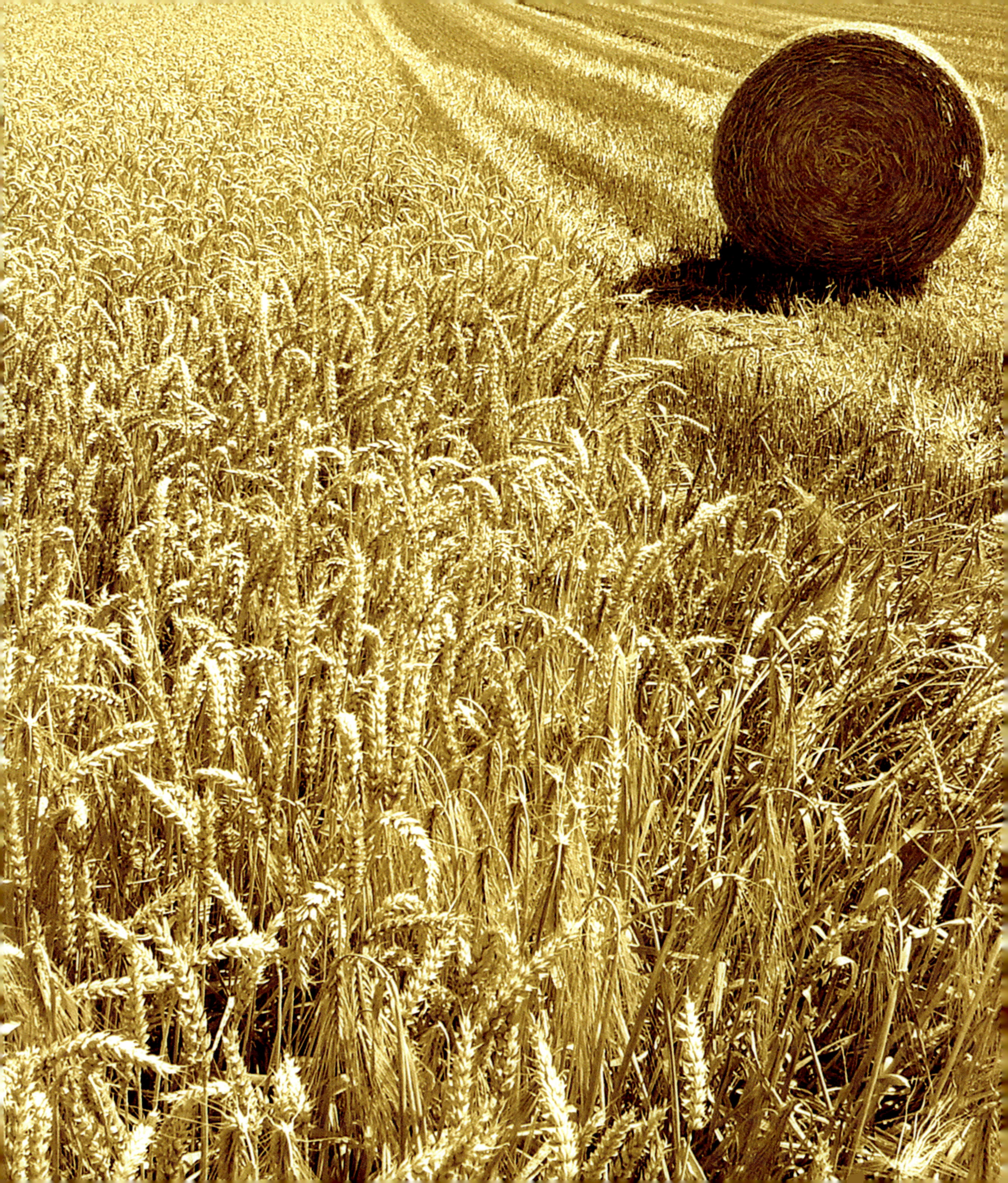

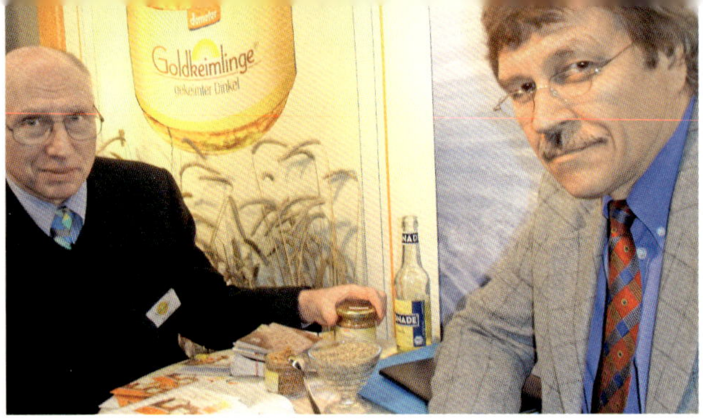

Owisan-Gründer: Dr. Manfred Otto, Dr. Wolfgang Wiesner

jemand so gut wie die Firma Owisan aus Tübingen. Jahrelang haben die beiden Gründer, der Chemiker Dr. Manfred Otto, und der Mikrobiologe Dr. Wolfgang Wiesner, zuerst am renommierten Fraunhofer-Institut und dann im eigenen Unternehmen den Prozess des Keimens theoretisch und praktisch studiert – um daraus Geräte für Bäckereien zu entwickeln, die gekeimte Sprossen in ihre Brote einbacken wollen, wie etwa die Heilbronner Bäckerei Härdtner.
„Beim Keimen explodiert die Natur, da setzt sie alles ein, was sie an Vitalität zur Verfügung stellen kann", sagt Manfred Otto. Denn wenn das Wasser an das Korn gelangt, wenn sich die richtige Temperatur einstellt, dann muss alles ganz schnell gehen. Jetzt heißt es „Leben oder Tod". Entweder durchkommen oder gefressen werden. Denn es gibt nichts Begehrteres in der Natur als Keimendes. Alle wollen an dieser Fülle des Lebens teilhaben, Mikrolebewesen im Boden, Fressfeinde von oben, wie etwa Schweine. Deshalb wird der Keimvorgang mit ungeheuerer Wucht vorangetrieben, werden alle im Korn eingeschlossenen Stoffe freigesetzt, in ihrer Wirkung potenziert.

So wird etwa die Phytinsäure abgebaut – und das Silizium, das Zink, das Eisen der Hirse erst richtig für den Menschen verfügbar. So vervielfacht sich der Gehalt an Vitaminen, gar das sonst im Korn nicht vorkommende Vitamin C wird gebildet. Die mächtigen Sekundären Pflanzenstoffe entfalten ihre Wirkungsmacht, um das Korn zu schützen – und um beim Menschen die Darmflora zu schonen.

Erhöhung der Bioverfügbarkeit heißt dieser Prozess in der Fachsprache. Auf die Hirse bezogen heißt das, dass sich die prinzipiell schon positiven Eigenschaften noch einmal vergrößern. So wird das Korn noch basischer, die Eiweiße werden leichter aufnehmbar, die Schönkraft des Korns wird wirklich verfügbar – und außerdem bilden sich noch wertvolle Ballaststoffe, welche den Darm so richtig in Schwung bringen.

Prinzipiell lässt sich das Korn auch selbst auf der Fensterbank zum Keimen bringen. Doch erfahrungsgemäß machen das die wenigsten, auch gelingt es selten, diesen Prozess so zu optimieren, dass der Keimling genau dann geerntet wird, wenn sich die Wirkstoffe am besten entfaltet haben. Denn nach einem bestimmten Punkt kehrt sich der Prozess um, die Stoffe sind nicht mehr so gut resorbierbar, manche Sekundär-Stoffe werden gar gefährliche Gifte – vor allem dann, wenn das Korn mit dem Sonnenlicht in Kontakt kommt. Gifte, die vor allem gebildet werden, um die Vögel abzuschrecken. Aber davon findet sich natürlich nichts in den Hirse-Keimligen von Owisan, die nach dem Keimen schonend getrocknet werden – und so einen Großteil der wertvollen Vitalstoffe behalten.

So begeistert bin ich von Keimlingen von Owisan, die unter dem Namen „Goldkeimlinge" verkauft werden, dass ich sie Ihnen empfehle. Fragen Sie in Ökoläden nach „Goldkeimlingen" oder informieren Sie sich unter *www.owisan.de*.

Der Beauty-Case: Austern

Eines der perfektesten Lebens-Mittel der Welt sind Austern, die es seit über 250 Millionen Jahren gibt. Schon immer galten sie als eine der größten Delikatessen, und zwar sowohl für andere Meerestiere (deshalb die harte Schale), aber vor allem natürlich für die Menschen. Doch Austern schmecken nicht nur außerordentlich gut, sie sind auch „Schönheit pur von innen".

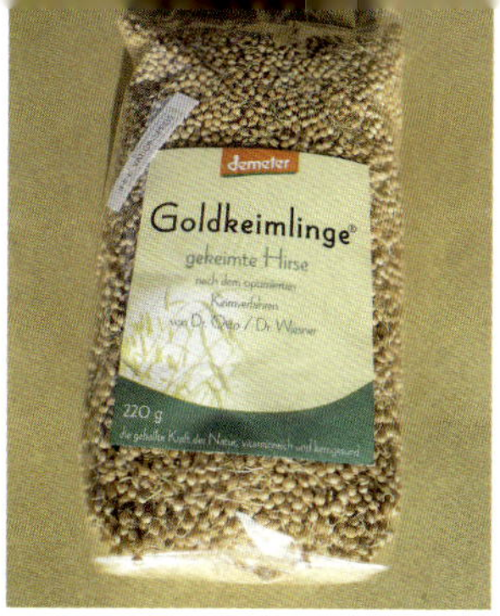

Basisch: Gekeimte Hirse

So strotzen sie vor vitalen Proteinen, den wichtigen Aufbaustoffen der Haut. Dann eine ganze Palette von Vitaminen: angefangen beim Seh-Vitamin A, das auch die Haut geschmeidig macht. Dann das Füllhorn der „schönen“ Bs, etwa das Hirn-vitalisierende B1, das pflegende B2, das B3, welches auch einen reinen Atem schenkt, sowie das rare B12, welches dem Glückshormon Serotonin Beine macht und ein langes Leben schenkt. Aber auch das Schuppenflechte vertreibende „Sonnen“-Vitamin D und Vitamin E, der Abfangjäger gegen Haut alternde freie Radikale, tummeln sich in der Austern-Schale.

Bei so viel Schönkraft wollen sich auch die Mineralstoffe nicht lumpen lassen und bereichern den „Beauty-Case“ um Nagel-stärkendes Eisen, Haar-schimmerndes Kupfer sowie Zink, das kleine Wunden schließt, sich der weißen Flecken der Fingernägel annimmt und auch noch die Haare sprießen lässt. Auch wird das salzige Fleisch zuguter Letzt noch gewürzt von einer Prise Phosphor, der die Zellmembranen stabilisiert, darauf achtet, dass sich nicht zu viel Haut-faltig-machende Säuren im Körper breitmachen.

Schade nur, dass die „Potenz aus dem Wasser“ (siehe „Natürlich schöner lieben“) nicht allen schmeckt – wohl aber auch, weil viele sie noch gar nie probiert haben. Wobei ich empfehle, nur ganz frische zu verzehren. Mein Vorschlag: Fahren Sie doch einmal an die französische Atlantikküste, wo es unvergleichlich frische Exemplare gibt, aber auch die Sylter Royal von unserer Feinschmecker-Insel ist exzellent. Und fangen Sie mit kleinen Austern an, die sind nicht so „fleischig“. Prinzipiell sind die Hartschaler das ganze Jahr essbar, am besten schmecken sie aber zur Winterszeit, wenn das Meerwasser schön kalt ist.

Mit 70 noch mal 17 sein: Arganöl

Freie Radikale sind ein wesentlicher Faktor für die Hautalterung. Sie entstehen beispielsweise durch Stress, durch zu viel Sonne. Dabei beschädigen vagabundierende Sauerstoffatome die Eiweiße, welche das Bindegewebe schützen, Haut, Haare und Fingernägel in Schuss halten. Geht dieser Prozess des Anknabberns der Proteine über Jahre, sind die Folgen sogar zu sehen: Dann tauchen plötzlich an den Händen, den Armen, im Gesicht braune Flecken auf. Das sind dann die Orte, an die der „Müll“ des oxidativen Stresses entsorgt worden ist.

Einer der wesentlichen Bekämpfer dieses „entarteten“ Sauerstoffs ist Vitamin E. Extrem viel von diesem Radikalenfänger steckt in einem der rarsten Öle der Welt, dem Argan-Öl. Es stammt von einem Baum, der älter ist als die Menschheit, nämlich über 25 Millionen Jahre. Nur im südlichen Marokko wächst dieser mächtige Baum, der über 400 Jahre alt werden kann.

Die große Menge an Vitamin E braucht dieses Öl deshalb, weil es hoch ungesättigt – und damit gefährdet ist, ranzig zu werden. Das Vitamin hemmt diesen Prozess aber – und wirkt sich gleichzeitig segensreich für die Haut aus, weil es deren Feuchtigkeit verbessert, sie geschmeidiger macht. Gleichzeitig wirkt das Vitamin wie ein eingebauter Sonnenschutz, der auch die Folgen des Sonnenbrands mildert. Neben dem Vitamin E enthält das wertvolle Öl auch das Seh- und Hautvitamin A sowie pflanzliche Hormone, die das Bindegewebe stärken. Steigern lässt sich der Effekt noch, wenn das Öl in die Haut eingerieben wird. „Eine Haut wie Teenager“ bescheinigen westliche Mediziner denn auch den über 70-jährigen Männern und Frauen im Süden Marokkos. Wobei das si-

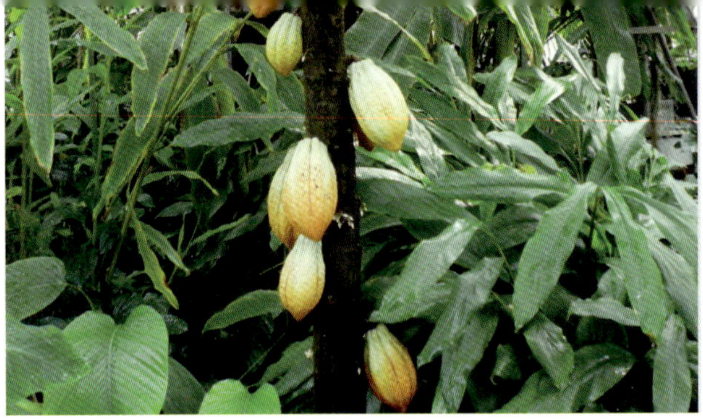

Harte Schale, heilender Inhalt: Kakaofrucht

cher auch daher kommt, dass die Menschen dort gesünder, also weniger „westlich" leben.

Aber nicht nur der Schönheit dient das Öl, das von den Berberfrauen in mühsamer Handarbeit gepresst wird. Es senkt nachweislich das „schlechte" LDL-Cholesterin, wirkt gegen die gefährlichen Ablagerungen an den Gefäßen, bremst Entzündungen und soll vor allem auch dem Brustkrebs vorbeugen. Eingesetzt wird es auch als Mittel gegen Neurodermitis und Schuppenflechte.

Naturgemäß nicht billig ist dieses Öl, ein halber Liter des echten(!) Öls kann bis zu 80 Euro kosten. Aber angesichts des Aufwands und der Seltenheit ist das ein fairer Preis. Die beste Quelle ist die Firma Argand'Or, die direkt mit den Berberfrauen zusammenarbeitet.

Hinweis: Nach gerade aktuellen Erkenntnissen (die sich immer auch wieder ändern) hat das Öl ein Übergewicht an auch entzündungsverdächtigen Omega-6-Fettsäuren. Dem widerspricht, dass die Berber sich aber einer großen Gesundheit erfreuen. Aber mehr als zwei Teelöffel pro Tag sollen trotzdem nicht konsumiert werden.

Faltenbremse: Kakao

„Speise der Götter", so lautet die wörtliche Übersetzung von „Theobroma cacao", dem botanischen Namen für den Kakaobaum. Eine treffende Bezeichnung, denn der Kakao, den die spanischen Raubritter unter Cortez aus Mexiko nach Europa brachten, birgt wirklich fast so etwas wie eine göttliche Fülle gesunder Substanzen.

Einige hundert Wirkstoffe haben die Forscher analysiert, die für die Wirkungen verantwortlich sind. Da gibt es Theobromin und Koffein, die sanft das zentrale Nervensystem stimulieren, wach und hell machen. Gesund ohne Ende ist das Flavonoid Epicatechin, welches das Blut flotter fließen lässt, den Blutdruck absenkt und so das Herz gesund erhält. Auch wirkt der sekundäre Pflanzenstoff antioxidativ, so dass er vor Krebs schützen kann – alles Wirkungen, welche Forscher bei einem Indianerstamm in Panama beobachten konnten, die kaum „Zivilisationskrankheiten" (was für eine „Zivilisation", die primär für krank steht) kennen. Darunter praktisch auch keinen Diabetes, was wohl daran liegt, dass die Sekundär-Stoffe das Insulin besser wirken lassen. Wirkt das Insulin optimal, dann steigt nach dem Essen der Blutzucker nicht übermäßig, was schlank hält.

Schlank hält der Kakao – und schön. Denn Forscher der Universität Münster fanden heraus, dass eine von ihnen CocoHeal genannte Substanz die Hautzellen besser wachsen lässt, die Haut regeneriert, etwa wenn sie zu viel Sonne abbekommen hat. Auch hilft der Stoff, Falten zu glätten, Wunden besser zu heilen. Aber auch Kupfer, welches das Haar schimmern lässt, schlummert im Kakao.

Schon arbeiten westliche Forscher fieberhaft daran, die einzelnen Stoffe zu isolieren, um daraus funktionelle Produkte herzustellen, etwa CocoHeal in Anti Ager zu mixen. Meiner Meinung nach der falsche Weg, weil die einzelnen Stoffe nur im Konzert mit den anderen Substanzen ihre wahre Vitalität offenbaren.
Ich verstärke lieber wieder einmal die Natur mit einem speziellen Kakao-Rezept:

Brain-Power
So geht's: Zwei Esslöffel besten Kakao (etwa der

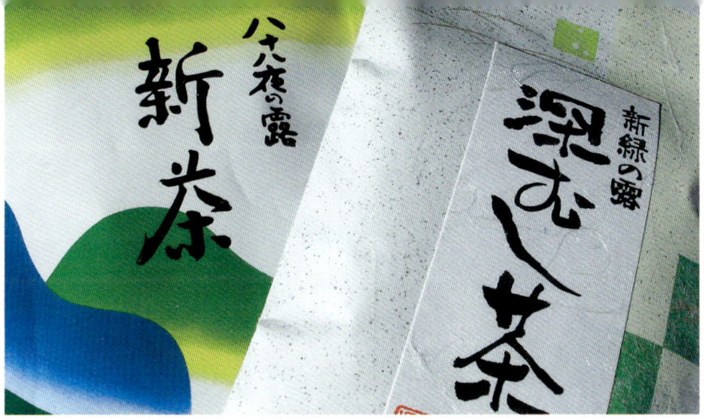

Je japanischer, je besser – und wirksamer: Grüntee.

französische „Monbana"-Cacao pur, der 100 Prozent reiner Kakao ist) in einem Pfännchen bei mittlerer Temperatur kurz anrösten. Dazu kommen zerstoßen: 1 Sternanis, 1 Nelke, 1 Kardamomschote, 2 Pimentkörner, 3 Zimtblüten (vielleicht noch etwas Vanille). Dann mit einer Tasse Wasser ablöschen, mit einem Schneebesen schaumig schlagen. Einmal aufkochen lassen, einen Schuss Sahne dazugeben. Heiß trinken.

Schmeckt etwas bitter, finden Sie. Da liegen Sie richtig, aber die Übersetzung des aztekischen Xocolatl heißt auch „Bitteres Wasser". Aber warten Sie einmal eine halbe Stunde ab, dann weicht die Bitternis (die dem Magen gut tut) einer leichten Euphorie. Und die kommt vom ebenfalls in den Kakaobohnen enthaltenen Phenylethylamin, besser bekannt unter Namen wie Opium und Haschisch. Allerdings sind die Dosen verschwindend gering – genau ausreichend für eine angenehme gute Laune. Ich braue dieses Getränk immer, wenn ich stundenlang konzentriert arbeiten muss – dieses Buch wäre etwa ohne Theobroma cacao nicht entstanden.

Schön trinken: Grüntee

Eines der Geheimnisse des vitalen Alterns der Japaner scheint der Grüne Tee zu sein. Denn im Vergleich zum Schwarztee verfügt er über sehr viel mehr Vitamine, Spurenelemente und vor allem Sekundäre Pflanzenstoffe, die ich „Primär-Präventiv-Potenz" nenne: gerade beim Jahrtausende alten Grüntee ein treffender Ausdruck. Denn diese Stoffe schützen vor Krebs, mindern Entzündungen, aktivieren das Immunsystem und hemmen die Blutgerinnung, auf dass sich keine Infarkt gefährdenden Gerinnsel bilden können. Denn die Gerbstoffe des Tees haben eine ähnlich blutverdünnende Wirkung wie Aspirin. Und sie senken auch den Cholesterinspiegel.

Aber nicht nur ein langes, sondern auch ein schönes Leben beschert der Grüntee. Ganz besonders schätzen das die Models, bei denen das Getränk so wichtig ist wie das Schmink-Set. Denn seine Pflanzenstoffe bilden für die Haut so etwas wie einen natürlichen Sonnenschutz. Aber nicht nur das: Kupfer sorgt für glänzendes Haar, Zink bessert kleine Wunden aus, die B-Vitamine verschönern von innen.

Ein ganz besonderer Star ist aber das Vitamin C, das hier in Konzentrationen auftritt, die mit der Zitrone vergleichbar sind. Kein gesundes Bindegewebe ohne Vitamin C. Als Teil eines Enzyms sorgt das Vitamin dafür, dass das Bindegewebe straff und fest bleibt. Besonders gut gelingt dieser Prozess, wenn auch noch Stoffe wie die ebenfalls im Tee enthaltenen Kupfer und Zink zur Verfügung stehen. Und das Vitamin schützt die Haut präventiv vor möglichen Attacken aus dem Körperinnern. Denn es fängt die freien Radikale, die sich gerne am Bindegewebe vergreifen, es faltig, „orangig" werden lassen.

So segensreich Vitamin C ist, so sensibel ist es. Es hasst Licht, Wärme, Lagerung. Wer also die geschilderten Wirkungen des Vitamins optimal nutzen will, braucht einen optimalen Grünen Tee, den Gyokuro. Der wächst in Japan unter dem Schatten von Bäumen, weshalb er besonders viel Pflanzenfarbstoff Chlorophyll ausbildet – und dieses „gebundene Licht" ist mit unserem Blutfarbstoff Hämoglobin verwandt, sodass der Tee auch noch ein Blut-Bildner ist. Nur die zarten, weichen Blätter werden für diese Raffinesse gepflückt. Bei

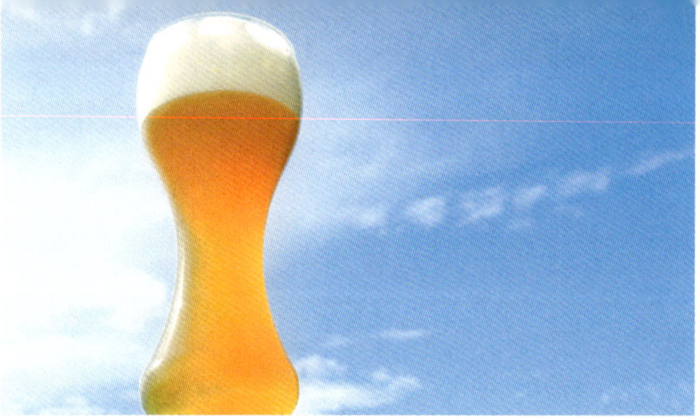

Hautschmeichler: Hefe-Weißbier

maximal 50 (besser 40) Grad sollte dieser Tee aufgebrüht werden, für den Sie natürlich kein schnödes Leitungswasser, sondern etwa „Spa" aus der Glasflasche verwenden.
Nicht billig ist Gyokuro, die Untergrenze liegt bei 16 Euro pro 50 Gramm – auf einer nach oben offenen Skala, preislich wie auch geschmacklich. Klingt teuer? Vergleichen Sie es einmal mit den Preisen von „La Prairie"-Kosmetik, dann ist es „geschenkte Schönheit".

Aschenputtel: Bierhefe

Neben dem Herd in der Asche musste das von der Stiefmutter verstoßene Aschenputtel schlafen – bis es der König zu seiner Frau erkor. Ganz unten im Regal im hintersten Winkel des Reformhauses müssen Sie die Bierhefe suchen – der aber auch noch königliche Zeiten bevorstehen. Denn wie kaum ein zweites Lebens-Mittel vereinigen die schlichten Flocken, die beim Brauen anfallen, alles, was ein Mensch braucht.

Ein Füllhorn schön machender Vitamine findet sich da. So enthält die Bierhefe so viel verschiedene B-Vitamine wie sonst kein Lebens-Mittel. Dazu Spurenelemente und hochwertige Eiweiße mit ihren Aminosäuren. Dazu ist sie praktisch fettfrei. Insgesamt also eine ideale Kombination für schöne Haut, Haare und Nägel. Auch stärkt die Bierhefe, die heute in den „modernen" Bieren praktisch nicht mehr vorkommt, die Nerven und kräftigt die Muskeln.

Außerdem schmeckt die Bierhefe angenehm nussig, passt von daher wunderbar vor allem zu winterlichen Salaten. Nur eines mag sie nicht: zu viel Wärme, dann entpuppt sich die strahlende Königin plötzlich wieder als Aschenputtel.

Ach so, Sie wollen jetzt nur noch Bierhefe essen? Es sind auch ein paar lästige Purine drin. Also belassen Sie es lieber bei maximal einem Esslöffel am Tag.

Charakter-Spiegel: Seelenbalance

Lachgrübchen, Zornesröte, Kummerfalten – die Haut ist wirklich der Spiegel der Seele, verrät mehr über uns, als uns lieb ist, als die beste Kosmetik langfristig verdecken kann. Wer dauernd mit sich hadert, im unreinen ist, wer dauernd mit seiner Umwelt im Streit liegt, nur auf seinen Vorteil lauert, nur den anderen ein Schnippchen schlagen will, dem hält die Haut irgendwann den Charakterspiegel vor. Sicher kann die „Schönkost"-Strategie das gute Aussehen durch die funktionelle Ernährung von innen befördern. Gegen die Falten der Boshaftigkeit als Folge der fehlenden Seelenbalance ist aber auch die beste Ernährung machtlos – und die beste Anti-Falten-Creme.

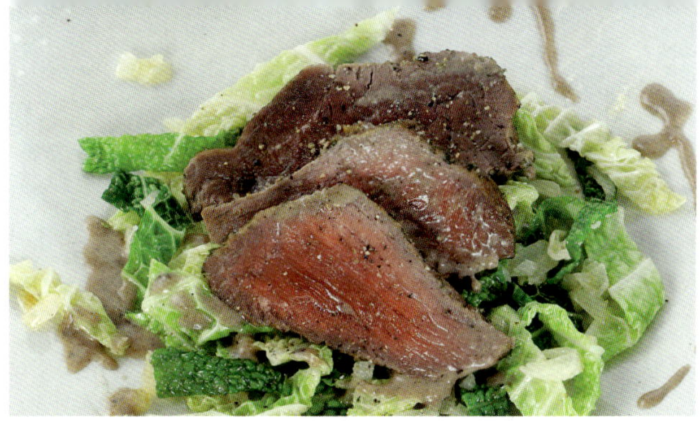

Wild macht schlank: Hirschfilet

Schlank-Stoffe

Drei Dinge halten schlank: Stoffe, die aus sich heraus nicht dick machen, etwa Wild. Stoffe, die andere Stoffe hindern, ihr „dick"-Potential zu entfalten, etwa Essig. Und Stoffe, die Dickmacher aus dem Körper komplimentieren, etwa Leinsamen.

Fettverschlinger: Wild

Je wilder, je vitaler! Nur eine wilde „Schönkost"-Hypothese? Ein nachmessbares Faktum. So haben Wildtiere wie Rehe, Hirsche sehr viel mehr Taurin im Blut als ihre zahmen Artgenossen. Wildfleisch war zur Zeit der Prägung unseres Stoffwechsels praktisch das einzige verfügbare Fleisch. Daraus lässt sich folgern, dass unser Körper für die Aufnahme viel größerer Mengen dieser Aminosäure gerüstet ist, als wir heute zu uns nehmen.

Eine wichtige Eigenschaft hat diese Aminosäure: Sie hilft, das Fett besser zu verbrennen – was tendenziell der schlanken Linie zugute kommt. Auch hält sie das Cholesterin in Schach und öffnet dem Knochen-Vitamin D und dem Seh-Vitamin A den Weg in den Körper. Sportler schätzen am Taurin besonders den Effekt, dass diese Aminosäure die Ausdauerleistung erhöht. Daraus folgt eine Konsequenz: Wer viel Wild isst, muss sich auch bewegen, sonst übersäuert er langfristig den Körper.

Wer sich hingegen nicht so gern bewegt, darf eben nur ab und an von dem wohlschmeckenden schlanken Wild kosten.

Was schleimt, schlankt: Leinsamen

Wussten Sie, dass Sie in Ihrer Darmwand Dehnungsrezeptoren haben? Nie gehört? Müssten Sie aber, wenn Sie Wert auf eine nachhaltig schlanke Linie legen. Denn nur wenn bei diesen Rezeptoren „angeklopft" wird, veranlassen sie die Reflexbewegungen, die Sie brauchen, um die aufgenommene Nahrung auch wieder mit Anstand zu entsorgen.

Ein idealer „Anklopfer" ist der unscheinbare, der kleine Leinsamen. Aber der Samen des Flachs hat es faustdick in seiner kleinen Hülle. Darf er einen Tag lang quellen, dann produziert er einen Schleim, der dem des Magens verblüffend ähnelt – und den gewünschten Reflex auslöst. Aber nicht nur Ballaststoffe birgt der Flachssamen. Er enthält auch Mineralien wie das immunstabilisierende Zink und den wirksamsten Radikalenjäger, das Vitamin E. Deshalb ist das aus dem Leinsamen gewonnene Öl besonders hochwertig.

Übrigens: Wenn Sie den Leinsamen nicht einweichen oder wenigstens quetschen, entfaltet er überhaupt keine Wirkungen. Und Sie brauchen nicht viel von dem Samen: Ein Teelöffel genügt.

Dreierpack: Bockshornklee

Wetten, dass Sie schon einmal Bockshornklee gegessen haben? Nie gehört? Unter diesem Namen sicher nicht. Aber der Schmetterlingsblütler ist seit alters her fester Bestandteil der bekanntesten Gewürzmischung der Welt, des Currys. Denn schon immer wussten die heilkundigen Inder, was gut schmeckt – und was gut tut.

Leicht nussig schmeckt der Samen des Bockshornklees, der auch bei uns gut wächst, und er passt deshalb sehr gut zu Käse. Sein immenses Schlankheitspotential verdankt der „Trigonella

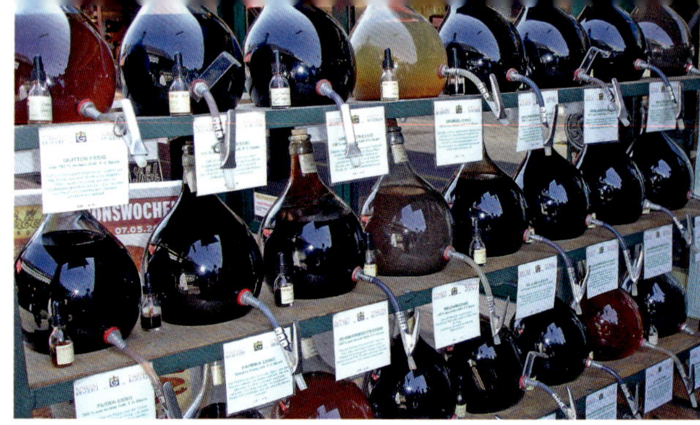

Essig-Paradies: Gegenbauer in Wien

Foenum“ gleich **drei Eigenschaften:** Er stimuliert eine präzise Ausschüttung von genauso viel Insulin, wie gebraucht wird, um die Kohlenhydrate der Nahrung sofort zu verwerten. Und der Bockshornklee sorgt dafür, dass dieses Hormon auch optimal wirkt, damit nicht zu viel ausgeschüttet werden muss, weil Insulin sonst dick macht. Etwas Drittes kommt hinzu: Der nützliche Samen bittet die immer gern schnell ins Blut drängelnden Kohlenhydrate höflich, ganz langsam in die roten Bahnen zu tröpfeln – damit sie dort keinen dick machenden Unfug anregen können.

Aber noch viel mehr als nur schlank halten kann der Curry-Bestandteil, für dessen Anbau sich der große Heilkundler Sebastian Kneipp stark machte: Er senkt das schlechte LDL-Cholesterin, hilft der Leber, und er beugt der Verstopfung der Arterien vor.

Und der Bockshornklee lässt wohl sogar die Haare besser wachsen und kräftigt sie.

Schlankero: Essig

Wie Wein und Olivenöl zählt Essig zu den ältesten Lebens-Mitteln der Menschheit. Neben dem Geschmack wurde auch immer schon die Gesundheitswirkung geschätzt. Wobei eine Wirkung gerade in der heutigen Zeit, wo die meisten Menschen übersäuert sind, besonders wichtig ist: Im Körper verwandelt sich der Säuerling in ein basisches Produkt, das sogar helfen kann, die krank machenden Säurefluten zu stoppen.

Seine Karriere als Schlankmacher verdankt der Essig mehreren Faktoren: So aktiviert er Enzyme, welche die Fette verträglicher machen, die Verdauung beschleunigen. Und er sorgt als ein Resorptionsverzögerer dafür, dass die dick machenden Kohlenhydrate nicht so schnell ins Blut gelangen. So hilft etwa ein mit Essig angemachter Salat zu Beginn einer Mahlzeit, dass nach dem Essen nicht die gefürchteten Zuckerspitzen aufblitzen, welche das mästende Hormon Insulin auf den Plan rufen. Gleichzeitig ist der Essig eine natürliche Appetitbremse.

Trotz seiner positiven Eigenschaften verziehen immer noch viele Menschen bei dem Wort Essig das Gesicht. Sie alle haben noch nie die wunderbaren Kreationen von Erwin Gegenbauer aus Wien gekostet. Der ungekrönte „Essigkönig“ geht immer vom reinen Produkt aus, vergärt es und impft es mit speziellen Hefen. So entstehen wunderbar fruchtige Kreszenzen, die auch pur als Apero getrunken werden können, etwa Feigen-, Tomaten- oder Quittenessig. *www.gegenbauer.at*

One Figue only: Feigen

Verschlungen sind manchmal die Wege zum Wunschgewicht. Da heißt es immer, auch bei mir: Vorsicht mit Süßem. Und dann taucht hier plötzlich ein Süßpaket ohnegleichen auf. Das ist richtig, Feigen sind, vor allem getrocknet, konzentrierte Süßkraft. Wobei die Zucker an Mineralien gebunden sind und deshalb nicht sofort den Blutzucker hoch treiben. Vielmehr sind sie eine gute Alternative für alle, die gerne süß naschen, aber dabei nicht sofort dick werden wollen.

Aber durch ihre geballten Ballaststoffe (vor allem in den Kernen) sind die getrockneten Feigen auch eine gute Hilfe beim Abnehmen, vor allem auch, weil sie die Verdauung fördernde Enzyme enthalten. Plus wertvolle Eiweiße, Vitamine sowie besonders viel Herz schützendes Kalium, Knochen stabilisierendes Kalzium und Stress abbauendes Magnesium. Weil alles so konzentriert ist, brauchen Sie auch nicht so viel davon zu essen. Probieren Sie es doch einmal mit „One Figue only", mit einer Feige am Tag.

Mythenumrankt ist übrigens die Feige, weil sie der erste in der Bibel erwähnte Baum ist. Vor allem die Griechen entwickelten einen ganzen Kult um die angebliche aphrodisische Kraft der Feigen.

Vor lauter Mythen hätte ich fast einen Riesenvorteil der Feigen vergessen: Sie sind **basisch wie kaum ein Lebens-Mittel**, senken also die lästigen Säurewerte.

Bewegungsmelder: Löwenzahn

Zu Unrecht als Unkraut geschmäht wird der intensiv gelb blühende Löwenzahn. Denn zum einen adeln die leicht bitteren Blätter jeden Kartoffelsalat, lässt sich aus den Wurzeln ein perfekter Aperitif-Begleiter frittieren (siehe Rezepte). Zum anderen ist der Taraxacum officinale ein veritabler einheimischer Schlank-Begleiter.

Ein ganzes Bündel von Wirkstoffen ist für diesen Effekt verantwortlich: Iin erster Linie der Verdauung anregende Bitterstoff Taraxacin. Dazu das Hormon bildende Vitamin C und das antioxidative Riboflavin (Vitamin B2), plus das entwässernde und Herz stärkende Kalium. Durch die sanften Bitterstoffe wird auch die Leber vitalisiert, das Blut gereinigt und neu gebildet. Spannend ist auch das Inulin (nicht Insulin), ein Kohlenhydrat, das, ohne die Bauchspeicheldrüse zu belasten, direkt in den Darm gelangt, wo es für eine bessere Verdauung sorgt.

Nur begrenzt kaufen können Sie frischen Löwenzahn. Am besten suchen Sie ihn draußen, pflücken die Blätter, graben die Wurzel aus. Das bringt schon mal richtig Schwung – was ja auch einen schlanken Effekt hat. Je mehr Sie sich bewegen, desto tiefere Werte kann die Waage vermelden.

Hüftschwung: Turnschuhe

Auch wenn Sie noch so klug essen, um eines kommen Sie nicht herum: um Bewegung. Denn am Ende des Tages steht immer eines: die Energiebilanz. Und die listet penibel auf, wie viel Energie sie zugeführt haben und wie viel Sie verbraucht haben. Wenn Sie sich praktisch den ganzen Tag nicht bewegt haben, dann haben Sie praktisch auch nichts verbraucht – und müssten praktischerweise eigentlich auch nichts essen. Ach so, Sie haben ja einen Grundumsatz. Schauen Sie lieber nicht, wie tief der liegt, sonst essen Sie vor Schreck gleich eine Currywurst mit Pommes.

Auch wenn Sie keine Currywurst essen, bleibt es doch so, dass alles, was Sie in Phasen relativer Bewegungslosigkeit essen, irgendwann auf die Hüften wandert. Also bleiben realistischerweise langfristig nur zwei Möglichkeiten: sich nicht bewegen – und dafür kaum was essen. Oder in die Gänge kommen (denken Sie an die täglichen zehn Kilometer der Grundprogrammierung unseres Körpers) – und dafür sich mit Freude an den Tisch setzen. Es müssen übrigens nicht unbedingt die Turnschuhe sein. Es gehen auch Radlerhosen, Nordic Walking-Stöcke oder Bikinis.

Vital-Stoffe

Es gibt sie noch die guten Stoffe, welche die Kraft haben, wie ein Turbo die nachhaltige Gesundheit anzukurbeln. Auffallend dabei: Alle gibt es schon ganz lange, aber irgendwie wurden viele nicht richtig entdeckt – oder vielleicht auch gezielt vergessen. Mauert da wer?

Mister Eiweiß: Buchweizen

Edles zu Edlem: Die Zaren wussten, was gut ist, sie betteten den kostbaren Kaviar auf neckische kleine Küchlein aus Buchweizen, den Blinis. Buchweizen? Nie gehört, werden Sie jetzt sagen. Stimmt, bei uns wird dieses uralte Korn kaum mehr angebaut, dagegen ist es jenseits des Urals ein Grundnahrungsmittel. Das ist jammerschade, denn dieses Korn, das gar kein Getreide ist, sondern sich eher dem Rhabarber verbunden fühlt, ist die reinste Lebenskraft.

Strotzend vor Eiweiß sind die winzigen dreieckigen Körner – zum einen sind alle essentiellen (also vom Menschen nicht herstellbaren) Aminosäuren enthalten und ganz viel vom besonders immunstärkenden Lysin sowie von Tryptophan, das bei der Synthese des Hautvitamins B3 behilflich ist. Mit seinen vielen Proteinen, ohne die eine schöne Haut, ein aufgewecktes Denken nicht möglich sind, nimmt der Buchweizen unter allen Pflanzen eine Spitzenstellung ein.

Auch schön machende B-Vitamine, Haut stärkendes Silizium sowie Kupfer, welches die Haare seidig schimmern lässt, verbirgt sich in den kleinen Dreiecken. Ein ganz besonderer „Leckerbissen" für die Haut ist der Pflanzenstoff Rutin, der die Kollagene des Bindegewebes (die Kollagene sind das „Füllmaterial", welches für ein straffes Hautbild sorgt) unterstützt und sogar medizinisch gegen verunzierende „Besenreißer" eingesetzt wird.

Auch ganz spannend: Buchweizen wirkt sich nach Ansicht kanadischer Wissenschaftler positiv bei Diabetes aus, einer Störung, von der immerhin bald zehn Millionen Menschen in Deutschland betroffen sind, die oft wenig schönmachende Überpfunde mit sich herumschleppen. Die vor allem in den Randschichten vorkommenden Phenole wehren freie Radikale ab, schützen vor Krebs.

Konsequenz: Fragen Sie nach heimischem Buchweizen! Dann bauen ihn die Bauern auch wieder an. Wachsen tut er, denn im Mittelalter war die anspruchslose Pflanze weit verbreitet. Sie hat nur ein paar Eigenschaften, die unsere Turbo-Bauern nicht so schätzen: Sie bringt keine hohen Erträge, und sie wächst unstet. Aber wer „im Rhythmus mit der Natur schwingt", hat kein Problem damit, sich auf den Takt der Pflanzen einzulassen – und halt nicht alles mit einem Mal abernten zu wollen.

Mohammed von Bingen: Schwarzkümmel

Es gibt doch noch Gemeinsamkeiten zwischen den Religionen – wenigstens beim Essen: So empfiehlt der Prophet Mohammed, der den Islam begründete: „Schwarzkümmel hilft gegen jede Krankheit – außer den Tod". Und die Natur-geschulte christliche Mystikerin Hildegard von Bingen empfahl ihn in ihren Schriften.

Über 100 Wirkstoffe birgt die aus dem vorderen Orient stammende Pflanze, die nichts mit dem bei uns bekannten Kümmel oder gar dem Kreuzküm-

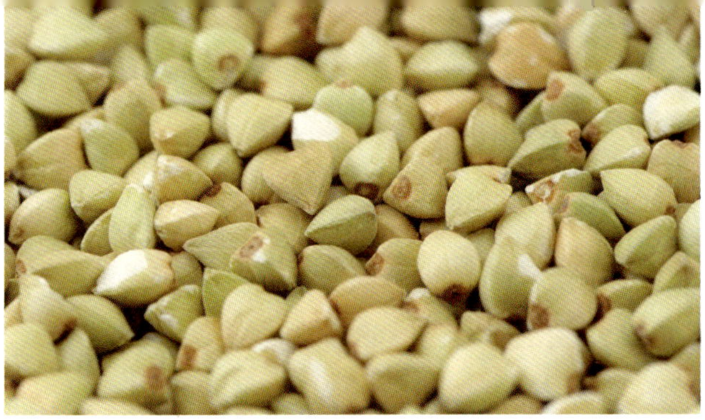

Fitteste Dreiecke der Welt: Buchweizen

mel zu tun hat. Das sind die wichtigsten Eigenschaften der kleinen schwarzen Samen: Ihre Bitterstoffe fördern die Verdauung, unterstützen die Galle. Ihre Saponine, also Sekundäre Pflanzenstoffe, beseitigen den Schleim. Ihre Gerbstoffe heilen Wunden. Ihre ätherischen Öle attackieren Bakterien und helfen, den Cholesterinspiegel zu senken. Auch stabilisiert er das Immunsystem, was sich bei Allergien bewährt – und angeblich sogar Krebsauslöser bekämpft.

Auf jeden Fall freundlich zur Haut ist der Schwarzkümmel, denn er hilft von innen, die obersten Hautzellen zu erneuern, die ständig absterben und ersetzt werden müssen. Mit dem Schwarzkümmel gelingt dieser Prozess besser, und die Haut bleibt geschmeidig.

Natürlich werden Sie meist die Öle des Kümmels finden. Aber die werden sehr schnell ranzig, so dass ich Ihnen etwas anderes empfehle: Kaufen Sie in der Apotheke „Nigella sativa", rösten ihn leicht, mörsern ihn sanft und mischen den schwarzen Kümmel unter China- oder Spitzkohl – ein Gedicht!

Auch bei uns wächst übrigens eine Art Schwarzkümmel. Es ist eine hübsche Blume mit hellblauen Blüten, die den schönen Namen trägt: „Jungfer im Grün".

Ölmulti: Olivenöl

Die Öl-Moden kommen und gehen. Heute ist das Rapsöl ganz groß, gestern war es das Leinöl, vorgestern war es das Distelöl, bei dem aber inzwischen schon wieder scheinbar ganz Schreckliches entdeckt wurde. Nur ein Öl thront souverän über all dem Getümmel – und das seit Tausenden von Jahren, das Olivenöl. Ähnlich souverän wie bei den Mineralien das Zink, bei den Vitaminen das hohe C, behauptet es seinen Spitzenplatz unter den Ölen.

Natürlich versuchen immer wieder Experten in ihren Reagenzgläsern unter den vielen tausend Stoffen, welche in dem Öl sind, einen herauszufinden, der unter Laborbedingungen schädigend wirkt. So jüngst wieder geschehen, als ausgerechnet Forscher im besonders Olivenöl-affinen Münster glaubten erkundet zu haben, dass das Olivenöl angeblich Herzmuskeln schädigt. Kopfschüttelnd reagierte ob dieser Wichtigtuerei das Vorstandsmitglied der Deutschen Herzstiftung und Chefarzt im Herz-Zentrum Bad Krozingen, Prof. Dr. Helmut Gohlke: „Aus Reaktionen im Reagenzglas kann man keine Ernährungsempfehlungen ableiten".

Freundlicherweise sagte der renommierte Arzt Prof. Gohlke bei dieser Gelegenheit gleich noch einmal, welches **die wichtigsten Vorteile von Olivenöl** sind: Es ist antioxidativ, entzündungs- und gerinnungshemmend, wirkt sich auch noch günstig auf das Cholesterin aus. Wobei diese Vorteile vor allem bei den kalt gepressten Ölen zum Tragen kommen. Und die müssen gar nicht einmal so teuer sein.

Wo Sie die besten Olivenöle bekommen, finden Sie regelmäßig in der **Zeitschrift „Feinschmecker"**, die vorbildlich das Angebot analysiert und auch kulinarisch bewertet. Vor allem in den Sonderausgaben „Olivenöl special" können Sie sich unter 200 Ölen das für Sie passende heraussuchen – und da stellt sich oft heraus, dass die teuersten Öle gar nicht immer die besten sein müssen.

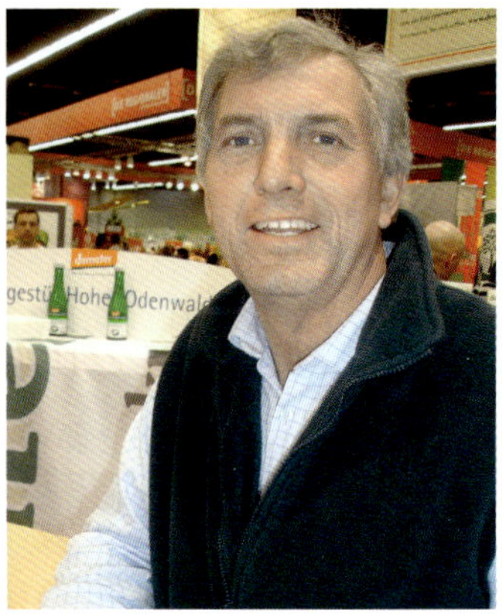

Entwickelte das schönende Vitalgetränk Kumylac: Hans Zollmann

Steppenstark: Stutenmilch

Wie ein Wunder wirkte es, was früher Besucher bei den asiatischen Steppenvölkern erlebten. Innerhalb kürzester Zeit regenerierten sich die von den kalten Wintern erschöpften Nomaden. Immer im Frühjahr stellten sie einen wahren Zaubertrank her, der die Männer und Frauen in Windeseile wieder auf Trab brachte: Es war vergorene Stutenmilch.

Was früher wirkte, wirkt auch heute noch. Denn Stutenmilch ähnelt ganz stark der Muttermilch. Sie enthält antibakterielle und entzündungshemmende Stoffe, wie etwa die Omega-3-Fettsäure. Ein Großteil der Vitalwirkung geht aber wohl auf die große Menge von antioxidativem Vitamin C zurück.

Für die Steppenvölker, die keinen Obstgarten kannten, war es oft die einzige Quelle des lebenswichtigen Vitamins. Für uns ist wichtig, dass das Vitamin sehr leicht aufnehmbar ist. Auch bleiben nach der Hefe- und Milchsäuregärung sowohl sehr viel frei verfügbare schön machende Hefe übrig, wie auch viele Aminosäuren, etwa Fett verbrennendes Taurin.

Eine der besten Quellen für vergorene Stutenmilch ist „Kumylac", die von dem Tierarzt Hans Zollmann entwickelt worden ist. In kleine Fläschchen gefüllt, schmeckt das gekühlte Getränk angenehm säuerlich und es hilft (ich habe es ausprobiert) sehr gut bei Erschöpfung. Hans Zollmann befasst sich in seinem demeter-Betrieb mit über 300 Pferden im Odenwald seit Jahrzehnten mit Stutenmilch und verschickt den Steppentrank, wenn Sie ihn nicht im Öko-Laden bekommen, gekühlt verpackt über *www.kurgestuet.de*

Hohelied: Algen

Wunder gibt es immer wieder. Manche dauern dabei schon Millionen Jahre. Denn so lange gibt es Algen, und ihre Eigenschaften sind in der Tat so wunderbar, dass ich mich wundere, warum sie nicht zu unserer täglichen Ernährung gehören.

Wie das Hohelied der Ernährungsforschung hören sich die Inhaltsstoffe der unscheinbaren Meeresbewohner an. So haben die Algen je nach Art bis zu 75 Prozent hochwertige Eiweiße, darunter alle essentiellen (nicht vom Menschen selbst herstellbaren) Aminosäuren, dazu viele Enzyme, welche die Aminosäuren oft erst verfügbar machen. Plus die volle Palette der Vitamine, vor allem die wichtigen Bs, bis zu sagenhaften 23 Mineralien – und dazu noch ein hohes antioxidatives Potential.

Lassen Sie uns nur einmal kurz in die würzige Salzluft schnuppern – und da entdecken wir im Einzelnen: das Hormon freisetzende Arginin; Hämoglobin synthetisierendes Histidin; Nerven beruhigende Glutaminsäure; Stress reduzierendes Isoleucin; Phenylalanin, aus dem die Leber Hautfreundliches Melanin produziert; Tryptophan, aus dem auch das Glückshormon Serotonin entsteht.

Wichtige Vitamine sind Beta Carotin, aus dem der Körper das Augen- und Haut-Vitamin A bildet; dann Vitamin B3, das Niacin, das der Haut schmeichelt, die Energieproduktion sicherstellt; Vitamin B12, ohne das die lebenswichtige Zellteilung nicht funktioniert.

Bei den Mineralien sticht hervor, dass sie hier in hohem Maße bioverfügbar sind, also vom Körper auch aufgenommen werden, im Gegensatz etwa zu Körnern, wo erst die Keimung die Mineralien

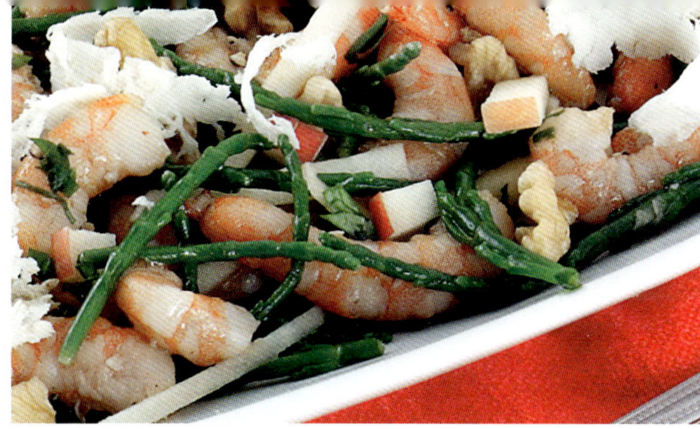

Liebt Seafood: Algen mit Krabben

„befreit". Allein das Vorkommen an Mineralien und Spurenelementen, darunter das „Zentral-Mineral" Zink sichern den Algen den Rang eines Super-Lebens-Spenders. Und wo wir gerade bei Leben sind: Auch das **Sonnenlicht speichernde Chlorophyll** lässt grüßen, das unserem Lebenssaft Blut chemisch stark ähnelt.

Getrocknet, gepulvert gibt es die Algen meistens. Versuchen Sie, wie ich, möglichst frische zu bekommen, die Sie dann ganz leicht mit Olivenöl in der Pfanne schwenken können.

Braintrust: Walnuss

Mit einem Gehirn vergleicht die Signaturenlehre, die von der Form einer Pflanze auf ihre medizinische Wirkung schließt, die Walnuss. Eine sinnstiftende Analogie, denn die Nüsse sind fast so etwas wie eine Schaltzentrale gegen böse Einflüsse. Auf jeden Fall steckt in der kleinen Nuss, aus der einmal ein großer Baum entsteht, eine unvergleichliche Vitalstoffmischung aus Herz schützendem Kalium, aktivierendem Magnesium, Radikale abwehrendem Vitamin E, zellbildender Folsäure und gefäßheilenden Omega-3-Fetten. Schon wer rund sechs Nüsse isst, deckt bereits den halben Bedarf dieses Entzündungshemmers, der in der kleinen Nuss in Konzentrationen vorkommt, wie sonst nur in Meeresfischen. Dafür fehlen hier im Vergleich zum Fisch die lästigen Purine, welche die Gicht befördern können.

Auch haben Walnüsse einen messbaren Einfluss auf die Senkung des schlechten LDL-Cholesterins, und sie verbessern die Dehnbarkeit der Arterien, was dem Herz-Kreislaufsystem gut tut und die Gefahr der Arteriosklerose vermindert.

Spezialtipp: Das habe ich einmal bei Freunden getrunken, einen Walnuss-Schnaps. Dazu sammeln Sie im Herbst die noch grünen Nüsse, die noch keinen harten Kern gebildet haben. Schneiden Sie diese Nüsse in Scheiben, füllen das Ganze mit Wodka auf und lassen es acht Wochen in der Sonne stehen. Schmeckt angenehm bitter.

Sinnsuche: Lebenszweck

Was ist der Sinn des Lebens? Manchmal ist die Antwort ganz einfach: So sagte mir einmal ein Arzt, der viele Kunden auf den bei reichen deutschen Aussteigern beliebten spanischen Inseln hat: „Deren Lebensziel ist es, vor 17 Uhr keinen Alkohol zu trinken". Mich rief neulich jemand an, der als rund 60-jähriger sein Unternehmen sehr gut verkauft hatte, und sagte fast flehentlich: „Ich brauche eine Aufgabe". Meine Empfehlung, es doch erst einmal ruhiger angehen zu lassen, quittierte er mit: „Das habe ich versucht, aber es macht mich krank".

Es stimmt schon, Nichtstun ist für die wenigsten Menschen etwas Sinnvolles. Alle, die ihr Leben nicht von vorneherein als berufsmäßige Müßiggänger eingerichtet haben, verzweifeln eher, werden eher krank, als dass sie mit dem Verplempern des Tages glücklich werden können. Aber was tun? Da habe ich einen klugen Rat von Hubert Descamps, dem Autor des Buches „Hippokrates hatte recht":

„Selbstverwirklichung geschieht zwangsläufig auf dem Weg der Nächstenliebe und des Wohlwollens. Ein Leben wäre hinfällig ohne Dienst an der Allgemeinheit und an allem, was auf der Erde existiert".

Sieben **Schön-Sünden**

All die teuren Cremes und Salben bringen nicht das gewünschte Ergebnis? Vielleicht können Sie ein wenig von innen „nachhelfen“

Süßes Leben:
„Ich bin eine Naschkatze“

Der Tag ist lang, der Frust ist groß: hier ein Teilchen, da eine Cola, dort ein Stück Schokolade genascht – schnell kommt so an einem Tag so viel Zucker zusammen, wie er in 50 Würfeln steckt – was den Blutzucker nach oben treibt, was wiederum das Dickmachhormon Insulin aktiviert. Aber nicht nur dick machen die schnellen Zucker, sie machen auch hässlich. Denn sie enthalten nicht nur selbst keine Vitalstoffe, sondern rauben dem Körper auch noch Vitamine, etwa die Schönheitsvitamine der B-Gruppe. Außerdem schädigt die Glukose die kollagenen Fasern des Bindegewebes. Diese Fasern sorgen für eine straffe und elastische Haut. Werden sie geschädigt, kommt es zu Falten, die Haut altert vor der Zeit.

Leicht-gläubig:
„Am liebsten rauche ich light“

Es ist eine Art Betrug auf Gegenseitigkeit: Die Industrie preist Leicht-Produkte an, von denen sie weiß, dass sie nicht leicht machen. Die Kunden wissen's auch – und kaufen's doch. Schließlich beruhigt es das Gewissen. Und weil man eh schon was Gutes für sich getan hat, darf's von der Light-Zigarette noch eine mehr sein, darf's von der kalorienreduzierten Schokolade noch ein Stück mehr sein. Bloß nicht den Beipackzettel lesen, da könnte ja drauf stehen, womit das „light“ möglicherweise erkauft wurde, etwa mit dem weitgehenden Eliminieren von Vitaminen und Spurenelementen. Aber ohne Schön-Vitamine, ohne Schön-Spurenelemente gibt's keine Schönheit.

Fasten-Falten:
„An manchen Tagen esse ich gar nichts“

Heute zu viel gegessen, morgen gar nichts, übermorgen richtig reingehauen, dann zwei Tage kaum was. Kopfschüttelnd schaut der Organismus auf das Treiben seines Gebieters, seiner Gebieterin – und macht das Beste draus: Was an Nahrung kommt, wird gnadenlos eingelagert und möglichst nicht mehr hergegeben. Könnte ja sein, dass die Nicht-Ess-Tage mal länger dauern. Kommt mal ein paar Tage keine Nahrung, holt sie der Organismus aus seinen Speichern, verfeuert gerne wertvolles Eiweiß. Manchmal ist das doppelt daneben, weil viele Diäten eh schon zu wenig Proteine enthalten. Eiweiße sind aber unerlässlich für eine schöne und straffe Haut. Fehlen etwa manche Aminosäuren, kann das Hautpigment Melanin nicht aufgebaut werden.

Kalte Küche:
„Für mich alleine koche ich nicht“

Endlich zu Hause, der Kühlschrank ist leer, der Fernseher ist voller schöner Filme. Gut, dass es das Pizza-Taxi gibt, gut, dass die auch so leckere Salate anbieten. Nur: Die meisten Fertig-Piz-

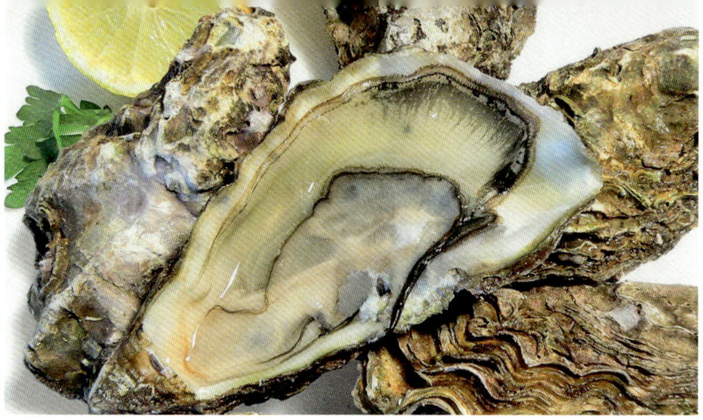

Ein kulinarisches Wagnis wert: Austern

zas sind zwar wahre Kalorien-Bomben, gleichzeitig aber wahre Vital-Zwerge. Kaum Vitamine, kaum wertvolle Eiweiße, dafür aber viele gesättigte Fettsäuren, teilweise sogar Transfette – und die rangieren ganz oben auf der Liste der Hässlich-Macher. Da liefert das Taxi die Runzeln quasi mit. Ach ja, der Salat: Der hat auf seinem langen Marsch ins heimische Fernsehzimmer längst jedes Vitalleben ausgehaucht – und die süße Sauce gibt gleich noch einen Extra-Klacks „dick" mit auf die Rippen.

Vitamin-Vertrauen:
„Alles gibt's als Pillen"

Ein typisches Frühstücks-„Gedeck": zuckrige Cornflakes, aufgepeppt mit ein paar synthetischen Vitaminen. Daneben die Batterie der schönen und schlanken Illusionen: Vitamin-Kapseln, Fatburner, Vitalstoffmischungen, konzentriertes Eiweiß. Alles gut, selten richtig. Denn der Körper kann mit dieser geballten Morgenpower meist wenig anfangen, scheidet das meiste so schnell wie möglich wieder aus – und wartet sehnsüchtig auf die frische Fülle der Natur, möglichst die, welche gerade Saison hat. Denn der Chicorée im Winter hat genau die Bitterstoffe, die der träge Darm in der trüben Zeit dringend braucht. Und die Erdbeere im Frühjahr hat genau das Vitamin C, welches die Haut jetzt braucht, um straff-elastisch zu werden.

Lust-Verlust:
„Austern sind mir zu schwabbelig"

Immer wieder wundere ich mich, mit welcher Bestimmtheit manche Menschen wissen, was sie auf keinen Fall essen – noch bevor sie auch nur hingeschaut, geschweige probiert haben. Nun verstehe ich ja noch, dass Austern nicht allseits auf Begeisterung stoßen, obschon sie eines der vitalsten Lebens-Mittel sind. Aber auch so wunderbare Dinge wie der voller schönmachender B-Vitamine strotzende Grünkohl, die sexualstimulierende Brennessel rufen blankes Entsetzen hervor – anstatt die Lust zu wecken, sich auf eine kulinarische Entdeckungsreise zu begeben. Gerade auch dann, wenn die Reise in die nahe Natur führt, wo die wahren Schätze der Schönheit verborgen sind.

Trägheit:
„Habe kein chices Outfit"

Wer den Schönheitschirurgen beim dritten Glas Prosecco nach seiner ehrlichen Meinung fragt, was wirklich langfristig schön macht, dann sagt er ohne Umschweife: „Bewegung". In der Tat gibt es kein besseres Mittel, den in sich schlummernden Zauber zu wecken. Wer joggt, schwimmt, Rad fährt, der setzt ein effektives Reinigungsprogramm in Gang, das vor allem das Bindegewebe von lästigen Cellulitis-Schlacken befreit. Auch gelingt eine wirklich dauerhafte Straffung von Po, Oberschenkeln und dem Bauch nur mit einer Mischung aus Ausdauerbewegung und gezielter Gymnastik, ergänzt um eine vitale Ernährung. Nur so zeigt sie sich, die so gern gesuchte, die Bikini-Figur. Dabei ist nichts gegen ein chices Outfit zu sagen – im Gegenteil, es macht darin mehr Spaß sich zu bewegen. Nur, wer den Kauf als Ausrede benutzt, sich nicht zu bewegen, „redet" sich um die eigene Schönheit.

Sieben **Schlank-Sünden**

Sie wollen seit Jahren abnehmen – es klappt aber nicht so richtig? Dann schauen Sie doch einmal, ob Sie sich hier „wiederfinden".

Diät-Logik:
„Lange genug gefastet"

Es ist jedes Mal das Gleiche: Mühsam sind ein paar Kilo heruntergehungert, mit einer gerade gängigen Diät weggefastet – dann geht das alte Spiel wieder los. Meist schneller als sie runter waren, sind sie wieder auf den Rippen, die guten Pfunde. Der Hauptgrund ist so bekannt, dass ich mich kaum getraue, den Namen zu nennen: Jo-Jo-Effekt, dieser jahrtausendealte Mechanismus, mit dem sich der Körper das Überleben sicherte, indem er in Mangelzeiten die Mechanismen der Nahrungsverwertung drosselt, um hinterher, wenn wieder Nahrung kommt, alles doppelt zu speichern. Dazu kommt der psychologische Effekt: lange genug gedarbt, jetzt kann ich wieder zulangen. Bis zur nächsten Diät.

Bilanzbetrug:
„Ich bin ein schlechter Futterverwerter"

Den Satz gibt es auch noch in einer zweiten Variante: „Ich bin ein guter Futterverwerter". Beide Male ist der gleiche Selbstbetrug gemeint, dass es irgendwie in den Genen liegen müsse, wie gut oder schlecht die Nahrung verwertet wird, wie dann irgendetwas dazu führt, dass der Bauch immer mächtiger wird. Nur, wie immer, Leben gleicht sich langfristig die Bilanz aus, hier die Energiebilanz. Wer über die Monate mehr isst, als er an Energie verbraucht, weil er sich beispielsweise kaum bewegt, der wird dick – und es spielt (bis auf wenige krankhafte Fälle) keine Rolle, wie gut oder schlecht der Körper irgendwelches Futter verwertet.

Friendly Fire:
„Einer geht noch"

Der Satz ist mir von zu Hause wohl vertraut – vor allem wenn die Verwandten, wenn die Freunde da sind: Da darf's dann immer noch ein Glas Bier mehr sein, da muss immer noch eine Scheibe Lachs dran glauben, da wird peinlich drauf geachtet, dass bloß kein einziges Stück Kuchen alt wird. So schön und wunderbar Freunde sind, für's Abnehmen sind sie meistens wahres Gift – vor allem, wenn sie merken, dass jemand tatsächlich das schaffen könnte, was man so oft schon vergebens probiert hat. Ihre liebste Taktik ist übrigens „Friendly Fire" – mit der honigsüßen Aufforderung: „Ach, ein Stückchen kannst Du doch noch essen, ich hab's auch selbst gebacken."

Super-Size:
„Iss Deinen Teller leer"

Jetzt, wo plötzlich wieder gute Manieren, gutes Benehmen eine Rolle spielen, wird der Satz mit dem leeren Teller wieder häufiger fallen. Ist ja im Prinzip richtig, vor allem wenn man bedenkt, wie viele Menschen auf der Welt hungern. Nur, deren Hunger stillt nicht unser leerer Teller, sondern eine gerechte Bezahlung ihrer Erzeugnisse. Und zum anderen sind unsere Teller meist viel zu groß, es passt zu viel drauf – im Vergleich zu der Menge, die wir tatsächlich brauchen. Ein guter Trick, den ich mir angewöhnt habe: Ich nehme bewusst einen ganz kleinen Teller, vor allem dann, wenn ich mich ans Büffet wage. Ach so, wenn Sie dort mit Ihrem kleinen Teller natürlich zehn Mal auftauchen, können Sie gleich auch einen großen nehmen. Sonst denkt noch wer, Sie seien gierig.

Waage-Mut:
„Super, 300 Gramm runter!"

An allem ist sie schuld, die arme Waage. Voller Mut wird morgens drauf gestanden, voller Wut wird sie jeden Morgen verlassen. „Da, endlich hat's das blöde Stück begriffen, 300 Gramm sind runter". Darauf erst einmal eine Extra-Scheibe Toast-Brot. Wie wär's, wenn Sie mal einen ganz anderen Waage-Mut probieren, die „Waage-losigkeit". Denn nur wenn Sie Ihre Lebensweise dauerhaft umstellen, sich beispielsweise „schönkostig" ernähren, lustvoll laufen, dann stellt der Körper auch seinen Stoffwechsel um – und pendelt sich auf sein natürliches Gewicht ein. Wo das liegt, das kann Ihnen ja viel später die Waage verraten.

Auto-Matismus:
„Ich musste noch Sprudel holen"

Natürlich wollten Sie heute eigentlich das Auto stehen lassen – aber Sie müssen ja noch Sprudel holen. Eigentlich wollten Sie es ja auch gestern schon stehen lassen, aber da mussten Sie ja noch die Kinder in der Schule abholen. Eigentlich würden Sie das Auto auch gerne morgen stehen lassen und mit dem Rad fahren, aber da hat die flotte Kollegin endlich zugesagt, dass Sie noch auf einen Drink mitkommen will. „Und dann mit dem Rad, die denkt ja, ich schlafe unter der Brücke". Ja, es gibt immer einen Grund, im alten Trott zu bleiben. Aber es gibt immer auch eine Möglichkeit, ihm zu entkommen. Vielleicht das Auto einfach abschaffen.

Trägheit:
„Leider regnet's. Gott sei Dank!"

Nie fallen Ihnen so viele Ausreden ein, als wenn's um Bewegung geht. Der Regen ist die beliebteste. Auch dass es regnen könnte, wird gerne genommen. Oder dass es heiß ist – oder kalt. Natürlich kostet es auch mich Überwindung, endlich in die Puschen zu kommen und loszujoggen – um nach fünf Minuten den Schweinehund völlig zu vergessen. Dann will ich manchmal gar nicht mehr aufhören, vor allem, wenn ich mir eine schöne Strecke durch den Wald, entlang dem Wasser ausgesucht habe. Ach so, Sie laufen partout nicht, wenn's regnet. Dass aber die Laufbänder im Fitness-Studio unter Wasser stehen, habe ich noch nie gehört.

Wussten Sie, dass Kalt-Trinker abnehmen?

Das haben Forscher der Berliner Charité festgestellt. Als Ursache vermuten sie, dass der Körper Energie aufwenden muss, um die Flüssigkeit aufzuwärmen. Wobei sich die Effekte natürlich in Grenzen halten – und auch begrenzt sind. Übrigens: Mit Wasser, nicht mit Bier sind die Versuche gemacht worden. Ganz wichtig ist aber, dass Sie mindestens zwei Liter pro Tag trinken.

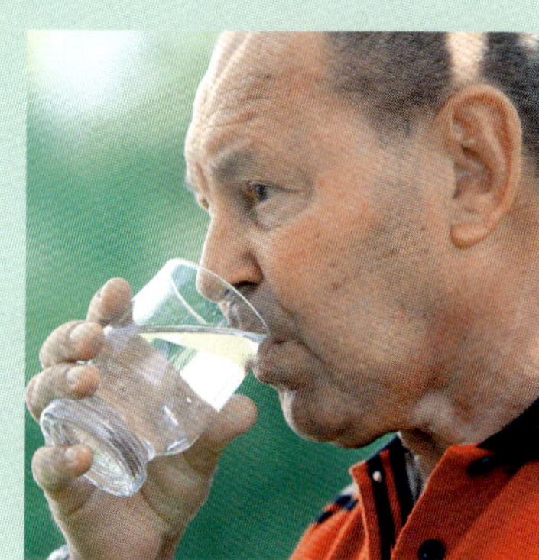

Sieben **Vital-Sünden**

Immer wenn Sie zum Arzt gehen, nickt der den Kopf bedenkenschwer, empfiehlt Ihnen, was Sie meistens sofort wieder vergessen. Einiges davon könnte auch hier stehen.

Säure-Schock: „Chum, Schweinderl, chum"

Haben Sie's verstanden? „Komm, Schweinchen, komm", das singt der Schweizer Kultsänger Endo Anaconda in seiner hinreißenden Ballade auf eine liebevoll gefütterte Sau, die hinterher mit größter Begeisterung verschlungen wird. Dass Endo weiß, wovon er singt, sieht man ihm an: „Als ein etwas beleibete Sänger" ironisiert er sich – was ihn aber nicht schlanker macht. Aber nicht nur dick macht ein permanentes Essen von fettem Fleisch, der Körper wird auch hoffnungslos übersäuert. Ein permanent saures Milieu ist aber der ideale Nährboden für chronische Krankheiten wie Gicht, Arthritis und auch Krebs.

Unterernährung: „Paar Pommes schaden doch nicht?"

Lauernd wird mir diese Frage immer gestellt – weil auf die Antwort gelauert wird, die ungefähr so lautet: „Ein paar schaden sicher nicht". Behalten wird davon nur „schaden nicht" – und wenn ein paar nicht schaden, werden ganz viele auch nicht so schlimm sein. So kommt ein Teufelskreis in Gang aus dauernd Pommes, dauernd Curry-Wurst (der absolute Spitzenreiter in deutschen Kantinen) – mit erschreckenden Folgen: Denn leider sättigen die Fluten aus gesättigten Fetten und schnellen Zuckern (etwa im Ketchup) nur, aber sie „nähren" nicht. Denn es fehlen meist die Vitamine, die Spurenelemente, die vitalen Eiweiße. So kommt es, dass im scheinbar reichen Deutschland immer mehr Menschen, bezogen auf die Vitalstoffe, unterernährt sind.

Ehr-Geiz: „Bio ist mir zu teuer"

Am Urlaub wird selten gespart, am Auto schon gar nicht. Nur bei den Ausgaben für Essen wird geknausert, gerade mal um die zehn Prozent des Einkommens fließen in das, was die wichtigste Voraussetzung für eine nachhaltige Vitalität ist: gutes Essen. Vor allem bei ökologischen Produkten wird immer noch rumgezetert, obwohl klar ist, dass sie gesünder sind, weil sie beispielsweise mehr antibakterielle sekundäre Pflanzenstoffe enthalten. Dass sie „nebenbei" auch noch die Natur schonen, den Tieren ein tiergerechtes Leben ermöglichen, interessiert die permanenten Schnäppchenjäger schon gar nicht. Sicher gibt es bei uns immer mehr Menschen, die auf den Cent achten müssen, aber auch die sind überrascht, wie günstig ökologische Produkte sind, wenn sie in der Saison und aus der Region gekauft werden. Richtig wütend machen mich aber die Leute mit drei Autos, welche oft den größten Ehr-Geiz darauf legen, die Tomaten billigst zu bekommen und mit den hart arbeitenden Bauern handeln wollen.

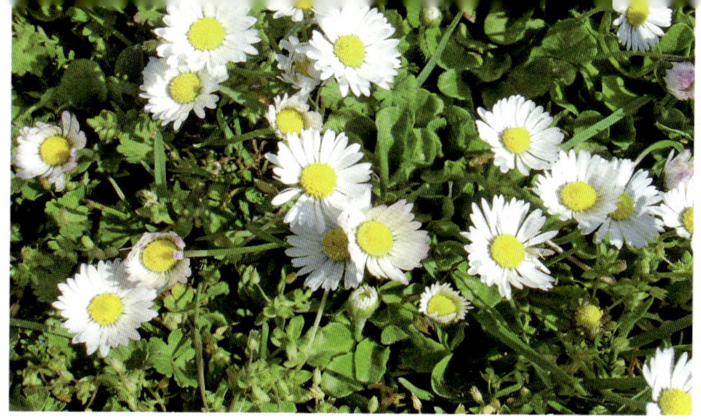

Zartbitter: Gänseblümchen

Zeitbombe:
„Essen muss bei mir schnell gehen"

Wer schnell isst, wird schnell dick. Denn rund 20 Minuten dauert es von dem Zeitpunkt, wo die Nahrung im Magen angelangt ist, bis im Gehirn das Signal eintrifft: „Fritten sind hier, Appetit zügeln". In der Zeit hat der Schnell-Esser schon drei Hamburger verdrückt, zwei Cola getrunken und zwei süße Teilchen verdrückt. Außerdem kaut der „Schlinger" die Nahrung kaum, sodass zu wenig Speichel gebildet wird, der hilft, die Nahrung besser zu verdauen – ganz abgesehen davon, dass Genuss beim Essen sich so nie einstellen kann. Am anschaulichsten hat diesen wichtigen Verzögerungseffekt zwischen Essen und Wahrnehmung der große deutsche Naturheilkundler Sebastian Kneipp auf den Punkt gebracht: „Wenn du merkst, du hast gegessen, hast du schon zu viel gegessen".

Wirr-Kopf:
„Kochsendungen liebe ich über alles"

Ein Paradox: Es gibt immer mehr Kochsendungen, und es wird immer weniger gekocht, und die Qualität des Essens nimmt immer mehr ab. Oder doch kein Paradox? Zum einen hält das Sehen von Kochsendungen davon ab, selbst zu kochen. Zum anderen verwirrt die Fülle der Sendungen den Kopf total. Da wird an einem Tag italienisch, indisch, mexikanisch, chinesisch, afrikanisch gekocht, fast nie deutsch. Da wird selten auf die Jahreszeiten Rücksicht genommen, Gesundheit kommt kaum vor – und wenn, dann meist so: „Heute schlemmen wir mal, nehmen ein wenig mehr Zucker, dafür halten wir uns morgen zurück". Nur, morgen ist wieder ein Fernsehtag.

Wild-Frevel:
„Gänseblümchen sind essbar?"

Entsetzt fragte mich einmal ein deutscher Immunbiologe: „Gänseblümchen sind essbar?" Ja, Herr Professor, und nicht nur die: Löwenzahn, Brennesseln, Guntermann, Spitzwegerich, alles essbar und alles von einer Vitalität, von der die Zuchtware nicht einmal träumen kann. Der Verzicht auf die wilde Kraft der Naturprodukte ist sicher ein Grund für die Zunahme der chronischen Krankheiten. Denn was natürlich wächst, ist zum einen voller Vitalstoffe, weil sich die Pflanzen dort ansiedeln, wo sie optimale Bedingungen des Bodens vorfinden. Auch sind die wilden Pflanzen meistens bitterer als die gezüchteten. Und je bitterer etwas ist, desto gesünder ist es in der Regel, etwa Verdauung fördernder. Was jeder Hersteller von Kräuterschnäpsen weiß.

Trägheit:
„No sports"

Wie kommt es, dass ein zigarrepaffender britischer Staatschef, meistzitierter Mann der Deutschen wurde? Weil er nicht bloß eine Aussage machte, sondern eine Lebenseinstellung verkündete – und zwar eine, welche die Deutschen noch pathetisch überhöhten und sagen „Sport ist Mord". Mit trotzigem Stolz macht sich die No-Sports-Gemeinde (und sie stellt die Mehrheit im Land) über Bewegung lustig – und erwartet gleichzeitig, dass die Gesellschaft ihnen die Kosten der Folgen ihrer Bequemlichkeit (etwa Lifestyle-Diabetes) klaglos erstattet. „Haben Sie schon einmal einen Löwen mit Arthritis gesehen?", fragte einmal ein Arzt in einem Vortrag. Im Zoo schon, aber wir leben ja in freier Wildbahn.

Schön kochen: je sanfter, je schlanker

Sich schlank essen geht – das hat Ihnen das vorherige Kapitel gezeigt, wo es um die Lebens-Mittel geht. Aber es nützen die besten Produkte, die wirksamsten Natur-Verstärker wenig, wenn nicht richtig gekocht wird. Vor allem die hochsensiblen wasserlöslichen und hitzeempfindlichen B-Vitamine sowie C „verduften", bevor sie ihre vitalen Wirkungen entfalten können. Aber auch schlank- und schönmachende Spurenelemente wie Chrom und Eisen können bei der falschen Kochmethode entweichen, ohne sich entfalten zu können. Nicht zu vergessen die lebenswichtigen Proteine, die nur bei sanften Garmethoden intakt bleiben.

Drei wesentliche Faktoren entscheiden über die Vitalität: schälen oder nicht schälen. Roh oder gekocht. Dünsten oder Kochen. Lesen Sie die „Schönkost"-Empfehlungen.

Wer schält, schämt sich

„Oh schälo mio", scheint die geheime Hymne der meisten Rezeptschreiber, der meisten TV-Köche zu sein. Da ist kein Apfel, keine Möhre vor den flinken Messern sicher. Fragt man warum, kommen meist ein verständnisloses Schulterzucken und Antworten wie „auf der Kochschule gelernt, immer so gemacht, sieht schöner aus". Vor allem dieser schöne falsche Schein, den lange Restaurantführer wie der Guide Michelin zum Maß aller Kulinaristik auserwählt haben, erklärt, warum etwa ein Orangenschnitz fast schon skalpellartig „filetiert" wird. Auch werde ich oft das Gefühl nicht los, dass viele Köche statt der teuren Bioware lieber Konventionelles geordert haben – und da stecken Rückstände aus Pflanzen"schutz"mitteln, Pestiziden oft in den Schalen, die deshalb schamhaft entfernt werden. Aber selbst die Köche mit ordentlicher Ware schälen wie die Weltmeister.

Egal wie, in der „Schönkost"-Küche wird nur geschält, was unbedingt sein muss – und dieser Verzicht bringt große Vorteile:

BESSERER GESCHMACK: Ballungszentren des großen Geschmacks sind die Schalen, die Häute. Hier schlummern viele Geschmack gebende Mineralien, anregende Gerbstoffe, angenehm aromatisierende Bitterstoffe. Wer das alles wegschält, beraubt das Obst, das Gemüse seines Charakters, seiner Geschmacks-Seele. Beim Gemüse gibt es zwar nicht so viel zu schälen, aber für viele vieles zu entfernen. Vor allem die kräftigen grünen Blätter eines Salats, eines Wirsings werden sofort weggerupft. Nur: Dort wurde mit Hilfe des Sonnenlichts Chlorophyll gebildet – und dieser Pflanzenfarbstoff ähnelt dem Blutfarbstoff Hämoglobin. Außerdem konzentriert sich in den „Außenbezirken" das mächtige Vitamin C.

SCHLANKERE LINIE: Langfristig schlank machen Obst und Gemüse nur, wenn die innewohnenden Ballast- und Bitter- und Gerbstoffe gegessen werden. Wer etwa eine Gurke schält, beraubt sie ihrer Verdauung anregenden Bitteraromen, und er entfernt die Ballaststoffe, die dem Darm Beine machen. Auch fehlt dann das ausschwemmende Mineral Kalium.

SCHÖNERE HAUT: Genau so wie der Mensch muss sich auch die Pflanze vor starker Sonnenstrahlung schützen. Dafür bildet sie in der Haut, der Schale Antioxidantien, wie etwa Vitamin C, um freie Radikale abzuwehren, die etwa das Fruchtfleisch attackieren wollen. Genau diese Vitamine helfen aber auch der menschlichen Haut, sich gegen die Angriffe der freien Radikale zu schützen, bevor diese Falten und Runzeln erzeugen können. Wird beispielsweise ein Apfel geschält, verliert er über ein Drittel seines antioxidativen Potentials.

HÖHERE VITALITÄT: Das primäre Schutzschild gegen Feinde wie Bakterien, Mikroben ist die Schale, die Haut der Pflanzen. Hier werden die sekundären Pflanzenstoffe konzentriert, die aber sehr primäre Wirkungen auch für die Menschen haben. Sie dämpfen Entzündungen, die sich auch auf die Haut auswirken können; sie wehren die alt machenden freien Radikale ab, und sie können sogar dem Krebs vorbeugen. Besonders mächtig sind diese Schutzschilde bei ökologischen oder wilden Pflanzen, weil die selbst für ihre Verteidigung sorgen müssen und sich nicht in die „Hängematte" der Pflanzenschutzmittel legen können.

So sieht die „Schönkost"-Schälstrategie aus – vorausgesetzt, Sie haben topfrische, ökologisch angebaute Ware am besten aus der Umgebung eingekauft:

SCHÄLMESSER ADE: Praktisch alle heimischen Obstsorten müssen nicht geschält werden. Fast schon ein Frevel ist es, Äpfel und Birnen ihrer vitalen Hülle zu berauben. Natürlich müssen Orangen, Grapefruit geschält werden – aber richtig! Denn gerade das „Weiße" ist das Wertvolle. Also all das, was die Köche wegschnippeln und was dann brav vom Rest der Bevölkerung übernommen wird. So entgehen einem Großteil der Leute aber etwa bei

Was weiß der Koch?

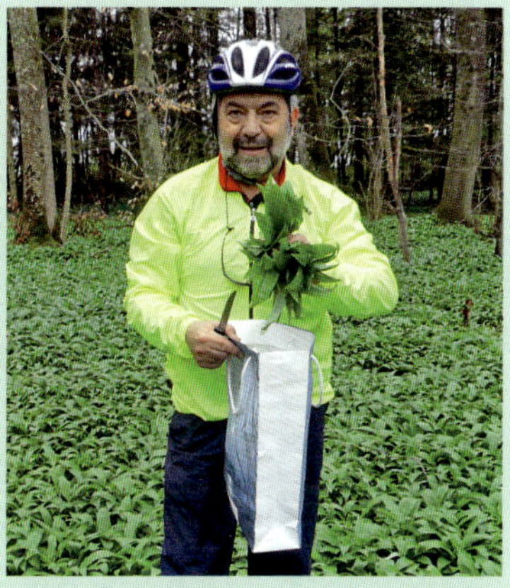

Gart gern mit Niedertemperatur: Koch Klaus Neidhart

Immer wieder habe ich Köche gefragt: Was passiert beim Kochen mit den Vitaminen, den Spurenelementen, den Eiweißen? Nur, eine befriedigende Antwort habe ich nie bekommen. Am „ehrlichsten" war noch ein gefeierter Drei-Sterne-Koch, der lakonisch meinte: „Wenn Sie die Antwort haben, kommen Sie wieder vorbei". Aber der Mann steht mit seinem Wenigwissen nicht allein. Auch andere kennen sich damit nicht aus – zum einen, weil die Kochschulen sich um die gesundheitlichen Wirkungen des Essens nicht scheren. Und zum anderen, weil das den meisten Köchen auch egal ist. Das wiederum hängt natürlich auch damit zusammen, dass die alles bestimmenden Essenskritiker darauf (mit wenigen Ausnahmen) keinen Wert legen: „Für mich zählt bloß das Kulinarische", erklärte mir einer der Wichtigen dieser Zunft.

Für „Schönkost" habe ich zwei Köche gefunden, die sich ganz besonders intensiv mit diesem lebenswichtigen Thema auseinandersetzen. Es sind Klaus Neidhart vom „Gottfried" in Moos bei Radolfzell, der das Frühlingsmenü konzipiert hat. Und Michael Hoffmann vom „Margaux" in Berlin, der spannende Rezepte mit den Gemüse-Stars Brokkoli und Grünkohl entwickelt und der meine Fragen zum Verhältnis von Köchen und Gesundheit beantwortet hat.

Was weiß der Wissenschaftler?

Zu meinem großen Erstaunen wissen auch viele Ernährungswissenschaftler erstaunlich wenig über den Einfluß der Kochprozesse auf den Nährwert. Einer der wenigen, der sich mit seiner Frau systematisch mit diesen Fragen beschäftigt, ist Prof. Dr. Elmar Schlich von der Universität Gießen. Mit ihm habe ich ausführlich über Garmethoden gesprochen. Ein überraschendes Fazit: Der gute alte Römertopf ist hochmodern für die Vitalküche.

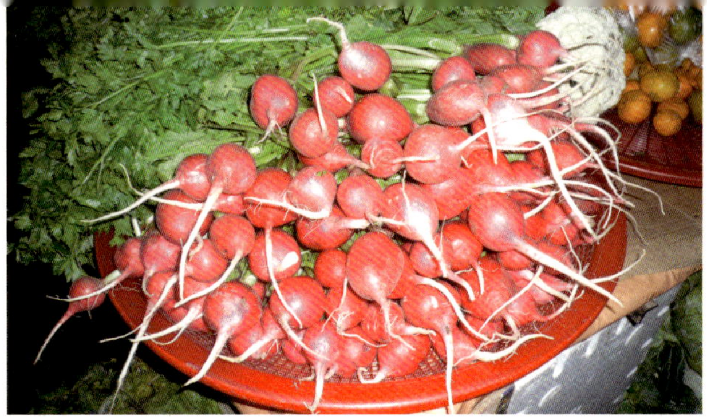

Scharf und schmackhaft: Radieschen

der Grapefruit die in den weißen Häuten steckenden Bitterstoffe und Pektine, die nicht nur schlank machen, sondern auch entgiftend wirken und den Cholesterinspiegel senken.

Auch die meisten Wurzelgemüse „leben" im wahrsten Sinne besser mit ihrer Schutzhaut – deshalb Karotten, Kartoffeln, Sellerie, Topinambur und Co. möglichst naturbelassen servieren. Und fast schon unwürdig ist es, der armen Tomate die Haut abzuziehen, wodurch sich die „Nackerte" damit rächt, dass sie nur zu gerne fade schmeckt.

SOFT SCHÄLEN kann eine gute Alternative sein. Probieren Sie einmal, den grünen Spargel nur im unteren Bereich zu entblättern. Und kochen Sie aus dem Schälgut der weißen Spargel einen Sud, um die wertvollen Inhaltsstoffe (etwa Zell schützende Folsäure) wenigstens teilweise zu nutzen. Außerdem wird so die Spargelsauce um Lichtjahre intensiver.

Experimentieren Sie doch einfach, wie weit Sie gehen können (und wollen), um die optimale Balance zwischen Gesundheit und Geschmack zu finden. Die bald kommenden Rezepte bieten Ihnen reichlich Spielraum für neue Schälhorizonte.

Rohkost: Nicht immer, aber immer öfter

Wahre Glaubensschlachten toben um so eine schlichte Frage wie: roh oder gekocht? Während die hierzulande fast religiös verklärte Traditionelle Chinesische Medizin und auch die asiatische Küche praktisch alles dünstet oder kocht, gibt es im deutschen Sprachraum mit Leuten wie Bircher-Benner, Bruker, Konz Vertreter einer stark auf Rohkost fixierten Ernährungsweise. Wie immer bei solchen Extrempositionen haben beide Seiten recht – und das Optimum liegt in der Mitte.

In optimaler Form stellt Rohkost die Vitamine, Spurenelemente sehr oft zur Verfügung. Ein frischer Apfel etwa ist unschlagbar. Auch ein frisch zubereiteter Möhrensaft ist sehr gut, weil durch das Entsaften die Vitamine aus den Zellen „befreit" werden – einige Tropfen Öl (etwa Walnuss, Argan) helfen, die fettlöslichen Vitamine besser zu resorbieren.

Vorsicht aber vor geraspelter Rohkost, die lange steht. Denn dann kann es passieren, dass die befreiten antioxidativen Vitamine C und E sich die Zeit damit vertreiben, Sauerstoffatome aus der Luft zu fangen – mit der Konsequenz, dass sie später keine Kraft mehr haben, bei Ihnen die Haut schädigenden Radikale unschädlich zu machen. Frisch Geraspeltes also schnell genießen – oder wenigstens etwas Zitronensaft darüber träufeln, um die Oxidation zu verlangsamen.

Aber: Roh allein macht nicht froh. Denn nicht umsonst verknüpfen viele Wissenschaftler den Aufstieg der menschlichen Spezies mit der Nutzung des Feuers – dass die Übernutzung dieses Feuers die Welt gerade in einen Höllenbrand stürzt, ist eine andere Sache.

Auf jeden Fall können einige Vitamine nur durch kurzes Dünsten, Dämpfen aus ihren umgebenden Zellen gelöst werden, sodass sie unser Organismus aufnehmen kann. Dazu zählen vor allem das Beta-Carotin, aus dem im Körper das Hautvitamin A synthetisiert wird, sowie Vitamin E, das die Haut geschmeidig macht. Manche Rohköstler, die jede Form von Kochen ablehnen, haben deshalb oft einen Mangel an diesen wichtigen Vitaminen.

Schön kochen: je tiefer, je länger

Richtig viel gelernt habe ich aus dem Gespräch mit Prof. Elmar Schlich, das Sie auf Seite 132 finden. Das sind meine wichtigsten Erkenntnisse: Es braucht keine teuren Herde, etwa mit Induktion. Gut wäre eine Gasflamme, weil sich damit die Temperatur schnell und präzise steuern lässt. Es braucht auch keine teuren Dämpfer, **um zu dünsten und zu dämpfen, den beiden wichtigsten Methoden vor allem für Gemüse**. Gerade bei Gemüse, aber auch bei allen Pasta-Gerichten, bei Reis ist eines wichtig, nämlich

je „denter", je besser: Bissfest muss das Gemüse, müssen die Nudeln noch sein, körnig der Reis. Dann bleiben die Vitamine, die Spurenelemente am besten erhalten, vor allem, wenn auch das Kochwasser nicht weggeschüttet wird. Aber noch etwas kommt hinzu: Al dente hält auch schlanker als durchgekocht. Das liegt daran, dass dann die dick machenden Kohlenhydrate stärker in ihren Zellen bleiben und erst durch das Kauen oder im Magen „befreit" werden. Aber dann können sie ihre Gewicht steigernden Eigenschaften weniger entfalten, als wenn sie sofort den Blutzucker hochtreiben – und damit das Masthormon Insulin aus der Bauchspeicheldrüse locken.

Jetzt ist es aber gut mit der Ernährungskunde! Jetzt hat der Geschmack das Wort. Und der diktiert unmissverständlich, dass bissfest gegartes Gemüse, nicht vermatschte Kartoffeln einfach viel besser schmecken. Aber wie sieht es mit dem Fleisch, dem Fisch aus? Da gilt

je tiefer, je länger: Hier habe ich viel von meinem Bruder, von Köchen wie Klaus Neidhart, Vincent Klink gelernt: Das sind Leute, die immer wieder auf dem schmalen Grat zwischen gutem Geschmack und Vitalität des Gerichts balancieren. Aber wer mit tiefen Gartemperaturen arbeitet, braucht einfach länger. Vor allem beim Fisch bewähren sich Methoden, die empfindliche Ware bei Temperaturen um die 80 Grad sanft garen, was die empfindlichen Eiweiße am besten schont. Auch für Fleisch ist es grundsätzlich möglich, das Bratgut bei nicht allzu großer Hitze anzubraten (sonst gibt es die Maillard-Röstung, die auch negative Auswirkungen haben kann; siehe Anmerkung).

„Vergessen" und Zeit haben heißt die Devise für das schonende Garen.

Vorsicht Hitze!

„Die Maillard-Reaktion ist eine chemische Reaktion, welche an Bräunungsvorgängen beteiligt ist und bei hohen Temperaturen beim Frittieren, im Ofen und in der Pfanne abläuft. Dabei werden Aminosäuren und Zucker in neue Verbindungen umgewandelt und letzten Endes das gesundheitsschädliche Acrylamid gebildet. Aus gesundheitlicher Sicht ist daher von Frittieren, starkem Anbraten und Schmoren bei hohen Temperaturen abzuraten, wohingegen Garen im Dampf den Erhalt wertvoller Vitalstoffe und Proteine fördert."

Anmerkung von Dr. Christian Thirion, Ludwig-Maximilian-Universität, München

„SCHÖNKOST"-FRAGEN AN PROFESSOR ELMAR SCHLICH

Was bewegt die Moleküle beim Kochen?

Einmalig in Deutschland ist das Forschungsgebiet von Prof. Dr.-Ing. Elmar Schlich: Der Ingenieur hat im Fachbereich Ökotrophologie der Universität Gießen den Lehrstuhl für Prozesstechnik in Lebensmittel- und Dienstleistungsbetrieben inne. Zusammen mit seiner Frau – der Ernährungswissenschaftlerin Dr. Michaela Schlich – forscht er wegweisend darüber, wie sich unterschiedliche Garmethoden auf den Vitalgehalt auswirken.

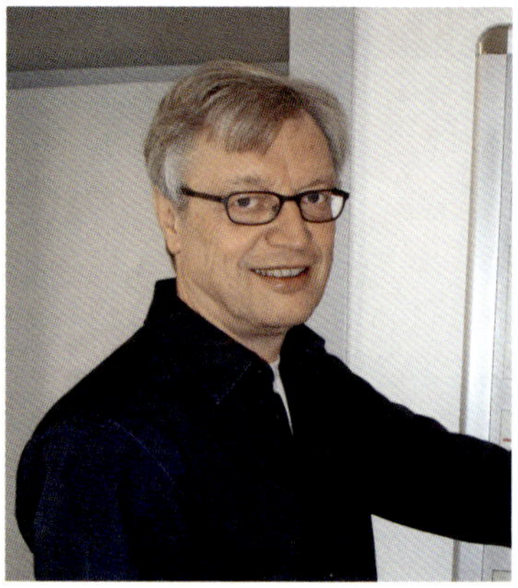

Lobt den bewährten Römertopf: Prof. Elmar Schlich

Wo sind Obst und Gemüse am frischesten?
Unschlagbar ist „gartenfrisch", also selbst aus dem eigenen Garten geerntet. Dann kommen die Wochenmärkte, die aber nur dann sinnvoll sind, wenn die Händler tatsächlich frisch geerntete Produkte der Saison aus der Region anbieten. Wobei diese Märkte das Problem haben, dass die Waren oft dem Sonnenlicht ausgesetzt sind – und das schädigt die Vitamine massiv.

Aber in den Supermärkten sind dafür die Gemüsevitrinen taghell beleuchtet!
Das stimmt. Trotzdem schadet es dem Vitalgehalt kaum, weil dieses Licht viel weniger UV-Anteil als direktes Sonnenlicht hat. Außerdem wird die Ware oft feucht gehalten, was die Produkte länger frisch hält.

Was ist mit Tiefkühlkost?
Unter Frischegesichtspunkten absolut zu empfehlen. Produkte wie etwa Spinat, Erbsen, Brokkoli werden spätestens ein bis zwei Stunden nach der Ernte bereits bei 80 Grad blanchiert, um degenerative Enzymprozesse zu stoppen – danach wird schockgefrostet, was etwa beim Vitamin C einen Verlust von rund fünf Prozent mit sich bringt. Dagegen verliert etwa Spinat nach drei Tagen trockener Lagerung ohne Kühlschrank rund die Hälfte seiner Vitamine, und spätestens nach zehn Tagen ist überhaupt nichts mehr da.

Können moderne Kühlgeräte diesen Abbau verlangsamen?
Ja, etwa die „Biofresh"- oder „Perfect Fresh"- Kühlgeräte, die bei niedrigen Temperaturen die Ware optimal befeuchten, erlauben es, das Gemüse bis zu zehn Tage zu lagern. Wer Zeit hat, kann natürlich auch täglich frisch einkaufen. Für Berufstätige und Familien mit Kindern lohnt sich die Investition in moderne Kühlgeräte ganz sicher!

Haben ökologische Produkte einen höheren Vitamingehalt?
Auch wenn es immer wieder gesagt wird, unsere Messungen ergeben da keine Unterschiede. Prinzipiell bin ich aber der Meinung, dass eigentlich alle Landwirte bei uns zumindest nach der EU-Bio-Verordnung wirtschaften sollten, was den Verzicht auf problematische Pflanzenschutzmittel bedeutet. So wäre auch das immer wieder auftauchende Problem der unzulässigen Rückstände in Lebensmitteln vor allem aus dem Ausland gelöst.

Ist das eine realistische Annahme?
Ich denke, wir sind auf einem guten Weg. Bio ist längst aus der Nische heraus. Außerdem würde dann die Nachfrage nach diesen Produkten von hier aus befriedigt werden können, und die Ware müsste nicht unter einem großen Aufwand z. B. von China hierher geliefert werden, was die Ökobilanz auch nicht besser macht. Übrigens genauso umweltbelastend ist der persönliche Einkauf eines jeden Einzelnen bei seinem Ökobauern auf dem Land. Das ist eine irrsinnige Energieverschwendung.

Kommen wir zum Kochen: Was ist die günstigste Garmethode?
Wenn Sie so allgemein fragen, gibt es nur eine Antwort: Dämpfen! Wie jedes Garverfahren beeinträchtigt auch das Dämpfen, also das Garen im heißen Dampf, den Vitalgehalt. Aber die Verluste an wasserlöslichen Nährstoffen

sind hier am geringsten, wenn die Zeiten perfekt eingehalten werden.

Wie sieht das in der Praxis aus?
Wählen wir als Beispiele Brokkoli und Kartoffeln. Hier haben wir den Einfluss der verschiedenen Garmethoden genau untersucht. Nehmen Sie einen Kochtopf mit einem einfachen Dämpfeinsatz, gießen rund einen Zentimeter Wasser an, erhitzen das Wasser und legen den Brokkoli für rund zwei bis vier Minuten in den Dampf, die Kartoffeln brauchen nach diesem Verfahren rund 20–25 Minuten, wobei sie beide Male kein Salz zugeben.

Was ist dann noch an Vitalkraft da?
Von den wasserlöslichen Vitaminen, also vor allem C und die B-Gruppe, rund 80 Prozent – und die Mineralstoffe, wie etwa Eisen, Calcium, Magnesium und Selen, bleiben praktisch 100prozentig erhalten. Und es sind ja vor allem die Mineralstoffe, die dem Gemüse den Geschmack geben – und dieser Eigengeschmack wird mit dem Dämpfen, aber auch dem Dünsten optimal herausgearbeitet, sodass auch kaum gesalzen werden muss.

Wie steht es um die fettlöslichen Vitamine?
Da sprechen wir hauptsächlich vom Pro-Vitamin A, also dem Beta-Carotin, aus dem der Körper dann das eigentliche Vitamin A synthetisiert. Und wir sprechen von dem antioxidativen Vitamin E. Beide Stoffe sind im Gemüse in kristalliner Form gebunden, sodass der Körper sie nicht aufnehmen kann. Erst das Garen macht sie bioverfügbar, wobei schon wenige Minuten reichen, denn längeres Garen würde wieder die Vitamin A-Aktivität des Beta-Carotins vermindern.

„Dämpfen ist die mit Abstand günstigste Methode zum Garen“

Muss demzufolge auch Obst gegart werden?
Nein, da sind auch die fettlöslichen Vitamine sofort bioverfügbar. Die wasserlöslichen und die Mineralstoffe sind es sowieso. Obst am besten immer frisch verzehren. Wobei natürlich ein Stück Apfelkuchen auch etwas Tolles ist.

Welches Verfahren schadet am meisten?
Der Kaltansatz, wenn Sie beispielsweise Kartoffeln in kaltem Wasser aufsetzen, dann haben Sie nach dem Kochen einen Verlust von über 50 Prozent – und wenn Sie das Kochwasser auch noch wegschütten, sind auch noch alle Mineralstoffe weg.

Braucht es unbedingt die teuren Geräte, oder tut es vielleicht auch der gute alte Römertopf?
Die teuren Dampfgarer bieten natürlich einen zusätzlichen Komfort, aber es gibt auch schon vernünftige Tischgeräte, die deutlich unter 100 Euro kosten. Aber, wie bereits gesagt: Garzeiten genau einhalten, am besten mit einer Stoppuhr! Gut, dass Sie den Römertopf ansprechen. Wassergesättigt ist er ein perfekter Dämpfer, für Gemüse vielleicht etwas zu aufwendig von der Reinigung her, aber etwa für Fleisch absolut zu empfehlen.

Gibt es ein Gerät, das Sie weniger begeistert?
Ehrlich gesagt, ich bin persönlich kein Freund der Mikrowelle. Mit ihrem hochfrequenten Wechselfeld, das übrigens die gleiche Wellenlänge wie Radar hat, wirkt die Mikrowelle nur in den äußeren Schichten der Speisen. Das führt oft dazu, dass das Äußere eher trocken und das Innere eher matschig wird. Aber nicht nur der Geschmack ist problematisch, auch der Elektrosmog ist ein Thema. So müssen nach neuesten Bestimmungen in kommerziellen Betrieben, wenn sie ständig mit Mikrowelle arbeiten, Arbeitsschutzmaßnahmen für das Personal beachtet werden.

Womit kochen Sie und Ihre Frau?
Wir haben einen hochwertigen Dampfgarer, einen Backofen mit Ober- und Unterhitze, Heißluft und Grill. Aber ganz wichtig ist das Gaskochfeld, nur damit ist es möglich, ganz präzise die Energiezufuhr zu dosieren. Unser professionelles Gaskochfeld ziehen wir jedem Induktionsherd vor.

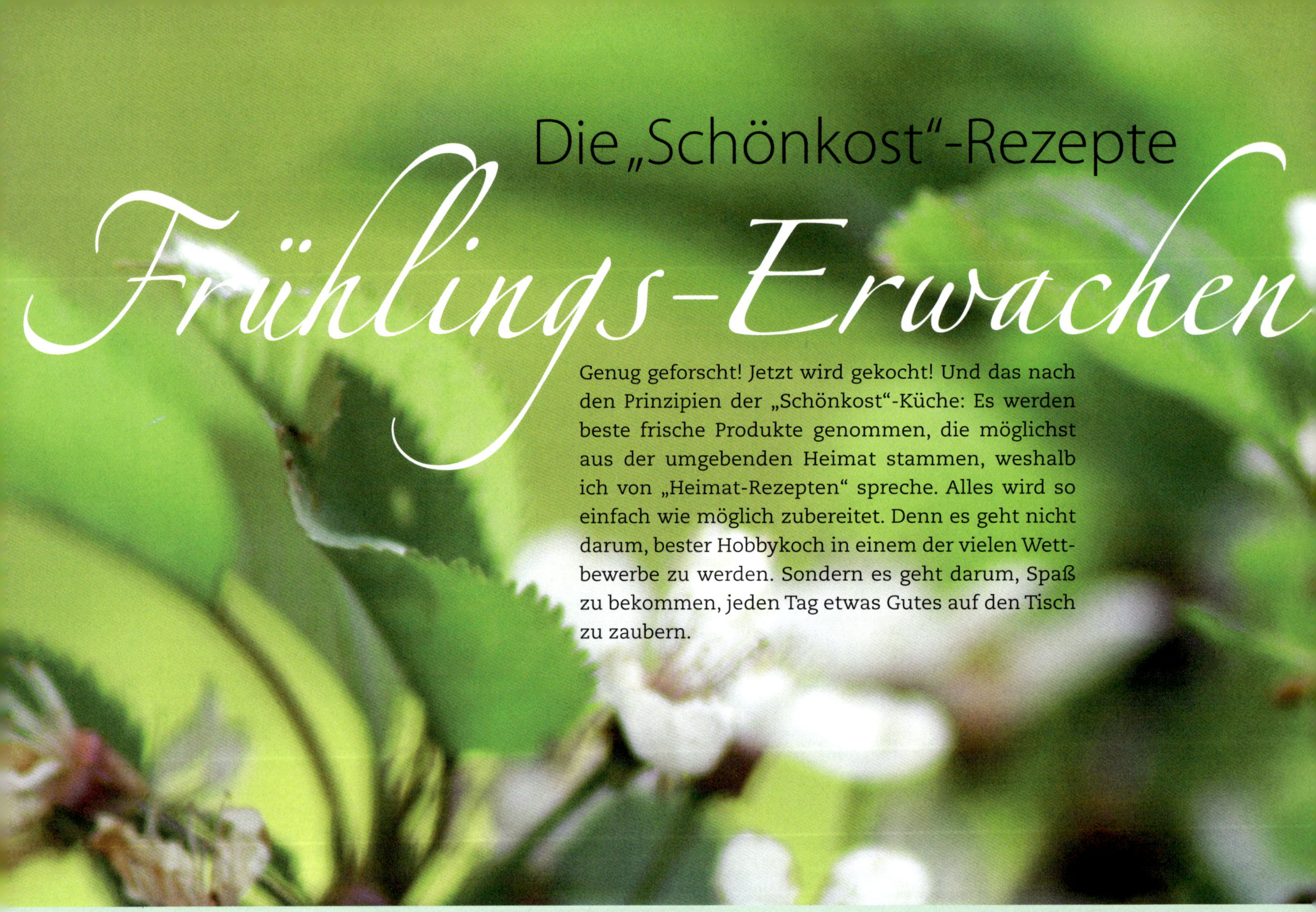

Die „Schönkost"-Rezepte

Frühlings-Erwachen

Genug geforscht! Jetzt wird gekocht! Und das nach den Prinzipien der „Schönkost"-Küche: Es werden beste frische Produkte genommen, die möglichst aus der umgebenden Heimat stammen, weshalb ich von „Heimat-Rezepten" spreche. Alles wird so einfach wie möglich zubereitet. Denn es geht nicht darum, bester Hobbykoch in einem der vielen Wettbewerbe zu werden. Sondern es geht darum, Spaß zu bekommen, jeden Tag etwas Gutes auf den Tisch zu zaubern.

Aufbruchzeit ist die Frühlingszeit. Jetzt stellt sich die innere Uhr um, jetzt stellen sich die Hormone um. Jetzt hungert der Körper nach frischer Vitalität – und die umgebende Natur stellt sich darauf ein: liefert Entschlackendes wie Spargel und Sauerampfer. Liefert Hormonbildendes wie Brennesseln und Spinat. Liefert Aufbauendes wie Erbsen und Erdbeeren.

Freuen Sie sich auf

Spinat: belohnt mit herzstärkendem Magnesium, Nerven- stabilisierender Folsäure und Hormon-vitalisierendem Vitamin C. **Kresse:** steckt voller Chrom, welches das Insulin besser wirken lässt. Damit schüttet die Bauchspeicheldrüse weniger von dem Dickmach-Hormon aus. **Kopfsalat:** Frisch(!) ist er eine gute Vitamin- C-Quelle, und auch der Knochenbaustoff Calcium kommt reichlich vor. Außerdem wirkt er entsäuernd. **Sauerampfer**: ein idealer Entschlacker, Vitaminlieferant, und die Kieselsäure sorgt für eine straffe Haut. **Spargel:** Die schlanken Stangen punkten mit Nieren entgiftender Aminosäure Asparagin, mit antioxidativem Vitamin E und mit Gefäß-schützender Folsäure. **Radieschen:** mit ihren Senfölen der wohl am besten schmeckende Darmputzer auf Erden. **Knoblauch:** Seine Wirkstoffe senken den Blutdruck, das Cholesterin und lassen den roten Lebenssaft besser durch die Adern fließen. **Schnittlauch:** Wie alle Lauchgewächse wirkt er entgiftend, gibt einen guten Atem und adelt jede

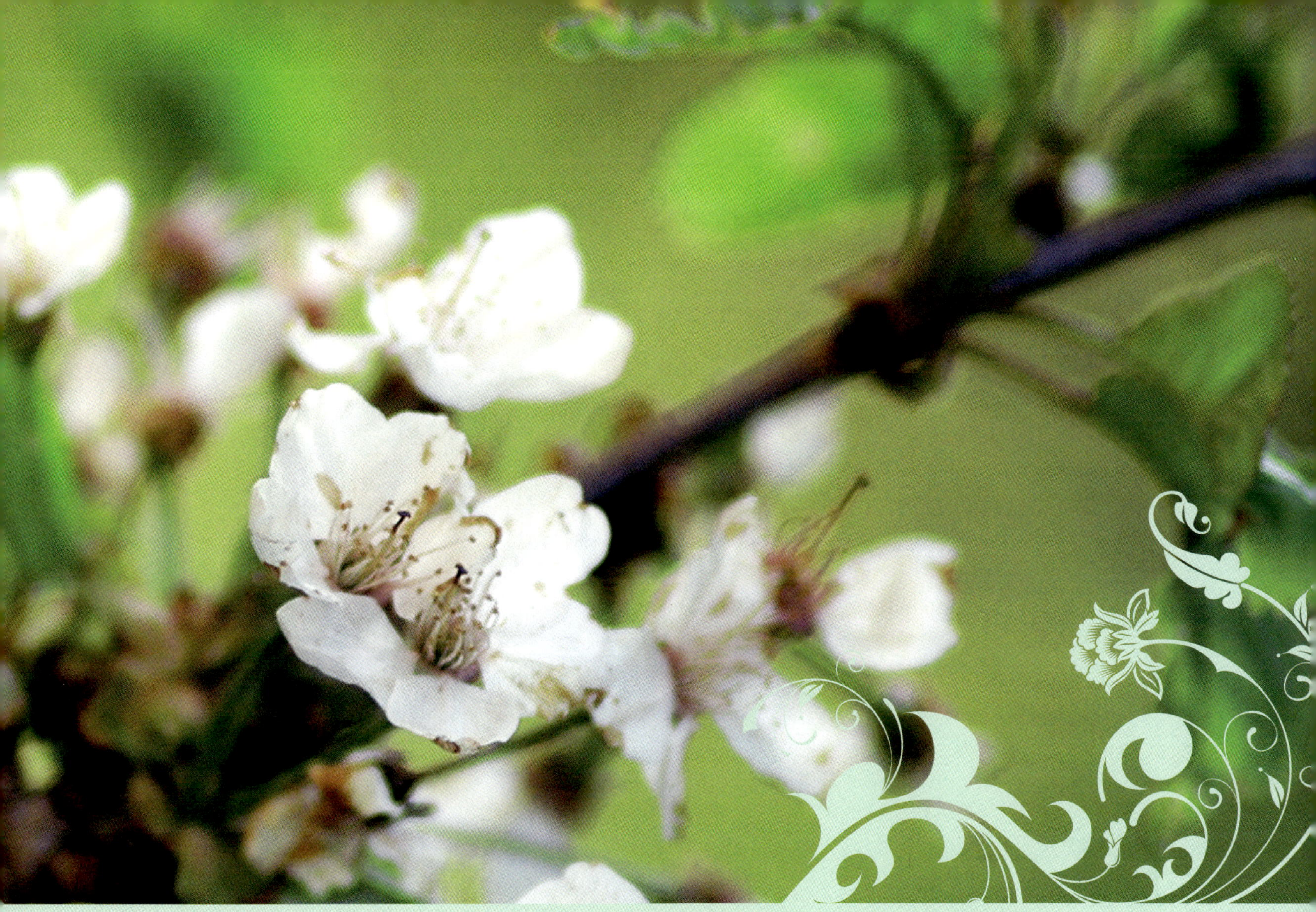

Suppe, jeden Frühlingssalat. **Bärlauch:** Der „König des Frühlings“ wirkt wie Knoblauch – und stinkt nicht! **Gänseblümchen:** Seine milden Bitterstoffe kurbeln die Schweißproduktion an und lassen so die Giftstoffe „verduften“. Außerdem begünstigt das Blümchen die Aufnahme von Wirkstoffen aus anderen Pflanzen. **Karotten:** locken mit Stoffen, aus denen das Seh- und Haut-Vitamin A gebildet wird. Außerdem sind sie neben dem Apfel die perfekteste Zwischenmahlzeit aus unserer Heimat. **Zwiebeln:** dämpfen Entzündungen, können sogar gefährliche krebsauslösende Stoffe zerstören, und sie beugen der Arteriosklerose vor. Im Frühjahr sind sie besonders zart und gehören an jedes Gemüse. **Brennesseln:** Gemüse und Heilkraut zugleich. Die jungen Triebe und Blätter sind noch aromatischer als Spinat. **Erdbeeren:** Vitamin C, blutbildende Folsäure, gepaart mit unwiderstehlichem Geschmack, wenn es frische, einheimische Ware ist. **Brombeeren:** je wilder, je besser, dann ist in den Beeren sogar ein Stoff drin, der besser sehen lässt. **Heidelbeeren:** Jagd auf Haut schädigende freie Radikale machen die Polyphenole, die sich im blauen Farbstoff verbergen. **Kirschen:** Die Haut wird straff, das Herz wird stark, das Hirn wird fit, das Leben wird länger. **Johannisbeeren:** Ihre Flavonoide und Anthozyanone hemmen Entzündungen, regulieren den Blutdruck, stärken das Immunsystem. Vor allem die schwarzen sind Pflanzen-Apotheke pur. **Maibock:** fettarmes Wildfleisch mit wertvollen Aminosäuren für einen fitten Frühling.

Klaus Neidhart: „Heimat, deine Stärke“

Im Paradies lebt Klaus Neidhart, Inhaber des Restaurants „Gottfried“ in Moos bei Radolfzell. Moos liegt auf der Bodenseehalbinsel Höri, wo noch alte Gemüsesorten wie die gelbe Karotte wachsen, wo wilde Kräuter in Hülle und Fülle gedeihen, wo ökologisch arbeitende Bauern Vieh und Geflügel draußen in der Natur grasen lassen, wo Bäcker hochwertige, aus heimischem Getreide bestehende Brote backen, wo Fischer täglich frischen Fisch anliefern. Aber das Beste: Aus diesen wunderbaren Produkten zaubert der Koch Klaus Neidhart einfach-raffinierte Gerichte, die sich ganz stark nach dem Rhythmus der Natur, der Jahreszeit richten.

Am schönsten ist es im „Gottfried“, wo Sie auch übernachten können, im Sommer auf der Terrasse. Wenn dann Neidharts Frau Gerlinde an einem lauen Abend zum Essen noch einen trockenen Grauburgunder vom nahen Vulkanberg Hohentwiel kredenzt, dann liegt Italien plötzlich am Bodensee.

Restaurant Gottfried, Moos bei Radolfzell,
Tel.: 077 32/9 24 20. Donnerstag ist zu.

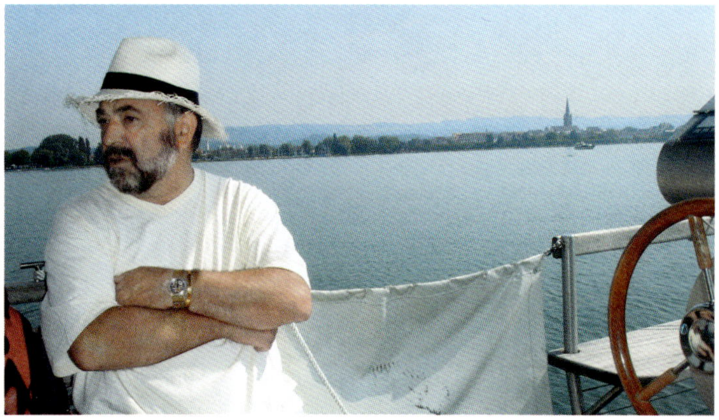

Entspannt auf dem Solar-Boot: Koch Klaus Neidhart

Tipps zur „Schönkost“-Küche

Ein kleine Handreichung fürs tägliche Kochen

Heimat
deckt Ihren täglichen Tisch. Was aus Ihrer Umgebung frisch angeboten wird, versorgt Sie optmial mit Vitalstoffen.

Jahreszeiten
bestimmen Ihren Essensrhythmus. Im Frühling das Vitale, im Sommer das Leichte, im Herbst das Reife, im Winter das Erdige. So essen Sie im Einklang mit der Natur.

Gemüse
und Kräuter (je wilder, je besser) sowie Körner (je gekeimter, je besser) sind unsere Urnahrung. Fisch ist eine regelmäßige Delikatesse, Fleisch wird Beilage.

Ökologisch
Angebautes hat mehr Wirkstoffe, etwa Hautfreundliche Antioxidantien; hat mehr Geschmack und praktisch keine Schadstoffe.

Selbst
kochen schafft Respekt vor den Lebens-Mitteln, macht Freude auf das Essen – und ist so die beste Voraussetzung, langfristig schlank zu bleiben.

Schälen
vernichtet wichtige Nährstoffe, etwa Herz schützende Polyphenole – und es mindert den Geschmack. Konventionelles muss aber oft geschält werden.

Dämpfen
ist die beste Garmethode. Vor allem an Ihr Gemüse lassen Sie am besten nur Dampf. Praktisch genauso gut ist Dünsten.

Müsli
macht aus Morgenmuffeln muntere Männer und Frauen. Wie das wichtigste Essen des Tages schmackhaft gelingt, steht auf Seite 230.

Funktioneller Faktor
heißt die Größe, die Ihnen zeigt, welches Potential an schön, schlank, vital in den einzelnen Gerichten steckt.

Genuss
ist unverzichtbare Lebensfreude! Wenn Sie etwa heute die große Süßlust überfraut, übermannt, dann essen Sie morgen konsequent gar nichts Süßes.

Funktioneller Faktor *FF:* Wie´s wirkt

Um zwei Punkte kreist „Schönkost" immer wieder: Was bringt auf natürliche Weise den höchsten Genuss. Und wie kann diese Genuss-Kost positive funktionelle Wirkungen auslösen, also schön, schlank, vital machen. Schlaglichtartig skizziere ich deshalb bei jedem Rezept, welche Wirkungen die Zutaten im Körper auslösen können. Natürlich sind das nur Anhaltspunkte, für die ich auch keine Gewähr übernehmen kann, schließlich „tickt" jeder Organismus anders.

Funktioneller Faktor *FF* heißt die Bezeichnung, mit der ich alle „Schönkost"-Gerichte charakterisiere. FF kann Ihnen helfen, gezielt die richtigen Lebens-Mittel auszuwählen.

Die große Frühlingrevue

Ein wunderbares Frühlingsmenü hat Klaus Neidhart für das erste „Schönkost"-Seminar in seinem Gasthaus komponiert. Begeistert waren davon alle Teilnehmer, weshalb ich mich spontan entschlossen habe, dieses Menü mit allen Rezepten in „Schönkost" vorzustellen. Genießen Sie von Seite 138 bis Seite 149 die Kreationen von einem der besten deutschen Heimat-Köche.

Acht Gänge umfasst das Menü – für Ihren Alltag sind das natürlich einige zu viel. Aber wir wollten einfach einmal zeigen, wie virtuos sich mit frischen Frühlingszutaten kochen lässt, wobei sich der Aufwand für jedes einzelne Gericht in Grenzen hält. Denn wir wollen Sie nicht fit machen als Konkurrent zu Profiköchen, sondern Ihnen Lust machen, selbst häufig an den Herd zu gehen. Suchen Sie sich einfach einzelne Gänge heraus – und gestalten Ihr eigenes Frühlingsmenü. Aber denken Sie daran: Je mehr Gänge Sie essen, desto besser ist es, wenn Sie solche Menüs mittags genießen.

Alles für zwei!

In praktisch allen Kochbüchern sind die Rezepte immer für vier Personen ausgelegt. Aber das geht an der heutigen Lebenswirklichkeit mit den vielen Single-Haushalten vorbei. Für vier Personen zu kochen, zählt dort zu den raren Ausnahmen – und damit wird für viele das Kochen überhaupt zur raren Ausnahme. Aber ich will, dass immer gekocht wird – und nicht nur zu besonderen Anlässen. Deshalb sind die Rezepte in „Schönkost" immer für zwei.

Klaus Neidharts Frühlingsmenü: 1. Gang

Wildwechsel

FISCH-CARPACCIO, WILDKRÄUTERSALAT, LÖWENZAHNWURZEL

Wechseln Sie doch mal von wild zu wild zu wild. Zuerst kommen geangelter wilder Zander und Saibling. Dann ein Wildkräutersalat. Dann eine frittierte wilde Löwenzahnwurzel.

ZUTATEN CARPACCIO:

100	GRAMM ABSOLUT FRISCHES ZANDERFILET
50	GRAMM ABSOLUT FRISCHES SAIBLINGFILET
1	KLEINE BIO-LIMETTE

WILDKRÄUTERSALAT

Eine Mischung aus Blättern vom Spitzwegerich, Löwenzahn, Sauerampfer, Schafgarbe. Zu kaufen gibt es so etwas manchmal auf Märkten wie dem Münchner Viktualienmarkt. Am besten ist es aber, selbst aufzubrechen und die Kräuter zu suchen. Das hat den Vorteil, dass Sie sich auch gleich noch bewegen. Wichtig: Nehmen Sie die genannten Kräuter nur als Quelle der Inspiration. Wenn Sie etwa statt dem Spitzwegerich den Breitwegerich finden, auch wunderbar.

ZUTATEN

1	LÖWENZAHNWURZEL/WILDKRÄUTER

MARINADE:

Je 1 EL	WALNUSS-/OLIVENÖL
Je 2	WEISSE, SCHWARZE, ROTE PFEFFERKÖRNER
1	LIMETTE
1	KNOBLAUCHZEHE
1	PRISE MEERSALZ

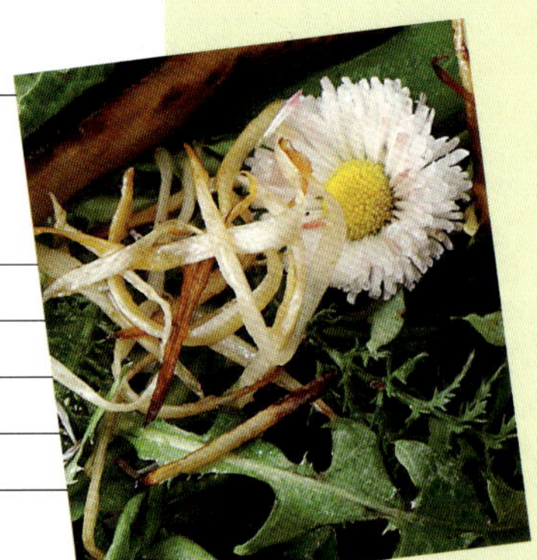

ZUBEREITUNG:

Die Fischfilets so hauchdünn wie möglich schneiden und auf einer Platte anrichten. Limettensaft und abgeriebene Schale ins Olivenöl geben und verrühren, dann erst über den Fisch geben.
Wildkräuter sehr gut waschen, trocken tupfen, grob hacken. Dann eine Marinade aus den gemörserten Gewürzen, dem gewürfelten Knoblauch, dem Abrieb der Limette, dem restlichen Limettensaft, dem Öl herstellen und mit dem Salat vermengen. Den Salat entweder als Türmchen auf dem Fisch platzieren oder separat essen.
Zum Schluss die ausgegrabene Löwenzahnwurzel sauber bürsten, trocknen, in millimeterdünne Streifen schneiden, in einer Pfanne in wenig Olivenöl frittieren. Wenig Salz, einen Hauch Zitronensaft dazugeben.

Funktioneller Faktor *(FF):* Vitaler können Sie den Frühling nicht beginnen! Das Carpaccio schließt durch die „Kaltgarung" der Limette die Fisch-Proteine optimal auf. Die angenehm bitteren Wildkräuter reinigen das Blut perfekt. Vor allem vertreibt der adstringierende Spitzwegerich noch die letzten Bakterien, die sich im Winter eingenistet haben. Und die frittierte Löwenzahnwurzel liefert Verdauung fördernde Bitterstoffe.

Dazu passt ein trockener Müller-Thurgau aus Baden.

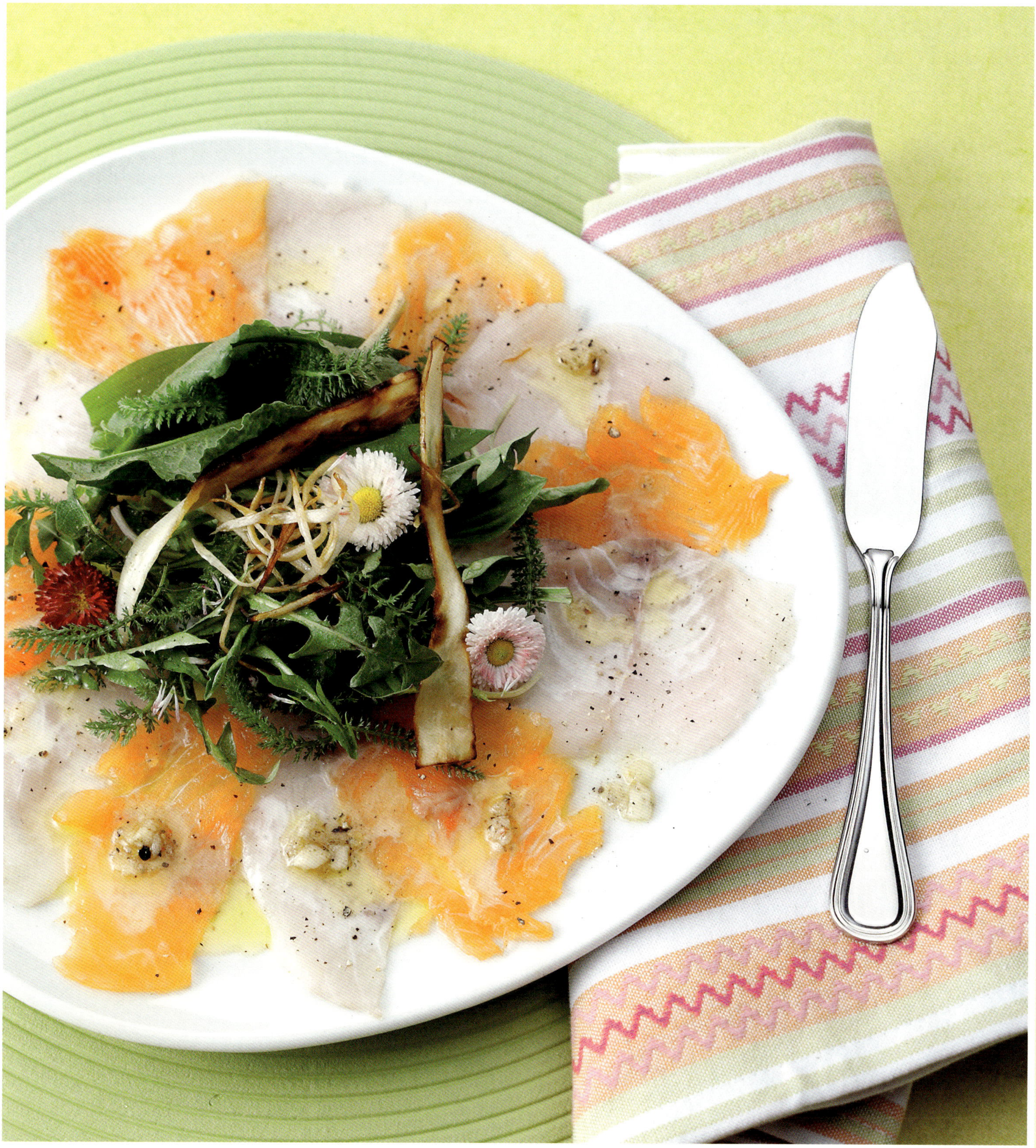

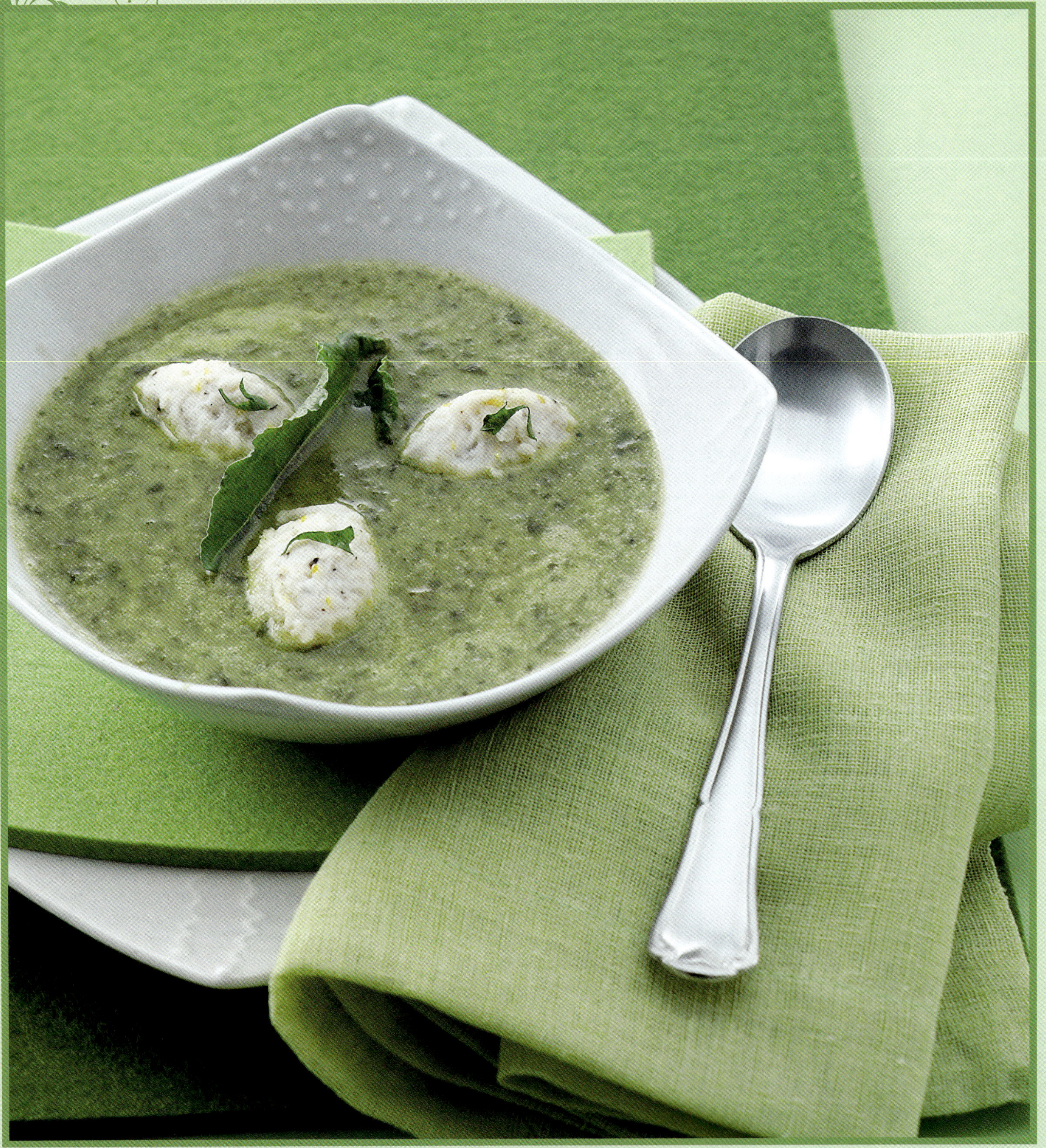

Klaus Neidharts Frühlingsmenü: 2. Gang

Sauer macht schön

SAUERAMPFERSUPPE MIT HECHTKLÖSSCHEN

Der Frühjahrsklassiker mit einer Suppe aus dem Doppelsauer- (Ampfer heißt sauer) Gemüse Sauerampfer und Klößchen vom fettarmen Hecht.

ZUTATEN SUPPE:

3 dl	FISCHFOND (vielleicht bekommen Sie einen ganzen Hecht und kochen aus den Gräten mit Sellerie, Schalotten, Lauch, Lorbeer, Pfefferkörnern, Piment einen Fond)
1 dl	RAHM
1 Bund	PETERSILIE
1	SCHALOTTE, GEHACKT
1	ROHE KARTOFFEL, GEWÜRFELT
1 Bund	SAUERAMPFER
1 Schuss	TROCKENER WEISSWEIN
1 Prise	MEERSALZ, WEISSER PFEFFER

ZUTATEN HECHTKLÖSSCHEN:

100 g	HECHTFILET
1 dl	SAHNE
1 Schuss	WEISSWEIN
1 TL	ABGERIEBENE ZITRONENSCHALE (NATÜRLICH NUR BIO-WARE)
1	ORDENTLICHE PRISE MEERSALZ, WEISSER PFEFFER

ZUBEREITUNG:

Zuerst Petersilie in heißem Salzwasser blanchieren, in Eiswasser kühlen, ausdrücken. Sauerampfer mit der gehackten Schalotte daruntergeben und pürieren. Nun Fischfond (oder einen Gemüsefond) mit den Kartoffelwürfeln durchkochen. Den Geschmack verbessern dabei etwas Butter, Rahm, Crème fraîche oder Öl.

Aus den Hechtklößchen-Zutaten eine Farce kneten. Diese in einer Sauteuse mit etwas Fischfond auf circa 80 Grad erhitzen und circa 12 Minuten ziehen lassen. Nun den restlichen Fond mit dem Sauerampfer dazu geben, erwärmen, aber nicht mehr kochen.

FF: Die Säure des Ampfers schwemmt die Winterschlacken aus. Aber nutzen Sie diesen starken Effekt nur im Frühjahr, denn die für diese Wirkung verantwortliche Oxalsäure würde auf Dauer zu Nierensteinen führen. Alles eben zu seiner Zeit. Vor Hormon aufbauendem Vitamin C strotzt der Sauerampfer, dessen reichliche Kieselsäure für eine schön straffe Haut sorgt.

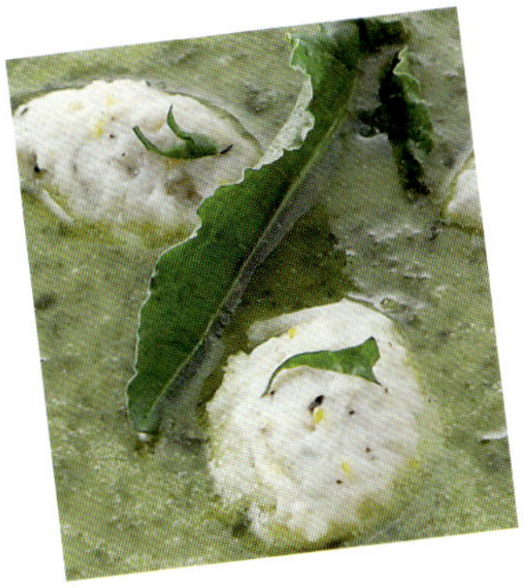

Auch zu diesem Gericht passt ein säurearmer Müller-Thurgau.

Klaus Neidharts Frühlingsmenü: 3. Gang

Forellen-Quintett

NIEDERTEMPERATUR-GEGARTE SEEFORELLE MIT BÄRLAUCH

Ein Ständchen auf die Wonne-Jahreszeit – und das sind die Quintett-Mitglieder: Forelle, Bärlauch, Spargel, Morcheln, Frühlingszwiebeln. Das gesundheitsfreundliche Niedriggaren ist eine der großen Spezialitäten von Klaus Neidhart.

ZUTATEN:

100 g	SEEFORELLE (oder Saibling)
8	BÄRLAUCH-BLÄTTER (oder Giersch/Rucola)
1 Quant.	OLIVENÖL (siehe Zubereitung)
1 Quant.	STILLES MINERALWASSER
8	FRISCHE MORCHELN (oder Champignons)
5	STANGEN GRÜNER SPARGEL
1	ZITRONE
1	KRÄFTIGE PRISE MEERSALZ, SCHWARZER PFEFFER, natürlich gemahlen
2 EL	TROCKENER WEISSWEIN

ZUBEREITUNG:

Ein feuerfestes Glas oder eine Edelstahlform (möglichst nicht viel größer als der Fisch) mit Olivenöl ausgießen, salzen, pfeffern, mit den Bärlauchblättern auslegen. Darauf die Forellenfilets betten. Olivenöl auf circa einen halben Zentimeter angießen; darauf ebensoviel Mineralwasser. Im auf 80 Grad vor geheizten Ofen 8 bis 14 Minuten je nach Fischdicke garen. Filets herausnehmen und bei 60 Grad warmstellen.

In einem Pfännchen mit Olivenöl die Zwiebelwürfel andünsten, die in Scheiben geschnittenen Morcheln, Spargel dazugeben, mit je einem Spritzer Weißwein, Wasser und Zitronensaft ablöschen und sanft rund 5 Minuten dünsten. In einem zweiten Pfännchen rund die Hälfte des Fischsuds (einschließlich der Bärlauchblätter) einkochen und zum Schluss noch zwei frische Bärlauchblätter hinzufügen. Mit dem Mixer aufschlagen und die Sauce über die Fische gießen – und alles zusammen mit dem Spargel-Morcheln-Ragout genießen.

FF: Bärenkräfte (daher der von den alten Germanen stammende Name) verleiht der Bärlauch, dieser elegante Verwandte des Knoblauchs, dessen „Fahne" deutlich dezenter als beim Knofel ist. Seine schwefligen Öle beseitigen die letzten Reste winterlicher Erkältungen und spülen die Giftstoffe aus dem Körper – tatkräftig unterstützt vom Spargel, der in seiner grünen Variante auch noch eine Extraportion blutbildendes Chlorophyll offeriert. Außerdem enthalten sie die Nieren entgiftende Aminosäure Asparagin, das antioxidative Vitamin E und die gefäßschützende Folsäure. Morcheln, das „Gold des Waldes", prunken mit herzschützendem Kalium und hormonbildendem Phosphor.

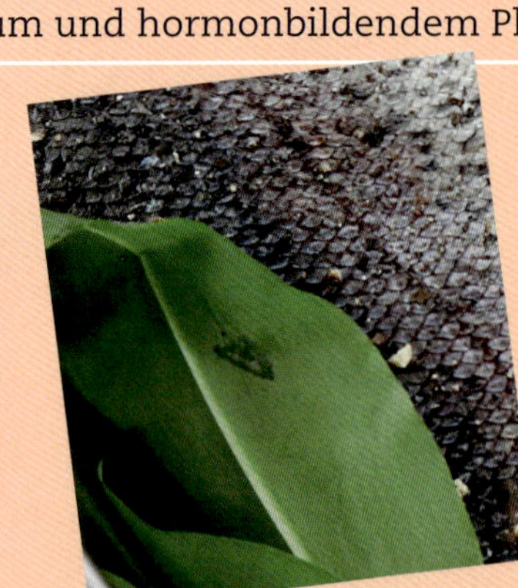

Auch zu diesem Gericht macht der Grauburgunder eine gute Figur.

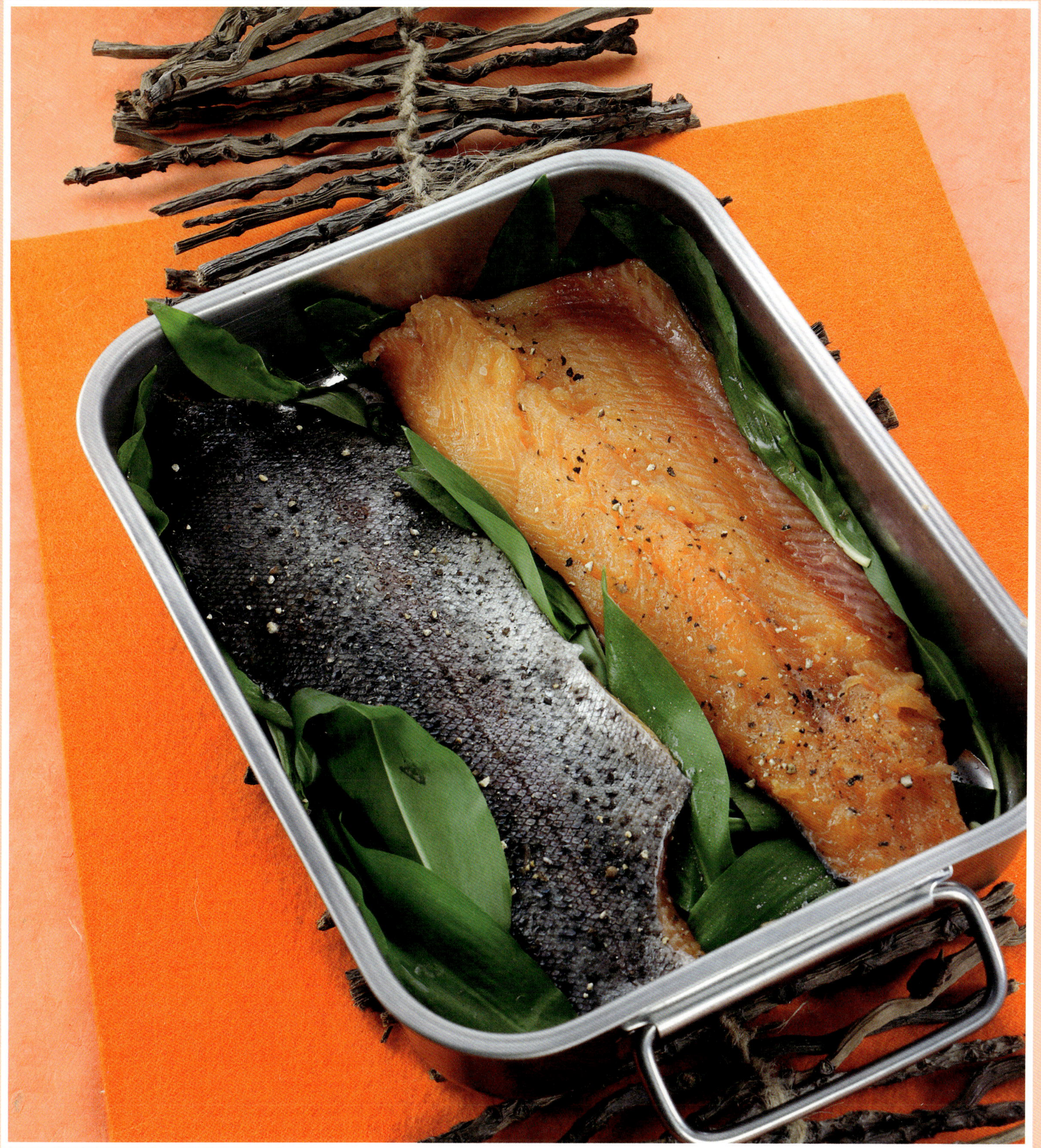

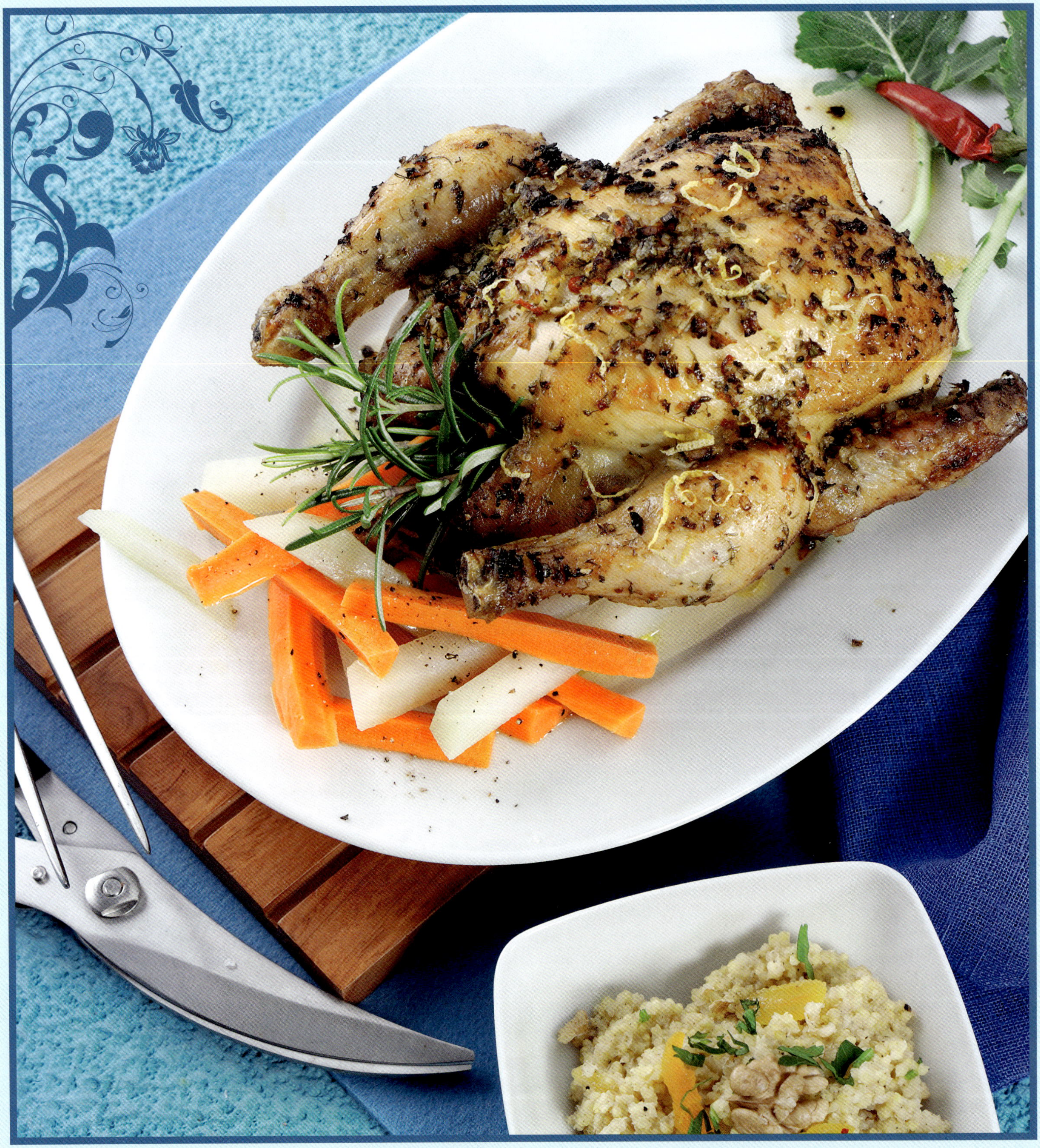

Klaus Neidharts Frühlingsmenü: 4. Gang

WürzWürz

GOCKEL, FRÜHLINGSGEMÜSE, HIRSE-COUSCOUS

Virtuos spielt Klaus Neidhart mit Gewürzen – auch eine Folge seiner Zusammenarbeit mit dem Gewürzspezialisten Stefan Aschenbrenner. Hier adeln die Gewürze ein besonders edles Geflügel, einen Landgockel. Und wieder andere Gewürze machen aus der schlichten Hirse ein edles Couscous

ZUTATEN GEFLÜGEL

1	GOCKEL (so heißen die Hähne im Badischen)
	WÜRZMANTEL aus Zitronenschale und Saft, Fenchelsamen, Rosmarinnadeln, Chillischote, Knoblauchzehe, Meersalz
	WENIG OLIVENÖL UND BUTTER

ZUTATEN GEMÜSE

2	ROTE KAROTTEN
2	GELBE KAROTTEN (eine alte Sorte, deshalb „Gelbe Rübe"; wenn Sie keine kriegen, dann eben rote)
2	KNOBLAUCHZEHEN
2	KOHLRABI
1 TL	WALNUSSÖL
1 TL	BUTTER

ZUTATEN COUSCOUS

100 g	HIRSE
100 ml	GEFLÜGELFOND
4	FRISCH GEKNACKTE WALNÜSSE
½ TL	FRISCH GERÖSTETER BOCKSHORNKLEE
5	KARDAMOMKÖRNER
5	PIMENTKÖRNER
2	GETROCKNETE APRIKOSEN

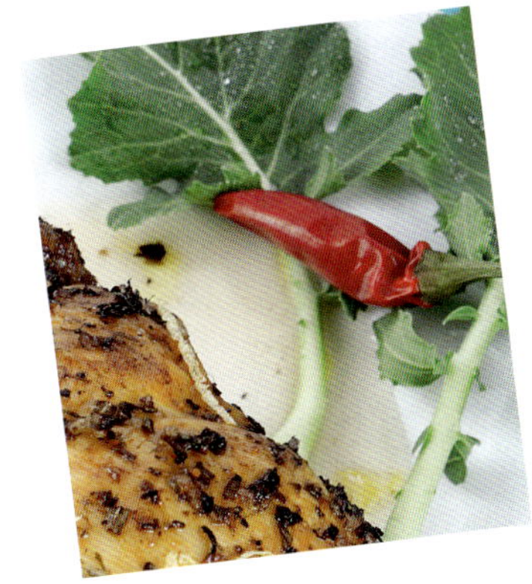

ZUBEREITUNG:

Aus klein geschnittenem Rosmarin, Fenchel, gerebelter Chillischote, gehackter Knoblauchzehe, Zitronenschale und Saft, Salz eine kleine Marinade rühren und damit den Gockel einreiben. Im Backofen mit wenig Olivenöl bei 180 Grad rund 15 Minuten anbraten. Dann frische Butterflocken darüber geben und bei 160 Grad in 30 Minuten (je nach Größe) fertig garen.

Inzwischen die Hirse im Geflügelfond kurz aufkochen und dann quellen lassen, sodass eine sämige Masse entsteht. Die Walnüsse, Aprikosen klein schneiden, Bockshornklee, Kardamom, Piment mörsern und mit den Walnüssen mischen. Diese Mischung einige Minuten vor dem Servieren in das Couscous einrühren.

Frühlingsgemüse klein schneiden und ganz leicht in Butter glasieren, mit einem Spritzer Wasser ablöschen und einige Minuten fertig garen. Zum Schluss Walnussöl zugeben und alles noch einmal schwenken.

FF: Hühnerfleisch zählt zu den bekömmlichsten Fleischarten. Wobei nur artgerecht gehaltene und geschlachtete (wenig Stresshormone) Tiere den vollen Gesundheitsnutzen bieten. Einen unschlagbaren Vorteil hat Hirse: Es ist das einzige basische Getreide, es neutralisiert also die lästige Säure im Körper. Außerdem verzückt es mit schönendem Silizium. Und unter den Couscous-Gewürzen ragt der Bockshornklee (steckt in jedem Curry) heraus, der den Blutzuckerspiegel im Schlankbereich hält.

Vorschlag: Wenn Ihnen der Gockel für zwei zu groß ist, laden Sie einfach Gäste ein.

Klaus Neidharts Frühlingsmenü: 5. Gang

Disotto

DINKEL-RISOTTO, SCHLEIE

Mal ein anderes Risotto – ein Disotto. Statt dem gewohnten Reis hat hier das Urgetreide Dinkel seinen großen Auftritt – standesgemäß begleitet von der Schleie, dem wohlschmeckendsten aller Karpfen.

ZUTATEN:

200 g	DINKEL
200 g	SCHLEIE-FILETS (oder Saibling, Forelle)
2	FRÜHLINGSZWIEBELN
1 dl	TROCKENER WEISSWEIN
1	LORBEERBLATT
1/2 Liter	GEFLÜGELFOND (einfach ein wenig Hühnerklein in kaltem Wasser mit Lauch, Sellerie, Karotte, Zwiebel, Salz, Pfeffer aufsetzen, aufkochen und eine Stunde köcheln lassen) ODER FISCHFOND
	ORDENTLICHE PRISE SALZ
	EIN WENIG OLIVENÖL, BUTTER

ZUBEREITUNG DISOTTO:

Klein gehackte Zwiebel in Olivenöl andünsten, den Dinkel dazugeben, mit Geflügel- oder Fischfond bedecken und das Ganze rund 20 Minuten köcheln lassen.

Die Hälfte der Schleien in Stücke schneiden und unter das Disotto geben, sodass der Fisch die letzten Köchelminuten mitzieht. Etwas Olivenöl, Butterflocken mischen und ebenfalls unter das Disotto geben.

Die andere Hälfte der Schleien mit der zweiten gehackten Zwiebel in der Pfanne andünsten und zum Schluss auf das Disotto legen. Leicht salzen, pfeffern, mit klein geschnittener Petersilie (oder gerne auch Dill, Estragon) bestreuen.

FF: Mehr Vitamine und Mineralien (vor allem schönende Kieselsäure) als unser Brotgetreide, der Weizen, hat Dinkel, der nur gedeiht, wenn er nicht gedüngt wird und wenn die chemische Keule eingepackt bleibt. Seine Kohlenhydrate schlüpfen nur langsam ins Blut – und dämpfen so den Dickmach-Effekt.

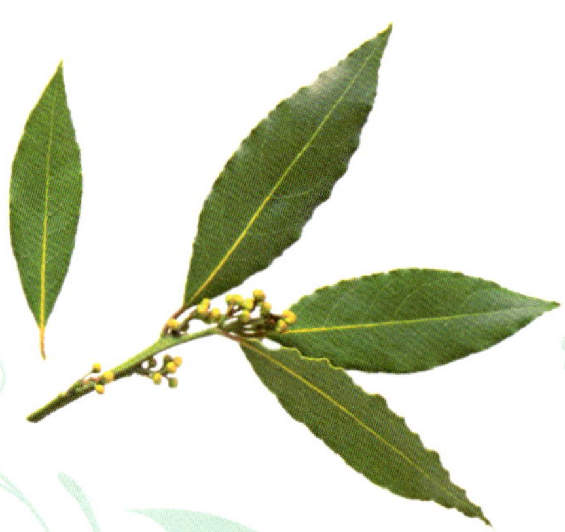

Ideal dazu: Ein trockener Grauburgunder mit unter vier Gramm Restzucker.

Klaus Neidharts Frühlingsmenü: 6. Gang

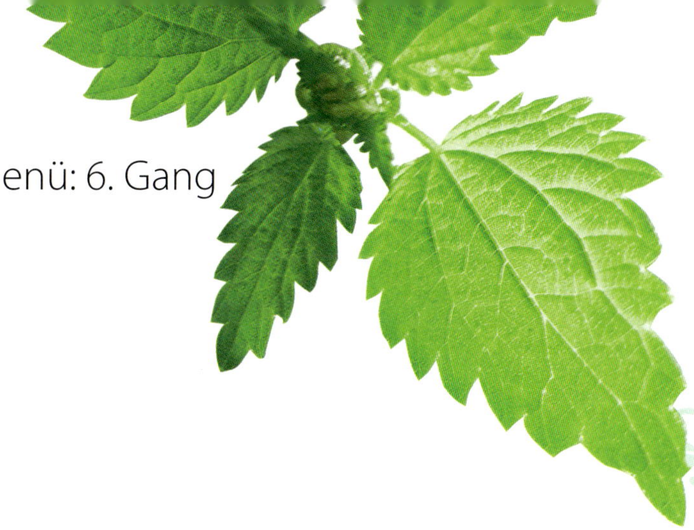

Götterspeise

LAMMRÜCKEN IM KRÄUTER-MANTEL, BRENNESSELPÜREE

Ein würziges Kräutermäntelchen umhüllt das zarte Lammfleisch. Begleitet wird das Göttliche Lamm (das „Agnus Dei" der Bibel) vom wohlschmeckenden Heilklassiker Brennessel.

ZUTATEN LAMMRÜCKEN:

1	LAMMRÜCKEN
1	LANGER STREIFEN DIJON-SENF
1	GROSSE KARTOFFEL IN SCHEIBEN

ZUTATEN KRÄUTERKRUSTE:

1 EL	KLEIN GESCHNITTENE ROSMARINBLÄTTER
1 TL	GEREBELTER THYMIAN
1 ½ Bund	BLATTPETERSILIE
50 g	BRÖSEL VOM DINKELBROT (ohne Rinde)

ZUTATEN BRENNESSELPÜREE:

300 g	SELBST GESAMMELTE BRENNESSELBLÄTTER (Handschuhe nicht vergessen)
100 g	BUTTER
1 Prise	SALZ (nicht zu viel, die Brennesseln sind schon „salzig")

Zum Fleisch, zu den Kräutern, den Brennesseln braucht es einen Wein, der es mit diesem Kraftpaket aufnehmen kann, etwa ein Barrique-Spätburgunder.

ZUBEREITUNG:

Den Lammrücken kurz von jeder Seite in wenig Olivenöl anbraten. Dann mit Senf einreiben und darauf die Kräuter-Brösel-Mischung verteilen. Zusammen mit den Kartoffeln bei 160 Grad 10 Minuten im Ofen garen, Hitze aus- und Grill anstellen und noch rund 20 Minuten ziehen lassen. Zum Schluss bei abgeschaltetem Herd noch einige Minuten im Ofen ruhen lassen. So wird das Fleisch butterweich und bleibt saftig.

Inzwischen die Brennesseln in heißem Salzwasser ganz kurz blanchieren, in Eiswasser kühlen, damit sie grün bleiben. Sanft auswringen, dann im Mixer pürieren. Die Butter im Pfännchen schmelzen, bis sie leicht braun wird, die Brennesseln untermengen, abschmecken – und mit dem Lamm servieren.

FF: Im Frühjahr (Stichwort Osterlamm) strotzt das Lamm vor vitalisierenden Aminosäuren – wie entstressendem Leucin, immunstärkendem Lysin. Jetzt machen die Aminos auch am meisten Sinn, weil der Körper auf Touren kommen will. Dass Brennesseln Vitalgesundheit pur sind (Schlankmacher, Potenzförderer), ist kaum bekannt – und essen mag sie erst recht keiner. Nur: In dieser Klaus-Neidhart-Kreation mit der geschmolzenen Butter schmecken sie aber, passend zum Lamm, göttlich.

Klaus Neidharts Frühlingsmenü: 7. Gang

„B“-Kömmlich

RHABARBERKOMPOTT

Ein hartgesottener „Natur-Esser“ bin ich. Aber den Rhabarber kann auch ich nur mit einer süßen Gegenbalance genießen.

ZUTATEN:

200 g	FRISCHER RHABARBER
1 Glas	SEKT, ROSÉ
1 Blatt	GELANTINE
1 TL	ZITRONENSCHALENABRIEB (natürlich Bio-Ware)
3	STEVIA-BLÄTTER, KLEIN GESCHNITTEN

ZUBEREITUNG:

Rhabarber schälen (wo der Stengel dünn wird, ruhig etwas von der weichen Haut dranlassen – da steckt Vitalkraft drin) und in kleine Stücke schneiden. Mit dem Sekt kurz aufkochen, Gelantine, Stevia hinzufügen und abkühlen lassen.

FF: Desserts sind Genuss – und wer nie dick werden will, lässt sie weg. Aber immer auf Genuss verzichten? Bei diesem Dessert ist jedenfalls ein vernünftiger Kompromiss gefunden. Dazu kommt, dass der Rhabarber ein wahres Feuerwerk an B-Vitaminen bietet – und die sind in den schlanken Stangen so aufbereitet, dass sie der Körper in vollen Zügen aufnehmen kann und sie so ihr Schönheitspotential locker ausspielen können. Auch nicht schlecht: Das Mangan des Rhabarbers ist die ideale Plattform für die Produktion der Sexualhormone, schließlich ist Frühling. Nur, treiben Sie es nicht zu bunt, denn in den Stangen steckt auch die Oxalsäure, die auf Dauer lästig ist.

Klaus Neidharts Frühlingsmenü: 8. Gang

Duftgefrorenes

SAUERRAHM-MINZEIS

Immer ein Balanceakt in der „Schönkost“-Küche, das Dessert. Denn hier wird oft so viel Zucker „verlocht“, wie die ganzen Gerichte zuvor zusammen an Kalorien hatten. Dem steuert Klaus Neidhart hier mit einer Geheimwaffe aus dem südamerikanischen Urwald gegen: dem Süßkraut Stevia, das intensiv würzt, den Blutzucker nicht in Dickmachhöhen jagt – und sogar noch leicht schlankend wirkt. Dazu die Duft-intensive Minze.

ZUBEREITUNG:

Das Wasser mit dem Zucker, der Stevia rund 10 Minuten aufkochen, um das Ganze zu konzentrieren. Den Sauerrahm, die Minze hineinrühren, abkühlen lassen und in die Eismaschine geben.

ZUTATEN:

¼ Liter	SAUERRAHM
2 EL	KLEIN GESCHNITTENE MINZE-BLÄTTER
3 dl	WASSER
1 TL	ZUCKER (ein wenig muss schon rein, quasi als Katalysator)
2	STEVIA-BLÄTTER, KLEIN GESCHNITTEN

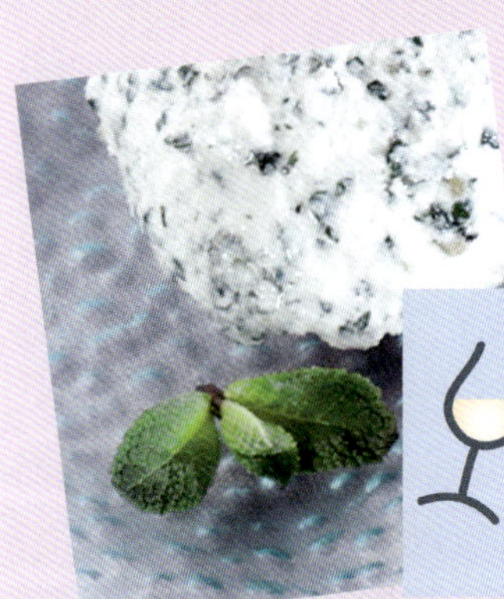

Digestif: Zu diesem Dessert passt gut ein holzgelagerter Hefeschnaps – falls wer doch etwas zu viel gegessen hat.

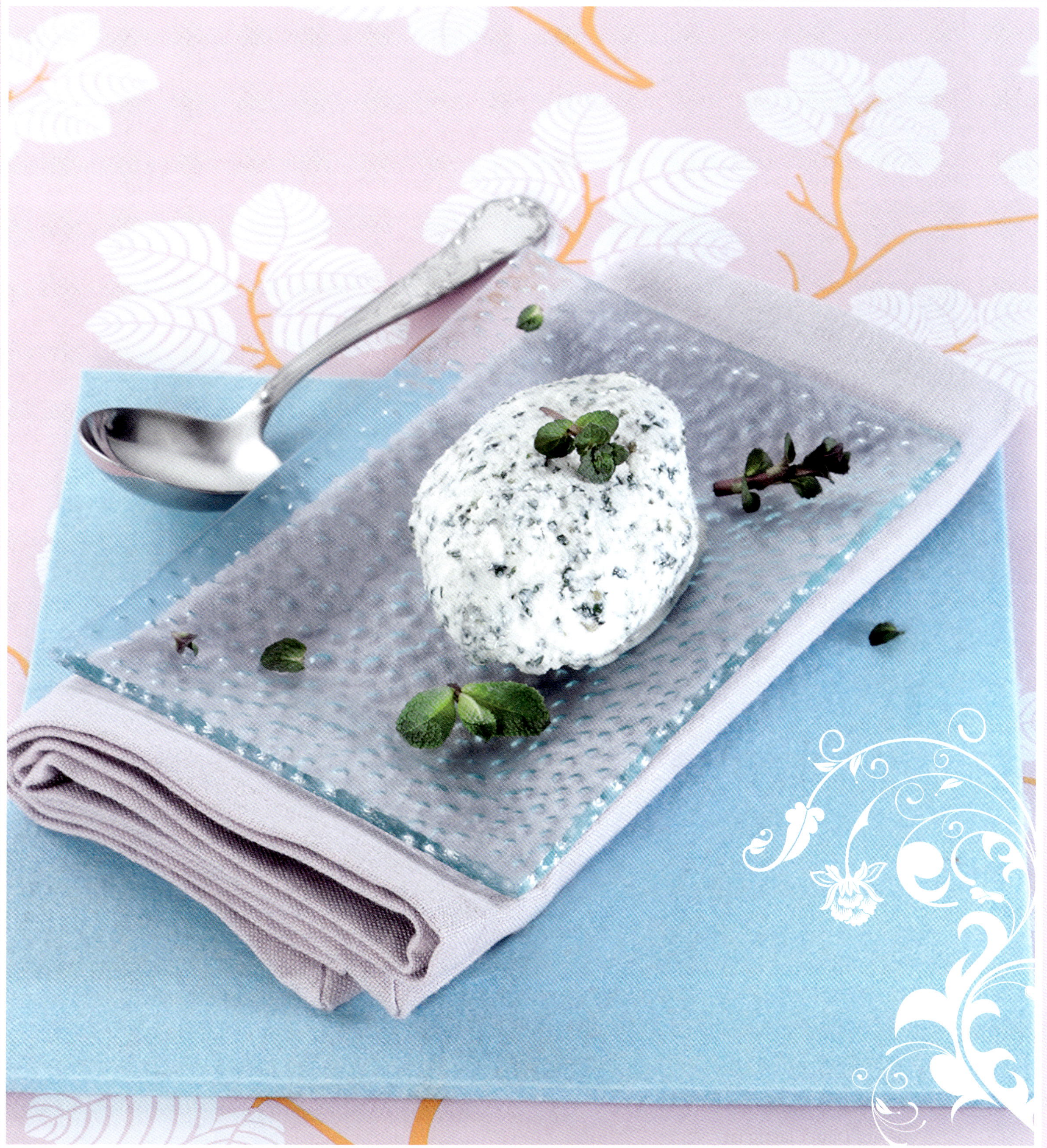

Weitere Frühlingsrezepte

Wahrer Luxus

RADIESCHENBROT MIT SCHNITTLAUCH

Es muss nicht immer Kaviar sein, wenn es um Luxus geht. Einer der größten Genüsse ist ein gutes Brot, bestrichen mit Butter, belegt mit knackigen Radieschen, bestreut mit frischem Schnittlauch. Aber es ist nur dann ein Hochgenuss, wenn alles mit Liebe ausgesucht wird, wenn das Gericht mit großer Muße gegessen wird.

ZUTATEN:

1	SCHÖNE SCHEIBE BROT, nicht zu dick, nicht zu dünn – 1 Zentimeter wäre zu viel, ein halber zu wenig. Am besten schmeckt ein Bauernbrot aus dem Holzofen, am gesündesten ist ein Dinkel-Hirse-Brot. Am schlankmachendsten ein Essener-Brot.
1	GUTE BUTTER. Sehr gut ist eine leicht gesalzene aus Frankreich. Oder noch besser: eine silagefreie (also kein Trockenfutter) aus den Alpen, aus der würzigen Milch der Bergkräuter fressenden Kühe.
1 Bund	FRISCHER (!) SCHNITTLAUCH
1 Bund	KNACKIGE, LEICHT SCHARFE RADIESCHEN, wie es sie gut nur direkt bei den Bauern gibt.

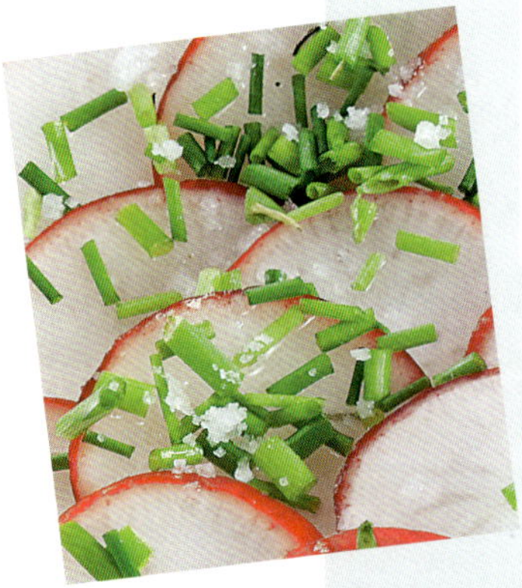

ZUBEREITUNG:

Das Brot mit der Butter bestreichen, die Radieschen in dünne Rädchen schneiden, das Brot dick damit bedecken, leicht salzen. Dann den frisch geschnittenen Schnittlauch drüber. Jetzt kommt das Wichtigste: Das Brot in 6 Stücke teilen, und jedes Stück mit Hochgenuß essen, gründlich kauen, Mozart-Klaviersonaten hören, nichts lesen. Wenn Sie dafür 10 Minuten brauchen, dann haben Sie alles richtig gemacht.

Sie sehen, so einfach ist es gar nicht, ein gutes Stück belegtes Brot zu bekommen.

FF: Die fein gemahlenen Mehle des Bauernbrotes gehen relativ schnell ins Blut, lassen den Blutzucker ansteigen. Also nur ganz selten als echten Hochgenuß essen. Das Dinkel-Hirse-Brot liefert alle lebenswichtigen Aminosäuren, und die Hirse wirkt auch noch entsäuernd und durch ihr Silizium schön machend. Einen niedrigen glykämischen Index hat das Essner-Brot, weil es Keimlinge enthält, die das dick machende Insulin zügeln. Die Senföle des Radieschens, des Schnittlauchs vertreiben Bakterien, räumen den Magen auf und geben einen guten Atem. Außerdem werden Sie noch mit einer ordentlichen Ladung Vitamine, etwa C, und Spurenelementen, wie dem schönenden Eisen, versorgt.

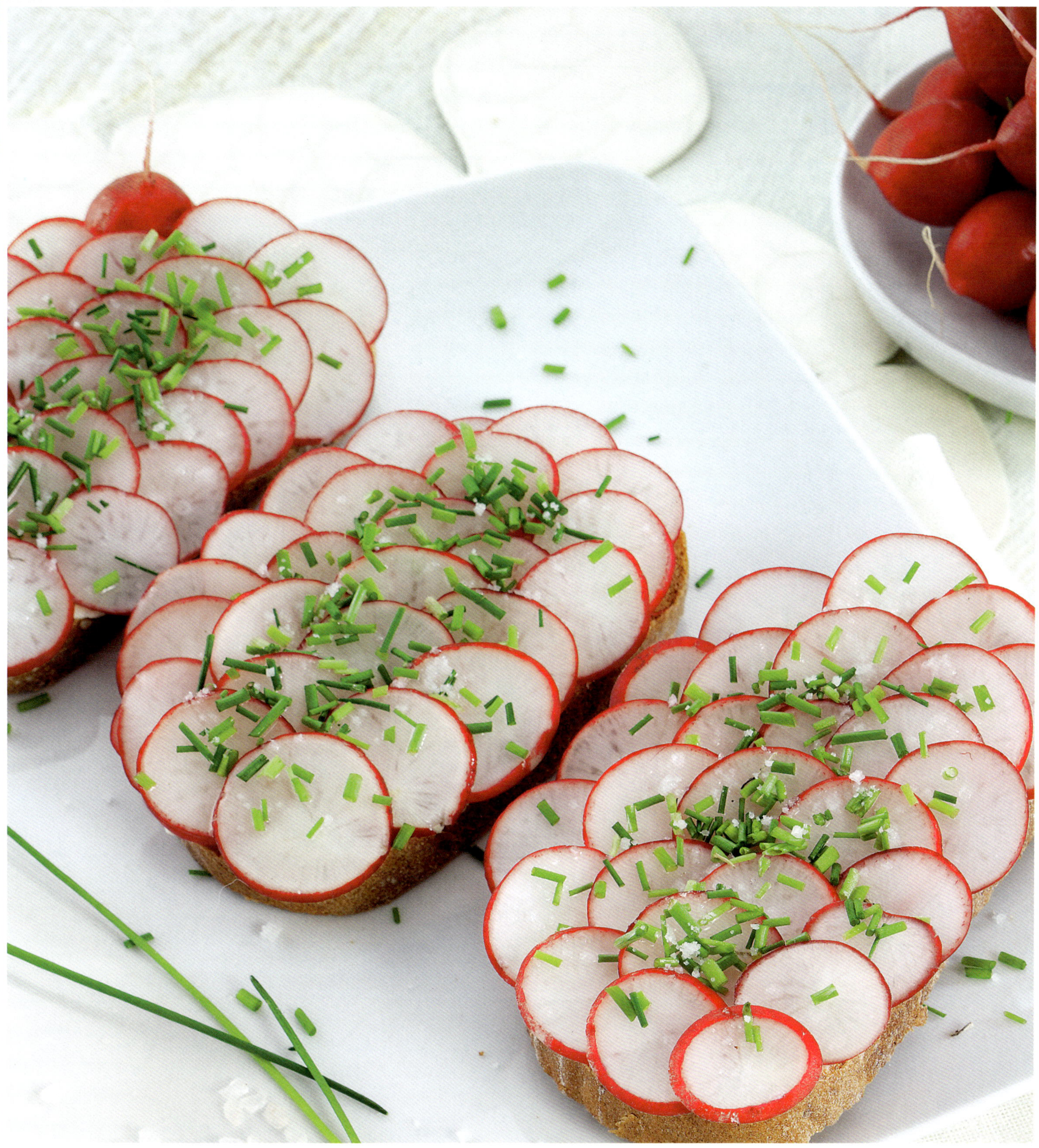

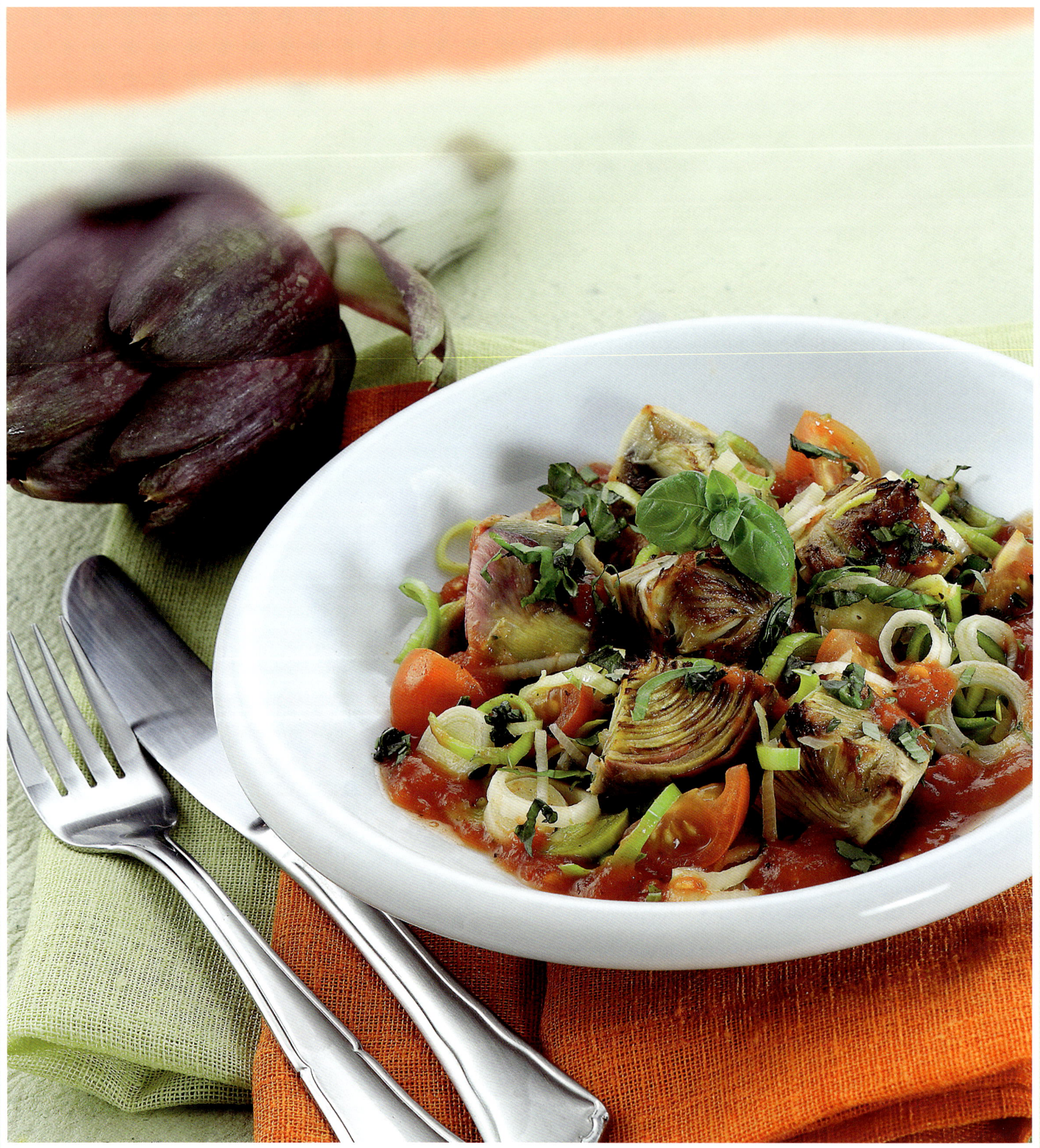

Bitter-süß

ARTISCHOCKEN IM TOMATENFOND

Eine ideale Kombination: Die bitteren Artischocken mit der leichten Süße der Tomaten. Plus ein Cocktail belebender Kräuter.

ZUTATEN ARTISCHOCKEN:

6 kleine	ARTISCHOCKEN
Wenig	OLIVENÖL

ZUTATEN TOMATENFOND:

2	SEHR REIFE TOMATEN (oder Dosentomaten)
	WENIG WASSER
1	SCHALOTTE, GEHACKT
1 Zweig	ROSMARIN
1 Zweig	THYMIAN
	SALZ, PFEFFER
1 EL	LAUCHRINGE
10	GEVIERTELTE COCKTAIL-TOMATEN
1 Bund	BASILIKUM

ZUBEREITUNG:

Mit einem scharfen Messer die Artischockenböden auslösen, klein schneiden und in Olivenöl leicht anschwitzen. Die reifen Tomaten klein schneiden, im Wasser mit der Schalotte, Thymian, Rosmarin, Salz, Pfeffer sanft köcheln, sodass alles flüssig bleibt. Mit diesem Fond die sautierten Artischocken ablöschen, die geviertelten Cocktail-Tomaten, die Lauchringe dazugeben, noch ein wenig ziehen lassen. Zum Schluss mit dem fein geschnittenen Basilikum (nicht mitköcheln!) bestreuen.

FF: Das ist die pure Version der viel gerühmten Mittelmeerküche – wobei im späten Frühjahr alle Zutaten auch bei uns wachsen. Das Cynarin des Distelgewächses Artischocke regt den Gallefluss aus der Leber an – und unterstützt unsere zentrale „Fabrik" bei der Arbeit. Auch ist das Cynarin Cholesterin senkend. Und den in der Tomate schlummernden Pflanzenfarbstoff Lycopin löst das Köcheln optimal heraus, auf dass er hautschädigende freie Radikale abfangen kann und den Krebsschutz wirksam verstärkt. Bleibt noch zu erwähnen, dass Thymian so etwas wie entzündungshemmendes „Aspirin vom Acker" ist.

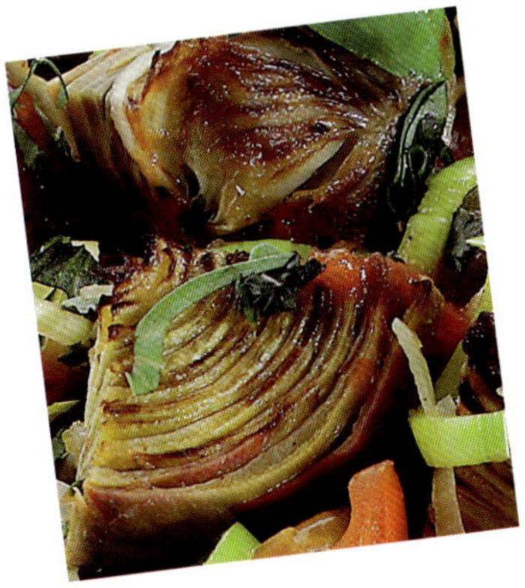

Flotter Dreier

SALAT MIT PORTULAK, KRESSE, RUCOLA

Ihnen war der Salat mit den Wildkräutern zu kompliziert? Dann gibt es hier eine leichter machbare Variante, die ebenfalls ein Gesundbrunnen ist.

ZUTATEN:

50 g	PORTULAK (er heißt auch Postelein)
50 g	KRESSE
50 g	RUCOLA
½	FRÜHLINGSZWIEBEL
1	ZITRONE, ENTSAFTET
½ Bund	GLATTE PETERSILIE
1 EL	RAPSÖL
1 cm	LÖWENSENF
1 Hauch	FRISCHER MEERRETTICH
	MEERSALZ, PFEFFER

ZUBEREITUNG:

Mit gehackter Zwiebel und Petersilie, Zitronensaft, Senf, Rapsöl, Salz und Pfeffer eine Marinade rühren. Die grob geschnittenen Salate dazugeben, ein wenig Meerrettich darüberraspeln und sofort essen.

Spezialtipp: Gut dazu passt auch ein hart gekochtes, gewürfeltes Ei.

FF: Fast schon Medizin ist der gut schmeckende Portulak, enthält er doch die Herz schützende Omega-3-Säure. Außerdem ist er frei von Cholesterin, und er strotzt von Vitaminen und Mineralien. Die Kresse mit ihren hochwirksamen Senfölen bringt den Darm auf Vordermann und birgt in kleinen Blättchen sogar das seltene Knochenvitamin D. Gerade im Frühjahr ist die Kresse besonders gut, weil sie die Reste des Winters ausschwemmt. Und das Rapsöl rühmen Ernährungswissenschaftler als eines der Öle mit der besten Zusammensetzung der ungesättigten Fettsäuren.

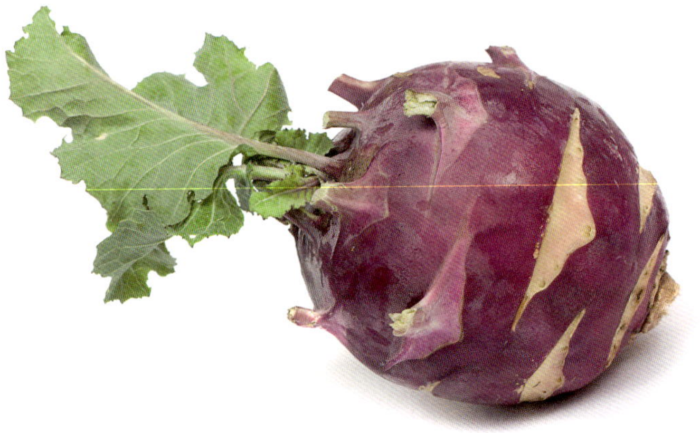

Vitamin-Verstärker

KOHLRABIBLÄTTER-SUPPE

Achtlos entfernt werden meistens die Kohlrabiblätter. Dabei enthalten sie im Vergleich zur Knolle ein Mehrfaches der Vitalstoffe. Am besten schmecken die kleinen, zarten Blätter, die „Herz-Blätter".

ZUTATEN:

3 dl	MEINER BASIS-GEMÜSEBRÜHE (Seite 233)
10	KLEINE KOHLRABI-BLÄTTER
	MUSKAT
	SALZ, PFEFFER – NACH BEDARF

ZUBEREITUNG:

Die Gemüsebrühe erhitzen, nicht kochen! Die sehr fein geschnittenen Blätter zugeben, einige Minuten ziehen lassen, muskaten – und nur bei Bedarf noch einmal salzen, pfeffern.

FF: Wenn Sie die feinen Blätter nur kurz in der Brühe mit dünsten, bleibt das reichlich enthaltene Vitamin C weitgehend erhalten. Außerdem profitieren Sie von Knochen stärkendem Kalzium, entsäuerndem Magnesium und Nagel stärkendem Eisen.

Gegenspieler

BRENNESSEL-SPINAT-GEMÜSE

Wild-züchtig geht es bei diesem Gericht zu: Sie kombinieren die wild gesammelten Brennesselblätter mit dem ökologisch gezogenen Frühlingsspinat.

ZUTATEN:

100 g	ZARTER FRÜHLINGSSPINAT
100 g	BRENNESSELBLÄTTER
2	KNOBLAUCHZEHEN
1 EL	OLIVENÖL
1 Prise	MUSKAT
	SALZ, PFEFFER

ZUBEREITUNG:

Den klein gehackten Knoblauch im Olivenöl sanft andünsten, Spinat und Brennesseln dazugeben. Einige Minuten sachte dünsten, vielleicht noch einen Hauch Wasser dazugießen. Mit Muskat, Salz, Pfeffer würzen.

FF: Eigentlich ist Spinat ja basisch, wirkt also entsäuernd. Andererseits enthält er die Oxalsäure, aus der klitzekleine Nierensteine werden können. Deshalb habe ich als Gegenspieler den ebenfalls basischen Heilklassiker Brennesseln darunter gemischt. Da wird's so basisch züchtig, dass die Oxalsäure sich brav zurückhält – schon weil sie sonst noch vom entgiftenden Knoblauch eins übergebraten bekommt.

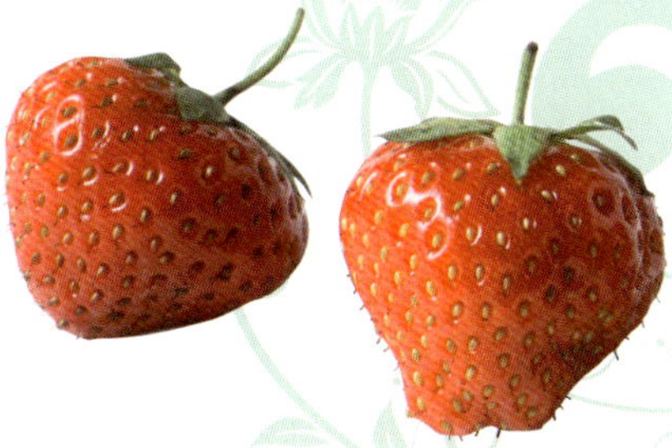

Rote Karte

ERDBEEREN MIT ZIEGENKÄSE UND LAVENDEL

Genießen Sie die Erdbeeren doch einmal ganz anders: mit frischem Käse und dem geheimnisvoll duftenden Lavendel.

ZUTATEN:

100 g	FRISCHE, PRÄCHTIG AUSGEREIFTE ERDBEEREN
1 kleiner	ZIEGENFRISCHKÄSE
1 TL	BALSAMICO
1 TL	KLEIN GEHACKTE LAVENDELNADELN

ZUBEREITUNG:

Den Ziegenkäse mit einer Gabel zerdrücken und mit dem Balsamico vermengen. Darauf die klein geschnittenen Erdbeeren betten, noch ein wenig Balsamico darüber träufeln und mit dem Lavendel bestreuen.

FF: Schmeckt gut, tut gut. Über den Geschmack müssen wir nicht streiten, aber wussten Sie auch, dass die kleinen Roten noch viel mehr können: Blutdruck regulieren, Entzündungen hemmen, selbst dem Krebs die rote Karte zeigen. Da schmeckt´s doch noch mal so gut. Vor allem, wenn auch noch der beruhigend-entspannende Lavendel mit von der Partie ist.

Wilder Mann

BÄRLAUCH-QUARK

„Wilder Mann" ist in meiner Markgräfler Heimat ein beliebter Wirtshausname. Auf dem Wirtshausschild ist immer ein Mann zu sehen, der einen Baum ausreißt. Zum Bäumeausreißen animiert auch der Bärlauch, der von unseren Vorfahren so genannt wurde, weil er Bärenkräfte verleiht.

ZUTATEN:

200 g	QUARK (es muss nicht immer mager sein)
50 g	DICKMILCH
10	BÄRLAUCHBLÄTTER
3 Zweige	GLATTE PETERSILIE
1 Spritzer	ZITRONENSAFT
1 Spritzer	APFELBALSAMICO
1 TL	LEINÖL
1	KRÄFTIGER DREH SCHWARZER PFEFFER, MEERSALZ

ZUBEREITUNG:

Quark und Dickmilch glatt rühren. Die Kräuter feinst wiegen, untermengen, mit den Gewürzen, Balsamico, Öl, Zitronensaft abschmecken. Passt gut zur Folienkartoffel mit Schale oder mit Butter auf ein Pumpernickel-Brot.

FF: Hochwertiges Eiweiß enthält der Quark, plus Knochen stabilisierendes Kalzium. Im Bärlauch wartet Eisen darauf, frisches Blut bilden zu dürfen, und die schwefligen Stoffe gehen dem überschüssigen Cholesterin ans Leder. Gekrönt wird die Funktionalität vom Leinöl, das in verschwenderischer Fülle mit der Herz stärkenden Omega-3-Säure punktet.

Schnupf-Stopp

BÄRLAUCH-COCKTAIL

Wie angeflogen kommen im frühen Frühjahr oft kleine Grippeattacken, kleine Schnupfenanfälle. Probieren Sie dagegen einmal meinen Cocktail. Er ist zwar keine kulinarische Offenbarung, aber sehr wirksam.

ZUTATEN:

½ Bund	BÄRLAUCH, GERNE AUCH DIE STIELE, DIE SONST KAUM VERWENDET WERDEN
½ Bund	GLATTE PETERSILIE
2 EL	STILLES MINERALWASSER
1 EL	QUARK
1 TL	ZITRONENSAFT
Je	EIN SCHUSS APFELBALSAMICO UND WALNUSSÖL
	MEERSALZ, SCHWARZER PFEFFER

ZUBEREITUNG:

Bärlauch und Petersilie grob hacken, in den Mixer geben und mit dem Mineralwasser pürieren. Die restlichen Zutaten in die Flüssigkeit geben. Um die Schärfe zu mildern, esse ich dazu ein Dinkel-Hirse-Brot.

FF: Das ist nun wirklich „Hard stuff", ein kleines Höllenfeuer, das die aus ihren Zellen entlassenen schwefligen Öle des Bärlauchs da veranstalten. Aber sie machen ziemlich zuverlässig den Bakterien und Viren den Garaus – lebhaft unterstützt von dem Vitamin C der Petersilie, der Zitrone.

Bärlauch-Alternative

Außerhalb der Saison des frischen Bärlauchs (und nur dann sollten Sie ihn genießen) eignen sich für die beiden obigen Rezepte auch sehr gut Schnittknoblauch und Brunnenkresse.

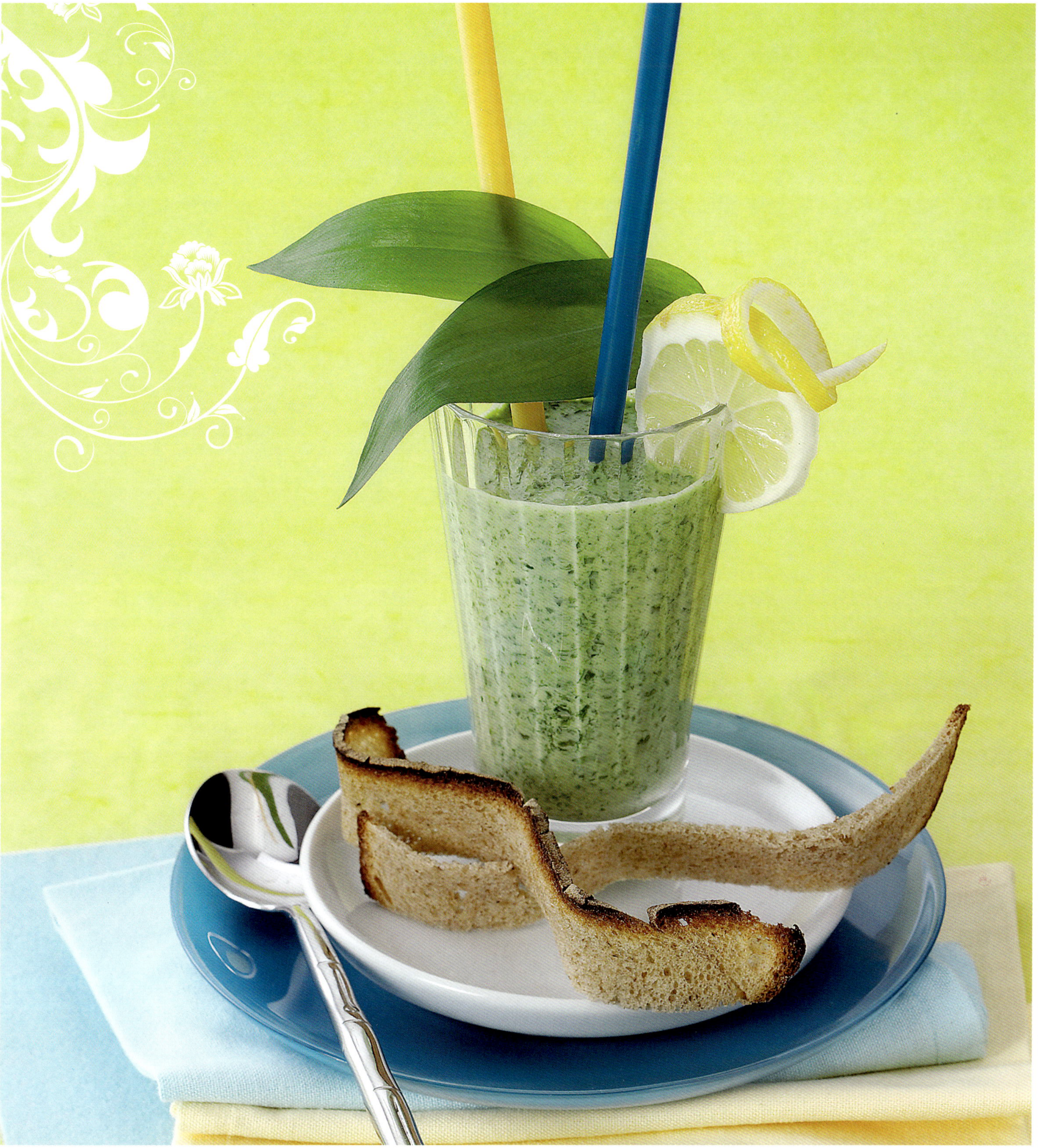

Sommer-Frische

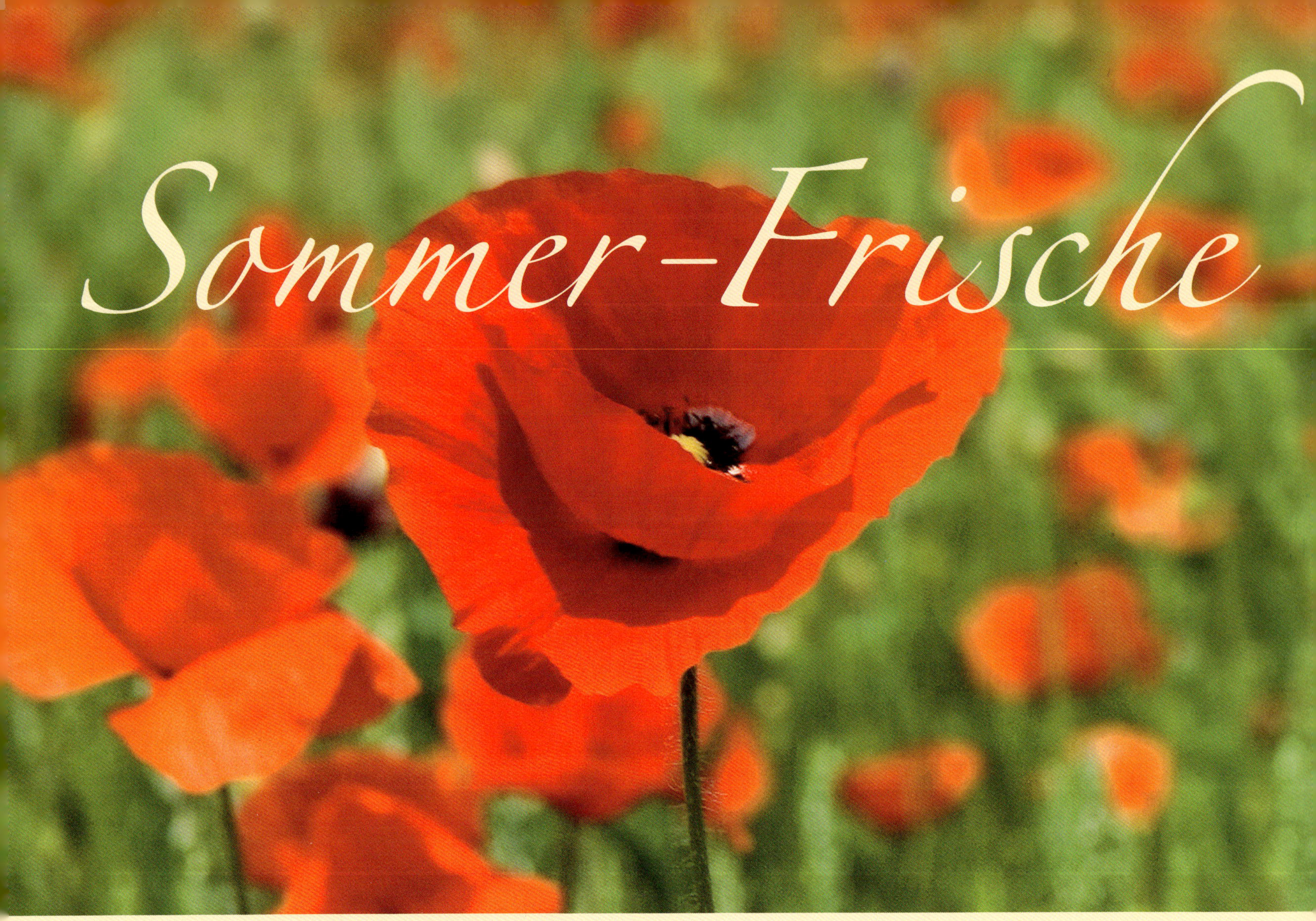

Die Völker des Mittelmeers lassen im Gegeden Sommer locker dahinplätschern. Sie schwingen im Rhythmus der Natur, stressen den Körper in der heißen Zeit nicht übermäßig. Halten mittags lange Siesta, machen die Nacht zum Tag, essen leicht, viel Salat, leicht Gedünstetes. Da sich unser Klima immer mehr dem des Mittelmeeres annähert, wäre es an der Zeit, sich vielleicht auch auf die Gepflogenheiten der Italiener, der Südfranzosen, der Spanier einzulassen. Zumindest vom Essen her finden Sie hier gute Ratschläge.

Freuen Sie sich auf

Aubergine: kalorienarm, also schlankmachend, dazu Cholesterin senkend, plus ein fein-nussiges Aroma, das mit Tomaten besonders gut harmoniert. **Blumenkohl:** Der „Kraushaarkopf" beherbergt ein spezielles B-Vitamin, aus dem der Körper einen starken Entzündungshemmer herstellt. **Bohnen:** enthalten Glukokinin, das ähnlich wie Insulin wirkt, also den Blutzucker senkt und die schlanke Linie fördert. Plus Proteine und zellstärkende Folsäure. **Chicorée:** Leicht bitter ist der unterirdisch wachsende Strunk, was die Verdauung und die Entgiftung des Körpers ankurbelt. **Fenchel:** Eine Ballast-Bombe ist die Knolle, die wirksam die Triglyceride, die Blutfette senkt. **Gurke:** Haut verschönernd, schlank machend ist das ursprünglich aus Indien stammende Gemüse, das auch noch viel Radikale fangendes Vitamin E bereithält. **Erbsen:** stecken voll lebenswichtigem Eiweiß und Radikale fangendem Vitamin E.

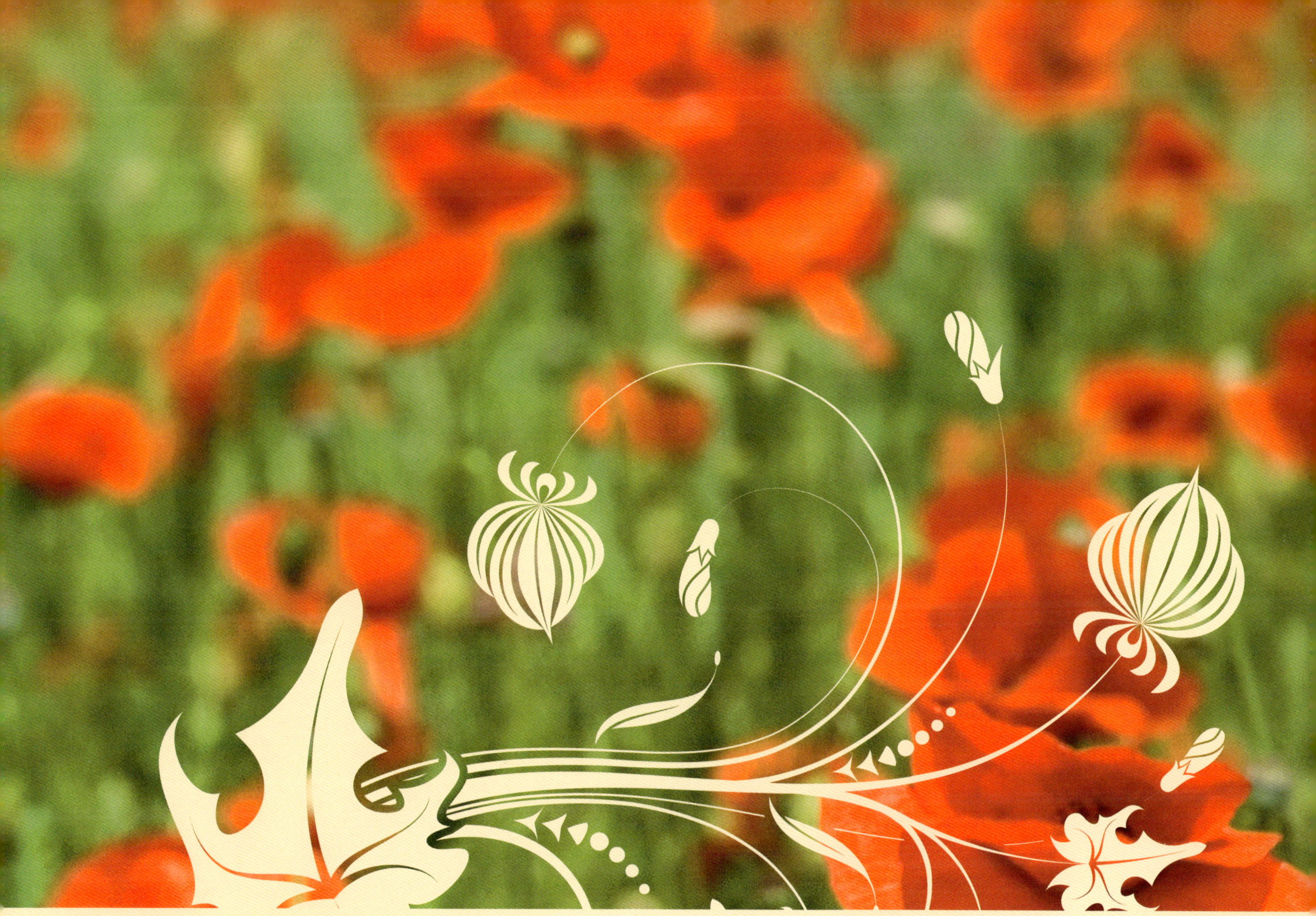

Paprika: Ob rot, gelb, grün, alle verwöhnen mit dezent schlank machender Capsaicin-Schärfe. **Lauch:** Das Allizin räumt den Magen auf und senkt den Cholesterin-Spiegel. **Pfifferlinge:** Stecken voll Herz stärkendem Kalium und Fett abbauendem Niacin. **Sellerie:** das preiswerteste Aphrodisiakum aus heimischen Landen. **Tomaten:** eines der wenigen Gemüse, das durch das Kochen gewinnt. **Zucchini:** Der Verwandte des Kürbis ist basisch, also entsäuernd. **Aprikosen:** schmecken gut, tun gut, fangen freie Radikale ein. **Melone:** Besser kann Wasser nicht schmecken. **Pfirsiche:** Im guten Geschmack ruhen auch noch antioxidatives Selen, aktivierendes Magnesium und heiter stimmendes Niacin. **Pflaumen:** ein wohlschmeckender, schlank machender Darmreiniger.

Werbeblock?

Auch wenn ich in einem meiner früheren Leben einmal TV-Werbung verkauft habe:

Niemand hat Geld bezahlt, damit ich in „Schönkost" auf seine Produkte, sein Gasthaus, sein Geschäft hinweise (obwohl ich solche Einnahmen gut hätte gebrauchen können, um die immensen Recherchekosten für das Buch abzufedern). Nein, es geht mir darum, auf Adressen hinzuweisen, die im „Schönkost"-Sinne arbeiten – etwa die Minifirma Owisan, die ein revolutionäres Verfahren entwickelt hat, um Körner vitalstoffoptimiert keimen zu lassen. Oder Köche, wie den Fischspezialisten Klaus Neidhart oder den Gemüse-Verzauberer Michael Hoffmann; Köche also, die gerne auch einfache einheimische Produkte sensorisch adeln.

Getreu meiner Einleitung fällt unser Sommer-Menü leicht aus. Und zwar sowohl leicht von der Zubereitung wie auch von den Ingredienzien her.

Sommer-Menü: 1. Gang

Paradiesisch

TOMATEN-SALAT

Wo sie recht haben die Österreicher, da haben sie recht. „Paradeiser“ nennen sie die Tomaten. „Dank“ wässriger Tomaten war das Paradies ja lange Zeit eher eine Art Vorhölle. Aber inzwischen ist der Biss in die fleischige Rote oft genug wieder ein Hochgenuss – den unser Salat noch steigert.

ZUTATEN:

4	VOLLREIFE TOMATEN
1 Bund	BASILIKUM
1 EL	OLIVENÖL
1 halber TL	ROTWEINESSIG
¼ TL	BALSAMICO
	MEERSALZ, SCHWARZER PFEFFER

ZUBEREITUNG:

Die Tomaten in Scheiben schneiden, auf einer Platte auslegen. Aus Öl, den Essigen, Salz, Pfeffer und dem klein gezupften Basilikum (dann entfaltet er sein Aroma besser) eine Marinade rühren, über den Salat gießen. Mit dem restlichen Basilikum garnieren.

FF: „Hirnkraut“ heißt das Nerven stärkende Basilikum auch. Damit lässt sich auch im heißen Sommer ein kühler Kopf bewahren.

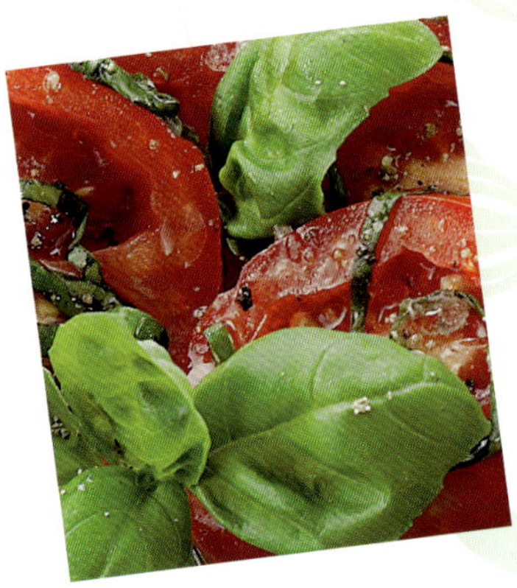

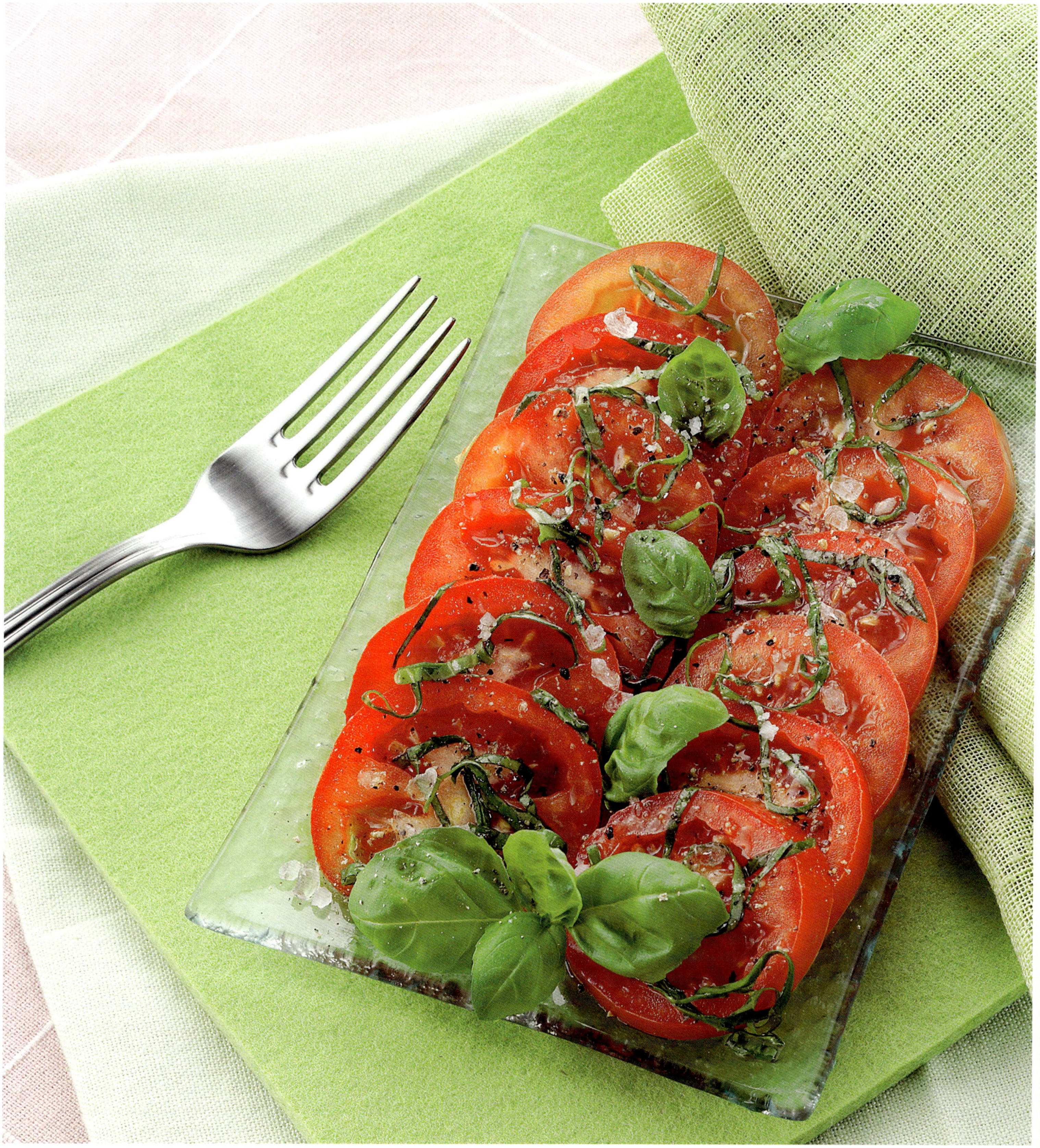

Sommer-Menü: 2. Gang

Kalt-Warm-Schale

GEKOCHT-ROHE GEMÜSESUPPE

Meine klassische Gemüsesuppe, hier aber mit einem besonders hohen Anteil an noch aktiven Vitaminen, weil ein Teil der Suppe nicht gekocht wurde – sondern praktisch ein Kaltauszug ist.

ZUTATEN:

½ Liter	MEINER „KLASSISCHEN" GEMÜSEBRÜHE von Seite 233
100 g	VON DEN GEMÜSE-ZUTATEN zur Gemüsebrühe, also ohne die Gewürze

ZUBEREITUNG:

Wenn Sie die Zutaten zur „klassischen" Brühe geschnitten haben, geben Sie einfach rund 100 Gramm von dem Sellerie, dem Lauch, den Möhren, den Zwiebeln, Knoblauch in ein separates Pfännchen, füllen es knapp mit einem lebendigen Mineralwasser (etwa St. Leonhard oder Hornberger Lebensquell). Dann mit dem Mixer pürieren, geben eine Prise Salz, Zitronensaft (wichtig, sonst „verduftet" das Vitamin C), einen Spritzer Olivenöl dazu und lassen das Ganze maximal eine Stunde stehen. Ziel ist es, dass vor allem die Vitamine, aber auch empfindliche sekundäre Pflanzenstoffe möglichst unbeschädigt in die Suppe kommen.

Nun bereiten Sie die „klassische" Gemüsebrühe zu, geben rund einen halben Liter Sud in ein Pfännchen und erhitzen ihn. Dann gießen Sie die pürierte Essenz in das Köchelnde, erwärmen alles zusammen noch einmal auf höchstens 40 Grad.

FF: Mit diesem kleinen Trick versuche ich, sowohl eine vom Geschmack her optimale Gemüsesuppe (nämlich die klassisch aufgekochte) mit einem Höchstmaß an Vitalität (mit der lediglich pürierten) zu koppeln.

Sommer-Menü: 3. Gang

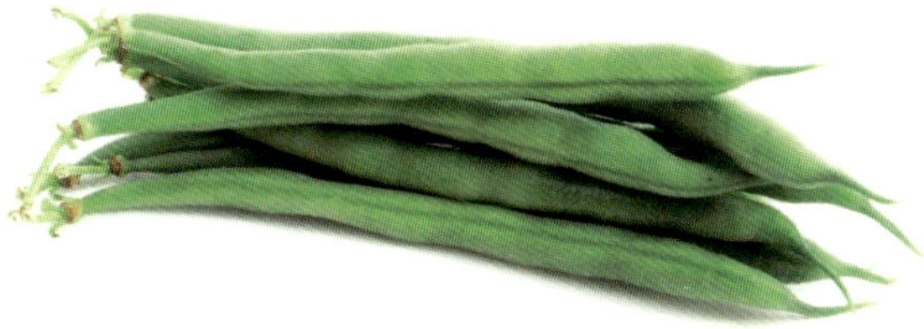

Alles in Bohne

GRÜNE BOHNEN

Sommerzeit ist Bohnenzeit! Seien es die feinen Buschbohnen oder die kräftigen Stangenbohnen, beides ist gesunder Wohlgeschmack.

ZUTATEN:

500 g	STANGENBOHNEN
½ Bund	BOHNENKRAUT, DIE BLÄTTCHEN FEIN HACKEN
1 Zweig	ROSMARIN, DIE NADELN FEIN HACKEN
3	KNOBLAUCHZEHEN, KLEIN HACKEN
1 EL	OLIVENÖL
	MEERSALZ, SCHWARZER PFEFFER

ZUBEREITUNG:

Bohnen 3 Minuten ins kochende, gesalzene Wasser geben. In ein Metallsieb gießen, kalt abbrausen, damit sie schön grün bleiben. Im selben Kochtopf das Olivenöl heiß machen, den klein gehackten Knoblauch andünsten, die Bohnen, die Kräuter dazugeben. Wenige Minuten ziehen lassen, sanft umrühren, salzen, pfeffern.

FF: Ein schnelles Gericht mit einem hohen Vitalfaktor: Der Knoblauch wirkt blutreinigend und entzündungshemmend, die Bohnen liefern leicht verdauliches Eiweiß sowie die Vorstufen für die Produktion von Vitamin A, was zur Hormon-Produktion gebraucht wird. Das appetitanregende und verdauungsfördernde Bohnenkraut passt ideal zum belebenden Rosmarin.

Sommer-Menü: 4. Gang

Basisches „Aspirin"

THYMIANKARTOFFELN

Immer ein Freudenfest: die ersten neuen Kartoffeln. Eine zarte Delikatesse, welche die zarteste Behandlung verdient.

ZUTATEN:

4	MITTELGROSSE NEUE KARTOFFELN
3	THYMIANZWEIGE
1 TL	BUTTER
1 TL	OLIVENÖL
	SALZ, PFEFFER

ZUBEREITUNG:

Gut gebürstete, nicht geschälte Kartoffeln in 3 Millimeter dünne Scheiben schneiden. Das Öl-Butter-Gemisch in der Pfanne sanft erhitzen. Darin die gepfefferten Scheiben 10 Minuten durchschwenken. Anschließend die Kartoffeln mit Krepp trockentupfen, die gehackten Blättchen der beiden anderen Thymian-Zweige darüberstreuen, alles zusammen noch einmal eine Minute schwenken.

FF: Durch das sanfte Dünsten bleiben die wertvollen Inhalte der basischen Kartoffel gut erhalten. Thymian enthält einen Stoff, der mit der Salicylsäure verwandt ist – und diese Säure hört auch auf den bekannten Namen Aspirin, was wiederum ein bewährter Entzündungshemmer ist.

Sommer-Menü: 5. Gang

Entdeckung der Langsamkeit

KALBSRÜCKEN, SANFT GEGART MIT OLIVENPASTE

Genau das Richtige für heiße Sommertage: gut verdauliches Kalbfleisch, einen Tag lang mariniert, sanft gegart, stundenlang ruhen gelassen und irgendwann lauwarm serviert.

ZUTATEN KALBSRUECKEN:

250 g	KALBSFILET
	OLIVENÖL, GROBES SALZ, PFEFFER

ZUTATEN PASTE:

20 g	ENTSTEINTE, TROCKENE SCHWARZE OLIVEN
1	SARDELLE
1 EL	FEINSTES OLIVENÖL
1 TL	ERDMANDELN
1 EL	SCHMAND
1 TL	DICKMILCH
1 Spritzer	ZITRONENSAFT
1 Spritzer	BALSAMICO
	SALZ, PFEFFER

ZUBEREITUNG:

Am besten am Vortag das Filet mit Olivenöl, Salz, Pfeffer (bitte in dieser Reihenfolge) einreiben und kalt stellen.
Am nächsten Tag den Ofen einschließlich Blech auf 180 Grad vorheizen und das zimmerwarme Filet für rund 10 Minuten auf das Blech legen. Temperatur abstellen, das Fleisch noch 15 Minuten ruhen lassen. Dann in Küchenfolie und Alufolie einpacken, vier Stunden „vergessen" – und danach dünn aufschneiden.

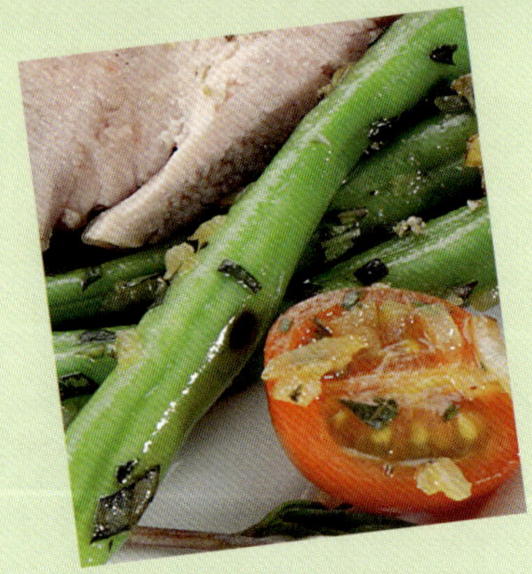

Für die Olivenpaste die Zutaten in den Mixer geben und pürieren. Die Paste sollte eine dickflüssige Konsistenz haben.

FF: Bei dieser sanften Garung, die ohne scharfes Anbraten auskommt, bleiben die hochwertigen Aminosäuren gut erhalten; etwa das immun- und sexualstärkende Lysin. Bei der Olivenpaste puffern Schmand und Dickmilch das Bittere der Oliven ab, die Erdmandeln sorgen für ein nussiges Aroma – und verwehren den Kohlenhydraten der Kartoffeln den schnellen Zutritt ins Blut.

Probieren Sie auch die **Niedriggarvariante** mit einer Kalbshaxe, am besten vom Hinterwälder Kalb, das es hervorragend bei Adolf Wassmer in Zell im Südschwarzwald gibt:
Die Haxe am Vortag mit Olivenöl, Salz, Pfeffer, Lorbeerblatt, Rosmarin marinieren. Am nächsten Tag im Bräter rund 10 Minuten nicht zu heiß anbraten, nach einiger Zeit geschnittenes Gemüse wie Petersilienwurzel, Sellerie, Karotten, Lauch mitrösten. Mit Gemüsebrühe und Weißwein ablöschen und **5(!!) Stunden bei 80 Grad** im geschlossenen Bräter im Ofen garen. Danach ist das Fleisch, wenn es gut abgehangen war, butterzart – und eine perfekte Sauce, an der Sie nichts nachwürzen müssen, gibt´s bei dieser Niedrigtemperatur-Methode gratis dazu.

Einfühlsamer Begleiter zu Bohnen, Kartoffeln und Kalb: ein trockener Grauburgunder.

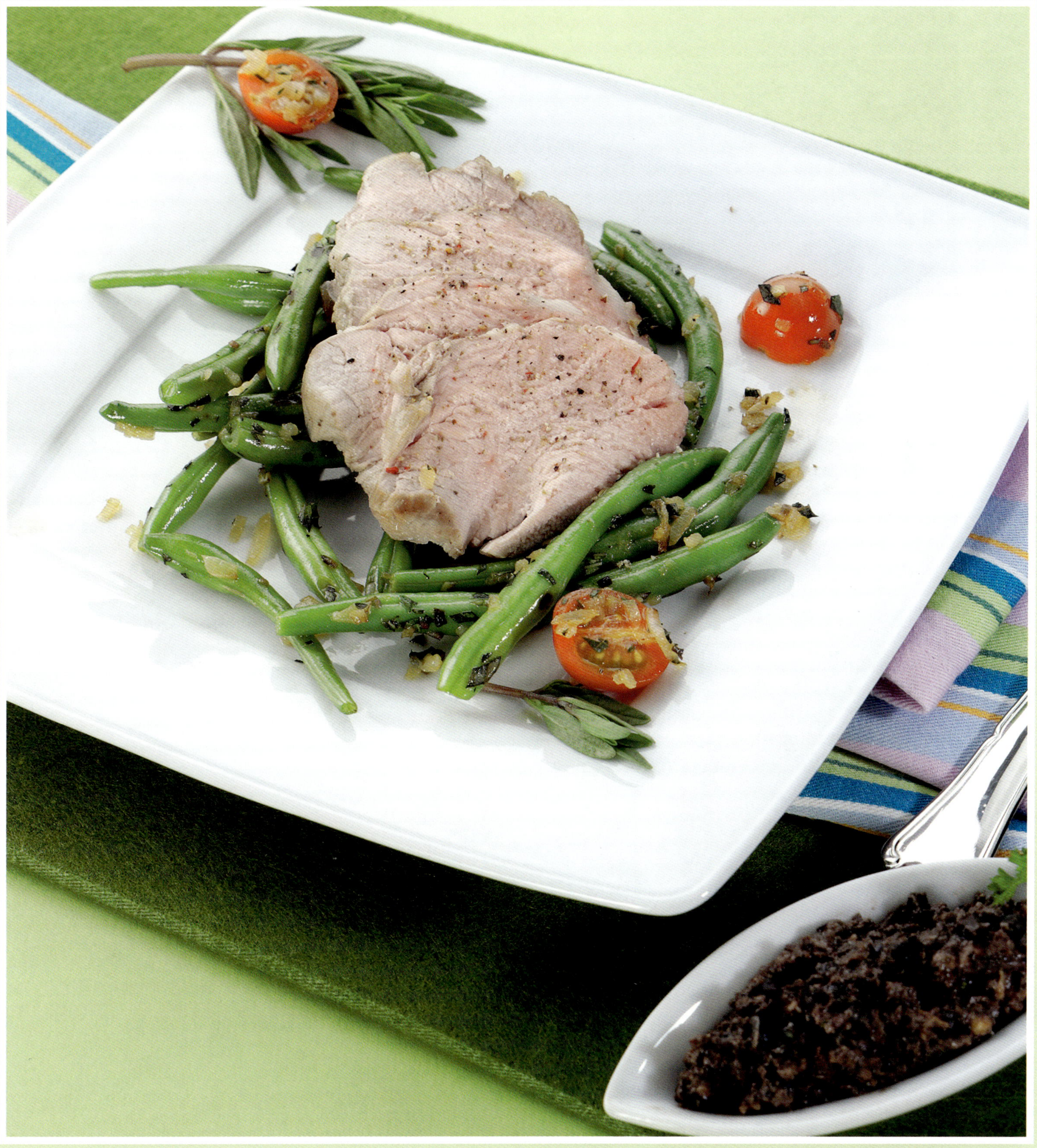

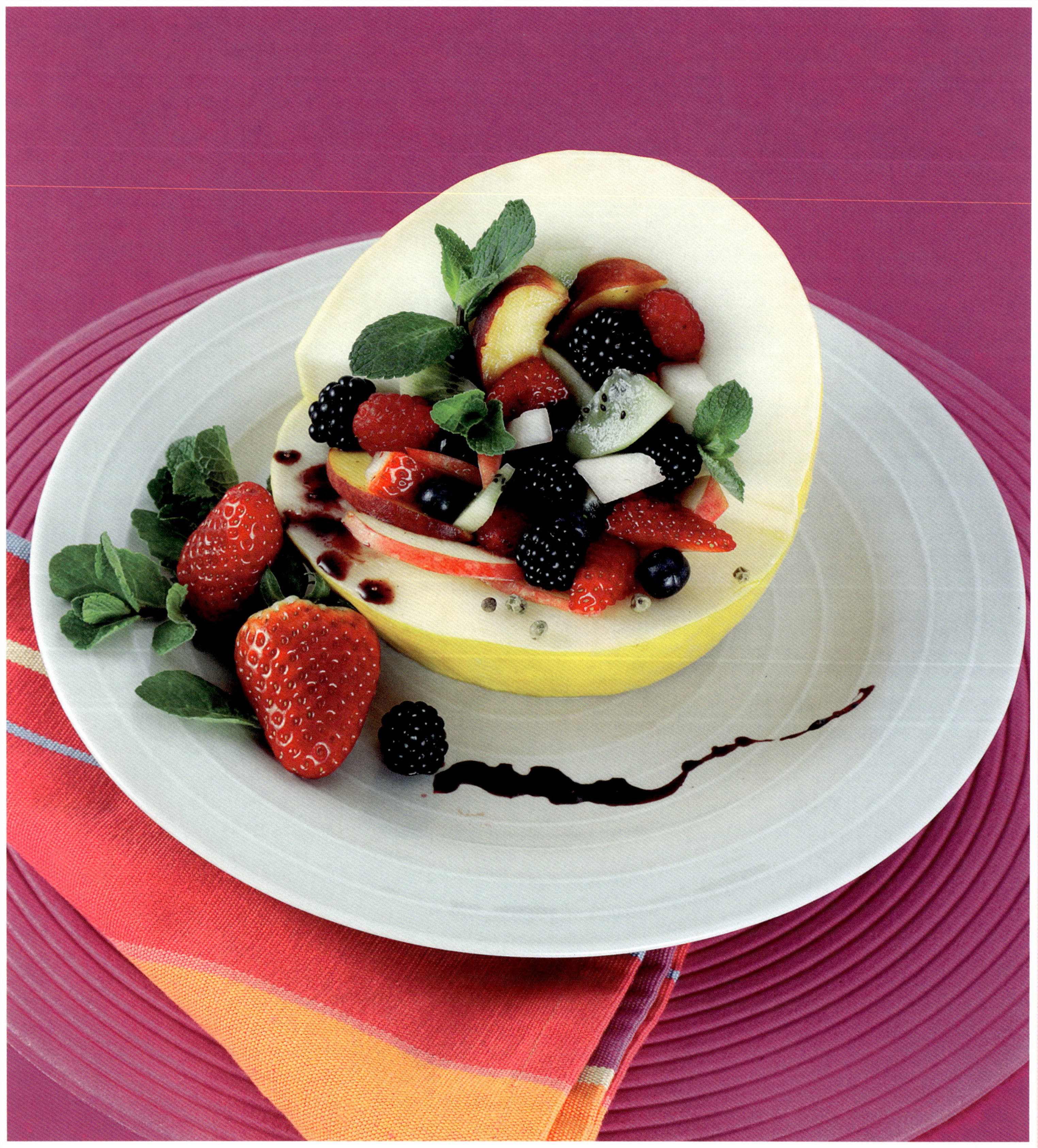

Sommer-Menü: 6. Gang

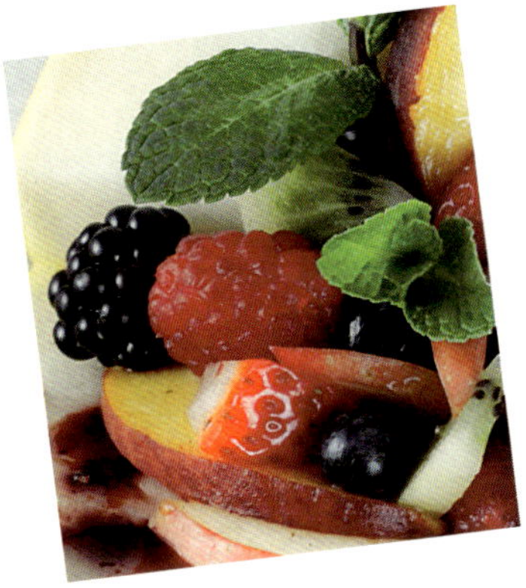

Macedonia exotica

FRUCHTSALAT

Auf italienisch heißt Fruchtsalat Macedonia. Italienisch-exotisches Flair gewinnt unser Fruchtsalat, der aus frischen einheimischen Köstlichkeiten besteht, durch die verwegenen Zutaten, nämlich Balsamico, Pfeffer und Vanille sowie die Obst-„Schale", die eine ausgehöhlte Wassermelone ist.

ZUTATEN:

1	KLARAPFEL (ein leicht verderblicher Apfel, den es nur kurze Zeit gibt; wenn nicht, ein säuerlicher Apfel)
1	PFIRSICH
1	APRIKOSE
2 EL	GEWÜRFELTE WASSERMELONE
1 EL	BROMBEEREN
1 EL	HIMBEEREN
1 EL	SCHWARZE JOHANNISBEEREN
1 ½	BIO-ZITRONE entsaften, die Schale abreiben
1 TL	DICKFLÜSSIGER, ECHTER BALSAMICO
1 Schote	MEXIKO-VANILLE
2	DREHUNGEN MIT DER WEISSEN PFEFFERMÜHLE

ZUBEREITUNG:

Die halbierte Wassermelone aushöhlen. Was nicht für die Macedonia gebraucht wird, im Kühlschrank bis zum nächsten Tag frisch halten. Das Obst würfeln, die Beeren ganz dazugeben, den Zitronensaft, die geriebene Schale hinzufügen. Das Mark aus der Vanille drücken, die Schote feinst hacken und in einem halben Teelöffel süßen Portwein auskochen – und den Sud mit dem Mark in den Salat tun. Mit dem Balsamico, dem Pfeffer abschmecken. Alles umrühren und mit Minzeblättern garnieren.

Wenn Sie wollen, können Sie den Obstsalat auch noch mit klein geschnittener Organgenminze würzen – und mit Lavendelblüten dekorieren.

Wichtig: Versuchen Sie nicht krampfhaft alle aufgeführten Beeren, alles Obst zu finden. Nehmen Sie das, was absolut frisch aus der Heimat (woher denn sonst im Sommer?) da ist. Und wenn Sie noch eine späte Sorte Erdbeeren anlacht, bekommt die einen Ehrenplatz in der Macedonia.

FF: Eine Arzneimittelzulassung müsste ich beantragen, würde ich ausführlich schildern, welche Wirkungen auf Schönheit und Vitalität dieses Dessert hat. Schon allein, welche hautfreundlichen Antioxidantien in den Schalen der Brombeeren, der Johannisbeeren schlummern, wäre eine Abhandlung wert. Oder die Karotene der Aprikose, aus dem das Seh-Vitamin A entsteht. Auch wenn Sie zusammenaddieren, wie viel potentes Vitamin C dieser Salat enthält, dann brauchen Sie eine Rechenmaschine. Aber die bleibt ausgeschaltet, sondern Sie versinken lieber ganz tief in das köstliche Aroma dieses italienischen Klassikers.

Dazu passt ein trockener Gewürztraminer mit unter 4 Gramm Restzucker.

Weitere Sommer-Rezepte

Drei schnell zubereitete Salate, die den Sommer auf das Angenehmste verschönern.

Sarah Wiener: „Warum immer was anderes?"

Fast wie ein Hilferuf klang dieser Satz der bekannten Fernsehköchin, den sie in einer der vielen Sendungen ausrief, wo sie wie immer leicht genervt auftrat. Ja, warum muss es immer wieder etwas Neues sein, warum muss es immer entlegener, immer verkünstelter zugehen? Warum konzentrieren wir uns nicht auf das, was bei uns wächst? Sorgen dafür, dass es die besten Wachstumsbedingungen bekommt, dass es nicht zu weit transportiert werden muss. Und lernen endlich einige wenige Grundrezepte – und beherrschen die dann auch!

Ach ja, werte Sarah Wiener, ein wenig sind Sie natürlich auch Teil des Problems, das Sie schildern. Auch Sie treten unentwegt im Fernsehen auf – und unterliegen so der unerbittlichen Maschinerie des Mediums. Und deren Gesetze gieren nur nach einem: nach dem immer Neuen, das alles Beständige scheinbar unmodern und alt aussehen lässt. Deshalb mein Vorschlag: Kochen Sie nur noch in einem Restaurant – und sind jeden Tag da.

Wasser-Kur

GURKE MIT MINZE

Zu 97 Prozent bestehen Gurken aus Wasser – aber es ist das gesündeste Wasser der Welt. Es entwässert, entschlackt, macht schlank. Wobei die meisten Schlankmacher in der Schale stecken, weshalb nur nicht zu schälende Bio-Gurken auf den Tisch gehören.

ZUTATEN:

1	MITTELGROSSE GURKE
2 Zweige	PFEFFER-MINZE, die Blättchen feinst zupfen
2	KNOBLAUCHZEHEN, milde Sorte; klein gehackt
1 EL	DICKMILCH
1 cm	LÖWENSENF
1 TL	BALSAMICO
1 EL	OLIVENÖL
	MEERSALZ, SCHWARZER PFEFFER

ZUBEREITUNG:

Gurke fein hobeln, eine Marinade aus den Zutaten rühren und untermischen. Einige Minuten durchziehen lassen. Durch das Zupfen entfalten die Minzeblättchen ihr Aroma noch besser.

FF: Tartronsäure heißt das Schlankheitswunder in der Gurke. Sie verhindert, dass im Körper Stärke in Fett umgewandelt werden kann. Der Schlankheitseffekt fällt übrigens um so stärker aus, je bitterer die Gurken sind. Leider gibt es aber heute fast nur noch die milde „Warmduscherversion" – und wohl auch deshalb so viele „beleibte" Menschen. Noch etwas: Herz schützendes Kalium sorgt im Verbund mit Natrium dafür, dass Haut schädigende Schlacken hurtig aus dem Körper verschwinden. Und für das seelische Gleichgewicht sorgt die beruhigende Minze.

Stärkungsmittel

KOPFSALAT MIT FRISCHEM LIEBSTÖCKEL UND POCHIERTEM EI

Der Sommerklassiker schlechthin. Diesmal mit dem würzigen Liebstöckel.

ZUTATEN:

1	KOPFSALAT
2 Zweige	LIEBSTÖCKEL
1 TL	ZITRONENSAFT
1 TL	APFELESSIG
1 EL	OLIVENÖL
	SALZ, PFEFFER
2	EIER
1 Schuss	ESSIG

ZUBEREITUNG:

Den Salat waschen, trocken schleudern, in 2 Zentimeter breite Streifen schneiden. In einer Schüssel beträufeln mit einer Marinade aus: Apfelessig, Olivenöl, Salz, schwarzem Pfeffer (natürlich frisch gemahlen), Zitronensaft und klein gehacktem Liebstöckel. Jedes Ei in einen großen Löffel aufschlagen, in rund 75 Grad heißes gesalzenes Essigwasser sanft gleiten lassen und mit dem Löffel das Eigelb vorsichtig über den Dotter ziehen, das Ei also „eintüten" (poche heißt Tasche). Rund 4 Minuten ziehen lassen, über den Salat geben, sodass das Eigelb sich mit der Salatsauce vermählt.

FF: Bei unseren Vorfahren war der Liebstöckel, der auch Maggikraut heißt, ein geschätztes Aphrodisiakum. Durch das Pochieren werden die wertvollen Eiweiße des Eis besonders geschützt. Außerdem deckt schon ein Ei rund ein Drittel des täglichen Bedarfs des Knochen-Vitamins D. Auch die schönenden B-Vitamine schlummern im Dotter, vor allem das Haar-Vitamin Biotin sowie B12, das für die Erneuerung der Zellen wichtig ist.

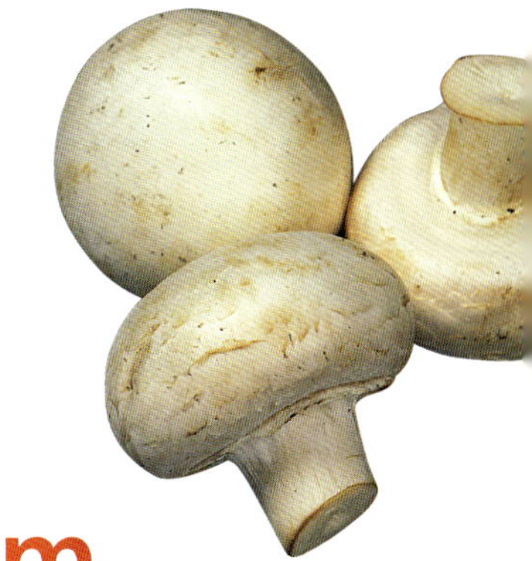

Schönheitsfarm

CHAMPIGNONS MIT ARGANÖL

Ein ungewöhnliches Duett: das Arganöl im Salatbett mit dem beliebtesten deutschen Speisepilz, dem Champignon.

ZUTATEN:

150 g	SEHR FRISCHE CHAMPIGNONS
5	HASELNÜSSE, FEIN GEWIEGT
1 Bund	GLATTE PETERSILIE, FEIN HACKEN
½	ZITRONE, ENTSAFTEN
1 Spritzer	JOHANNISBEERESSIG
1 TL	ARGANÖL (AM BESTEN VON ARGAND´OR)
1 TL	LEINÖL
	SALZ, WEISSER PFEFFER

ZUBEREITUNG:

Champignons fächrig auf einen Teller hobeln. Aus den Zutaten eine Marinade rühren (dabei ein wenig Petersilie zum Garnieren übrig behalten) und die Pilze beträufeln.

FF: Das jahrtausendealte Öl der Berberfrauen enthält viel antioxidatives Vitamin E, das die Haut geschmeidig hält, sowie das die Haut pflegende Vitamin A. Dazu kommen pflanzliche Hormone, die das Bindegewebe stärken. Das Bindegewebe strafft auch das Vitamin C aus der Petersilie. Unterstützt wird diese „Schönheitsfarm" noch von den wertvollen Eiweißen der Champignons sowie den B-Vitaminen der Pilze. Leinöl mit seinen vielen Omega-3-Säuren ergänzt das Arganöl perfekt, das von dieser Substanz weniger hat.

Pflanzen-Pflanzerl

GEMÜSE-KRÄUTER-FLEISCH-KÜCHLEIN

So was bringen nur die Bayern fertig: fabrizieren einen ordentlichen Fleischkloß, bei dem sie ein paar Entschuldigungs-Zwiebeln und ein paar kümmerliche Kräutlein verstecken – und nennen das Ganze Pflanzerl. Nix ist da mit Pflanze. Ganz anders dagegen das Pflanzerl, das ich mit meinem Bruder Dieter ausgeheckt habe. Da ist zwar auch Fleisch drin – aber gut balanciert mit frischen Sommer-Pflanzen.

ZUTATEN:

Hier ist die Optimal-Variante, die wir leicht realisieren können, weil wir einen eigenen Garten haben. Es geht natürlich auch „einfacher" mit weniger Pflanzen.

1 Bund	KRAUSE, EIN BUND GLATTE PETERSILIE (der wichtigste Pflanzerl-„Rohstoff"), grob gehackt
1	ZWIEBEL, gewürfelt
4	KNOBLAUCHZEHEN, gewürfelt
1 EL	GROB GEHACKTE SALBEIBLÄTTER
1 EL	GROB GEHACKTE ROSMARINNADELN
1 EL	ABGEREBELTE THYMIANBLÄTTCHEN
1	KLEIN GEHACKTES LORBEEBLATT
1 EL	MAJORAN-BLÄTTER
1	STREIFIG GESCHNITTENES BLATT vom jungen Meerrettich (natürlich nur, wenn Sie es finden)
125 g	KALBFLEISCH, GEWÜRFELT
125 g	SCHWEINEFLEISCH, GEWÜRFELT
1	EINGEWEICHTES ALTES BRÖTCHEN (dient zur Bindung)
1 Ei	(ebenfalls ein Bindemittel)
	SALZ, PFEFFER
	OLIVENÖL ZUM BRATEN

ZUBEREITUNG:

Bis auf das Ei, das Brötchen alles durch einen Fleischwolf drehen. Das Ei in die Masse schlagen, das Brötchen dazugeben, salzen, pfeffern – und alles gut durchkneten. Daraus relativ flache Küchlein formen und bei milder Hitze rund 15 Minuten sanft garen, so dass sie innen noch saftig bleiben.

FF: Eine ordentliche Portion tierischer Eiweiße. Aber die Cholesterine des Fleisches? Die räumen automatisch die schwefligen Öle der Zwiebel, des Knoblauchs beiseite. Der leicht bittere Lorbeer macht der Verdauung Beine, der nervenstärkende Majoran heizt auch die Fettverbrennung an. Und bei der schonenden Zubereitung der „Pflanzerl" bleibt sogar eine ordentliche Portion vom reichlichen Vitamin C der Petersilie übrig.

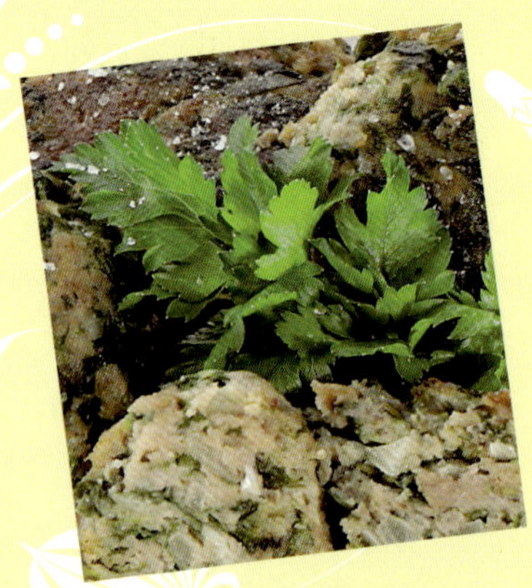

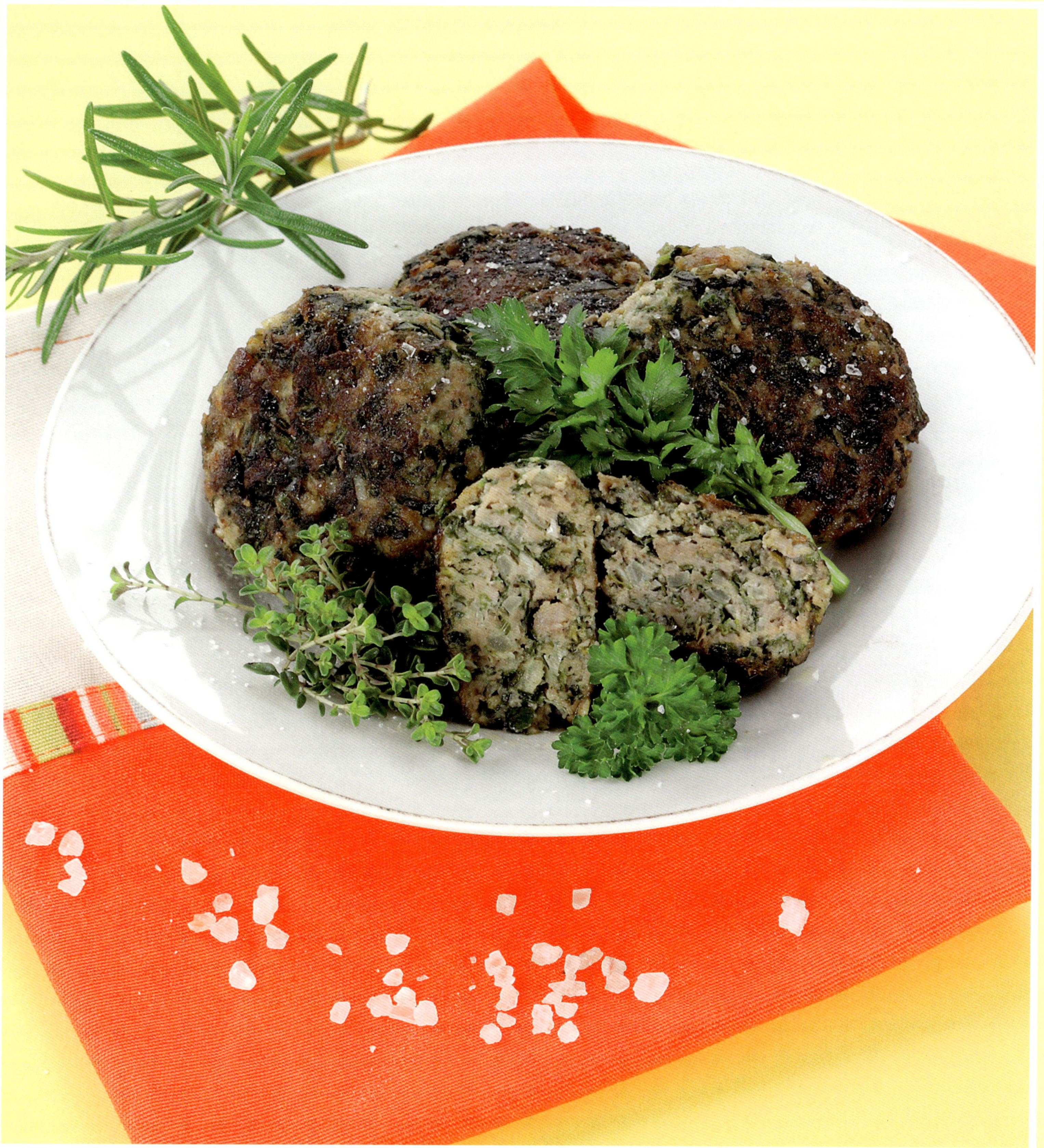

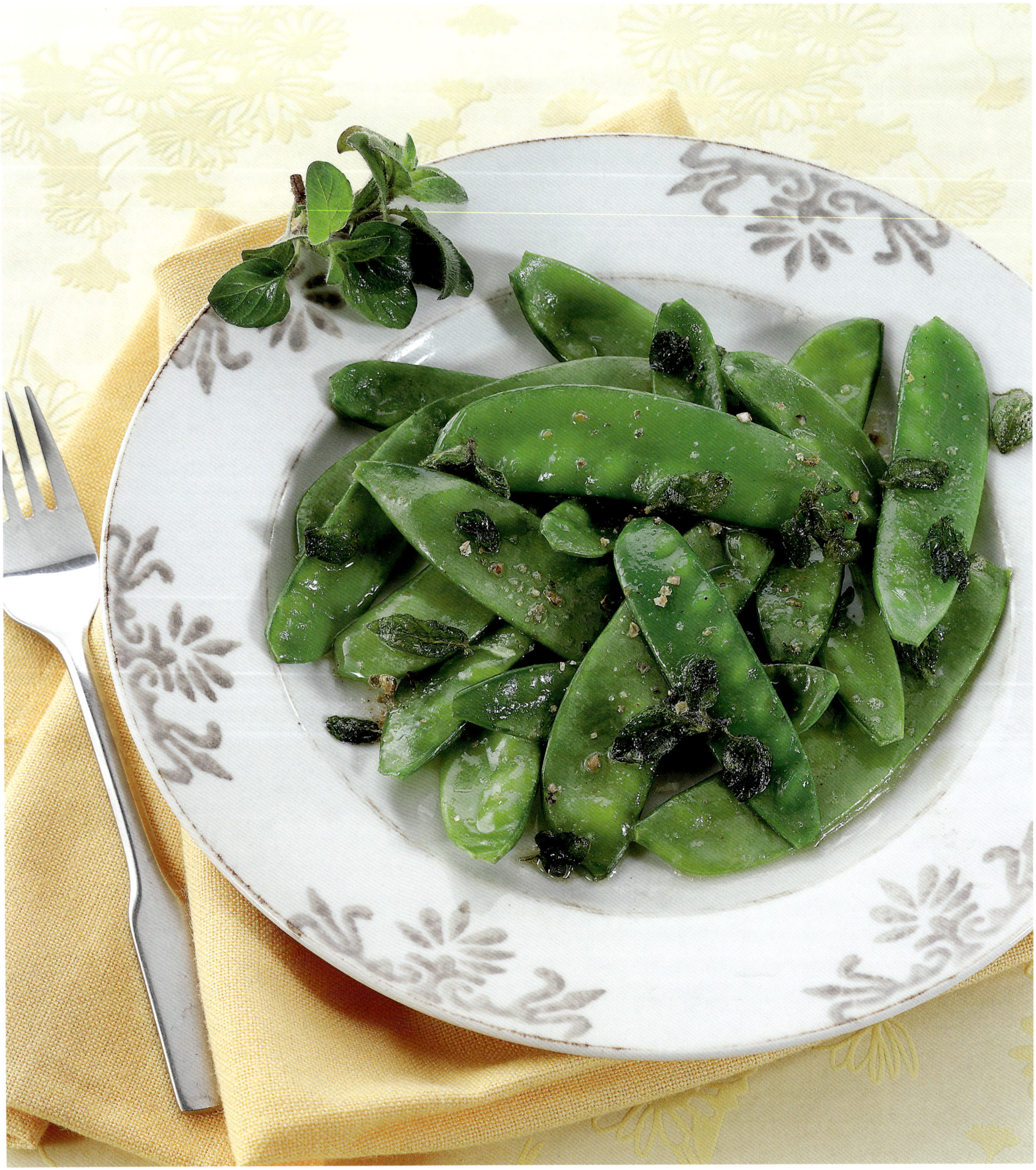

Wohlgefällig

ERBSEN MIT FRISCHEM OREGANO

Schnell, gut, gesund: Kochen kann so einfach sein. Übrigens: Ich esse die Erbsen auch gerne roh. Das Rezept geht auch mit Zuckerschoten, wie auf unserem Foto.

ZUTATEN:

150 g	FRISCHE ERBSENSCHOTEN
1 Bund	FRISCHER MAJORAN
1 EL	BUTTER
	SALZ, WEISSER PFEFFER

ZUBEREITUNG:

Erbsen aus den Hülsen pulen und gemächlich in gut warmer Butter (also nicht heißer Butter und schon gar keine Margarine) schwenken. Wenig weißer Pfeffer, erst zum Schluss nach rund zehn Minuten salzen, bevor Sie die noch bissfesten Erbsen mit Höchstgenuss verzehren.
Der Oregano heißt auch Wilder Majoran oder Dost, und er stand beim legendären Heilkundler Hippokrates (auf den schwören Ärzte heilige Eide, aber Oregano kennt wohl kaum einer) hoch im Kurs, weil er auch die Verdauung befördert. Im Mittelalter wollten unsere Vorfahren damit den Hexen den Teufel austreiben, was zwar auch Blödsinn ist. Aber immer noch besser, als die Frauen zu verbrennen. Außerdem glaubten die Altvorderen, dass das Kraut die Stimmung hebt, weshalb sie es auch „Wohlgemut" nannten.

FF: proteinreich, ballaststoffreich, vitaminreich, mineralstoffreich, pflanzenstoffreich: Kaum ein Gemüse ist so gesund, so schön machend (etwa durch Vitamin E, Eisen, Zink), schlank machend wie die kleinen grünen Kugeln, die noch einen Riesenvorteil haben: Sie schmecken sensationell.

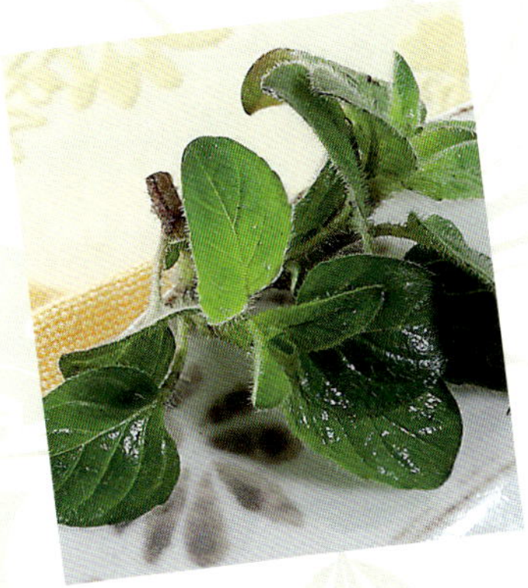

Funktioneller Faktor *FF:* Wie´s wirkt

Um zwei Punkte kreist „Schönkost" immer wieder: Was bringt auf natürliche Weise den höchsten Genuss. Und wie kann diese Genuss-Kost positive funktionelle Wirkungen auslösen, also schön, schlank, vital machen? Schlaglichtartig skizziere ich deshalb bei jedem Rezept, welche Wirkungen die Zutaten im Körper auslösen können. Natürlich sind das nur Anhaltspunkte, für die ich auch keine Gewähr übernehmen kann, schließlich „tickt" jeder Organismus anders.

Funktioneller Faktor *FF* heißt die Bezeichnung, mit der ich alle „Schönkost"-Gerichte charakterisiere. FF kann Ihnen helfen, gezielt die richtigen Lebens-Mittel auszuwählen.

Alles für zwei!

In praktisch allen Kochbüchern sind die Rezepte immer für vier Personen ausgelegt. Aber das geht an der heutigen Lebenswirklichkeit mit den vielen Single-Haushalten vorbei. Für vier Personen zu kochen zählt dort zu den raren Ausnahmen – und damit wird für viele das Kochen überhaupt zur raren Ausnahme. Aber ich will, dass immer gekocht wird – und nicht nur zu besonderen Anlässen. Deshalb sind die Rezepte in „Schönkost" immer für zwei.

Germanitalia

DINKEL-PASTA MIT TOMATEN-SUGO

Eine aufregende Liaison des urgermanischen Dinkels mit dem Italo-Klassiker Sugo. Das Sugo-Rezept hat mein Bruder Dieter mit einer alten Bäuerin aus Sizilien entwickelt.

ZUTATEN:

5 Kilo	VOLLREIFE TOMATEN
1 Bund	BASILIKUM
1 Bund	GLATTE PETERSILIE
1 halbe	KNOBLAUCHKNOLLE
3 EL	OLIVENÖL
1 knap. EL	SALZ
½ EL	FRISCH GEMAHLENER PFEFFER

ZUBEREITUNG:

Die Knoblauchzehen der Länge nach in schmale Scheiben schneiden, die Tomaten vierteln. Erst Knoblauch, dann Tomaten in der großen Kasserolle mit etwas Olivenöl andünsten. Anschließend die grob gehackten Kräuter dazugeben, salzen, pfeffern. Nun rund zwei Stunden köcheln, ab und an umrühren. Die Masse durchpassieren, etwa mit der „Flotten Lotte", danach bei milder Hitze noch einmal konzentrieren.

Von den Mengenangaben bei den Zutaten sehen Sie, dass das kein Rezept für zwei ist. Vielmehr lohnt es sich, einen Teil des Sugos in Bügel-Bierflaschen abzufüllen. Und das geht so: den heißen Sugo in die heißen Flaschen bis obenhin füllen, sofort verschließen, ein Tuch über die Flaschen geben, damit sie langsam abkühlen – und bis in die kalten Wintertage halten.

Aber Sie füllen ja nicht alles ab, sondern Sie wollen einen Teil frisch mit der Dinkel-Pasta genießen. Dazu werfen Sie die Dinkel-Vollkorn-Nudeln in kochendes, gesalzenes Wasser, reduzieren die Hitze und köcheln die Pasta nach Packungsangaben 6 bis 8 Minuten. Bloß nicht zu weich kochen, sondern al dente! Was nichts anderes heißt, dass Sie mit den Zähnen (dente) noch etwas zu beißen haben. Unterschiedliche Theorien gibt es, ob Öl ins Wasser gehört. Mein Bruder sagt nein, weil die Nudeln sonst den Sugo nicht optimal aufsaugen.

Spezialtipp: Ganz besondere Dinkel-Nudeln hat die Firma Owisan entwickelt, nämlich welche mit Keimlingen. Sie bieten puren Genuss und pure Gesundheit. *www.owisan.de*

Passione per Pasta

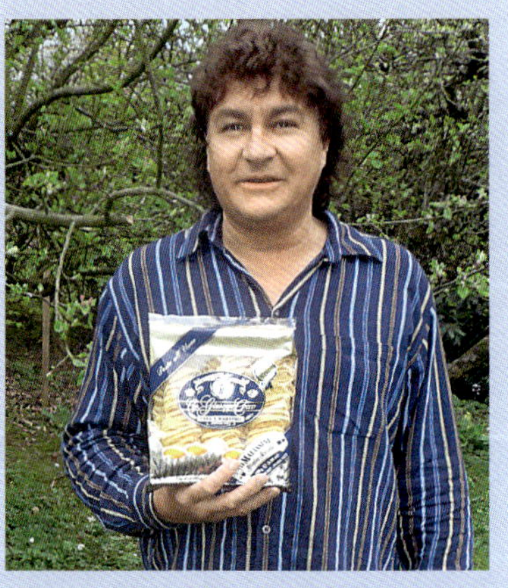

Pasta-Koch Dieter Lauber

Professionell kochen gelernt hat mein Bruder Dieter. Er arbeitete jahrelang in einem Restaurant in Lörrach, das mit heimischen Produkten einen italienisch orientierten Küchenstil pflegt. Ein „gefundenes Fressen" für meinen Bruder, der ein passionierter Liebhaber der Pasta ist. Noch Jahre nachdem er aufgehört hatte, schwärmten seine Gäste immer noch von seinen Gerichten und fragten, ob er nicht wieder anfangen wolle.

Aufgehört hat mein Bruder aber, weil er sich voll und ganz einer großen Aufgabe widmen wollte: Er pflegt unseren Vater, der inzwischen über 86 ist – und wo immer jemand da sein muss (ich leider viel zu selten). Jeden Tag kocht er etwas Besonderes, und er zeigt, wie segensreich gutes, selbst gekochtes Essen ist: Denn unser Vater ist geistig immer noch fit und freut sich jeden Tag auf die frischen Köstlichkeiten.

Wenn mein Bruder jedenfalls seine berühmte Hinterwälder Kalbshaxe oder seine exorbitant guten Rouladen (Rezept auf Seite 213) auf den Tisch stellt, dann vergesse ich sehr schnell viele Sterne-Häuser, wo ich sonst auch gerne zu Tisch sitze.

Sarahs Welt

ARTISCHOCKEN MIT REIS

ist eines der Lieblingsrezepte von Sarah Ziller, die Sie vom „Schönkost“-Titel kennen. Sie hat es aus Barcelona mitgebracht, wo sie lange gearbeitet hat. Dort hat sie auch eines der intelligentesten „Fast Foods“ der Welt kennengelernt: Tapas.

ZUTATEN:

6	JUNGE ARTISCHOCKEN
1	ZITRONE
20 g	BUTTER
3 EL	OLIVENÖL
1	ZWIEBEL, klein gehackt
2	KNOBLAUCHZEHEN, grob zerhackte
	SALZ, PFEFFER
150 g	RUNDKORNREIS
½ Liter	GEMÜSEBRÜHE (nach Belieben teilweise durch trockenen Weißwein ersetzen)
	FRISCH GERIEBENER PARMESAN

ZUBEREITUNG:

Die äußeren harten Blätter entfernen, die Blattspitzen großzügig – gut die Hälfte – kappen, Stielansatz schälen. Artischockenherz in 4 bis 6 Stücke teilen, gegebenenfalls vorhandenes Heu entfernen, Stücke sofort in Zitronenwasser geben (um das Schwarzfärben zu verhindern). Butter und Olivenöl in einer Kasserolle erhitzen, darin die abgetropften Artischockenstücke, Zwiebel und Knoblauch anbraten, mit Salz und frisch gemahlenem schwarzen Pfeffer würzen, zugedeckt ca. 10 Minuten schmoren. Dann den Reis unterrühren, bis er sich mit dem Fett vollgesogen hat. Nun unter stetigem Rühren warme Gemüsebrühe und Wein zugießen, bis alles bedeckt ist. Bei milder Hitze und weiterer Beigabe von Brühe unter Rühren das Gericht ca. 20–25 Minuten offen garen. Vor dem Servieren den Käse unterziehen.

Sarah Ziller: Kochen als Kulturtechnik

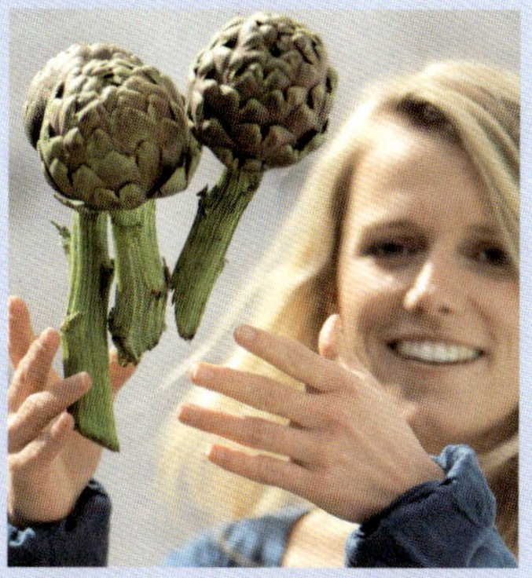

So wie Sarah Ziller sollten alle Kinder aufwachsen dürfen: Ihre Mutter ist eine begnadete Köchin, ihr Vater ein Freund des guten Essens. Immer wurde Sarah ohne viel Aufhebens in die Menüs einbezogen, nie wurde für sie groß eine „Extra-Wurst“ gekocht. Sie war im Elsass dabei, als stundenlang getafelt wurde. Sie malte, aß das, was ihr schmeckte, ließ das weg, was ihr nicht behagte. Kochen können ist für sie eine selbstverständliche Kulturtechnik. Dass dazu frische Produkte gehören, dass Märkte ein schöneres Einkaufserlebnis vermitteln als jeder Supermarkt, gehört für sie zu den Grundlagen ihres Lebens.
Hätten wir mehr Sarahs, hätten die Frauenzeitschriften plötzlich einen Großteil ihres Stoffes verloren: Denn Schlankheitsrezepte, gar Diäten kommen nicht vor in Sarahs Welt.

Sarahs Spezial-Tipp: In Spanien isst man Artischocken auch als Tapas. Dazu frische junge Artischocken, die noch kein Heu gebildet haben, in Salzwasser garen.
Erkaltete Artischockenherzen mit 50 Gramm schwarzen, entkernten Oliven, die in 100 ml bestem Olivenöl im Mixer fein püriert wurden, vor dem Servieren übergießen.

FF: Auf eines achtet Sarah Ziller bei der Auswahl des Reises immer ganz besonders: dass er ungeschält ist. Denn dann steckt er voll von stärkendem Magnesium, die Nägel verschönernderndem Eisen sowie den hautfreundlichen B-Vitaminen. Weil Reis natriumarm ist, macht er auch schlank – wenn er nicht zu weich gekocht wurde. Das schont auch die wertvollen pflanzlichen Eiweiße. Kombiniert mit den „schlanken“ Bitterstoffen der Artischocke ist das sicher einer der schönsten Wege, schön schlank zu bleiben. So wie Sarah!

Beerenkräfte

HEIDELBEEREN MIT STEVIA, LAVENDEL, MINZE

ZUTATEN:

100 g	HEIDELBEEREN
3 EL	JOGHURT mit 2 Prozent Fett
5 Nadeln	LAVENDEL
5 Blättchen	ORANGENMINZE
1	FRISCHES STEVIA-BLATT (die Stevia am besten selbst ziehen)

ZUBEREITUNG:

Die gewaschenen Heidelbeeren (vielleicht bekommen Sie wild gesammelte, die sind geschmacklich, vitalmäßig unschlagbar) mit Joghurt vermengen. Darunter klein geschnitten: Lavendel, Minze und ein! Blatt Stevia. Durchziehen lassen und kalt stellen.

FF: Gewaltig ist bei den Heidelbeeren der Gehalt an Antioxidantien, das sind Stoffe, welche die freien Radikale einfangen – und sie so hindern, herzinfarktfördernde Ablagerungen an den Blutbahnen zu bilden. Außerdem verbessern die blauen Beeren die Sehkraft. Und der Lavendel schmeichelt der Seele, die Minze beruhigt den Magen, und die Stevia süßt dezent und beruhigt den Blutzucker. So, jetzt höre ich aber auf, sonst bekommen Sie dieses Dessert am Schluss nur noch auf Rezept.

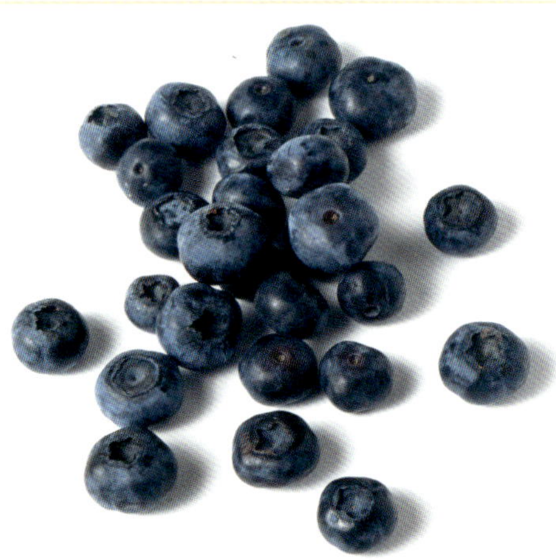

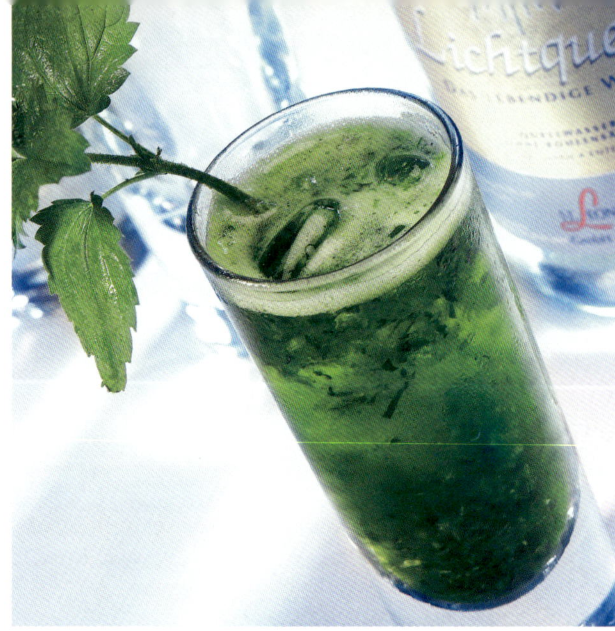

Stärker

BRENNNESSEL-COCKTAIL

„Schwarzwald-Viagra" nennt Josef Fehrenbach vom gleichnamigen Waldhotel in Hinterzarten im Schwarzwald seinen Apero. Wer die aphrodisische Wirkung verstärken möchte, nimmt die Samen, die im Sommer zottelig an den Brennnesseln hängen.

ZUTATEN:

20	SPITZEN VON BRENNNESSELN
½	ZITRONE entsaften
½	APFEL, gewürfelt
½ Bund	GLATTE PETERSILIE
½	LITER QUELLWASSER

ZUBEREITUNG:

15 Brennnesseln mit dem Quellwasser pürieren. Anschließend drei Stunden gekühlt stehen lassen, um einen Kaltauszug zu gewinnen. Durchsieben und im Sud die restlichen Brennnesseln, Petersilie, Apfel mit dem Zitronensaft pürieren.

FF: Falls die Brennnessel als Aphrodisiakum schwächelt, so hilft sie in jedem Fall durch das enthaltene Inulin, den Blutzucker in schicklich schlanken Bahnen zu halten.

Zitronig

SOMMERTEE: VERVEINE

Wer der Verveine einmal verfallen ist, mag diesen elegant intensiven Zitronengeschmack nicht mehr missen. Da es frische Verveine (heißt teutonisch auch Eisenkraut) selten zu kaufen gibt: selbst anbauen, ist sogar mehrjährig.

ZUTATEN:

2 Zweige	VERVEINE
	ZITRONENMINZE

ZUBEREITUNG:

Zwei Zweige Verveine mit heißem Wasser überbrühen und 10 Minuten ziehen lassen. Verfeinern lässt sich der Sommertrunk noch durch Zitronenminze, die auch im Eistee vorkommt.

Wichtig: Ein Vielfaches des Vitamingehaltes „zahmer" Kräuter und Gemüse haben die wild wachsenden Varianten.

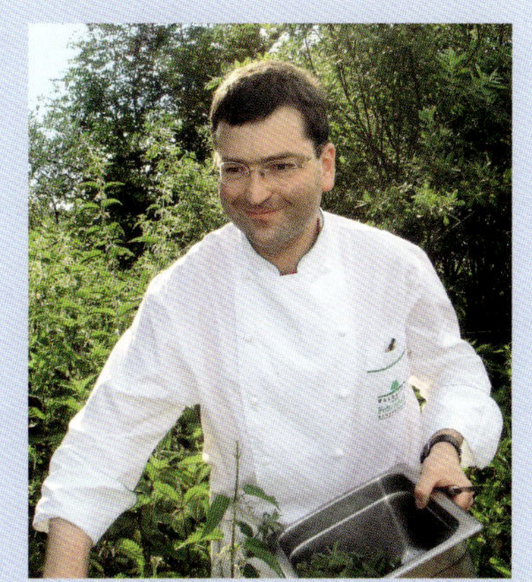

Sammelt selbst: Josef Fehrenbach

Wirklich ein Wildkräuterkoch ist Josef Fehrenbach vom gleichnamigen Waldhotel oberhalb von Hinterzarten im Schwarzwald. Während sich viele Köche gerne mit dem Kräuteretikett schmücken, aber in der Praxis das wilde Grün lieber nur zur Deko nutzen, werden im auf 1 000 Meter Höhe liegenden Waldhotel die wilden Kräuter intensiv und gekonnt in die Gerichte eingearbeitet. Vor allem im Sommer und Herbst lohnt der Besuch, denn dann kann Josef Fehrenbach direkt auf die Produkte seines eigenen Gartens und auf die kräftigen Kräuter aus den umliegenden Wäldern hinter dem Feldberg, dem höchsten Schwarzwald-Berg, zugreifen.

Besonders spannend: Das Fehrenbach hat eine eigene artesianische Quelle.
www.waldhotel-fehrenbach.de

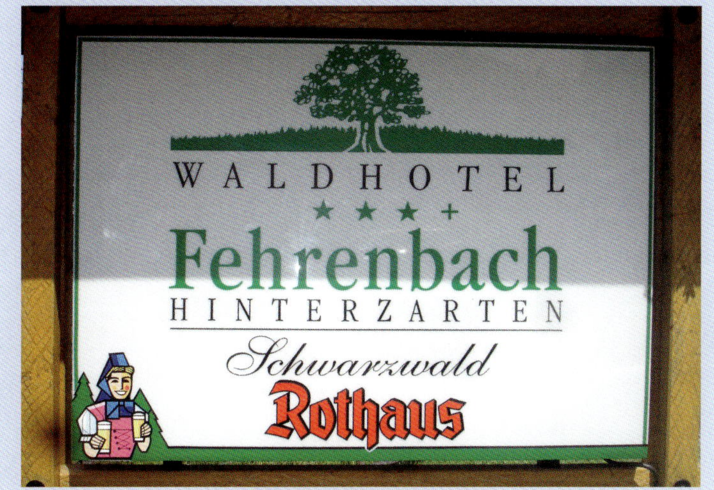

Auf 1000 m Höhe: Waldhotel

Herbst-Reife

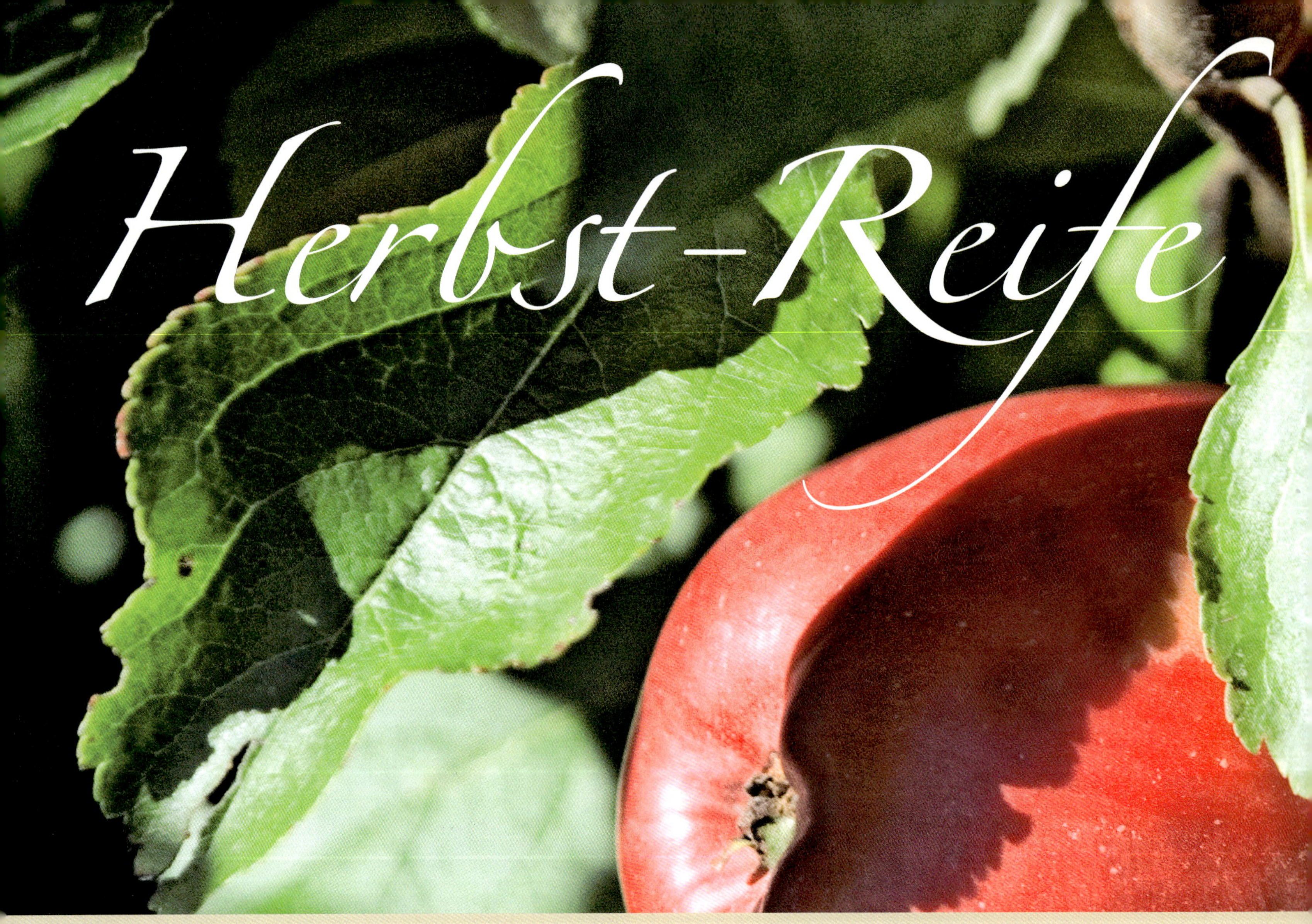

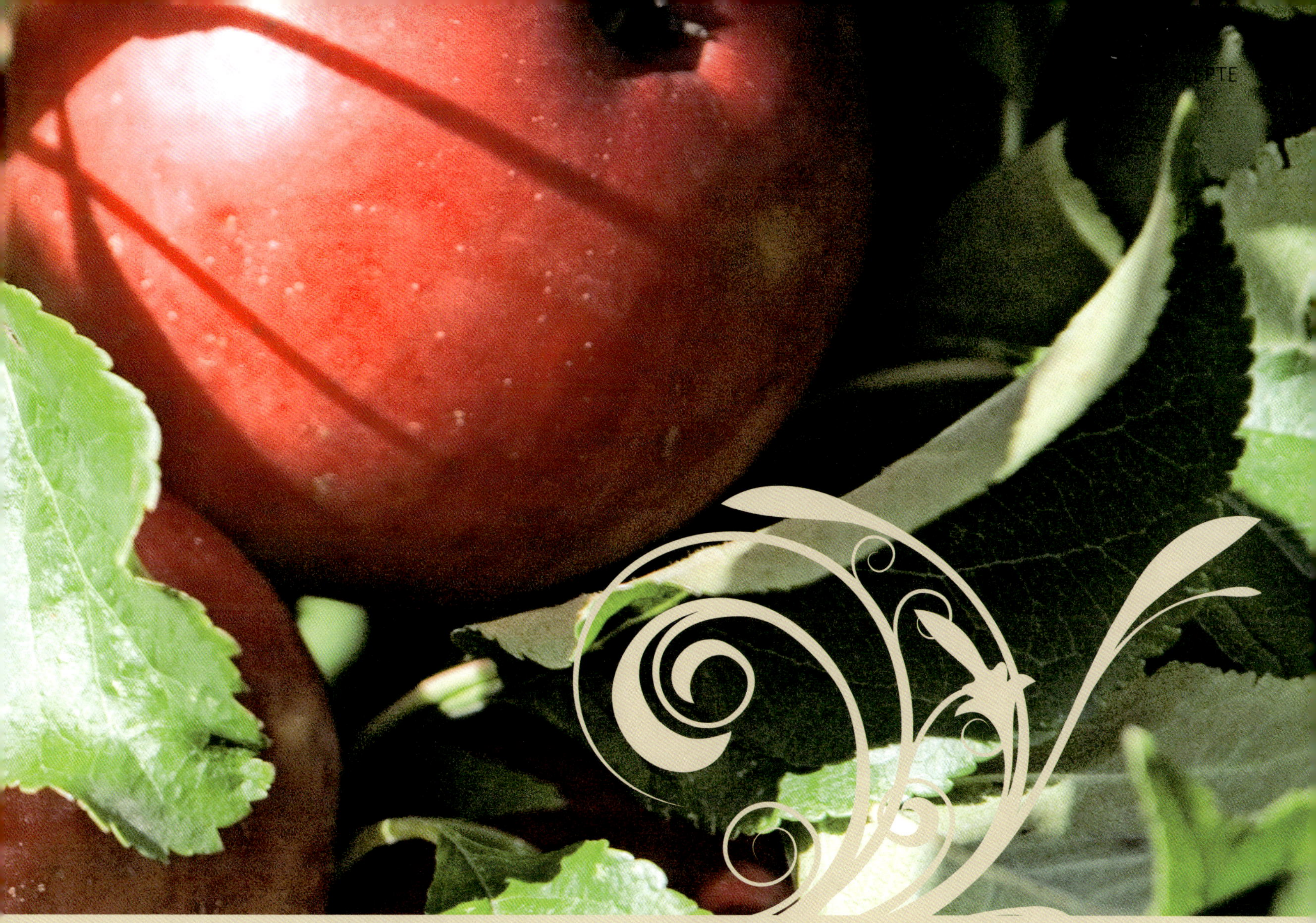

Langsam zieht sich die Glut des Sommers zurück. Die Nächte werden allmählich kühler, die Tage kürzer. Auch das Angebot an Gemüse und Obst ändert sich. Die leichten Salate, die elegant duftenden Beeren ziehen sich zurück. Jetzt ist die Zeit der Wurzelgemüse, der lange gereiften Früchte. Alles wird tiefer, erdiger, aber auch gelassener. Knapp gesprochen lautet die Botschaft der Natur: Schaut auf den heißen Sommer zurück, tankt noch einmal erdige Vitalität, bevor die Ruhe des Winters kommt.

Freuen Sie sich auf

Quitten: Die Pektine des von den Römern als Liebesfrucht verehrten Rosengewächses senken den Cholesterinspiegel. **Rote Bete:** Die Verwandte der Zuckerrübe prunkt mit Folsäure, ohne die keine Erneuerung der lebenswichtigen Zellen funktioniert. **Rotkohl:** schönendes Eisen, vitalsierendes C und Herz-freundliches Eisen sind die Markenzeichen des großen Roten. **Spitzkohl:** jung und zart, leicht blanchiert gegessen – ein unvergleichlicher Genuss. **Weißkraut:** wird gerne zu Sauerkraut und damit zur Basis einer deftigen Gesundküche. **Chinakohl:** Der besonders milde Vertreter des „Kohls“ macht die „Schönkost“ zur Schonkost. **Endivie:** A taste of bitter gibt der Verdauung die Richtung für die kühleren Tage vor. **Kürbis:** Ist „bombensicher“ Ballastbombe, Vitaminbombe und Genussbombe. **Pastinaken:** leider in Vergessenheit geraten. Schmecken nussig-süßlich, passen sehr gut zu Birnen und fördern den schönen Schlaf.

Das Herbst-Menü

Was jetzt Saison hat, auf die Teller drängt, das finden Sie in diesem Menü.

Herbstmenü: 1. Gang

Schutzwall

ENDIVIENSALAT
MIT WALNÜSSEN

ZUTATEN:

½	ENDIVIENSALAT
3	KNOBLAUCHZEHEN, gehackt
1 Bund	GLATTE PETERSILIE, gewiegt
2 cm	LÖWENSENF
1 EL	DICKMILCH
1 TL	ZITRONENSAFT
1 TL	BALSAMICO
1 EL	OLIVENÖL
4	WALNÜSSE, frisch geknackt, gehackt
3	REIBESCHÜBE FRISCHER MEERRETTICH

ZUBEREITUNG:

Den Salat streifig schneiden und in die Marinade aus den Zutaten geben. Zum Schluss den Meerrettich darüber reiben und vorsichtig untermengen.

FF: Die Schönminerale Eisen und Kupfer tummeln sich in der Endivie. Dazu die gesamte Vitamin-Palette und viel blutbildendes Chlorophyll, das auch einen guten Schutzwall gegen die ersten Herbst-Infekte bildet. Noch mächtiger wird dieser Wall durch die leichten Bitterstoffe, die ebenfalls in dem winterharten Salat sind. Ergänzt wird dieser Vitalcocktail durch hirnstärkende Walnüsse, blutreinigenden Knoblauch. Für den ausreichenden Nachschub des Schön-Schutz-Vitamins C sorgen der Meerrettich, die Petersilie – und natürlich die Endivie selbst.

Herbstmenü: 2. Gang

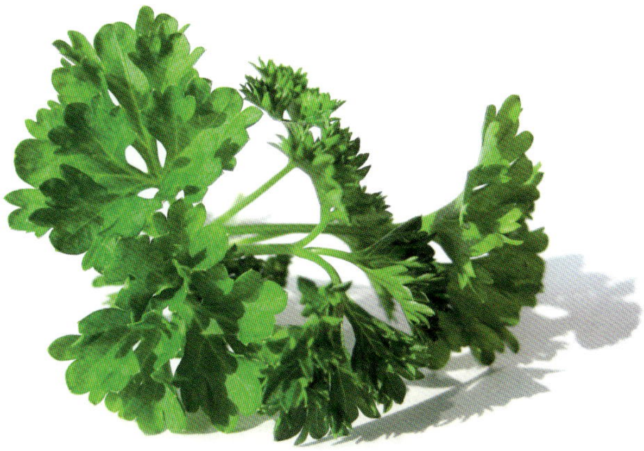

Potenziert

PETERSILIENGEMÜSE

Eine wunderbare Steigerung: ein Gemüse aus der Wurzel der Petersilie, garniert mit dem Kraut des Kräuterklassikers.

ZUTATEN:

2	PETERSILIENWURZELN
1 TL	OLIVENÖL
2 EL	GEMÜSEFOND
1 TL	BUTTER
1 Bund	KRAUSE PETERSILIE

ZUBEREITUNG:

Die Petersilienwurzeln (wenn Sie frische, zarte nehmen, müssen Sie nicht schälen) halbieren und in dünne Scheiben schneiden. Im Olivenöl kurz anbraten, mit dem Gemüsefond ablöschen, darin bissfest garen. Etwas Butter dazu geben, die feinst gehackte Petersilie darüber streuen.

FF: Sie haben keinen Hunger? Dann essen Sie dieses Gericht. Denn die Petersilie und ihre Wurzel machen Appetit. Außerdem reizen die Wirkstoffe nach dem Motto „alles muss raus" die Niere zu Höchstleistungen. Auch wird der Atem gut und das reichliche Vitamin C und das Zink geben der Haut noch eine Extraportion Schmeicheleinheiten mit.

Herbstmenü: 3. Gang

Urgewalt

DINKEL-NUDELN IN HASELNUSS-ARGANÖL GESCHWENKT

Schnell und einfach: geschmacksstarke Vollkornnudeln aus dem Urgetreide ganz leicht aromatisiert mit Haselnuss-Arganöl.

ZUTATEN:

100 g	DINKEL-VOLLKORNNUDELN (am besten als Goldkeimlinge von Owisan)
10	KLEIN GEHACKTE HASELNUSSKERNE
3 Zweige	GLATTE PETERSILIE
½ EL	ARGANÖL
	SALZ, PFEFFER

ZUBEREITUNG:

Die Nudeln nach Anleitung im erst kochenden, dann köchelnden Salzwasser zubereiten. Abgießen, im selben Topf die Nudeln und das mit den Haselnüssen vermischte Öl schwenken. Salzen, pfeffern, die grob gehackte Petersilie überstreuen.

FF: Als Goldkeimlinge mit eingearbeiteten Keimlingen gehen die Kohlenhydrate nicht so schnell ins Blut. Ideal ergänzen sich die ungesättigten Fettsäuren des Öls und der Nüsse.

Hier braucht es einen mächtigen Spätburgunder mit rund 13 Prozent Alkohol, trotzdem trocken, aber im Barrique ausgebaut.

Herbstmenü: 4. Gang

Pharma-Schreck

KÜRBISSUPPE MIT QUITTEN

Heraus aus ihrem unverdienten Schattendasein geführt, gehört eine der spannendsten Früchte des Herbstes, die Quitte. Und wer könnte ihr dafür eine bessere Bühne bieten als der Herbstklassiker Kürbis. Beide harmonieren geschmacklich auf das Trefflichste.

ZUTATEN:

1 kleiner	JUNGER KÜRBIS, der nicht geschält werden muss
1	QUITTE
1 Spritzer	ZITRONENSAFT
1 EL	GESCHNITTENER INGWER
½	LITER GEMÜSEBRÜHE
1 TL	KÜRBISKERNÖL, am besten aus der Steiermark
	SALZ, PFEFFER

ZUBEREITUNG:

Den gewürfelten Kürbis, die ungeschälte, gewürfelte Quitte (sofort mit wenig Zitronensaft beträufeln, damit sie nicht anläuft) mit dem Ingwer in der Gemüsebrühe rund 15 Minuten köcheln lassen, dann pürieren. Die Suppe auf die Teller geben und das Kürbiskernöl spiralförmig in die Suppe gießen.

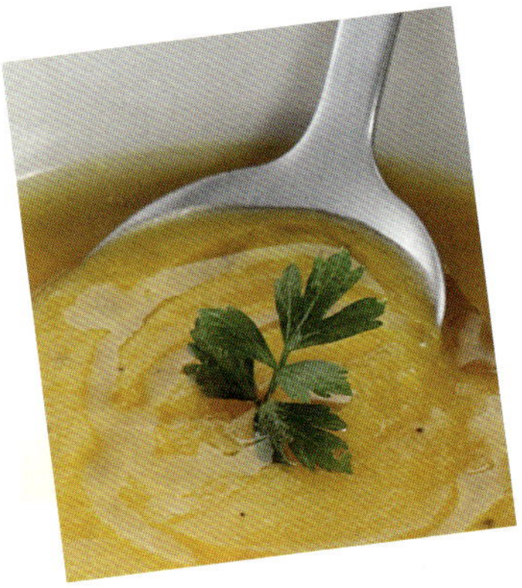

FF: Würde diese Suppe regelmäßige Volksspeise, wäre die Pharmaindustrie bald einen ihrer mächtigsten Umsatzbringer los: die Cholesterinsenker. Denn die Pektine der Quitte quellen im Magen auf, schwemmen aus dem Darm die Giftstoffe und senken auch noch das Cholesterin. Gleich noch einmal eins auf die Mütze bekommt der Gefäß-Attackierer von den Ballaststoffen des Kürbis, der auch noch eine veritable Vitamin-Bombe ist, vor allem antioxidatives C und E finden sich im orangen Fleisch. Und wunderbar verstärkt wird dieser Effekt noch durch das Kürbiskernöl, wo das die Schönheit stimulierende Vitamin E auch geschmacklich begeistert.
Darf ich jetzt auch noch erwähnen, dass auch der Ingwer wichtig ist, weil er gegen Entzündungen vorgeht? Oder bekomme ich dann ein Verfahren wegen Gesundbeterei an den Hals?

Anmerkung: Quitte ist auch ein wichtiger Bestandteil von Pflegeprodukten. Ohne meine „Gesichtscreme Quitte“ von Dr. Hauschka möchte ich nicht mehr sein.

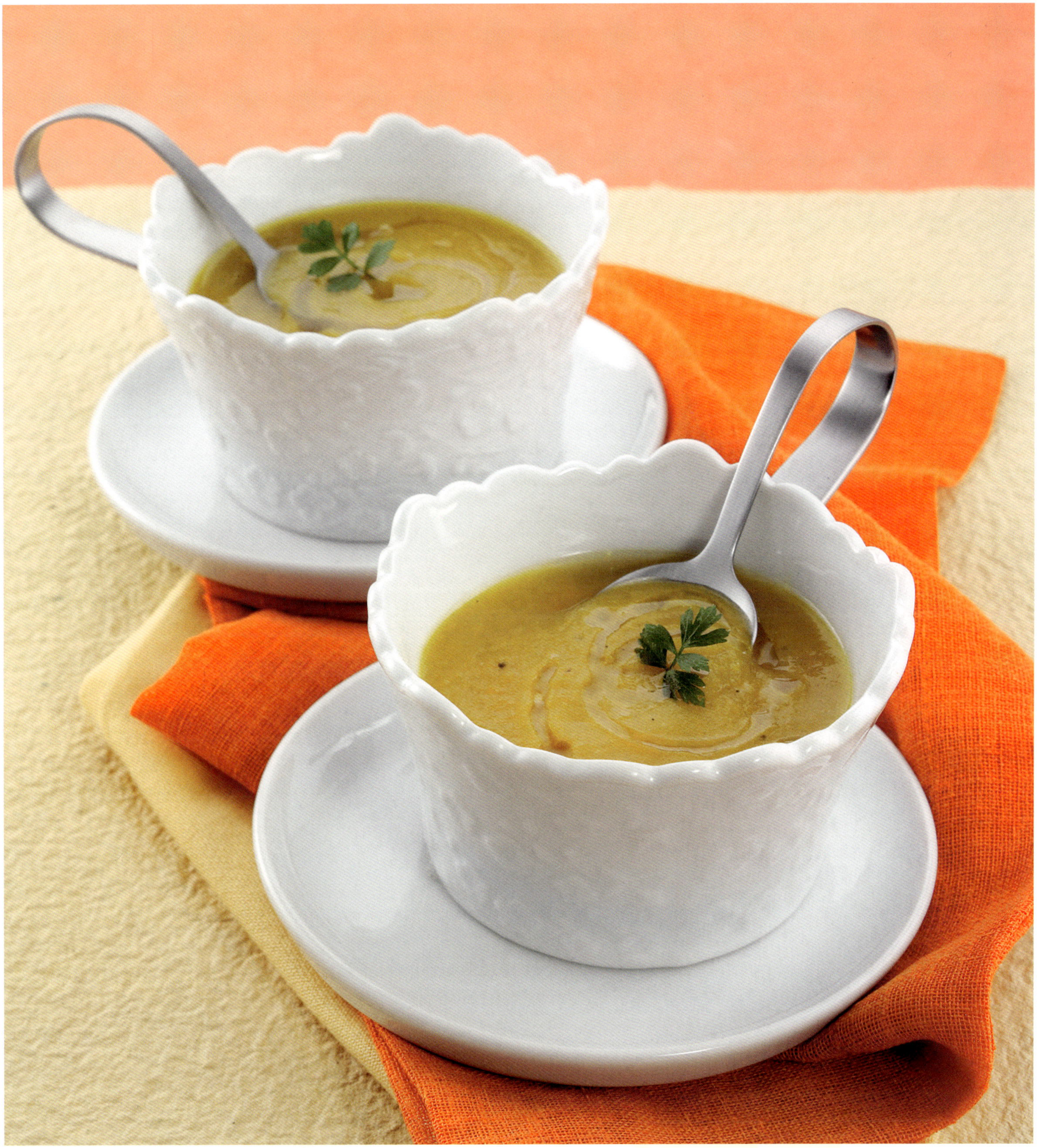

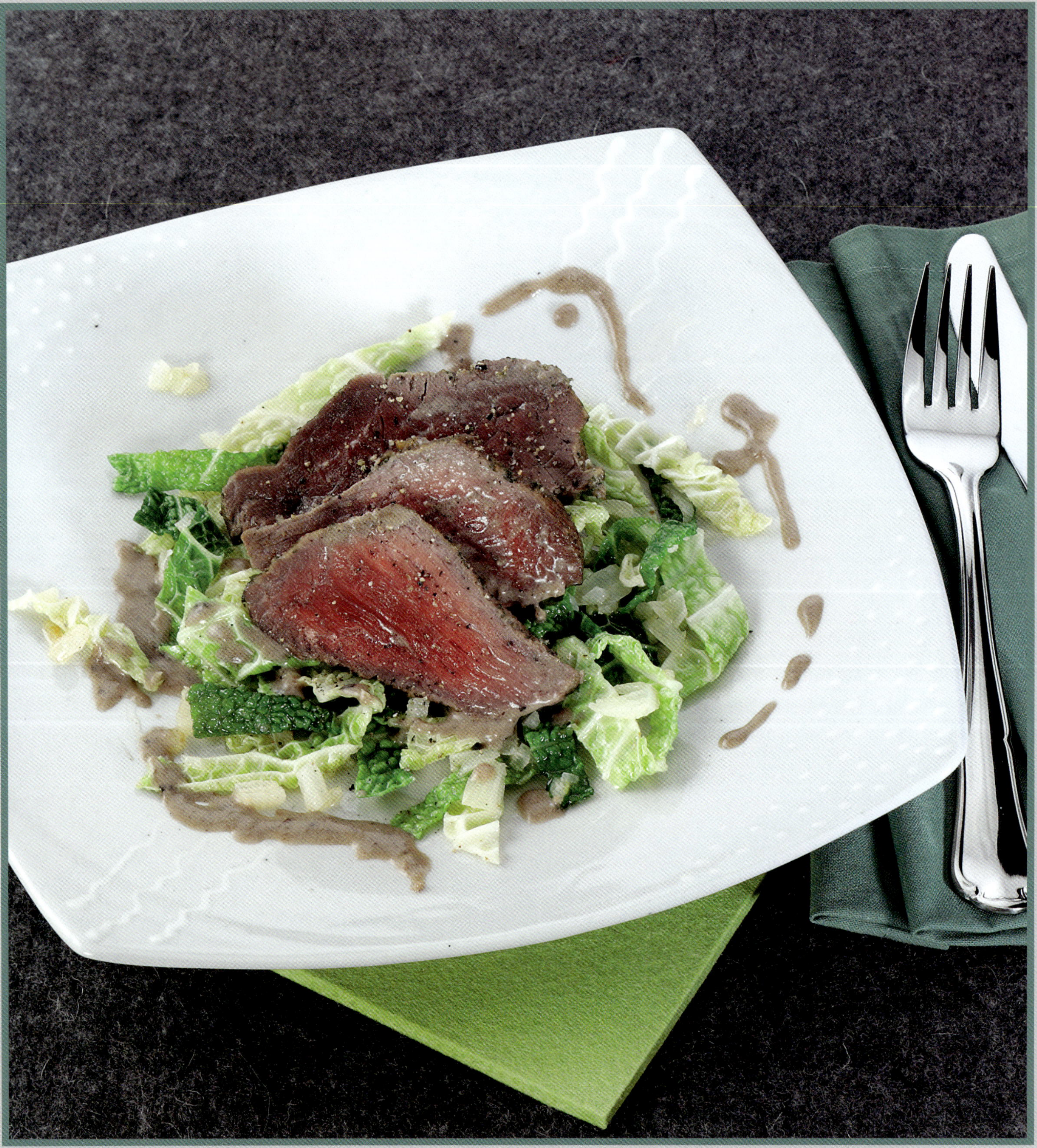

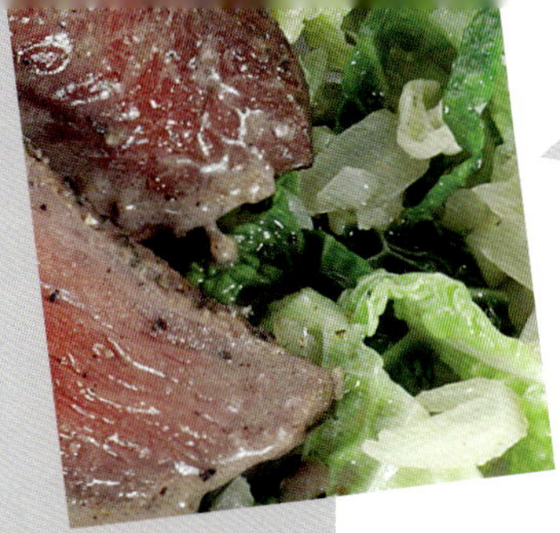

Herbstmenü: 5. Gang

1:1:10:10

HIRSCHFILET

Für mich das Beste, was ein Wild werden kann: ein gut abgehangenes Stück Hirschfilet. Aber achten Sie darauf, dass der Hirsch nicht nur brav auf einer eingezäunten Wiese gegrast hat, sondern munter herumgesprungen ist. Ach so, was die seltsamen Zahlen in der Überschrift bedeuten? Das wissen Sie, wenn Sie den Hirsch in die Pfanne hüpfen lassen.

ZUTATEN:

1	HIRSCHFILET, rund 200 Gramm schwer
1	WILDFOND (können Sie natürlich auch selbst aus Knochen, Sehnen mit Gemüsen selbst herstellen, was aber aufwendig ist)
1 EL	SCHMAND
1 dl	KRÄFTIGER ROTWEIN
½ dl	PORTWEIN, MEDIUM
1 TL	DICKFLÜSSIGER BALSAMICO
1 Spritzer	ZITRONE
4	LORBERBLÄTTER
5	WACHOLDERBEEREN
	OLIVENÖL
	GROBES, FEINES SALZ, SCHWARZER PFEFFER

ZUBEREITUNG:

Filets direkt nach dem Einkauf mit Olivenöl und dann mit grobem Salz, frisch gemahlenem Pfeffer einreiben, oben und unten jeweils zwei Lorbeerblätter auflegen und kühl stellen. Vor dem Braten muss das Fleisch aber wieder Zimmertemperatur annehmen können.

In einer Pfanne das Öl der Marinade (plus eventuell noch einen weiteren Spritzer Öl) nicht zu heiß erhitzen, das Hirschfilet ohne die Lorbeeblätter jeweils eine Minute von jeder Seite anbraten (1:1), mit einem Schuss Wein ablöschen – und das Fleisch auf ein Blech in den bei Umluft auf 160 Grad vorgeheizten Backofen schieben. Dort das Filet 10 Minuten garen lassen, abschalten und weitere 10 Minuten ruhen lassen (10:10).

Inzwischen in der Pfanne die Hitze erhöhen, den Wildfond, den Rotwein einrühren – und alles kräftig reduzieren. Eines der Lorbeerblätter sehr fein wiegen, die Wacholderbeeren leicht zerdrücken, dazugeben. Alles umrühren und mit dem Portwein, dem Balsamico, Zitrone, dem Schmand, vielleicht noch etwas Wein die Sauce nach Geschmack ausbalancieren, bis sie eine relativ dichte Konsistenz hat.

Auf einem Holzbrett das Filet in 2 Zentimeter dicke Scheiben schneiden. Im Optimalfall sind die noch leicht blutig. Deshalb jede Scheibe einmal kurz in der Sauce wenden.

FF: Bei allen Lebensmitteln, Rezepten schaut „Schönkost" immer auch ein wenig auf unsere vor sehr langer Zeit festgelegte Stoffwechsel-Programmierung. Und damals stand ganz oben auf dem Programm das Wildfleisch mit seinen vitalen Aminosäuren. Für eine davon, das Taurin, ist sogar vom Körper eine sehr viel größere Aufnahmekapazität, als wir sie heute nutzen, vorgesehen. Der Eiweißbaustoff hilft, Fett besser zu verbrennen, Alkohol besser abzubauen und den Blutzucker zu senken. Die Verdaulichkeit des Fleisches wird durch die Bitterstoffe des Lorbeers und des Magen beruhigenden Wacholders gefördert.

Das beste deutsche Wildgeschäft führt Hans Georg Rochow mit seiner Frau Karin in der Kölner Apostelnstraße – ein Laden, der schon allein wegen seiner Einrichtung eine Reise wert ist. Hier bekommen Sie erstklassige Ware und zuverlässige Kochvorschläge. „Wildhandlung Gustav Brock", 0221/25 78 181.

Herbstmenü: 6. Gang

Der mit dem Extra-Hupf

GUGELHUPF

Das Grundrezept kommt aus dem Elsass. Ich habe es zusammen mit einer backkundigen Frau um einige funktionelle Zutaten erweitert, damit das dick machende Insulin nicht aus seinem Bau gelockt wird.

ZUTATEN BASISKUCHEN:

500 g	FRISCH GEMAHLENES WEIZENMEHL (sonst aus der Packung) aber frisches Mehl macht den Teig luftiger
150 g	SÜSSRAHMBUTTER
3 dl	VOLLMILCH
20 g	HEFE
1	EI
½ TL	JODIERTES MEERSALZ

ZUCKER BALANCIERENDER EXTRA-HUPF:

1 EL	KAKAO, nicht entölt
5	FRISCH GEMAHLENE ZIMTBLÜTEN (oder eine halbe Zimtstange)
1 TL	FRISCH GEMAHLENER KARDAMOMSAMEN
2 EL	FRISCH GEKNACKTE, GEMAHLENE WALNÜSSE
2	GANZE STERNANIS, FRISCH GEMAHLEN
2 EL	ERDMANDELN, GEMAHLEN (REFORMHAUS)

ZUBEREITUNG:

Das Mehl mit dem Kakao, den Rosinen und den übrigen Gewürzen in eine Schüssel geben. Dazu die in etwas lauwarmer Milch aufgelöste Hefe. Die restliche Milch erwärmen, die Butter darin zerlassen, und das Ganze kommt dann mit dem Ei ebenfalls in die Schüssel.

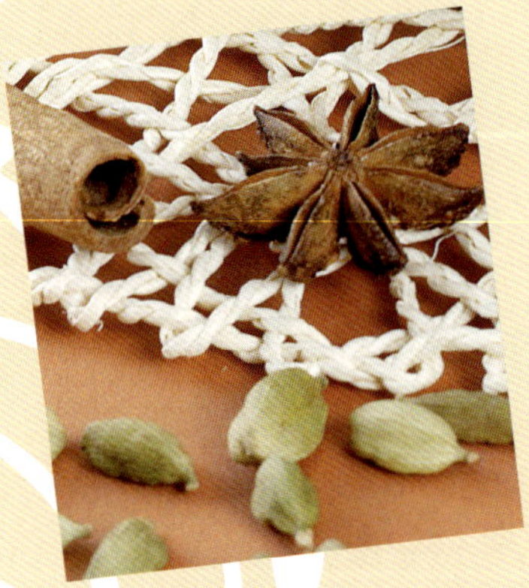

Alles gründlich vermengen und den Teig rund 15(!!!) Minuten mit den Händen, mit dem Kochlöffel schlagen (nicht rühren), auf dass er schöne Blasen bildet, so richtig luftig wird. Mit einem Tuch bedecken, an einem dunkel-warmen Ort rund eine Stunde aufgehen lassen. Noch einmal schlagen. Noch einmal 10 Minuten ruhen lassen. Die Form buttern, darauf Brotbrösel (dann geht der Kuchen besser aus der Form), in jede Rille eine Mandel legen. Den Teig bis rund 3 cm unter den Rand füllen, noch einmal gehen lassen und dann bei 180 Grad rund 45 Minuten backen. Danach den Ofen ausschalten und 10 Minuten nachziehen lassen.
Den fertigen Kuchen auf eine Platte stürzen. Am besten schmeckt er frisch nach einer guten Stunde mit einem Glas trockenen Gewürztraminer aus dem Elsaß oder aus Baden.

FF: Wenn Sie danach den Blutzucker messen, werden Sie merken, dass Dessert und dick nicht zusammengehören müssen. Dafür sorgt auch die Resorption verzögernde Erdmandel, welche die Kohlenhydrate hübsch im Zaum hält.

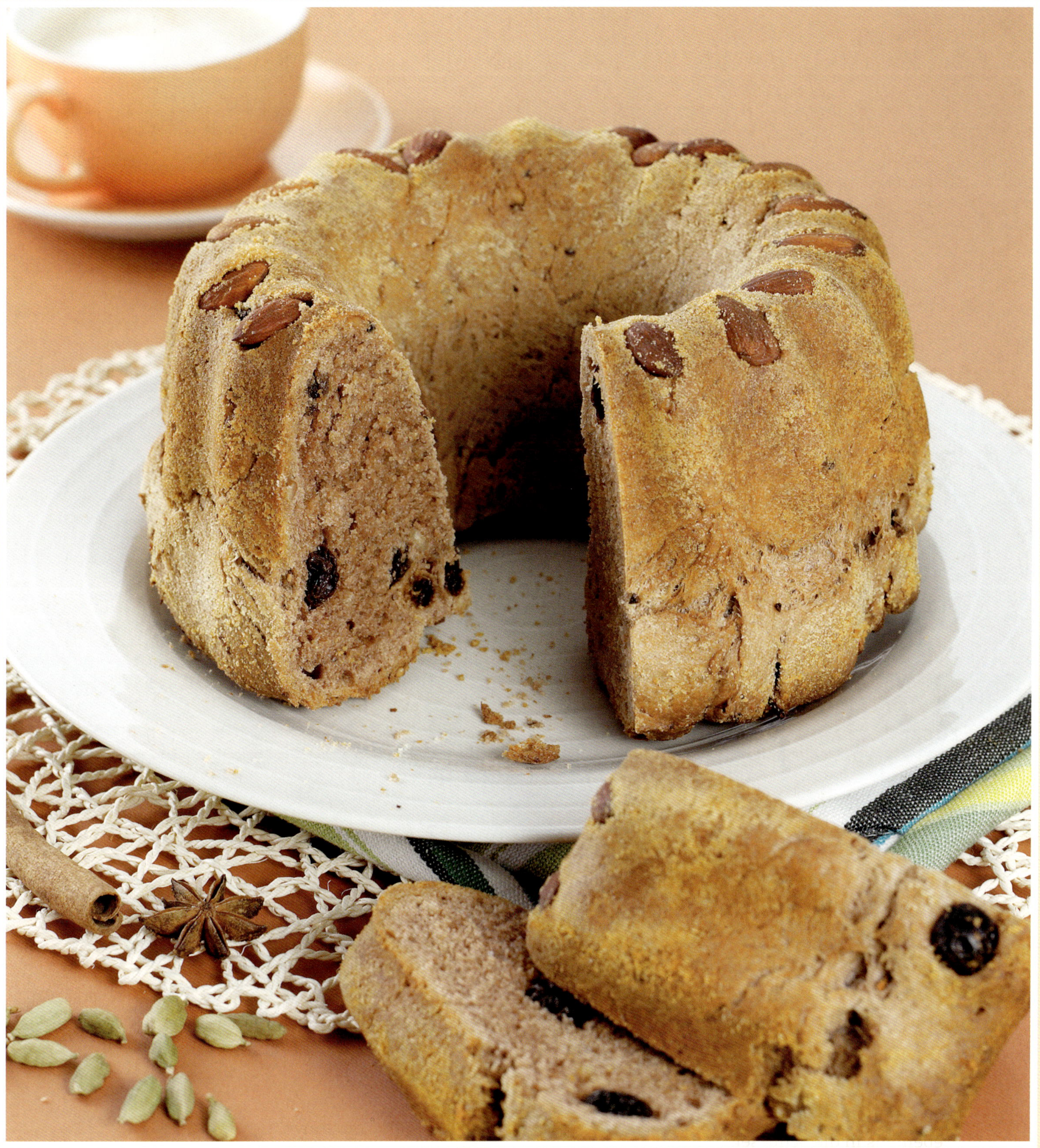

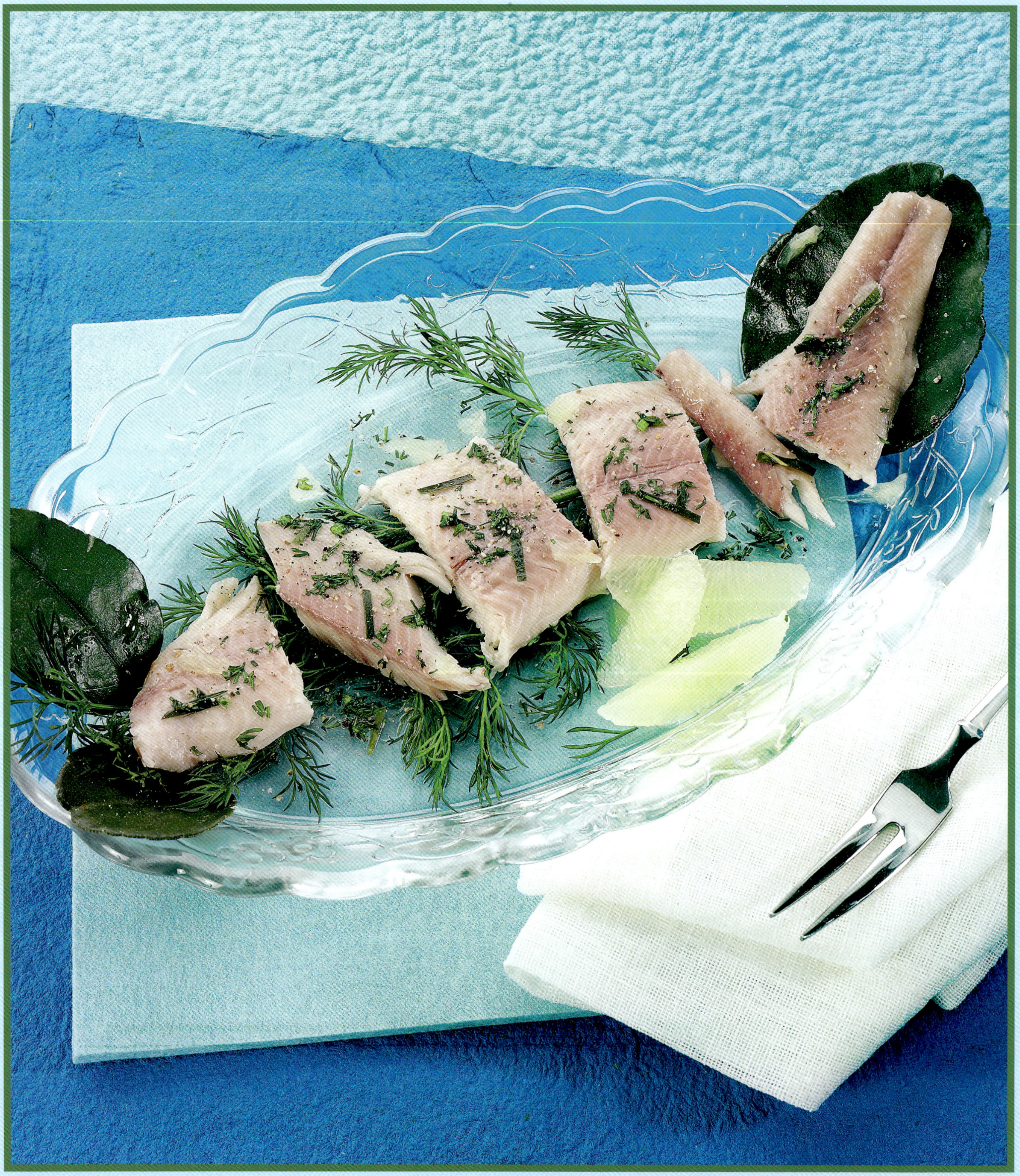

Weitere Herbstrezepte

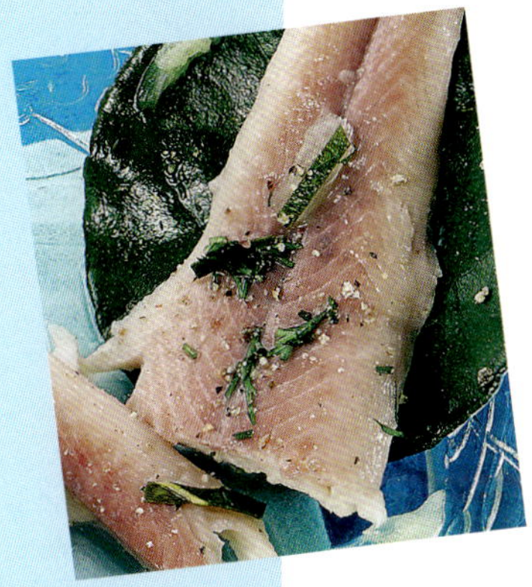

Eigenblatt

SALAT VON GERÄUCHERTEM RENKENFILET MIT LIMETTEN-BLÄTTERN

Eigener Baum ist Goldes wert. Immer habe ich entweder ein kleines Limetten- oder Zitronenbäumchen. Weniger wegen der Früchte, denn wenn es hoch kommt, „gelingen" in einem Jahr gerade einmal vier bis fünf Limetten. Begeistert bin ich aber von jungen, zarten Blättern, die ein unwahrscheinliches Aroma haben. Sie passen wunderbar zu den Renken, wie die Felchen in Bayern heißen.

ZUTATEN:

2	GERÄUCHERTE RENKENFILETS
	MARINADE
3	LIMETTEN ODER ZITRONENBLÄTTER, kleinst geschnitten
5	VERVEINE-BLÄTTER, ebenfalls kleinst geschnitten
1 Bund	DILL
1	BIO-LIMETTE
	SALZ, PFEFFER

ZUBEREITUNG:

Am besten geräucherte Renkenfilets (es gehen auch die damit verwandten Felchen, Maränen, Forellen) nehmen, vorsichtig von den Gräten lösen und in gabelgroße Stücke bröckeln. Benetzen mit einer Marinade aus: jeweils kleinstgehackt (was witzigerweise am besten mit einem großen Messer geht) die Hälfte des Dills, Verveine (heißt auch Eisenkraut) und Limettenblätter; dazu Salz, weißer Pfeffer, Saft und Fleisch und geriebene Schale einer unbehandelten Bio-Limette. Rund zehn Minuten ziehen lassen. Zum Anrichten die zweite Hälfte des Dills grob geschnitten darüber streuen.

ALTERNATIVE: Wenn Sie keine Limetten-Blätter, keine Verveine-Blätter finden, nehmen Sie einfach mehr Dill.

FF: Eine wahre Vitamin-C-Bombe ist die Limette und sie enthält obendrein auch noch Knochen stärkendes Calcium sowie Kalium. Auch sorgt die Limette in dem Salat für eine „kalte" Garung der Filets, was die Eiweiße des Fisches besser aufschließt.

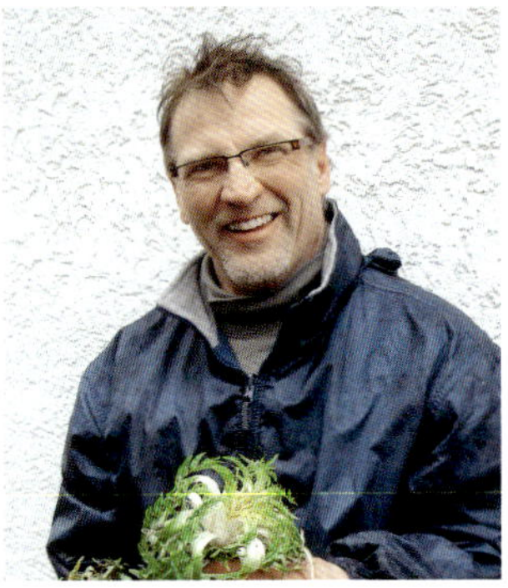
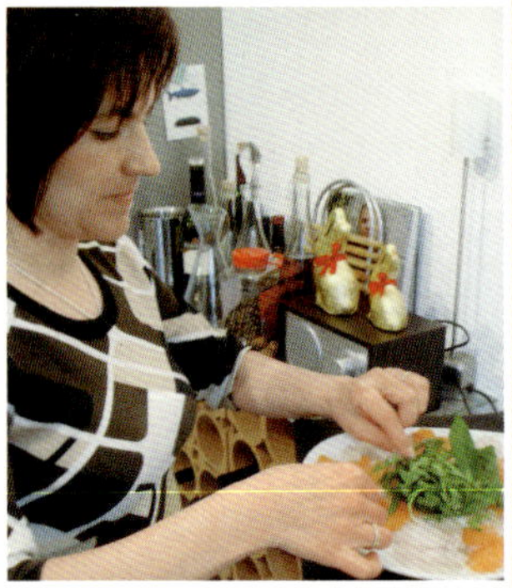
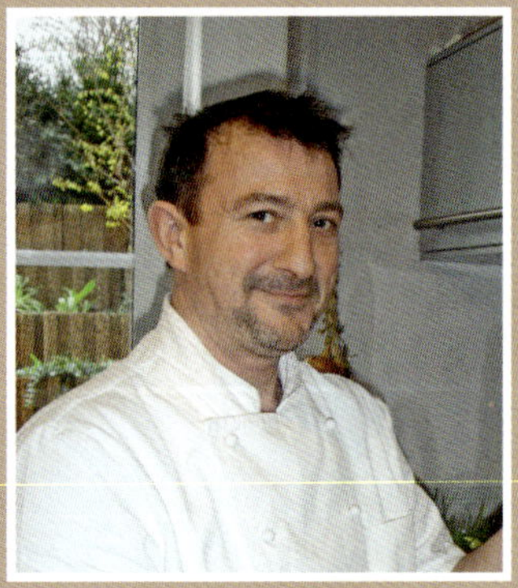

Die drei von der „Fotostelle": Fotograf Bernhard Kölsch, Stylistin Gabi Kölsch, Koch William Krüger

Gefillte Fisch

FORELLE MIT KRÄUTERN

So kommt es zu Rezepten: „Das koche ich jetzt für Euch", sagte William Krüger plötzlich, der für die „Schönkost"-Fotos die Gerichte zubereitete. Diese Gerichte wurden dann von der Food Stylisten Gabi Kölsch perfekt arrangiert – und ihrem Mann Bernhard Kölsch profihaft fotografiert. Jedenfalls war ich von unserem „Arbeitsgericht" so begeistert, dass ich es spontan für dieses Buch aufgenommen habe.

ZUTATEN:

1 ganze	FORELLE (möglichst Lachsforelle)
½ Bund	BLATTPETERSILIE, GROB GEHACKT
½ Bund	DILL, GROB GEHACKT
2 Zweige	MAJORAN, DIE BLÄTTCHEN GEZUPFT
2 Zweige	THYMIAN, DIE BLÄTTCHEN GEZUPFT
½	ZITRONE, IN STÜCKCHEN GESCHNITTEN
1 wenig	ABRIEB DER BIO-ZITRONENSCHALE
	SALZ, PFEFFER, OLIVENÖL

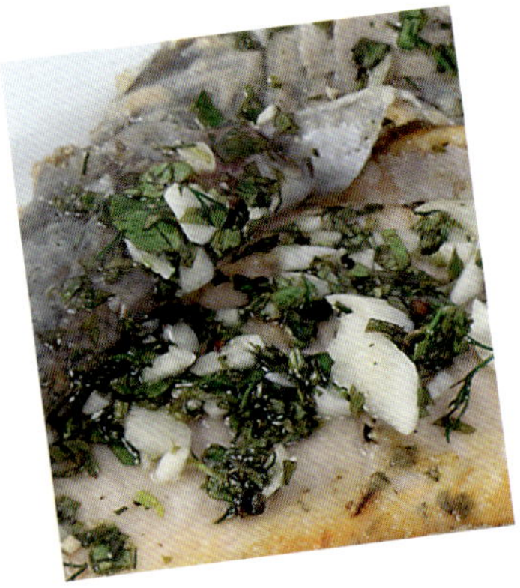

ZUBEREITUNG:

Fisch filetieren, auf einer Seite die Haut dranlassen. Zwischen Haut und Fleisch eine Tasche schneiden. Diese Tasche füllen mit einer Mischung aus: Zitronenstückchen, Zitronenabrieb, Dill, Blattpetersilie, Majoran, Thymian, schwarzem Pfeffer, Salz, Olivenöl. Den Fisch auf der Hautseite mit Mehl bestäuben (damit er schön kross wird) und auf der Hautseite 4 bis 5 Minuten anbraten. Dann umdrehen und im Ofen bei 160 Grad ebenfalls 4 bis 5 Minuten fertig garen.

Dazu passen sehr gut in Thymian geschwenkte Pellkartoffeln und ein Spinat-Algen-Salat, der mit Knoblauch, Salz, Pfeffer und Zitrone angemacht wurde.

FF: Der Fisch hat rund 20 Prozent besonders gut verdauliches Eiweiß, viel antioxidatives Vitamin E, Haut feucht haltendes Vitamin B5 und Leber schützendes Zink. Dazu die Vitalkraft der frischen Kräuter, etwa Majoran, der die Verdauung stärkt.

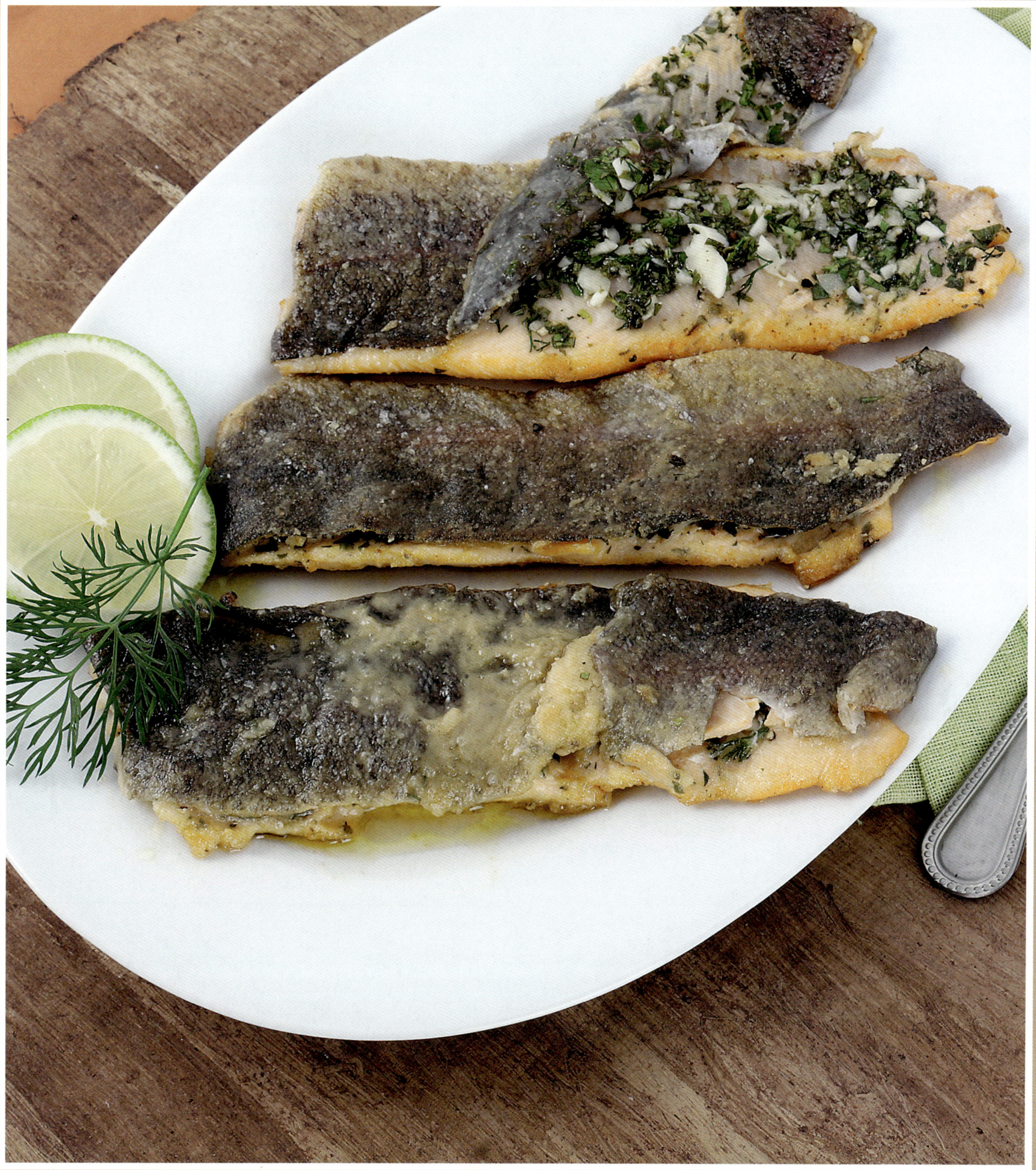

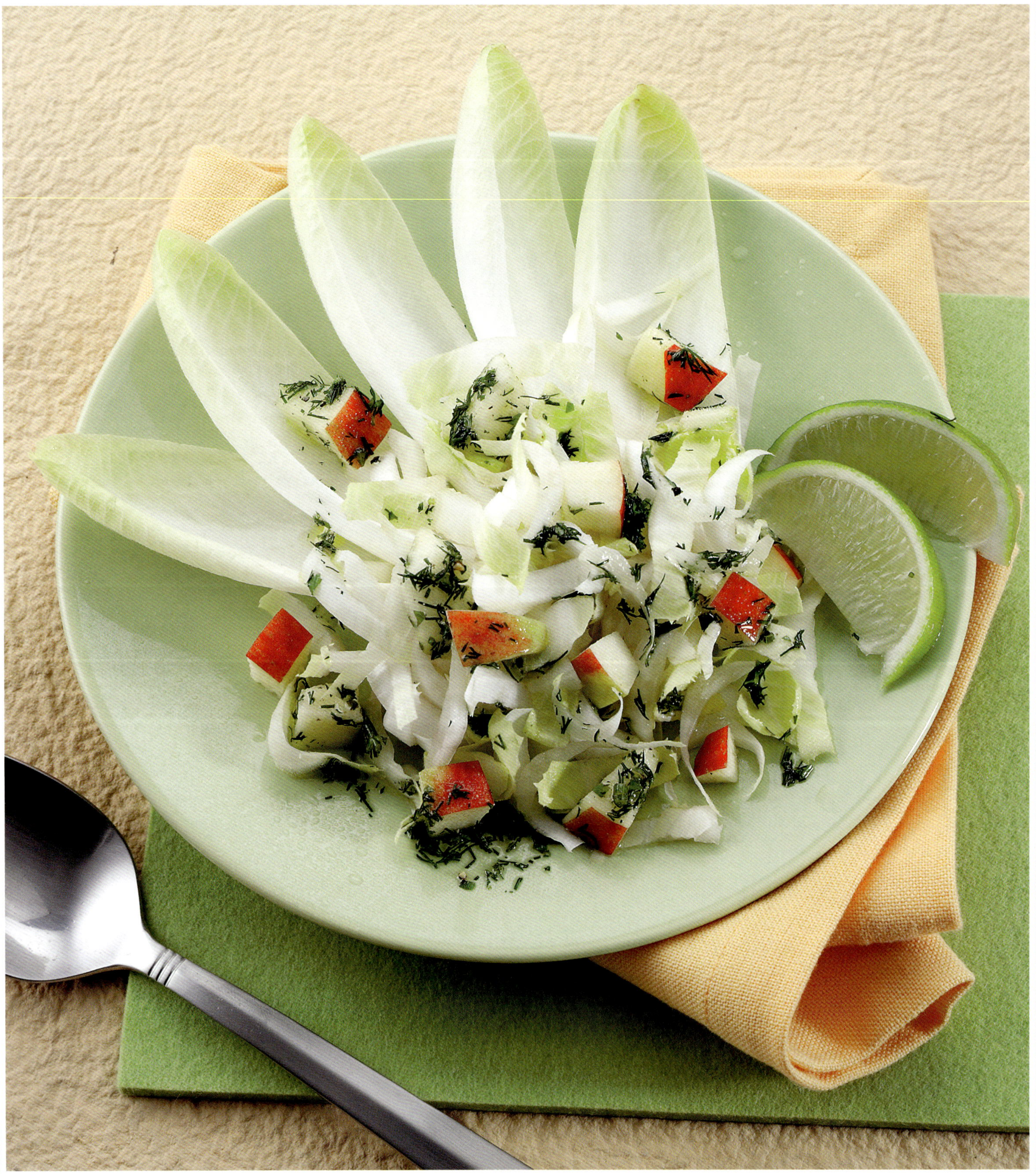

Menage à trois

CHICORÉE-SALAT

So gut kann bitter schmecken. Vor allem, wenn Apfel und Walnuss sich auch noch ein Stelldichein geben.

ZUTATEN:

2	SCHLANKE STANGEN CHICORÉE
1 kleiner	TOPAZ-APFEL, GEWÜRFELT
4	FRISCH GEKNACKTE, GEHACKTE WALNÜSSE
½ Bund	GLATTE PETERSILIE, FEIN GEWIEGT
1 TL	ZITRONENSAFT
½ TL	APFELESSIG
1 EL	OLIVENÖL
1 Spritzer	WALNUSSÖL
	SALZ, SCHWARZER PFEFFER

ZUBEREITUNG:

Eine Marinade aus den Zutaten rühren und über gewaschenen und erst dann in Streifen geschnittenen Chicorée gießen.

FF: Wieder einmal so ein Gemüse, das apothekenpflichtig sein müsste. Die Ballaststoffe kurbeln die Verdauung an, die sanften Bitterstoffe stimulieren die Leber zur besseren Fettverbrennung, was der schlanken Linie zuträglich ist und gleich auch noch den Cholesterinspiegel senkt. Reichlich Kalium entlastet das Herz, spült Überflüssiges heraus, bevor es sich in die Haut verschlacken kann. Bei so viel Chicorée-Power lässt sich die Walnuss nicht lumpen und senkt mit ihren ungesättigten Fettsäuren zusätzlich das Cholesterin, kräftigt das Herz.

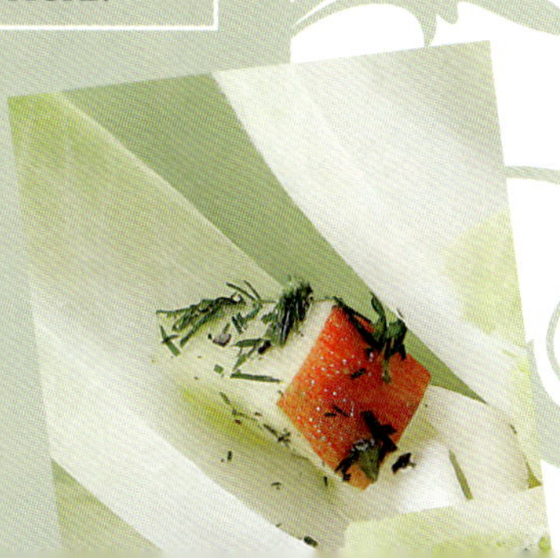

Fitte Fritten

SELLERIE-CHIPS

Mal ein Snack der ganz anderen Art. Tastes crispy, does well!

ZUTATEN:

2 mm	DÜNNE SELLERIE-SCHEIBEN. Am besten auf der Brotmaschine schneiden.
1 Bund	KRAUSE PETERSILIE
½ TL	OLIVENÖL
1	PAAR TROPFEN ARGANÖL
1	PAAR TROPFEN ZITRONENSAFT
	SALZ, PFEFFER

ZUBEREITUNG:

Die Sellerieschieben achteln. In einem kleinen Pfännchen (gelingt am besten in einem eisernen) in wenig Öl knusprig frittieren, leicht salzen, ein Hauch Pfeffer, mit ein paar Tropfen Zitrone, ein paar Tropfen Arganöl benetzen. Die Petersilie einige Minuten ins Tiefkühlfach legen, stengelweise zu den Fritten reichen.

***FF*:** Leicht aphrodisierend soll Sellerie sein, außerdem beruhigt er die Nerven. Na, da kann doch nichts mehr schief gehen nach diesem Apero, schließlich schlummert in der Petersilie auch noch Vitamin C, das die Hormon-Produktion stimuliert.

Traditionelle Chinesische Medizin

VARIATIONEN VOM CHINAKOHL

Mein Beitrag zu einer Jahrtausende alten Heilslehre: ein klassisches Gemüse plus Gewürze, die zeigen, wie unterschiedlich ein Kohl schmecken und wirken kann. Beide Varianten werden im Grunde gleich zubereitet. Deshalb empfehle ich, einfach einen kleinen Chinakohl zu nehmen, ihn zu halbieren – und nacheinander zuerst die sanfte, dann die scharfe Version zu kochen.

ZUTATEN:

1	MITTELGROSSER CHINAKOHL
1	KLEINE ZWIEBEL
1	WENIG OLIVENÖL
1	WENIG SAHNE
1 TL	KLEIN GEHACKTER INGWER
	SALZ

VARIANTE 1

1	KLEINE PEPERONI
½ TL	BOCKSHORNKLEE

VARIANTE 2

½ TL	SCHWARZKÜMMEL
1 Hauch	FRISCH GERIEBENER MEERRETTICH

ZUBEREITUNG:

Die halbe klein gehackte Zwiebel in Olivenöl andünsten, den halben, in Streifen geschnittenen Chinakohl plus die Hälfte des Ingwers dazugeben. Einige Minuten sanft dünsten, vielleicht noch ein wenig Wasser angießen. Dann salzen, die Sahne angießen.

Für Variation 1 den Bockshornklee in der Pfanne leicht rösten und im Keramikmörser mit der Peperoni zermahlen und über den Chinakohl geben, durchziehen lassen.

Spezialtipp: Wenn das Ganze zu scharf geraten ist, können Sie mit frischem Joghurt „löschen".

Für Variation 2: Alles genau gleich machen. Nur hier zum Schluss statt des Bockshornklees den ebenfalls angerösteten (aber nicht gemörserten) Schwarzkümmel untermengen und den Meerrettich darüberhobeln.

FF: Der Kohl aus dem Reich der Mitte, der auch bei uns prächtig wächst, hat besonders viel die Blutgefäße stabilisierende Folsäure sowie die Knochen aufbauendes Kalzium, aber auch Vitamin C. Der Bockshornklee hält den Blutzucker in Balance, die Schärfe des Peperonis bringt die Verdauung in Schwung. Und der Schwarzkümmel sorgt für schöne Haut und Haare.

Fast Food

RÜHREI MIT DINKEL- UND BOCKSHORNKLEE-KEIMLINGEN

„Schnell-Essen“ muss nichts Schlechtes sein – siehe Sushi, siehe Tapas, siehe ein gutes Butterbrot. Hier nun kommt sogar etwas Gekochtes, das in Windeseile fertig ist. Kleiner Trick: Die Zeit, die Sie beim Zubereiten sparen, „investieren“ Sie in das sorgfältige Kauen. Denn wer alles gründlich durchkaut, muss nach dem Essen kaum „dickende“ Blutzuckeranstiege befürchten. Das haben Ärzte der TU München herausgefunden.

ZUTATEN:

2	„0“-EIER (also von ökologisch gehaltenen Hühnern)
2 EL	„GOLDKEIMLINGE“ (gekeimter Dinkel von Owisan)
1 EL	SELBST GEKEIMTER BOCKSHORNKLEE (geht rund 3 Tage in einem Keimgerät aus dem Bioladen)
1 Bund	PETERSILIE
	SALZ, PFEFFER
	PRISE MUSKAT

ZUBEREITUNG:

In einer beschichteten Pfanne zwei Eier verschlagen, die gehackte Petersilie, die Keimlinge untermengen – und alles genau bis zu dem Punkt in der Pfanne lassen, wo noch ein letzter Eirest flüssig ist, dann bleibt das Rührei locker fluffig. Mit der restlichen Petersilie bestreuen. Dazu passt ein bebuttertes Brot der Essener.

Übrigens: Öko-Eier enthalten bis zu 50 Prozent mehr Omega 3 als die Eier von konventionell eingepferchten Fabrikhühnern.

FF: Die „Goldkeimlinge“, also der optimal gekeimte Dinkel, enthalten viele schnell sättigende Quellstoffe sowie Darm anregende Ballaststoffe. Durch den Keimprozess entsteht sogar Vitamin C, das Körner sonst nicht haben. Auch ist hier das All-Round-Spurenelement Zink so richtig in seinem Element, weil es durch das Keimen für den Körper aufnahmefähig geworden ist. Unterstützt werden diese Effekte durch den Bockshornklee, der den Blutzucker automatisch im schlanken Bereich einkastelt.

Schöner trinken

HERBST-TEE: HAGEBUTTE/ SCHACHTELHALM

Jetzt leuchten wieder überall die roten Hagebuttenfrüchte. Sie rufen Ihnen zu: „Sammle mich“. Und vielleicht ist Ihnen das Sammlerglück hold, und Sie finden auch noch aus dem Boden sprießenden Schachtelhalm, der gern an feuchten Stellen wächst.

ZUBEREITUNG:

Nehmen Sie 10 Hagebutten, schneiden sie auf, dass die Kerne herausquiellen, und diese leicht anmörsern. Dann 10 Schachtelhalme grob hacken – und alles mit kochendem Wasser aufgießen. Zehn Minuten ziehen lassen, abseihen und mit wenigen Ingwerstückchen aromatisieren.
Vom vielen Vitamin C der Hagebutte wird kaum mehr etwas übrig sein. Dafür sind die Öle der Kerne im Tee, denen eine Haut glättende, Fältchen vermindernde Wirkung nachgesagt wird. Unterstützt wird dieser Haut-freundliche Effekt vom Silizium des Schachtelhalms.

Vier Hoffmann-Rezepte:

„MUSS ES GRÜNKOHL SEIN?"

Das fragte mich Michael Hoffmann, als ich ihn im Margaux besuchte. Wirklich Zeit hatte er nicht, als ich am späten Nachmittag da war, überall standen im gebührenden Abstand wartende Mitarbeiter, die den „Chef" brauchten. Trotzdem knappste er sich fast zwei Stunden ab – und ließ sich sogar zu einem Grünkohl-Rezept überreden.

Gemüse goes Gourmet

Einen gewagten Spagat zelebriert Michael Hoffmann in seinem eleganten Restaurant „Margaux" in Berlin: Er verbindet Klassik und Avantgarde. Geschult bei Meister Witzigmann, gilt seine große Liebe den Kräutern, den Gemüsen, wobei er gerade auch ein Faible für alte, dafür um so geschmacksintensivere Sorten hat. Von unendlicher Raffinesse sind die subtil ausbalancierten Kreationen des Sterne-Kochs, der als einziger Deutscher sogar in Paris an der „Ecole Superieur de Cuisine française" doziert.

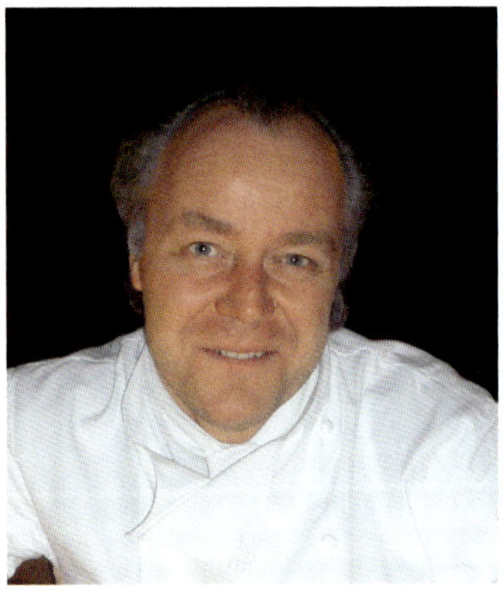

Gemüse-Großmeister: Michael Hoffmann

Für „Schönkost" hat Michael Hoffmann auf meinen Wunsch leichter nach kochbare Rezepte entwickelt für die so gesunden, aber geschmacklich so schwer inszenierbaren Gemüse Sellerie, Brokkoli und Grünkohl. Und Michael Hoffmann war bereit, auf meine Fragen zum Verhältnis von Küche und Gesundheit zu antworten. Die Antworten kamen, wie von einem extrem beschäftigten Koch nicht anders zu erwarten, per Mail kurz vor Mitternacht. Danke, lieber Michael Hoffmann!

Restaurant Margaux, Unter den Linden 78, 10117 Berlin, 030/22 65 26 11. Sonntags sowie mittags geschlossen.

Chefsache

SELLERIE-GNOCCHI

Im Salzmantel gart Michael Hoffmann den Sellerie – ein aufwendiges Verfahren, das sonst nur bei Edelfischen angewandt wird. Aber diese Sorgfalt signalisiert ganz klar eine Richtung: Das Gemüse ist bei ihm keine lästige Beilage, an der sich mal der Kochlehrling versuchen darf. Sondern es ist Chefsache. Würde Gemüse immer so schmecken, ließe sich leichter die Forderung der Ernährungsexperten realisieren: „Fleisch muss Beilage werden".

ZUTATEN:

250 g	KNOLLENSELLERIE
½ Kilo	MEERSALZ
300 g	GEKOCHTE, MEHLIGE KARTOFFELN, VORZUGSWEISE GRANDIFOLIA
1	EIGELB
20 g	GERIEBENER PARMESAN
1 EL	OLIVENÖL
10 g	SELLERIESALZ
10 g	GETROCKNETE SELLERIEBLÄTTER
20 g	STÄRKE
30 g	INSTANT-MEHL

ZUBEREITUNG:

Den Knollensellerie waschen und mit Schale in Meersalz einpacken und je nach Größe des Selleries ca. 90 Minuten bei 200 Grad im Backofen garen. Anschließend den Sellerie halbieren und das Fruchtfleisch auskratzen, es sollte rund 200 Gramm ergeben. Gekochte Kartoffeln mit dem Sellerie gut ausdämpfen lassen und passieren. Eigelb, Parmesan, Olivenöl, Selleriesalz und getrocknete Sellerieblätter zugeben und mischen. Das Ganze mit der Stärke und dem Instant-Mehl vorsichtig zu einem glatten Teig kneten, formen und in gesalzenem Wasser garen.

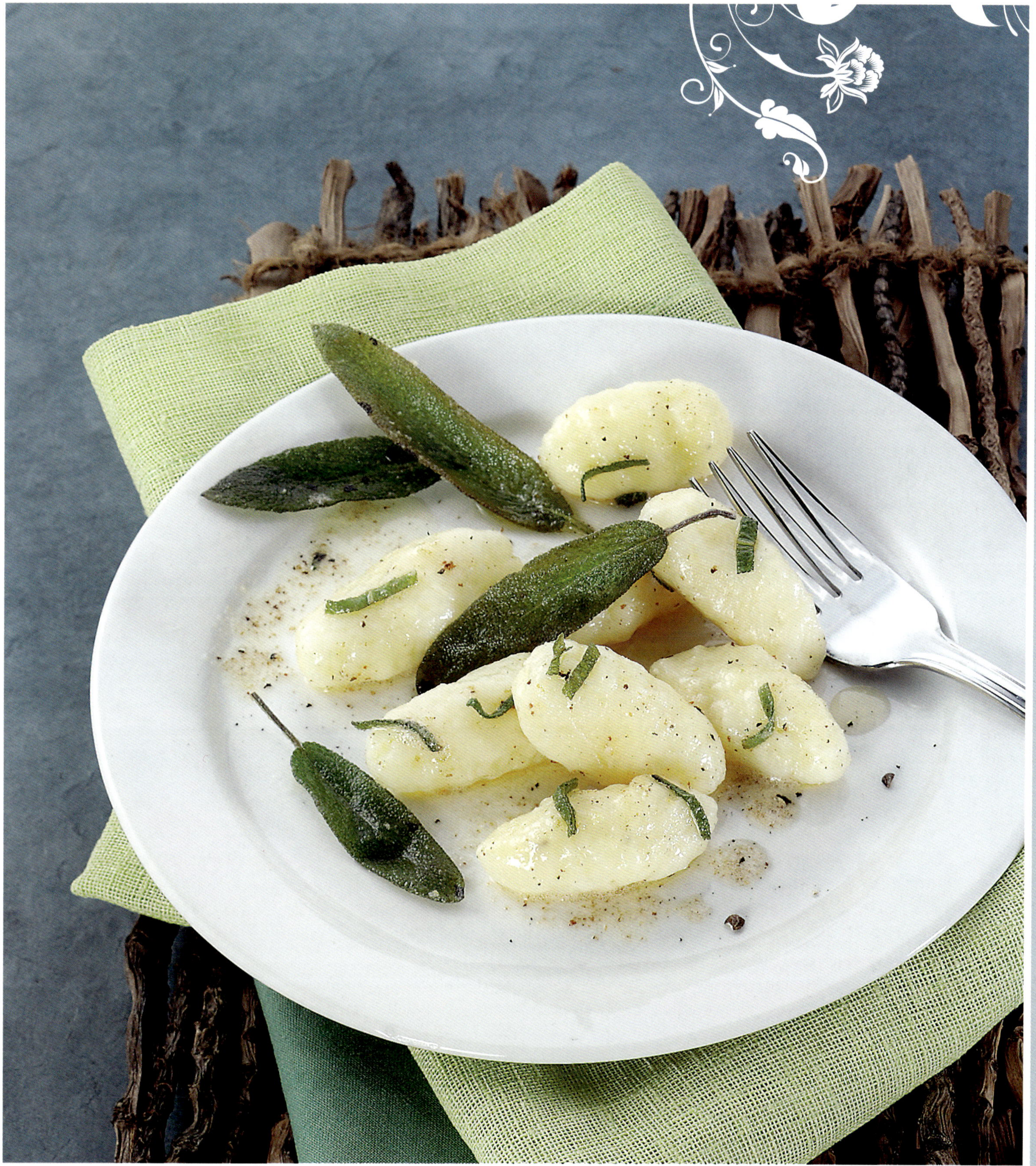

Hoffmann-Rezept 2

Mutprobe

BROKKOLI MIT BORRETSCH, MANDELÖL UND ZITRONE

Mutig ist die Idee von Michael Hoffmann, Brokkoli mit Borretsch zu kombinieren. Aber irgendwie auch wieder naheliegend – schließlich haben die Kelten das würzige Kraut „Mut" genannt. In jedem Fall hat sich der Mut gelohnt – und der oft als Modegemüse geschmähte Brokkoli gewinnt hier eine neue Dimension. Gedacht hat Michael Hoffman das Gericht als Vorspeise.

ZUTATEN:

250 g	BROKKOLI
6	FRISCHE GRÜNE MANDELN (gibts nur im späten Frühjahr). Ansonsten „normale" Mandeln
ca. 10 ml	MANDELÖL
40 g	BORRETSCH
1	BIOZITRONE
1 TL	HONIG
1 wenig	FLEUR DE SEL

ZUBEREITUNG:

Vom Brokkoli das untere Stück vom Strunk (ca. 1 cm) abschneiden und anschließend den Strunk schälen, die Brokkoliröschen so abschneiden, dass immer ca. 3 cm Strunk daran bleibt und je nach Stärke der Röschen diese halbieren oder vierteln. Die Blätter extra aufbewahren. Die frischen grünen Mandeln schälen, vierteln (oder „normale" Mandeln einweichen, dann schälen).

Den Borretsch zupfen, waschen und trocken schleudern. Von den Zitronen die Schale hauchdünn abschälen, in Julienne (feine Streifen) schneiden und blanchieren. Anschließend die weiße Haut von der Zitrone schneiden und filieren, den Rest der Zitrone ausdrücken

Zitronensaft, Filets und Schale mit dem Honig in einem kleinen Topf langsam einköcheln lassen, bis eine Kuvertürenkonsistenz entstanden ist .

Den vorbereiteten Brokkoli in einer breiten Pfanne mit etwas Mandelöl langsam bissfest und mit etwas Farbe braten, den Borretsch und die Brokkoliblätter zugeben und kurz mitbraten. Zuletzt die frischen (oder die kleingehackten „normalen") Mandeln zugeben und mit etwas Fleur de Sel abschmecken.

BEIM ANRICHTEN alles mit etwas Zitronenkonfitüre beträufeln.

FF: Als „Schönöl" gilt Mandelöl. Das liegt am hohen Gehalt von Biotin, was früher das Haut- und Haar-Vitamin H war. Dazu kommen Vitamin E, das die Haut vor Lichtschäden schützt, sowie die schönenden Spurenelemente Eisen und Kupfer. Im Brokkoli kümmern sich Glukosinolate um den Krebsschutz und spezielle Enzyme gehen den Fettzellen ans „Fett". Besonders gut können diese Stoffe ans Werk gehen, wenn der Brokkoli so schonend gegart wird wie in dem Rezept von Michael Hoffmann. Bleibt noch der Borretsch, der in der Volksmedizin gegen trockene Haut genutzt wird. Jetzt höre ich aber auf, sonst wird Hoffmann´s Rezept noch das Standardgericht der Beauty Farms.

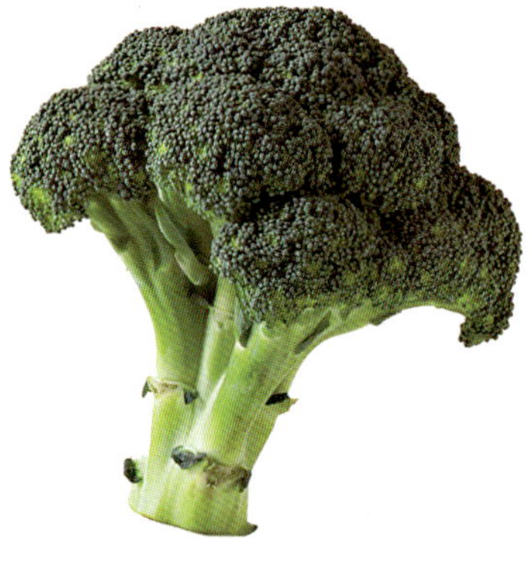

Hoffmann-Rezept 3

Jus de luxe

ROTKOHL-BOSKOP-SAFT

So sieht eine moderne Sterne-Küche aus: Dieser Jus wird im luxuriösen „Margaux“ zum Essen gereicht.

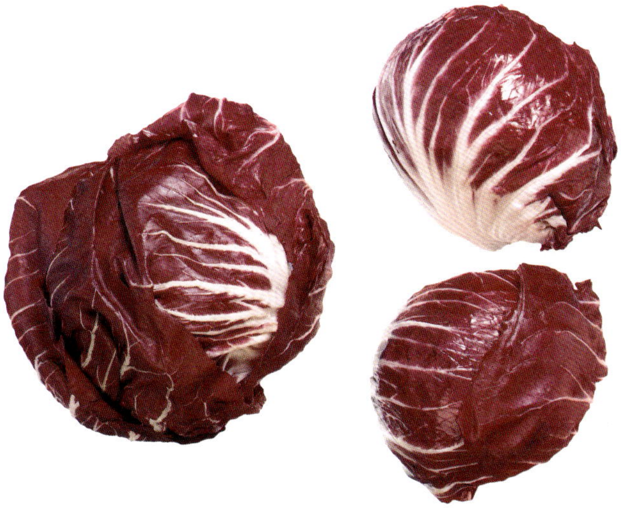

ZUTATEN FÜR CA. EINEN HALBEN LITER:

1,1 kg	ROTKOHL
1 kg	BOSKOP
6 g	MEERSALZ
1 Prise	MAISSTÄRKE

ZUBEREITUNG:

Den Rotkohl putzen, vom Strunk trennen und in kleine Stücke schneiden. Äpfel vierteln und das Kerngehäuse entfernen. Alles zusammen entsaften und passieren. Den Saft erwärmen und mit etwas Maisstärke binden.

FF: Mit wertvollen Aminosäuren glänzt der rote Kohl. Ergänzt durch herzfreundliches Kalium, viel Haar stärkendes Eisen, Haut straffendes Kupfer. Das im blauen Farbstoff steckende Flavonoid Anthocyan kann vor Krebs schützen, Magengeschwüre bekämpfen. Aber nur, wenn es nicht erhitzt wird – weshalb Michael Hoffmann dereinst seinen Jus als Lifestyle-Medizin auf die Karte setzen kann. Ich sage bewusst dereinst, denn noch sind seine Gäste, und vor allem die Essenskritiker, noch nicht so weit, die Verbindung von Genuss und Gesundheit als die selbstverständlichste Sache der Welt zu begrüßen.

Hoffmann-Rezept 4

Gemüse-Poesie

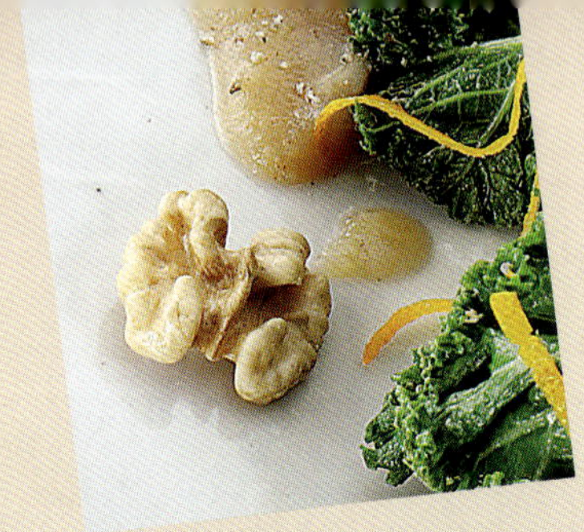

GEFÜLLTER GRÜNKOHL MIT WALNÜSSEN IM GEBUNDENEN GEMÜSEFOND

Ganz besonders dankbar bin ich Michael Hoffmann für dieses Gericht. Denn so ernährungsphysiologisch wertvoll der Grünkohl auch ist, geschmackstechnisch ist er ein harter Brocken. Aber ein Spitzenkoch wie der „Margaux"-Chef verwandelt auch das „Pinkel-geschädigte" Gemüse der norddeutschen Tiefebene in ein Gedicht. Konzipiert hat er sein Gericht als Zwischengang.

ZUTATEN GRÜNKOHL:

½ Kopf	GRÜNKOHL
1 kleine	KARTOFFEL
4	WALNÜSSE

ZUTATEN GEMÜSEFOND:

1	SCHALOTTE
½ Stange	LAUCH
1	KAROTTE
¼	STECKRÜBE
1	KARTOFFEL
etwas	WASSER
etwas	SONNENBLUMENÖL
	GEWÜRZE
	WALNUSSÖL
	MEERSALZ
	GRÜNER PFEFFER AUS DER MÜHLE
	NELKE, LORBEERBLATT
	ORANGE

ZUBEREITUNG GRÜNKOHL:

Vom Grünkohl vier große Blätter abtrennen und blanchieren. Den Rest in Brunoise (feine Streifen) schneiden und in etwas Walnussöl weich dünsten. Die Kartoffel in der Schale kochen, pellen und passieren. Anschließend den Grünkohl damit abbinden. Die Walnüsse grob hacken und unter den Grünkohl mischen, mit Meersalz und etwas grünem Pfeffer aus der Mühle abschmecken. Die blanchierten Grünkohlblätter damit füllen und zu kleinen Päckchen zusammenfalten.

ZUBEREITUNG GEMÜSEFOND:

Schalotten, Steckrübe und Karotten schälen, den Lauch putzen und waschen. Alles in grobe Stücke zerteilen und mit ca. einem halben Liter kalten Wasser knapp bedecken und zum Kochen bringen. Etwas Meersalz, ein Lorbeerblatt, eine Nelke und etwas Sonnenblumenöl zugeben. Den Fond nun ca. 20 Minuten ziehen lassen. Die Kartoffeln schälen und mit einer feinen Reibe in den Fond reiben, nochmals aufkochen und anschließend passieren.

FINISH

In einem Topf etwas Walnussöl erhitzen und die Grünkohl-Päckchen darin andünsten, mit dem Gemüsefond aufgießen und ca. 10 Minuten köcheln lassen. Anschließend mit etwas geriebener Orangenschale abschmecken.

Anmerkung: Selbst ein notorischer „Nicht-Schäler" wie ich muss nach dem Kochen sagen: Es schmeckt prima.

FF: Mineralienstarke Walnüsse, wertvolles Walnussöl. Dazu ein basischer Gemüsefond, plus vitalstoffreicher Grünkohl, der ebenfalls basisch ist: Das Ganze ist eine der wohlschmeckendsten „Säure-Basen-Kuren". Das „Margaux" könnte sich für die Gestressten dieser Welt als eine kulinarisch attraktive Alternative zur frugalen Buchinger-Klinik am abgelegenen Bodensee entwickeln.

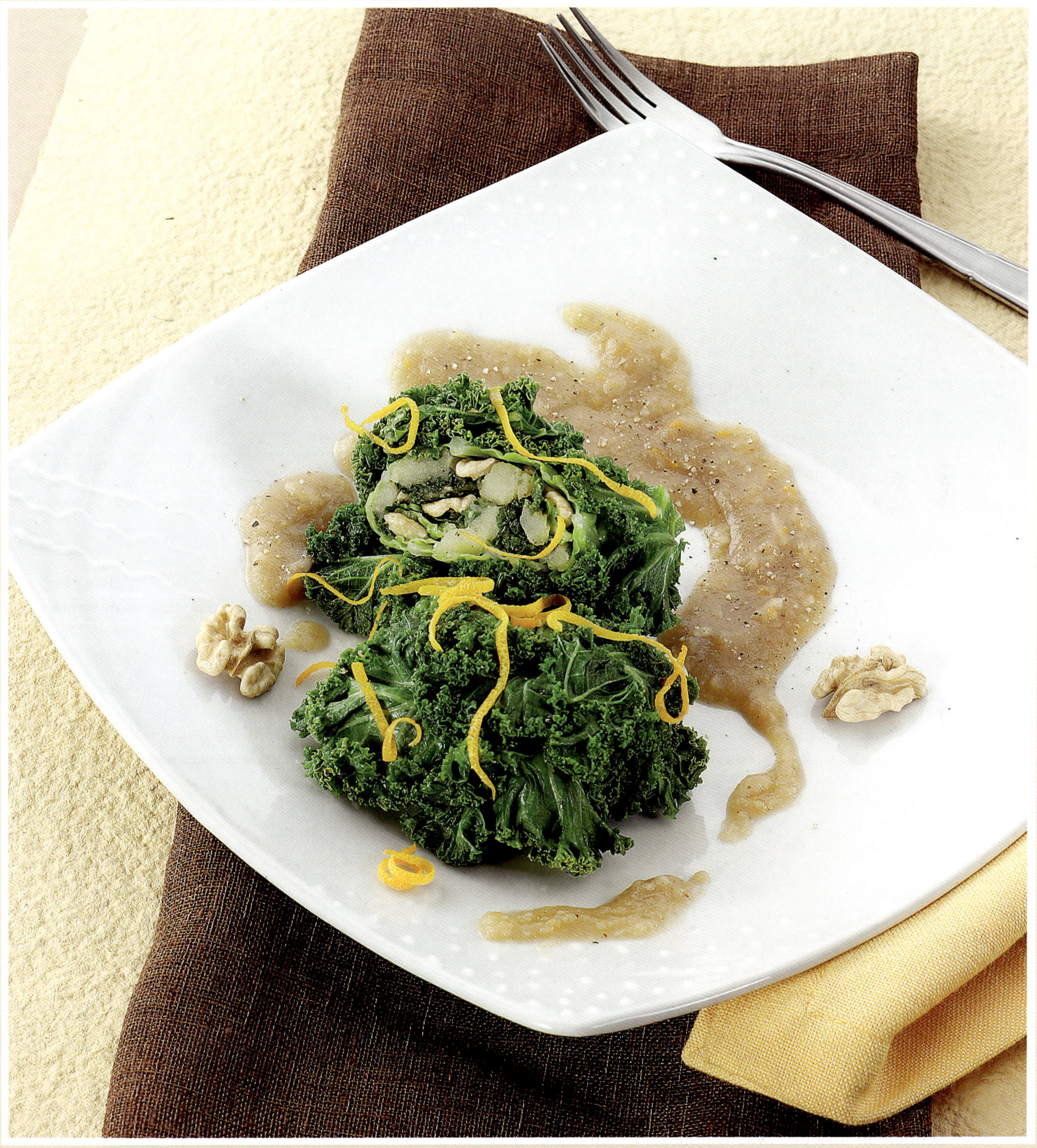

„SCHÖNKOST"-FRAGEN AN MICHAEL HOFFMANN

Warum fürchten die Köche „Gesundheit"?

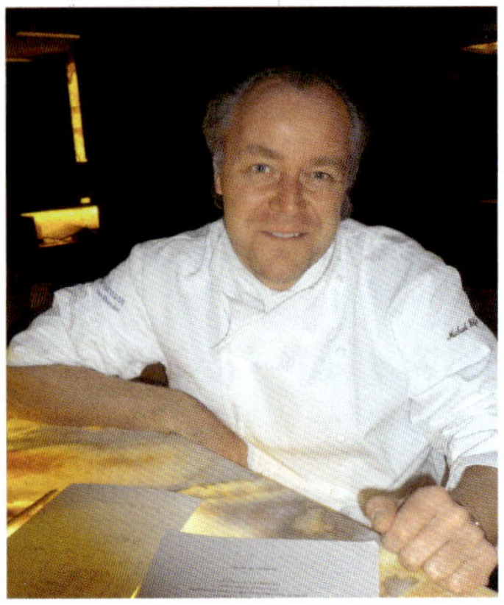

„Ich achte darauf, dass jedes Gericht eine eigene Vitalität hat": Michael Hoffmann

Wie kaum ein zweiter Koch setzt sich Michael Hoffmann vom „Margaux" in Berlin für die Qualität der Produkte ein – und er nutzt dafür konsequent auch die Erzeugnisse der Landschaft um Berlin. Auch interessiert er sich stark für Kochtechniken, um seinen Gästen ein Höchstmaß an Vitalität zu bieten. Obwohl das Onyx-Design und die Lage gegenüber dem Adlon puren Luxus annoncieren, ist der Service angenehm entspannt.

Wissen Sie, welche Vitamine in welchen Gemüsen stecken?
Ich habe eine leichte Ahnung davon, welche Vitamine in verschiedenen Gemüsen vorhanden sind. Grundlegend fehlen mir hier jedoch die ausreichenden Informationen und das Wissen.

Wissen Sie, bei welchen Temperaturen und Garmethoden diese Vitamine „sterben"?
Mir ist bekannt, dass Gemüse in Form von Rohkost am gesündesten ist. Interessant wäre, welche Temperaturen bei der Zubereitung am besten geeignet sind.

Wissen Sie, welchen Einfluß verschiedene Zubereitungsarten (etwa die schnellen Messer des Paco Jets) auf die Vitalität der Gemüse/Kräuter haben?
Grundlegend denke ich, dass es auch hier auf die Zubereitungsform ankommt. Bei der Zubereitung im Paco Jet wird zuvor das Gemüse gegart und anschließend gefroren, sonst funktioniert dieses System nicht, und von daher denke ich, dass es nicht besonders für die Erhaltung der Vitamine geeignet ist. In meiner Küche werden Kräuter im Rohzustand mit einer Flüssigkeit emulgiert und ich denke, dass dadurch wesentlich mehr Nährstoffe erhalten bleiben als bei der Zubereitung beispielsweise von Rahmspinat.

Werden diese Kenntnisse in den Kochschulen vermittelt?
Ich kenne keine herkömmliche Schule, die solche Kenntnisse vermittelt und auf dem Lehrplan stehen hat.

Müssten solche Kenntnisse vermittelt werden?
Es wäre dringend erforderlich, denn es gibt immer mehr Gäste, die auf eine ausgewogene Ernährung im Genuss-Sinn achten. Somit sollte zumindest ein fundiertes Grundwissen in den Koch-Schulen gelehrt werden, und das nicht nur bei den Diät-Köchen.

Glauben Sie, dass Köche etwas von Gesundheit verstehen müssen oder beschädigt das ihren Ruf als „Künstler"?
Das glaube ich nicht, meiner Meinung nach kann die Kunst auch darin bestehen, dass man Genuss mit Gesundheit vermählt. Darüber hinaus sollte ein bewusster Koch auch Wert darauf legen, dass das, was er zubereitet, auch gesundheitliche Aspekte berücksichtigt.

Könnte die Spitzenküche die Vorreiterrolle einer ganz neuen „Fusion"-Küche aus Gesundheit und Genuss einnehmen?
Ich achte stark darauf, dass jedes Gericht eine Vitalität hat. Wenn man sich nun darauf spezialisiert, diese Vitalität ohne Genussverlust zu kochen, glaube ich, dass für diese Art des Kochens die Spitzenküche eine Vorreiterfunktion einnehmen könnte.

Ihre ehrlichen Antworten decken sich mit dem, was ich auch von Ihren Kollegen höre. Auch da ist das Gesundheitswissen rudimentär. Fürchten Köche Gesundheit?
Fürchten ist vielleicht zu hart formuliert. Aber eine gewisse Angst, als „Gesundheitsapostel", als „Diät-Koch" abgestempelt zu werden, ist sicher da.

Würden Sie auch für Schüler kochen, wie es Ihre Kollegen in Frankreich und teilweise Deutschland machen?
Ich gehe dieser Tätigkeit schon regelmäßig in Paris nach, so dass ich eine Woche lang den praktischen Unterricht mitgestalten kann, und würde dies auch gerne in Deutschland tun. Es ist enorm wichtig, dass

Spitzenköche auch Köche auszubilden und damit unser erarbeitetes Wissen weitervermitteln und die Essenskultur sichern.

Wobei es genauso wichtig ist, auch in „normale" Schulen zu gehen, um schon die Kinder an den gesunden Genuss heranzuführen.

Müssen Köche sich nicht noch stärker um die guten Produkte kümmern, müssen sie nicht irgendwann selbst Produzenten werden wie etwa Alain Passard?
Die Franzosen, speziell Alain Passard, das muss ich leider gestehen, haben uns hier etwas voraus. Mein Glück ist, dass ich jemanden gefunden habe, der sehr passioniert ist und mir eine kleine Menge Gemüse anbaut. Es ist ein Anfang, aber ich möchte ihn ausbauen.
In der Zukunft wird es enorm wichtig sein für die Spitzenküche, individuelle Produkte zu bekommen, und da wird es notwendig sein, sich mit den Produzenten direkt auseinanderzusetzen.

Könnten Sie sich vorstellen, mit anderen Kollegen öffentlich dafür einzutreten, dass der Raubbau an der hochwertigsten Eiweißquelle, dem wilden Meeresfisch, endlich gestoppt wird?
Ja!

Kaufen Sie bewusst ökologische Produkte sowohl wegen ihres Geschmacks, als auch wegen ihrer gesundheitlich positiven Wirkungen?
Ich kaufe ökologische Produkte, um konventionelle Herstellungsverfahren nicht zu unterstützen sowie wegen des besseren Geschmacks Auch ist die Herkunft besser dokumentiert, und diese Produkte haben auch mehr Nährwert. Voraussetzung ist allerdings, dass die Produkte auch einen kurzen Weg zum Verbraucher haben, denn auch aus anderen Ländern dieser Erde werden ökologische Produkte angeboten.

Ist die Gentechnik eine Bedrohung für unsere Esskultur?
Die Gentechnik bedeutet im Allgemeinen den Werteverfall der Essenskultur, es wird dadurch zu jeder Zeit immer alles geben, und der Umgang mit dem Produkt selbst verliert bei den meisten Köchen den Respekt sowie die Wertschätzung der Jahreszeiten.

Setzt die Restaurantkritik Ihrer Meinung nach die richtigen Akzente in der alleinigen Betonung des Kulinarischen?
Restaurantkritik ist wichtig. Nur, werden die Restaurantkritiker auch geschult?

Manchmal könnte man meinen, dass die Restaurantkritik immer nur nach Neuem sucht und Altbewährtes in den Schatten stellt. Sicher ist es wichtig, in der Spitzenküche eine Entwicklung zu haben, doch sollte nicht jeder Koch auf jeden scheinbaren Trend setzen, denn die Zukunft der Küche liegt im Produkt.

Ein Produkt zu analysieren, zu beobachten und ihm seinen eigenen Charakter zu bewahren, gesundheitliche Aspekte zu beachten und schließlich kreativ umzusetzen, das ist für mich die Küche der Zukunft.

Kräuter-Kosmos

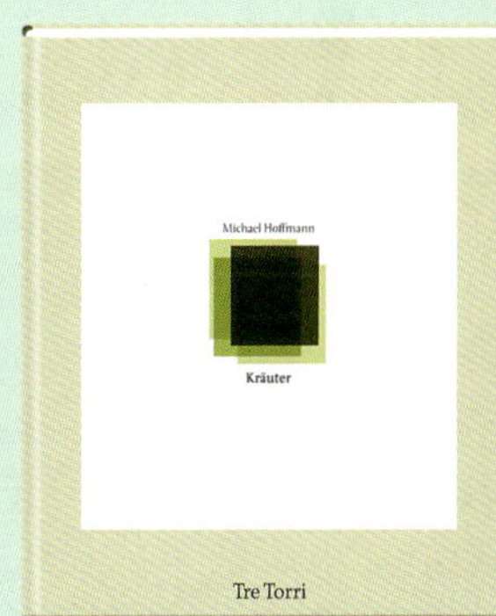

Ein faszinierendes Buch hat Michael Hoffmann im Tre Torri-Verlag herausgebracht: „Kräuter". Selten ist so umfassend auf so hohem Niveau mit Kräutern gekocht worden. Vom Ackersenf bis zur Zitronenverbene dekliniert der Berliner Koch den Kosmos der Kräuter. Nicht irgendein Beiwerk, eine Zierde sind die Kräuter bei Hoffmann, der sich seit Jahren intensiv gerade auch mit den nicht so bekannten „Wilden" wie Hirtentäschel beschäftigt. Nein, sie sind integraler Bestandteil, etwa wenn er raffiniert zubereitete Kartoffeln mit einer Majoran-Infusion adelt.

Kochkunst auf einem hohen Stand des Könnens ist es, was Hoffmann in „Kräuter" bietet – kaum geeignet für Hobbyköche. Aber wer sich Anregungen holen will, etwa dass Lorbeer glänzend zum Saint Pierre passt, ist hier richtig. Und vielleicht verfasst der große Meister auch einmal eine handzahmere Version seines Buches – damit auch Leute wie ich danach kochen können. Auch ließen sich die Vitalwirkungen der einzelnen Kräuter noch präzisieren.

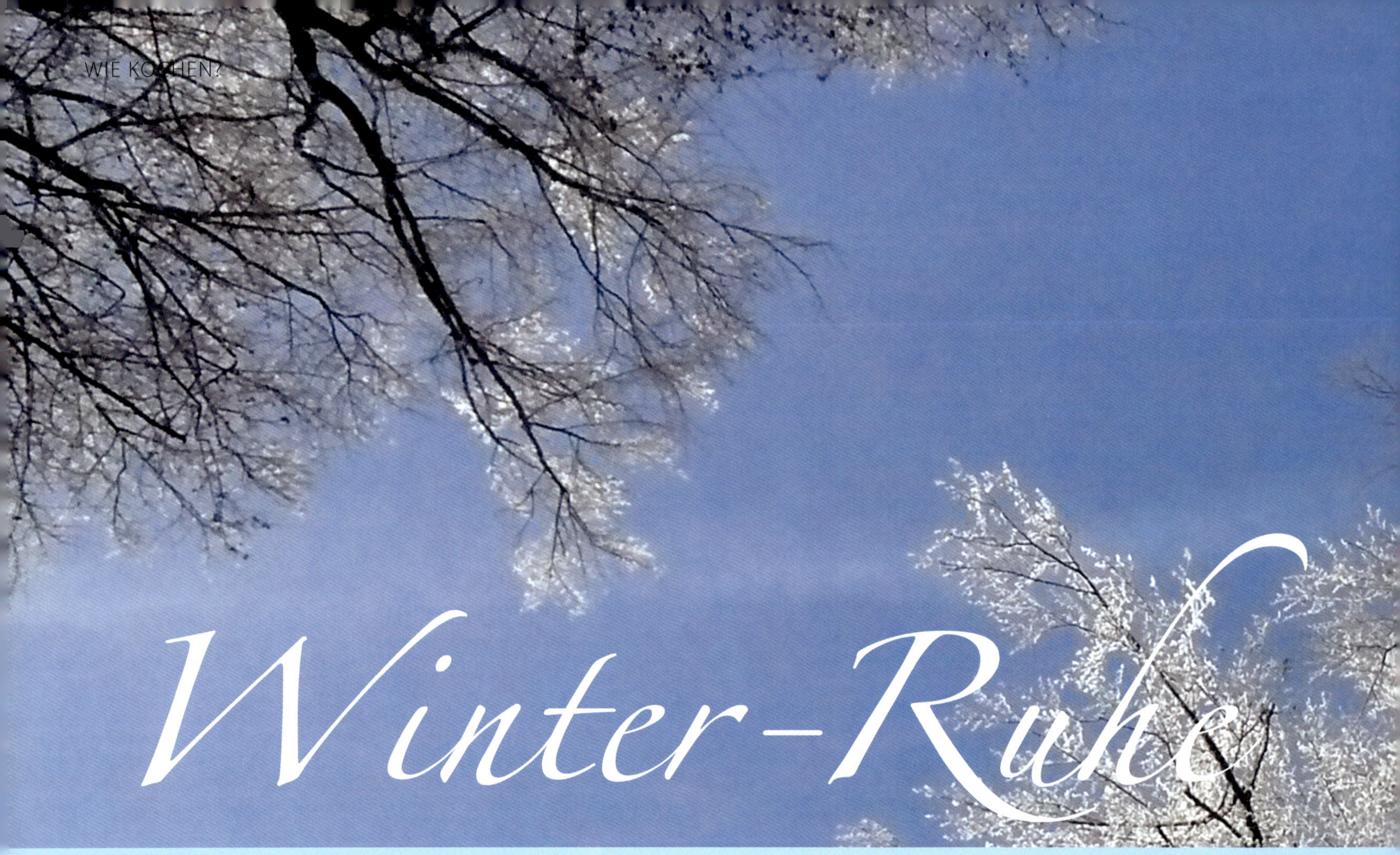

Winter-Ruhe

Als wir noch im Takt der Natur lebten, war der Winter die Zeit der Kontemplation, der Ruhe. Gefördert wurde diese Einkehr in den Zeiten vor den „Südfrüchten", den Kühlhäusern auch durch das verfügbare Nahrungsangebot. Vergleichen Sie einmal, was jetzt noch hier an frischen Gemüsen steht, mit der Menge, die im Frühjahr hier stand. Nicht dass ich Sie in vergangene Epochen führen möchte. Aber ein wenig will ich doch Ihre Sinne schärfen für das, was unser grundlegender Biorhythmus ist. Und der besagt eben: im Winter einen Gang runterschalten.

Freuen Sie sich auf

Feldsalat: heist auch „Schlafsalat", obwohl einem sein feiner Geschmack den Schlaf rauben kann. **Schwarzwurzeln:** Mit den schlankfreundlichsten Kohlenhydraten der Welt punktet das „Weiße Gold". **Topinambur:** Die „Knollige Sonnenblume" wirkt wie ein probiotischer Joghurt. **Rosenkohl:** der Edelmann unter den Kohlsorten, der es gerne mit dem exotischen Muskat treibt. **Zuckerhut:** macht dem winterträgen Darm mit sanfter Bitternote Beine. **Wirsing:** läuft dann zur kulinarischen Hochform auf, wenn ihn der Eiseshauch des Frosts gestreift hat. **Forellen:** je kälter das Wasser, desto besser der Fisch.

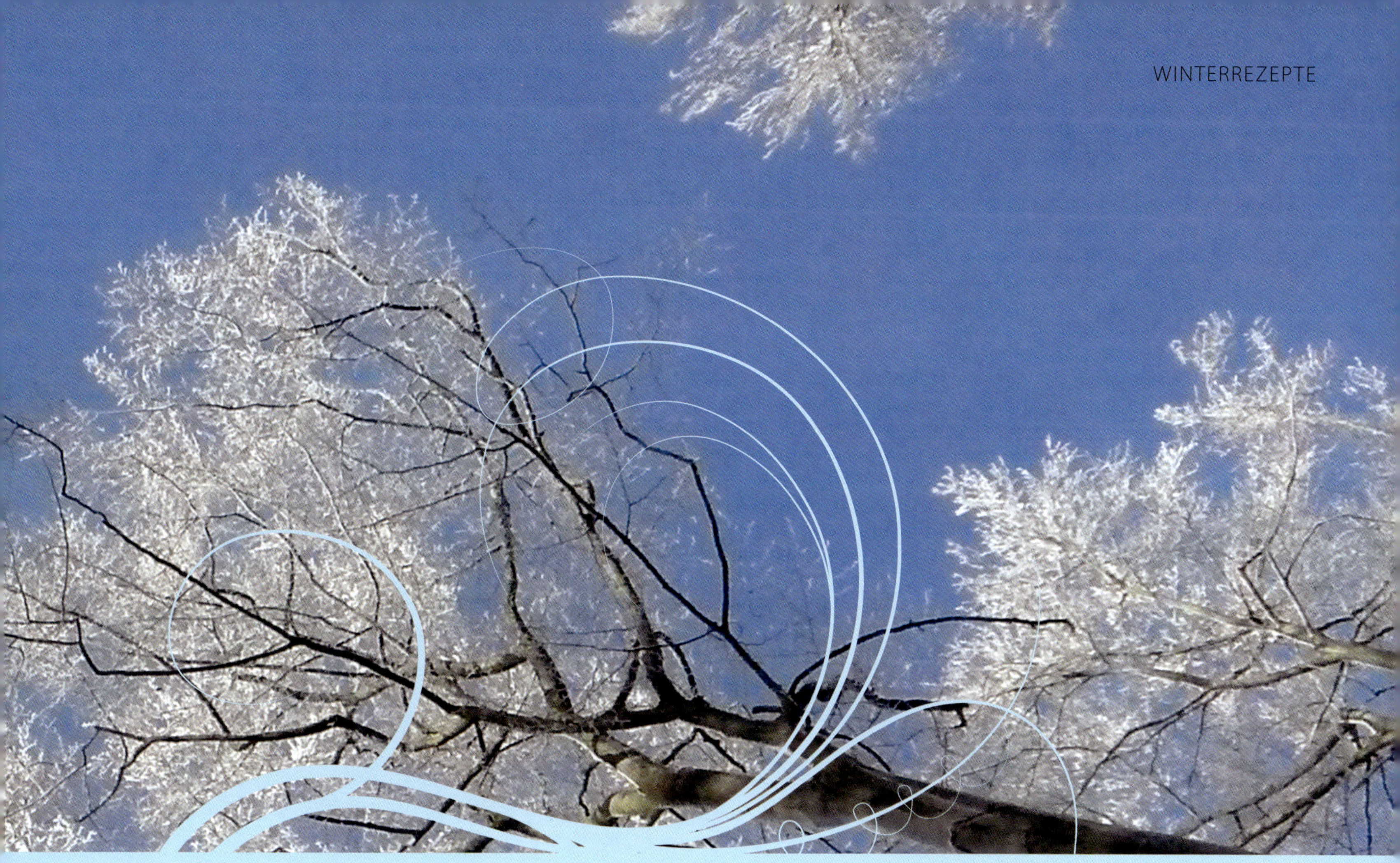

Funktioneller Faktor *FF:* Wie´s wirkt

Um zwei Punkte kreist „Schönkost" immer wieder: Was bringt auf natürliche Weise den höchsten Genuss. Und wie kann diese Genuss-Kost positive funktionelle Wirkungen auslösen, also schön, schlank, vital machen? Schlaglichtartig skizziere ich deshalb bei jedem Rezept, welche Wirkungen die Zutaten im Körper auslösen können. Natürlich sind das nur Anhaltspunkte, für die ich auch keine Gewähr übernehmen kann, schließlich „tickt" jeder Organismus anders.

Funktioneller Faktor *FF* heißt die Bezeichnung, mit der ich alle „Schönkost"-Gerichte charakterisiere. FF kann Ihnen helfen, gezielt die richtigen Lebens-Mittel auszuwählen.

Alles für zwei!

In praktisch allen Kochbüchern sind die Rezepte immer für vier Personen ausgelegt. Aber das geht an der heutigen Lebenswirklichkeit mit den vielen Single-Haushalten vorbei. Für vier Personen zu kochen zählt dort zu den raren Ausnahmen – und damit wird für viele das Kochen überhaupt zur raren Ausnahme. Aber ich will, dass immer gekocht wird – und nicht nur zu besonderen Anlässen. Deshalb sind die Rezepte in „Schönkost" immer für zwei.

Wintermenü: 1. Gang

Wenn Sie sich nach diesem Menü leicht schläfrig fühlen, ist das durchaus gewollt. Gedacht ist es wie die anderen jahreszeitlichen Menüs für mittags.

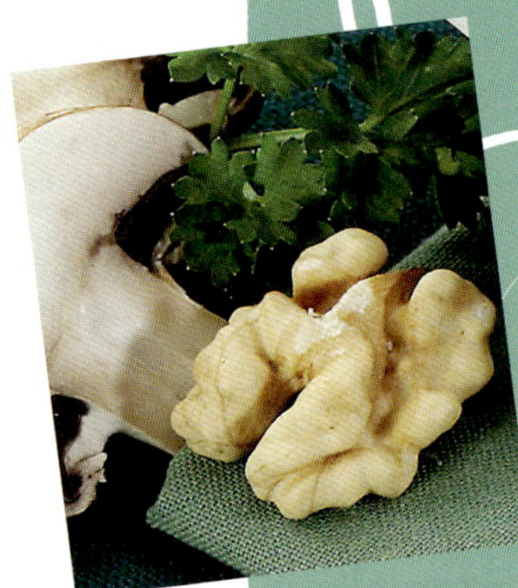

Natur-Verstärker

FELDSALAT PLUS

Wie kaum ein zweiter Salat lässt sich der Feldsalat „aufladen“, lässt sich kombinieren – hier natürlich mit den funktionellen Stoffen, die seine Schön- und Vitalkraft potenzieren.

ZUTATEN:

200 g	FELDSALAT, je kleiner, je besser
1 kleine	ZWIEBEL
1 Bund	KRAUSE PETERSILIE
5	MITTELGROSSE CHAMPIGNONS
1 kleiner	TOPINAMBUR
5	FRISCH GEKNACKTE WALNÜSSE
1 cm	LÖWENSENF
1 Spritzer	ZITRONE
1 EL	APFELESSIG
2 EL	OLIVENÖL
1 Spritzer	WALNUSSÖL
	MEERSALZ, SCHWARZER PFEFFER
½ TL	BIERHEFE
1	KRÄFTIGER REIBESCHUB MEERRETTICH

ZUBEREITUNG:

Zwiebel klein hacken, Petersilie klein schneiden, Champignons in dünne Streifen schneiden und halbieren; mit den übrigen Zutaten eine Marinade rühren, den Topinambur fein hineinreiben, den Salat dazugeben, zum Schluss wieder den Meerrettich drüberreiben und die Bierhefe darüberstreuen. Alles mengen.

FF: Wenn ich Ihnen die volle Funktionalität dieses Power-Gerichtes erläutern wollte, wäre der Salat abgestanden. Also nur das Wichtigste: So weitet das Inulin des Topinamburs leicht die Magenwände, so dass schneller ein Sättigungssignal ins Gehirn geht – was schlank hält. Die Nüsse stecken voller Omega 3-Säuren, voller Vitamine, die Champignons haben sogar das rare, blutbildende Vitamin B12 und das Haut regenerierende B3, das Niacin. Solche schönenden B-Vitamine finden sich auch in der Bierhefe. Übrigens: Der Feldsalat gehört zu den Baldriangewächsen – und fördert so den Schlaf.

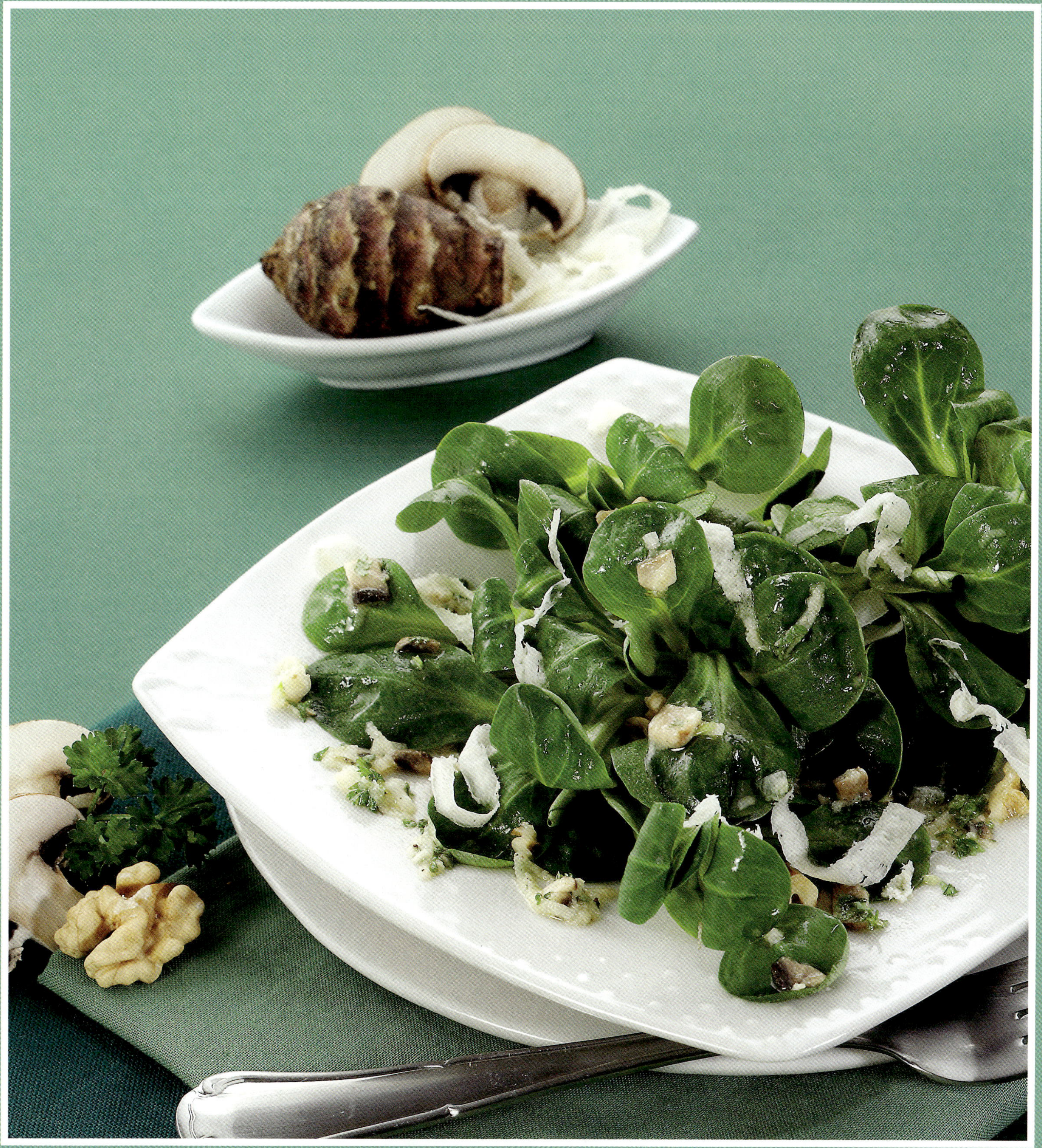

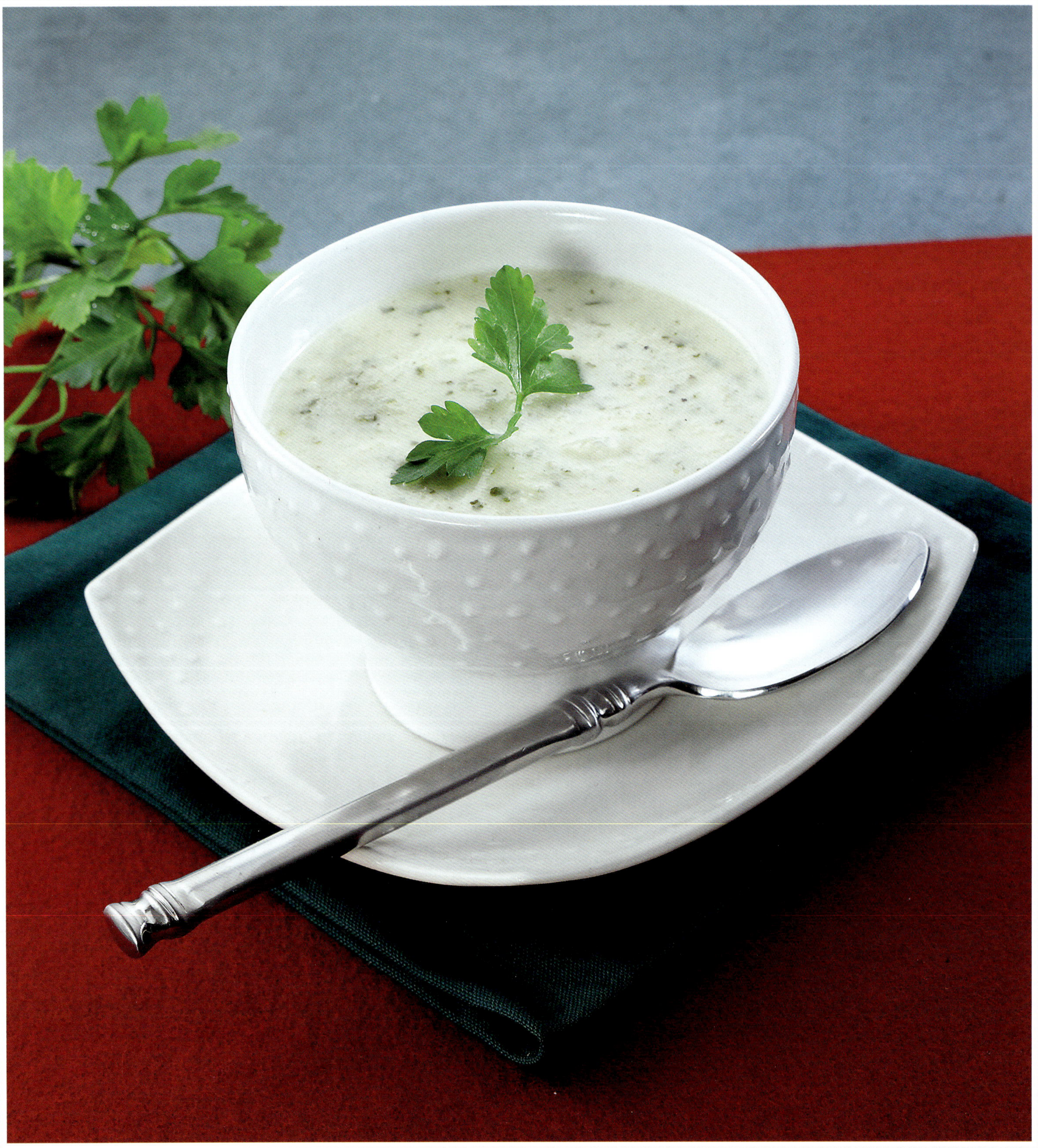

Wintermenü: 2. Gang

Trickdieb

SCHWARZWURZELSUPPE

Ganz schön tricky die schwarze Stange mit ihrem herrlich weißen Fleisch: Sie enthält Inulin – und dieser Stoff „stiehlt" dem dick machenden Insulin seinen großen Auftritt, sodass Schwarzwurzeln ein ideales Schlankgemüse sind.

ZUTATEN:

3 Stangen	SCHWARZWURZELN, plus Zitronensaft gegen das Oxidieren
1	KLEINER TOPINAMBUR
1	SCHALOTTE, KLEIN GEHACKT
1 Bund	KRAUSE PETERSILIE
½ Liter	QUELLWASSER (oder Leitungswasser)
1 EL	OLIVENÖL
2 EL	SAHNE
1	PAAR TROPFEN WALNUSSÖL
1	WENIG MUSKATNUSS
	SALZ, SCHWARZER PFEFFER

ZUBEREITUNG:

Unter fließendem Wasser die Schwarzwurzeln am besten mit Küchenhandschuhen putzen, schälen, in halb Zentimeter dicke Scheiben schneiden und sofort in einen halben Liter Zitronenwasser legen. Den Topinambur würfeln. In einem Topf in Olivenöl die gehackte Schalotte und die Stiele der Petersilie andünsten, die Schwarzwurzeln und die Topinamburwürfel dazugeben, kurz mitdünsten. Nun mit demselben Wasser, in dem die geschälten Schwarzwurzeln lagen, ablöschen (damit bleiben die Vitalstoffe erhalten). Rund 10 Minuten köcheln lassen, Sahne, die Hälfte der verbliebenen Petersilie dazugeben, alles pürieren. Salzen, mit Muskatnuss, Pfeffer, Walnussöl abschmecken und mit der restlichen fein gehackten Petersilie bestreuen.

FF: Die schlank machende Wirkung der Schwarzwurzel wird durch den Topinambur verstärkt, der ebenfalls das Insulin-austricksende Inulin enthält.

Wintermenü: 3. Gang

Müllers Lust

APFEL-WALNUSS-SALAT MIT KIRSCHWASSER

Inspiriert zu diesem Dessert hat mich der Koch Dieter Müller, der subtile Meister der wohltemperierten Aromen, dem ich wunderbare Essenserlebnisse verdanke. Ob ihm meine Version zusagen würde?

ZUTATEN:

1 kl.	TOPAZ-APFEL
1 EL	GROB GEHACKTE WALNÜSSE
1 TL	ZITRONENSAFT
½ TL	KIRSCHWASSER-SCHNAPS
2 EL	SCHLAGSAHNE, aromatisiert mit Zimtblüten-Pulver

ZUBEREITUNG:

Den ungeschälten Bio-Apfel in dünne Scheiben schneiden, sofort mit Zitronensaft und Kirschwasser benetzen. Die Walnüsse untermengen, in die Sahne die selbst gemahlenen Zimtblüten (es reichen 3 Blüten) geben, steif schlagen und das Dessert damit krönen.

FF: Die Polyphenole des Apfels, die Mineralien der Walnuss, die Blutzucker verzögernde Wirkung des Kischwassers – so wird ein Dessert nicht zu einer abschließenden Kalorienbombe.

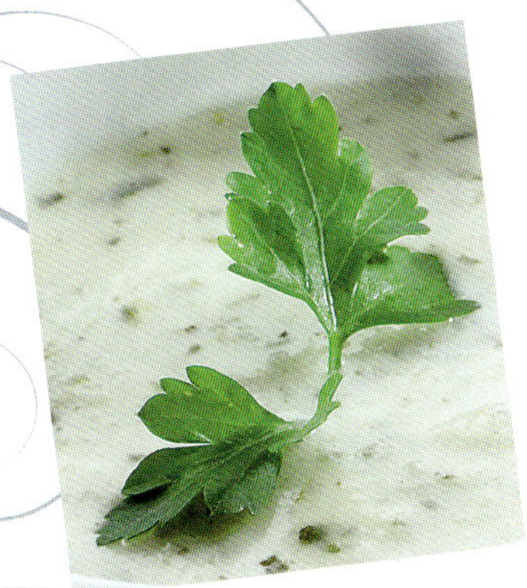

Wintermenü: 4. Gang

Back-Teufel

LOTTE

Prinzipiell bevorzuge ich einheimische Ware. Aber wegen seines hohen Vitalgehaltes darf es auch ab und an ein Meeresfisch sein, etwa ein im „Laien-Vakuum" bei 80 Grad im Backofen schonend gegarter See-Teufel, der auch Lotte heißt.

ZUTATEN:

1	ORDENTLICHES STÜCK FRISCHER SEETEUFEL
1 Bund	PETERSILIE
	ZITRONENSCHEIBEN (BIO-WARE!)
	FRISCHE INGWERSCHEIBEN
½ EL	FRISCHE MEERRETTICHSTIFTE
	GROBES SALZ
	FRISCH GESTOSSENER SCHWARZER PFEFFER

ZUBEREITUNG:

Den Fisch salzen, pfeffern und mit Zitronenscheiben, mit dem Ingwer belegen und den Merrettich darüber raspeln. Dann im Bräter rund einen Zentimeter stilles Mineralwasser angießen, plus rund einen weiteren, maximal halben Zentimeter Olivenöl angießen. Anschließend Lauchringe, Petersilienwurzelstücke, Karottenstücke in die Flüssigkeit legen. Nun über den Bräter Klarsichtsfolie spannen und festziehen. So wird eine Art Vakuum erzeugt, was der Koch Klaus Neidhart „Laien-Vakuum" nennt.

Nun den Fisch in den auf 80 Grad vorgeheizten Backofen geben und rund 30 Minuten (je nach Größe) schonend garen. Der Fisch ist gar, wenn er noch saftig ist und leicht vom Knorpel geht. Durch die Folie bleiben ähnlich wie in einem Römertopf die Aromen erhalten – und „verduften" nicht in die Küche.

Den Fisch anrichten, mit klein gehackter Petersilie bestreuen und die Sauce leicht salzen, pfeffern und mit dem Mixer aufschlagen, was die Köche emulgieren nennen. So haben Sie eine wunderbare Fischsauce.

Wintermenü: 5. Gang

Weinseelig

ROTKOHL

Etwas weniger „kohlig" kommt der Winterklassiker in dieser Version daher.

ZUTATEN:

1 kleiner	ROTKOHL
1 kleine	SCHALOTTE, klein schneiden
½	APFEL
1 kleine	KAROTTE
1 Zweig	THYMIAN
½	LORBEERBLATT
1 TL	APFELBALSAMICO
1 EL	OLIVENÖL
	SALZ, PFEFFER

ZUBEREITUNG:

Die Schalotte im Olivenöl andünsten. Den Rotkohl hineinraspeln, mitdünsten, dann den Apfel hineinraspeln. Vielleicht ein wenig Wasser angießen, den Apfel hineinraspeln, die Thymian-Blättchen, das Lorbeerblatt, den Apfelbalsamico dazugeben, salzen, pfeffern. So nach rund 20 Minuten müsste der Rotkohl bissfest sein.

FF: Welch edle Verwandtschaft: Im roten Kohl findet sich das gleiche Anthocyan, das auch im Rotwein dafür sorgt, dass der Cholesterinspiegel, das Infarktrisiko sinkt und dass Entzündungen eingedämmt werden. Antientzündlich wirkt auch der Thymian.

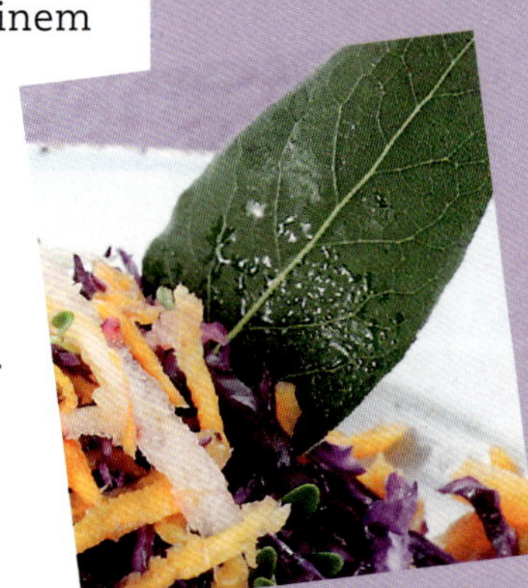

Da bleibt nur noch eines, um die Effekte zu optimieren: ein Glas Rotwein!

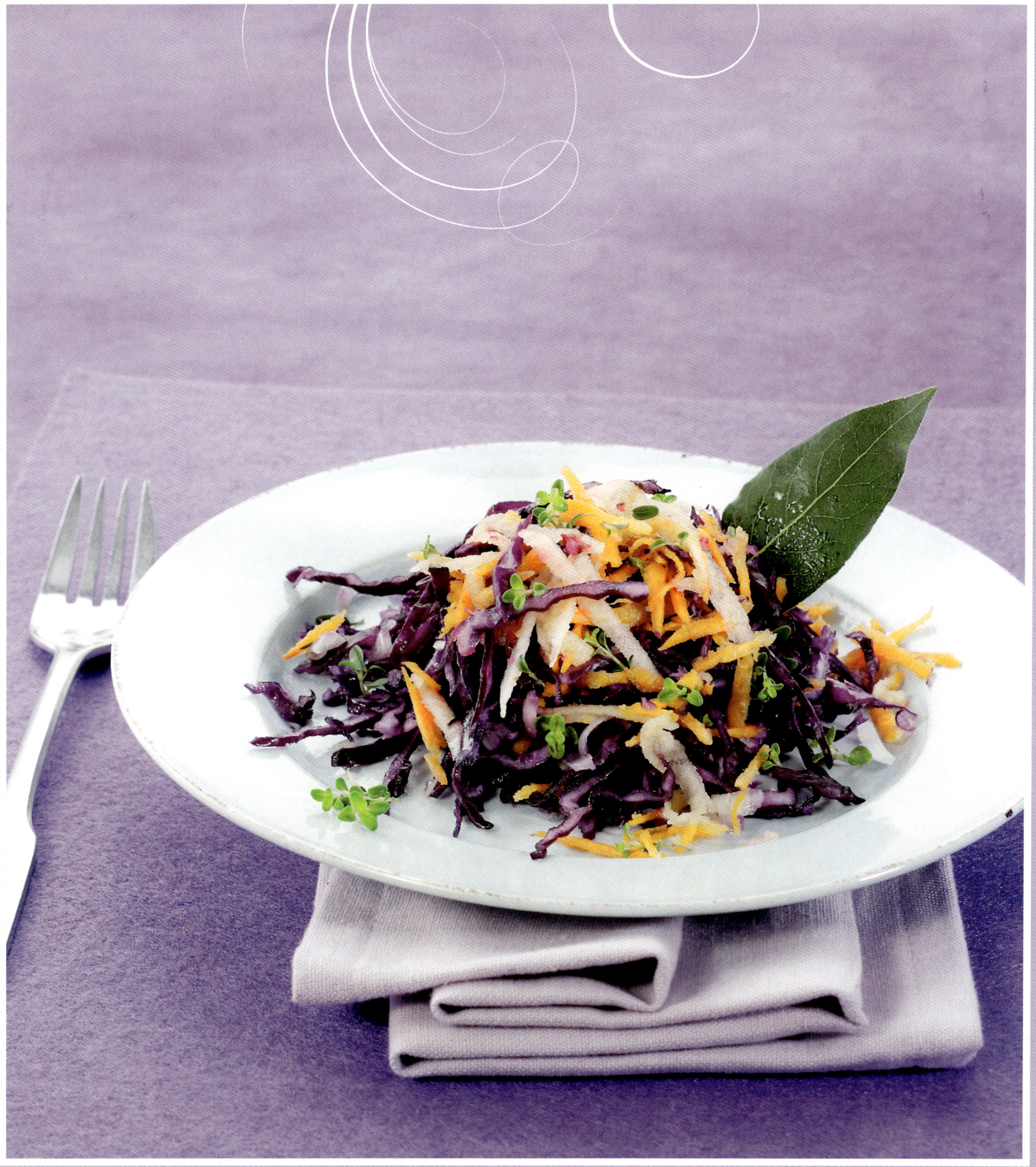

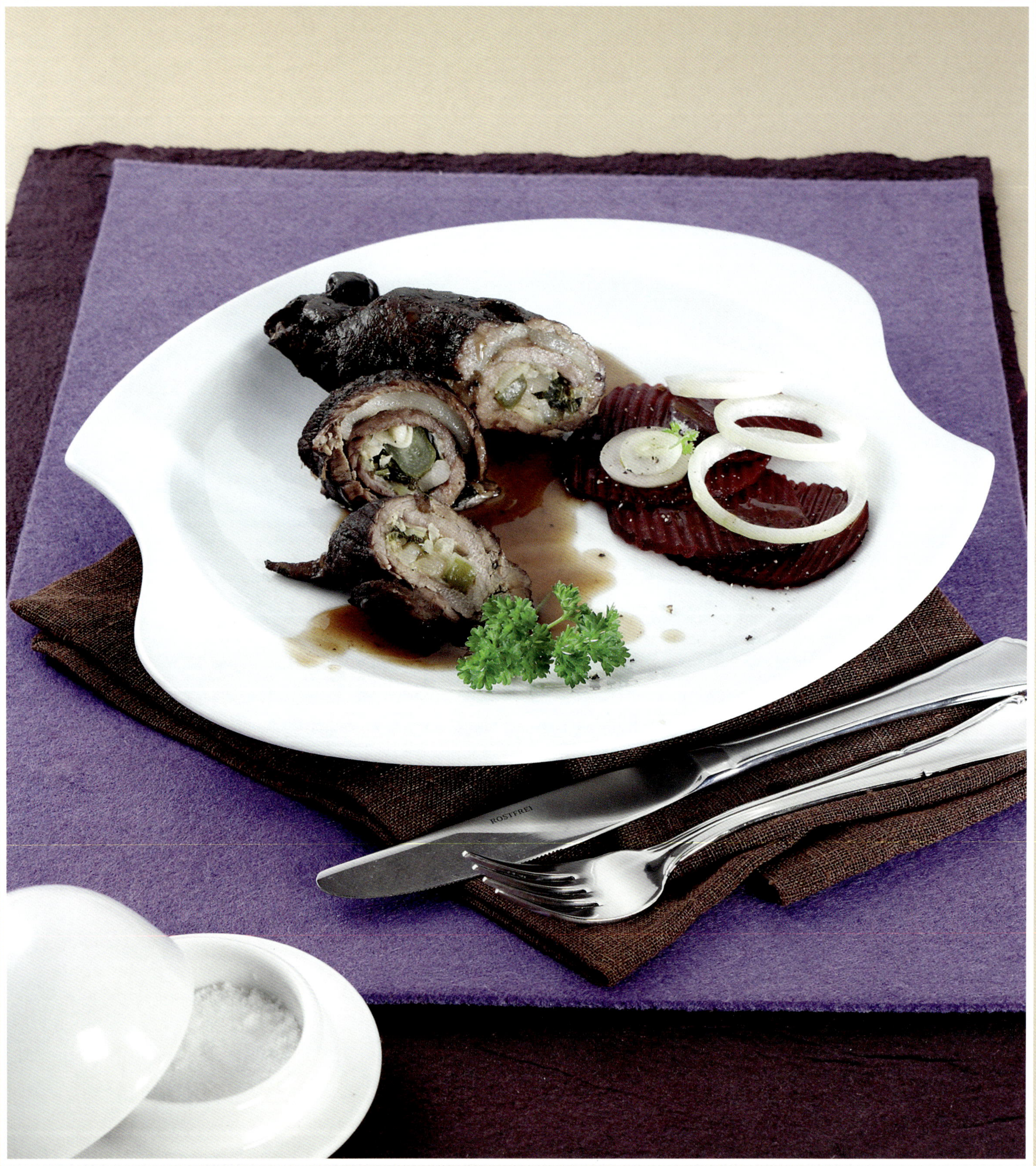
ROSTFREI

Wintermenü: 6. Gang

Mutterwitz

ROULADEN

Da kann nichts anbrennen, wenn Sie die Rouladen machen, wie sie mein Bruder Dieter jedesmal perfekt kocht. Das Wichtigste: Lassen Sie sich, dem Fleisch Zeit. Der Witz des Gerichts ist übrigens die Gewürzgurke, eine Rezeptidee, die noch von unserer Mutter stammt, die eine sehr gute Köchin war.

ZUTATEN:

2	RINDSROULADEN zu je rund 150 Gramm aus der Oberschale
2 Scheiben	GRÜNER SPECK
	LÖWENSENF
1 kleine	ZWIEBEL
2	KNOBLAUCHZEHEN
1 Bund	KRAUSE PETERSILIE
1	GEWÜRZGURKE
	SALZ, PFEFFER
	ETWAS WURZELGEMÜSE wie Sellerie, Karotte, Petersilienwurzel

ZUBEREITUNG:

Die Rouladen mit dem Senf bestreichen. Darauf kommen, jeweils fein gehackt: Zwiebeln, Knoblauch, Petersilie. Salzen, pfeffern. Je eine Scheibe grünen Speck darüber legen, die klein gehackte Gewürzgurke darauf verteilen. Alles zusammenrollen, fixieren. In einer Kasserolle von allen Seiten anbraten, etwas Rotwein angießen, das grob geschnittene Wurzelgemüse dazugeben. Im auf 180 Grad vorgeheizten Ofen eine Stunde garen, den Ofen auf 100 Grad herunterschalten und noch einmal eine halbe Stunde braten. Am Schluss noch 5 Minuten im Ofen ohne eingeschaltete Hitze ziehen lassen.

FF: Fleisch kommt ja nicht so häufig vor bei den „Schönkost"-Rezepten. Aber in der Form ist es ein Hochgenuss – und ein Vitalfeuerwerk: Gerade in der Oberschale ist besonders viel schön machendes Eisen, Haut pflegendes Zink. Stark ist auch die Aminosäure Arginin, welche den Stress mildert, die Muskeln aufbaut und das dick machende Insulin zügelt. Senf, Zwiebeln, Knoblauch und Petersilie helfen, das Fleisch besser zu verdauen.

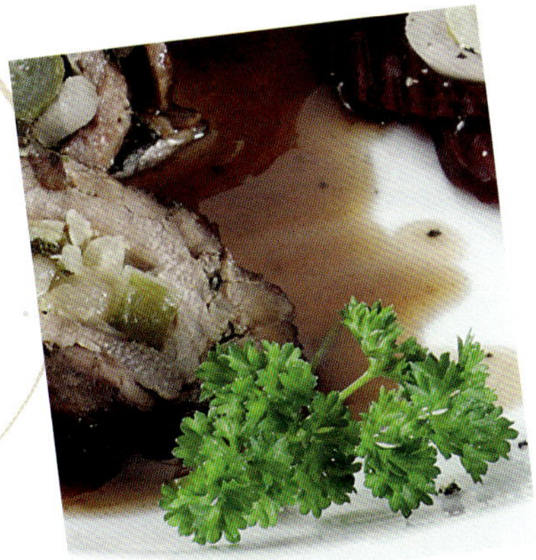

Weitere Winter-Rezepte

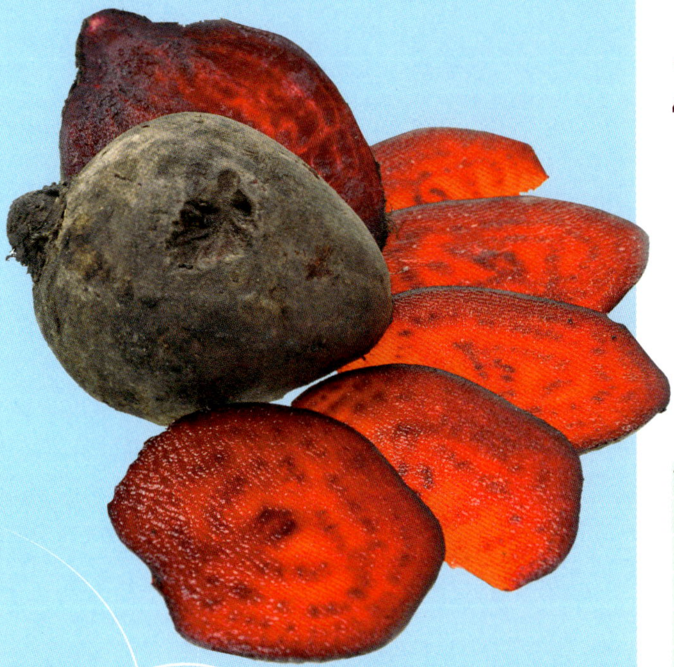

Zahmer Zucker

ROTE BETE,
SCHWARZER RETTICH

Rot-schwarz: die perfekte Winter-Koalition – wenigstens auf Gemüseebene.

ZUTATEN:

1 mittelgr.	ROTE BETE
1 kleiner	SCHWARZER RETTICH
½	MILDER, KLEINER APFEL
½ Bund	PETERSILIE
1 Spritzer	ZITRONE
1 TL	APFELBALSAMICO
1 EL	OLIVENÖL
	MEERSALZ, SCHWARZER PFEFFER

ZUBEREITUNG:

Bete, Rettich, Apfel raspeln. Petersilie hacken. Aus den übrigen Zutaten eine Marinade rühren, alles miteinander vermengen – und 15 Minuten durchziehen lassen.

FF: Die Rote Bete ist mit der Zuckerrübe verwandt. Gekocht verwandelt sie sich in eine dick machende Zuckergranate. Geraspelt bleibt sie zahm – und bewahrt auch noch die gute Laune machende Folsäure, die Hitze auf den Tod hasst. Die Glucosinolate des Rettichs „heizen" mit ihrem Schwefel den Bakterien im Hals ein. Den restlichen Grippeerregern gehen die C-Vitamine aus Apfel und Rettich an den Kragen.

Dopplereffekt

TOPINAMBUR-PÜREE MIT TOPINAMBURSCHNAPS

Sie mögen keinen Topinambur? Nach diesem Gericht, wo der Schnaps noch einen doppelten Kick gibt, werden Sie süchtig nach der geheimnisvollen Knolle.

ZUTATEN:

250 g	TOPINAMBUR
3 dl	WASSER
1	SCHNAPSGLAS TOPINAMBURSCHNAPS
1 EL	BUTTER
1	PAAR SCHEIBEN WEISSER TRÜFFEL (nur, wenn Sie den Suchtfaktor erhöhen wollen)

ZUBEREITUNG:

Gewürfelte Topinambure rund 10 Minuten im Salzwasser sieden, mit der Butter, dem Schnaps pürieren, leicht pfeffern – und vielleicht noch die Trüffel drüber hobeln.

FF: Die Kohlenhydrate des Topinamburs gehen eh schon schonend mit dem dick machenden Blutzucker um. Der Schnaps sorgt doppelt dafür, dass die Kohlenhydrate noch langsamer in den Kreislauf eingespeist werden.

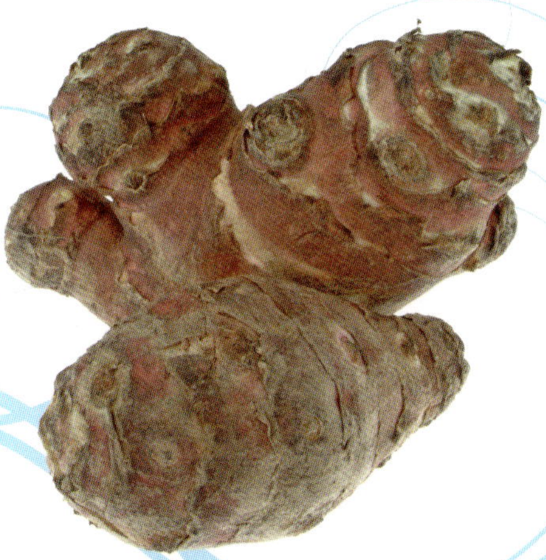

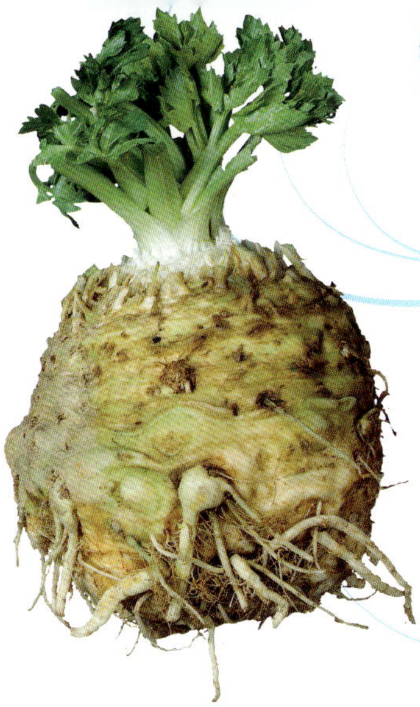

Nuss zu „Nuss"

SELLERIESALAT

Nussig schmeckt der Sellerie – akzentuiert wird dieser Geschmack durch die Walnüsse.

ZUTATEN:

1 kleiner(!)	SELLERIE
1 Drittel	EINER PETERSILIENWURZEL
½	SÄUERLICHER APFEL
5	FRISCH GEKNACKTE WALNÜSSE
½ Bund	PETERSILIE
1 Spritzer	ZITRONENSAFT
1 TL	APFELESSIG (vielleicht noch ein wenig Apfelbalsamico)
1 EL	RAPSÖL (vielleicht noch ein wenig Walnussöl)

ZUBEREITUNG:

Sellerie, Petersilienwurzel, Apfel, Nüsse in millimetergroße Stückchen schneiden (ist richtig Arbeit, fast schon eine natürliche Schlankmethode). Jetzt noch die Petersilie hacken, aus dem Rest eine Marinade rühren. Alles mengen, einige Minuten ziehen lassen.

FF: Sexualhormone stecken im Sellerie. Auch die Petersilienwurzel hat aphrodisische Qualitäten. Eine kleine Prise Frühlingsgefühle mitten im Winter.

Sir Kraut

SAUERKRAUT IM TEIGBLATT

Als „Krauts" beschimpfen uns die Engländer – und wir ducken uns auch noch entschuldigend weg, anstatt stolz auf unser Vitalgemüse zu sein. Mit besonders stolz geschwellter Brust können wir das Sauerkraut genießen, wenn es einer der besten deutschen Naturköche in dieser Version in den Adelsstand erhebt.

Thomas Thielemann vom „Schweinsbräu" in Glonn bei München hat dieses Rezept einmal für mich entwickelt, weil ich zeigen wollte, wie toll unsere klassischen Lebens-Mittel schmecken können. Eine Reise wert ist das „Schweinsbräu", weil dort beste ökologische Produkte perfekt zubereitet werden. Wer sonst kein oder kaum Schweinefleisch isst (wie etwa ich), ist dort perfekt aufgehoben. Denn das wundervoll lichte Gasthaus gehört zu den Hermannsdorfer Landwerkstätten, die selbst Schweine züchten. Ganz besonders spannend sind die frei laufenden Schweine, die ihr Futter selbst suchen müssen. Ich habe das Fleisch probiert – ein Hochgenuss!

Gasthaus „Schweinsbräu", Hermannsdorf 7, 85 625 Glonn, 08093/90 94 45. Montag, Dienstag ist zu.

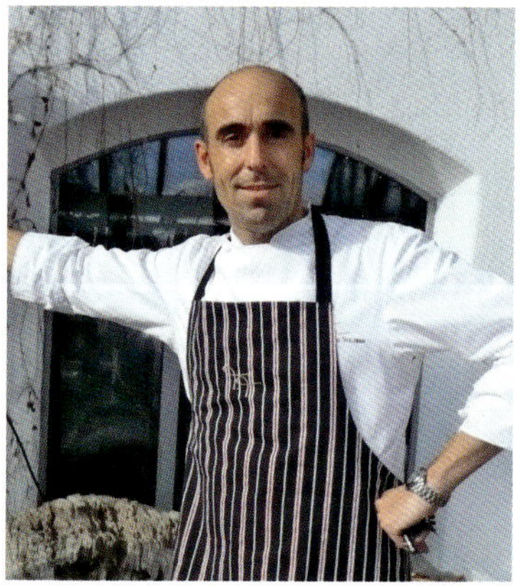

Heimatkoch der Spitzenklasse: Thomas Thielemann

ZUTATEN:

150 g	FRISCHES SAUERKRAUT
1 kleine	ZWIEBEL
1	KNOBLAUCHZEHE
	SALZ, PFEFFER
1	ROSMARINZWEIG
1 kl. Bund	PETERSILIE
2	FRÜHLINGSROLLEN-BLÄTTER
	OLIVENÖL
1 dl	NATURTRÜBER APFELSAFT
1 kleiner	COX-ORANGE-APFEL

ZUBEREITUNG:

In einem Pfännchen die gehackte Zwiebel, den gehackten Knoblauch im Olivenöl andünsten, das grob geschnittene Sauerkraut dazugeben. Mit Salz, Pfeffer würzen und rund 10 Minuten mit Deckel bei milder Hitze ziehen lassen. Rosmarinnadeln und Petersilie fein hacken, unter das Kraut geben. Abkühlen lassen.
Teigblätter ausbreiten, mit dem Sauerkraut in der Mitte füllen und zu einem Päckchen einschlagen. Mit Olivenöl leicht bepinseln und im vorgeheizten Ofen bei 220 Grad rund 10 Minuten knusprig braten. Währenddessen den Apfelsaft in einem Pfännchen auf die Hälfte reduzieren, mit dem Schneebesen Olivenöl einrühren und zum Schluss den ungeschälten, gewürfelten Apfel einschwenken. Die Krautpäckchen diagonal aufschneiden und mit der Sauce servieren. Mit Rosmarin garnieren – und die Engländer mit ihrem grauenhaften Fish and Chips bedauern.

FF: Ballaststoffe in ihrer schönsten Form bietet das Sauerkraut. Dazu das sonst in pflanzlicher Nahrung seltene Vitamin B12, das blutbildend und nervenstärkend wirkt. Ideal ist die Kombination mit dem appetitanregenden Rosmarin und den vitalisierenden Vitaminen und Spurenelementen des Apfels.

„Nüssle"

FELDSALAT

Kompakt wie eine Nuss ist in meiner badischen Heimat der Feldsalat. Deshalb heißt er „Nüssle". So wird er klassisch angemacht.

ZUTATEN:

150 g	FELDSALAT, je kleiner, je besser
1 kleine	ZWIEBEL
1 Bund	GLATTE PETERSILIE
2 cm	LÖWENSENF
1 EL	APFELESSIG
2 EL	OLIVENÖL
1 Spritzer	ZITRONE
	MEERSALZ, SCHWARZER PFEFFER
2	REIBESCHÜBE FRISCHER MEERRETTICH

ZUBEREITUNG:

Zwiebel klein hacken, Petersilie klein schneiden. Aus den übrigen Zutaten (außer dem Meerrettich) eine Marinade herstellen, den gewaschenen, abgetropften Salat dazugeben. Zum Schluss den frischen Meerrettich mit zwei kräftigen Schüben auf der Reibe über den Salat geben. Dann alles mischen, sofort essen.

FF: Der Salat steckt voller Vitamin C, voll schönmachendem Eisen – wie auch die Petersilie. Ergänzt um das Vitamin C, die durchputzenden Senföle des Meerrettichs, den Bakterien abwehrenden Senf, ist der Salat der schönste Grippeschutz.

Aber das Schönste: Dieser Kraft-Salat schmeckt auch ganz ausgezeichnet! Ich weiß natürlich, dass es vor wenigen Seiten bereits ein Rezept mit Feldsalat gab. Aber es kann gar nicht genug für die klassischen Heimat-Gerichte geworben werden.

Seelenschmeichler

WINTER-TEE

Etwas die Seele, die Sinne, den trägen Darm Anregendes braucht es im Winter. Wie wäre es mit dieser Mischung: ein Zweig vom winterharten Rosmarin, ein kleiner Zweig vom Salbei, einige Lavendelnadeln dazu, ein halbes Lorbeerblatt, einige Scheiben Ingwer. Alles mit heißem Wasser aufgießen, 10 Minuten ziehen lassen. Die Intensität des Duftes, der Wirkung lässt sich steigern, wenn Sie einen Teil der Kräuter vor dem Aufbrühen klein hacken.

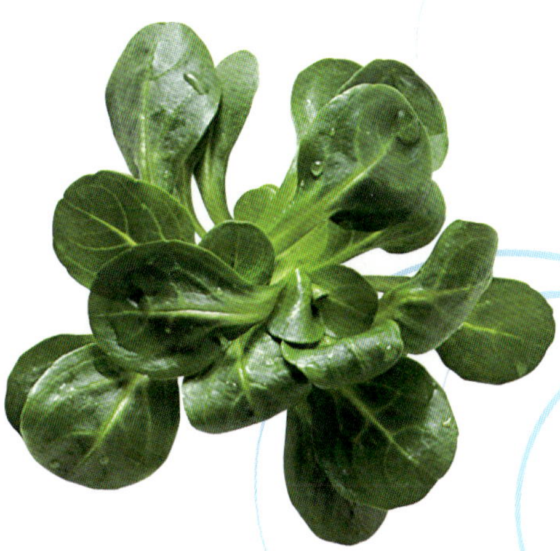

Knollen-Potenz

KARTOFFELSAFT

Das trinke ich, wenn ich eine heiter wirkende Kraft tanken will, die stundenlang trägt. Manche sagen, die Kartoffel sei giftig. Das stimmt bedingt: Wenn bei dem Nachtschattengewächs zu viele grüne Stellen sind, enthalten die das leicht giftige Solanin.

ZUTATEN:

1	MITTELGROSSE, GEREIFTE, UNGESCHÄLTE (!) KARTOFFEL (ohne grüne Stellen)
1 Bund	KRAUSE PETERSILIE
½	ZWIEBEL, NUR GROB GESCHÄLT
2 Tassen	STILLES MINERALWASSER
1 TL	ZITRONENSAFT
½ TL	BALSAMICO
1 Spritzer	OLIVENÖL
½ TL	MEERSALZ
3	STARKE UMDREHUNGEN MIT DER PFEFFERMÜHLE

ZUBEREITUNG:

Kartoffel, Zwiebel grob würfeln, Petersilie grob klein schneiden. Alles in den Mixer, pürieren – komplett trinken, also bloß nicht durchsieben. Das wäre die wenig wirkende „Warumduscher"-Version.

FF: Die Kartoffel ist stark alkalisch, entsäuert also den Körper. Außerdem wird auf diese Weise das wertvolle Vitamin C geschont. Die Petersilie prunkt mit Vitamin C und Knochen stärkendem Kalzium.
Vorsicht: Das ist kein Getränk für den Abend – außer Sie haben noch Großes vor. Ich trinke es als Essensersatz am frühen Nachmittag.

Best of Eiweiß

KRABBENSALAT

Eine Traumkombination: Die eiweißstrotzenden Krabben treffen auf die Algen, die mit ihrem kompletten Angebot an Aminosäuren, den Eiweißbaustoffen Vitalität pur sind.

ZUTATEN:

200 g	KRABBEN
50 g	FRISCHE! GRÜNE ALGEN
1 kleiner,	WENIG SÄUERLICHER APFEL
4	FRISCH GEKNACKTE WALNÜSSE
1 Bund	GLATTE PETERSILIE
1 Spritzer	ZITRONE
1 TL	APFELBALSAMICO, plus ein Spritzer Apfelessig
1 TL	OLIVENÖL
1	KRÄFTIGER DREH AUS DER MÜHLE MIT SCHWARZEM PFEFFER
1	KRÄFTIGER SCHUB MEERRETTICH ÜBER DIE REIBE
1 Hauch	MEERSALZ (die Algen sind schon salzig)

ZUBEREITUNG:

Einfacher geht´s nicht: lediglich den Apfel würfeln, die Algen grob hacken, die Petersilie klein schneiden – alles mengen und essen.

FF: Wer diesen Salat gegessen hat, braucht sich einige Tage keine Sorgen mehr um seine Eiweißversorgung zu machen. Dazu ein ganzes Bouquet an Vitaminen, etwa fettabbauendes B2. Dann jede Menge Mineralien, vor allem das sonst seltene Jod, dessen Mangel dick macht. Plus angenehm aufnehmbare ungesättigte Freund-Fette, die der Körper für seine Zellen braucht.
Vorsicht: Dieser Salat besitzt ein hohes Suchtpotential!

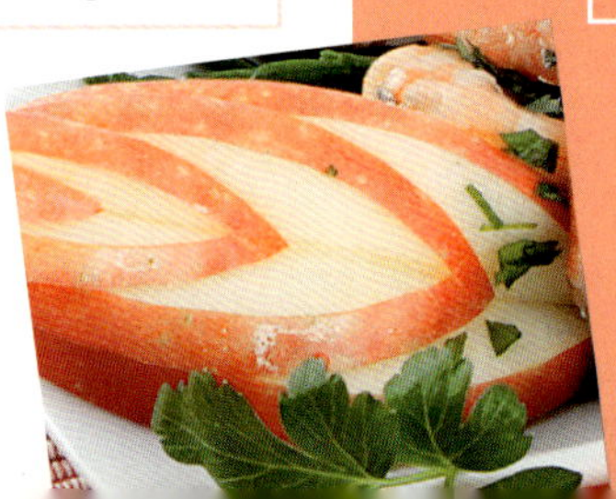

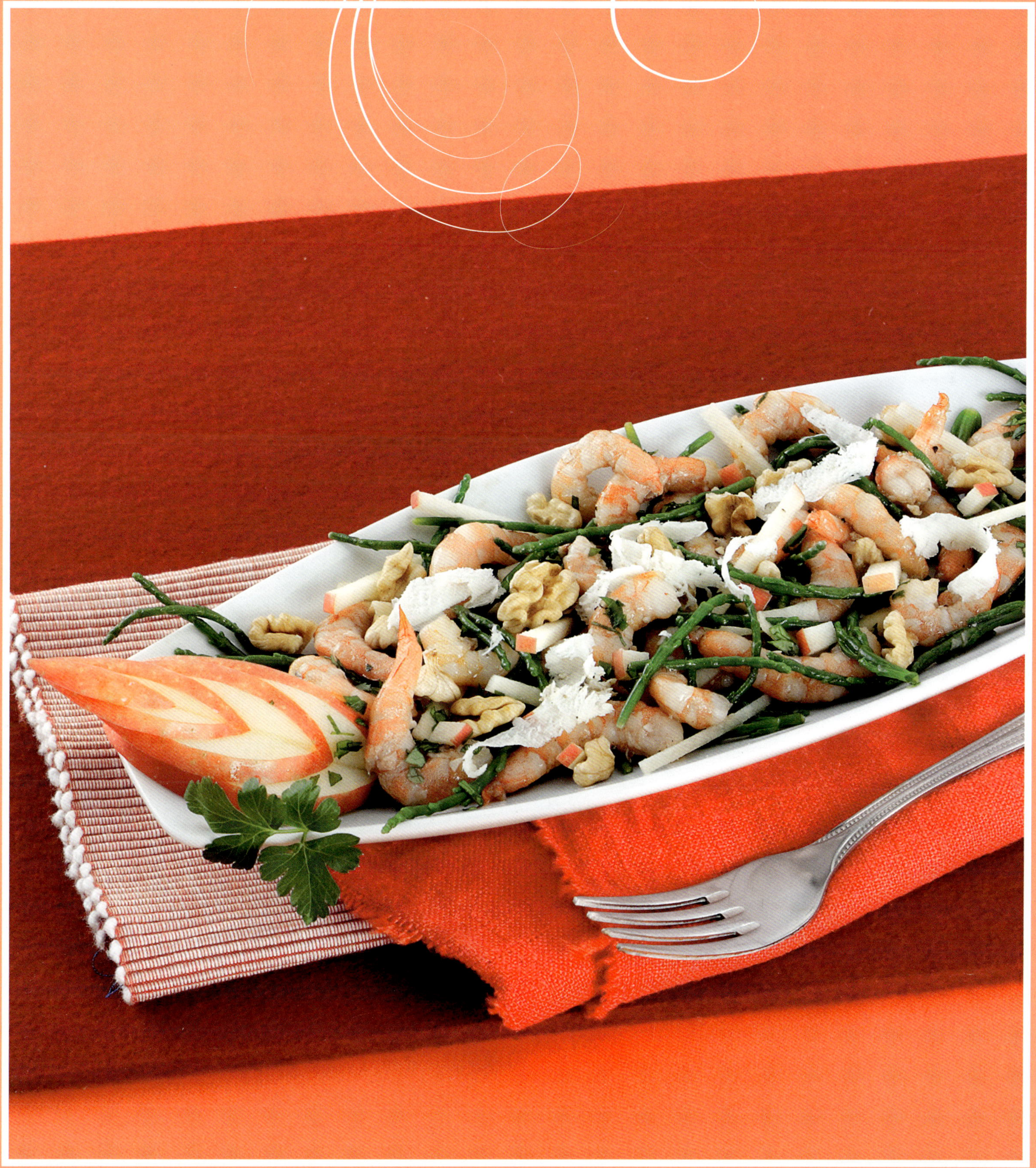

RAIMAR PILZ: DÜFTE DER VERFÜHRUNG

„On toujour retourne à la premier arome“. Eine kleine Abwandlung des berühmten Satzes von Marcel Proust, der seinen Helden immer wieder zu seiner ersten Liebe (amour) zurückkehren ließ. Raimar Pilz kehrt immer zu seinem prägenden Duft-(arome-)Erlebnis zurück. Kehrt immer wieder in das Forsthaus seiner Oma zurück, wo er als Kind den Geruch des Waldes, den Duft der Wiesen aufgesogen hat.

Im Sommer inszeniert er auf der Terrasse seiner „Fuchshöhle“ im schönen Bad Säckingen bei Basel eine Duftgalerie mit blühenden Pflanzen – und auf den Tellern balanciert er subtile Aromen ausgefallener Pflanzen, die er teilweise aus seinem eigenen Garten beim gegenüberliegenden Münster holt. Besonders gut: Die Grundlage der Küche sind Produkte der Gegend, das kräftige Fleisch aus dem nahen Schwarzwald, die Gemüse von erstklassigen Erzeugern.

Eine Reise wert ist die „Fuchshöhle“ mit ihren bemalten Wänden voller lebensfroher Essens- und Trinkersprüche. Dort serviert unter der Leitung der Lebensgefährtin Annett Ronneberger ein liebenswerter Service die phantasievollen Kreationen – und schenkt dazu bezahlbare trockene Weine der besten Winzer des nahen Markgräflerlandes aus.

Riesig gefreut habe ich mich, dass Raimar Pilz spontan zugesagt hat, ein spezielles „Schönkost“-Menü zu entwickeln, das sich um den verführerischen Duft der Vanille dreht, einer der Stoffe von „Natürlich schöner lieben“. Während die meisten „Schönkost“-Rezepte relativ leicht zuzubereiten sind, empfehle ich dieses Menü nur den versierten Köchen unter meinen Lesern. Aber bevor Sie verzweifeln, empfehle ich Ihnen eines: einen Besuch in Bad Säckingen, wo Sie die ganze Raffinesse der Küchenkunst von Raimar Pilz genießen können.

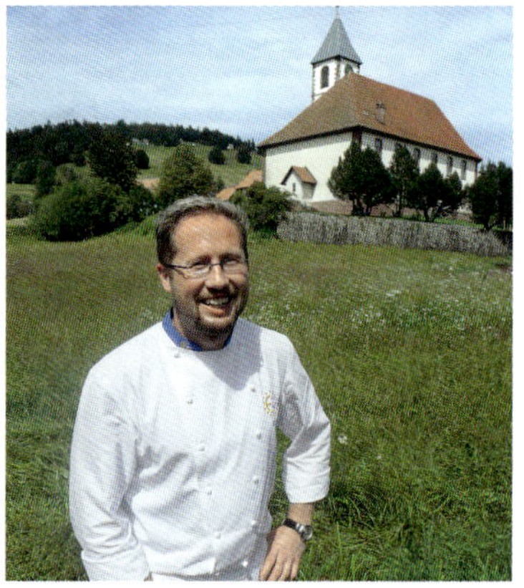

„Göttlich“ inspiriert: Raimar Pilz

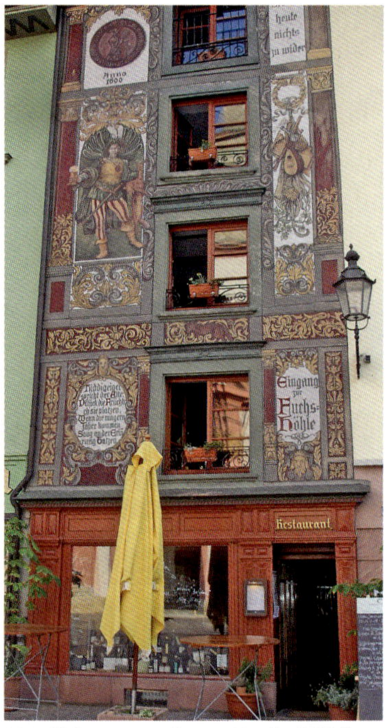

Traditionsgasthaus Fuchshöhle

Restaurant „Fuchshöhle“, Rheinbrückenstraße 7, 79 713 Bad Säckingen, 07761/933 37 67. Sonntag und Montag ist geschlossen.

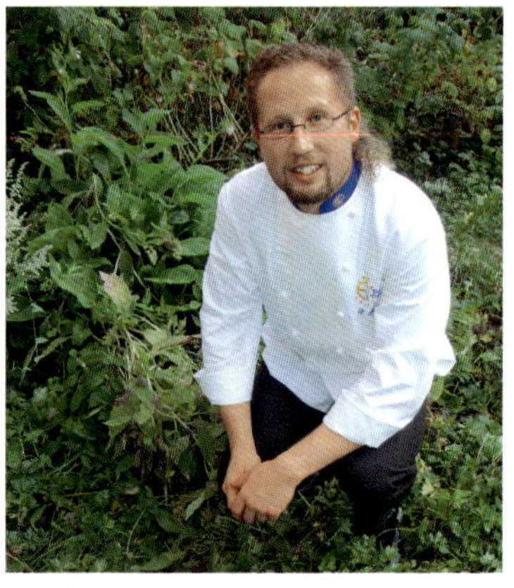

Koch mit eigenem Kräutergarten

Raimar Pilz Vanillemenü: 1. Gang

Aphrodite küsst Vanille Vergessen Sie für einen großen Genuss-Moment lang einmal vieles von dem, was Sie in „Schönkost" gelesen haben. Bei diesem Menü von Raimar Pilz wird aus vollem Herzen geschlemmt. Aber nachdem Sie so viel über Gesundheit gehört haben, ist es nur recht und billig, dass jetzt das pure Schlemmen an der Reihe ist – und die Liebesgöttin Aphrodite das Szepter führt.

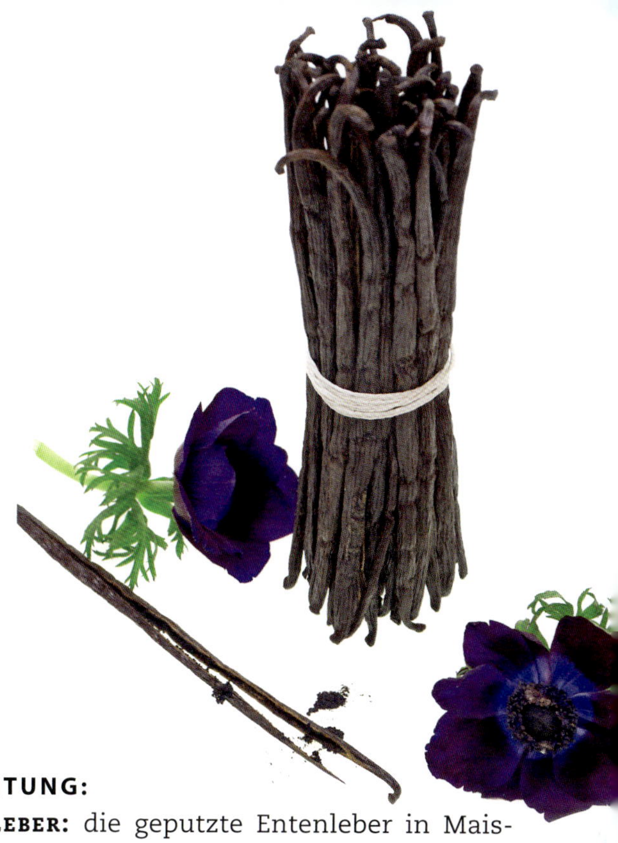

Traum-Insel

KARAMELLISIERTE ENTENLEBER MIT MADAGASKAR-VANILLE

Ursprünglich stammt die Vanille aus Madagaskar. Inzwischen wird sie aber in vielen Ländern angebaut.

ZUTATEN ENTENLEBER:

150 g	ENTENLEBER
1 g	SALZ
1 Spritzer	CALVADOS
10 g	BUTTER
10 g	ROHRZUCKER, NICHT RAFFINIERT (am besten Muscavadozucker mit hohem Melasseanteil)
1	VANILLESCHOTE PLANIFOLIA MADAGASCAR
1 Zweig	FRISCHER KERBEL
1 Zweig	ROSMARIN UND 1 ZWEIG FRANZÖSISCHER ESTRAGON

ZUTATEN APFELBRUNOISE:

1	ROTE STERNRENETTE (ALTE APFELSORTE) ODER EIN ANDERER SÄUERLICHER APFEL
50 ml	WEISSWEIN
1	STERNANIS
1	KLEINES STÜCK ZIMT
1	WENIG ANGERÜHRTE KARTOFFELSTÄRKE

FERTIGSTELLUNG

2 Scheiben	FRÜCHTEBROT VOM BÄCKER DES VERTRAUENS

ZUBEREITUNG:

ENTENLEBER: die geputzte Entenleber in Maisstärke wälzen und in einer beschichteten Pfanne von allen Seiten kurz in wenig Öl anbraten. Herausnehmen und auf Küchenkrepp abtropfen. Die Pfanne ausspülen und den Rohrzucker kurz zergehen lassen, dass er schön karamellisiert. Mit dem Calvados ablöschen und mit der Butter glattrühren und die Vanilleschote und 2 Blätter Estragon hinzugeben. In der Karamellmasse die Leber kurz ziehen lassen. Sie sollte ganz langsam rosa garen.

APFELBRUNOISE: eine rote Sternrenette schälen und in feine Würfel schneiden (nichts anderes heißt Brunoise). Den Weißwein mit den Gewürzen aufkochen und kurz ziehen lassen. Die 2. Hälfte fein reiben, in den Weißwein geben und mit angerührter Kartoffelstärke leicht binden und die Apfelbrunoise unterheben. Kalt stellen.

FERTIGSTELLUNG: Früchtebrot in dünne Scheiben schneiden und mit der Apfelbrunoise belegen, darauf die karamellisierte Entenleber geben und mit den frischen Kräutern belegen.
Ausgekratzte Vanilleschote in feine lange Streifen schneiden und kurz frittieren und als Garnitur zum Knabbern dazu legen.

Madagaskar-Vanille ist eher schlank und schmal, hat nicht ein so fleischig ausgeprägtes Fruchtfleisch und ist für eine Vanille relativ dezent.

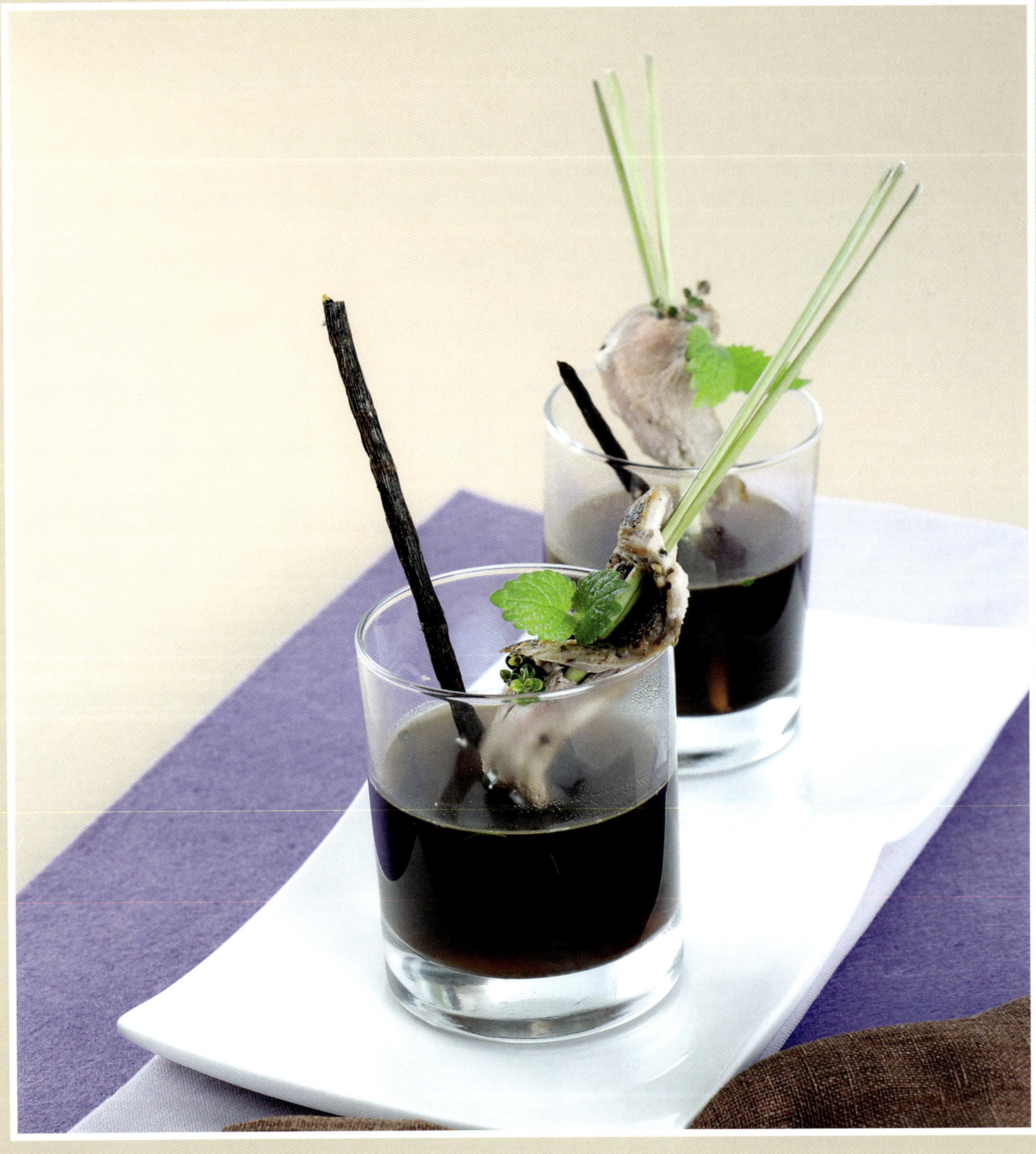

Raimar Pilz Vanillemenü: 2. Gang

Aroma-Spieß

REBHUHNESSENZ, ZITRONENKRÄUTER UND MEXIKANISCHE VANILLESCHOTEN

Auch gegen die Aroma-Bataillone der Zitronendüfte setzt die Vanille ein klares Gegengewicht – und das sogar ganz locker in einer elegant-milden Variante.

ZUTATEN:

0,5 Liter	GEFLÜGELBRÜHE
0,1 Liter	KALBSFOND
1	REBHUHN, ca. 300 Gramm ausgelöst in Brüste und Keulen, die Keulen im Fleischwolf grob wolfen
200 g	GEMÜSEWÜRFEL VON LAUCH, KAROTTEN UND SELLERIE
1 Zweig	ZITRONENVERVEINE
1 Zweig	ZITRONENTHYMIAN
1 Stück	ZITRONENGRAS
2 Blätter	ZITRONENMELISSE
2	LEICHT AUFGESCHLAGENE EIWEISS

ZUBEREITUNG:

REBHUHNESSENZ Die Brühe mit Kalbsjus, gewolftem Keulenfleisch, Gemüse und den Kräutern ansetzen und Eiweiß mit kräftigem Schlagen einrühren. Unter gelegentlichem vorsichtigem Durchrühren aufkochen lassen und mindestens eine Stunde ziehen lassen. Durch ein Tuch passieren und warm stellen. Mit dem ausgekratzten Vanillemark aromatisieren.

DIE BRÜSTE sanft anbraten und im Ofen in Alufolie langsam ruhen lassen. Aufschneiden und in die angerichtete Essenz legen.

FERTIGSTELLUNG Die Vanilleschote oben und unten anschneiden und mit einen Holzspieß (sollte länger als die Schote sein) durchstoßen und einen Strohhalm daraus basteln. In das Glas stellen. Die Essenz in die Gläser füllen, an einen Zweig Zitronenverveine oder Zitronengras und 2 Scheiben Rebhuhnbrust aufspießen und in die Suppe stellen.

Mexiko-Vanille von der Halbinsel Yucatan ist eher etwas spröde und trockener, hat kein fleischig ausgeprägtes Fruchtfleisch und ist feinaromatisch.

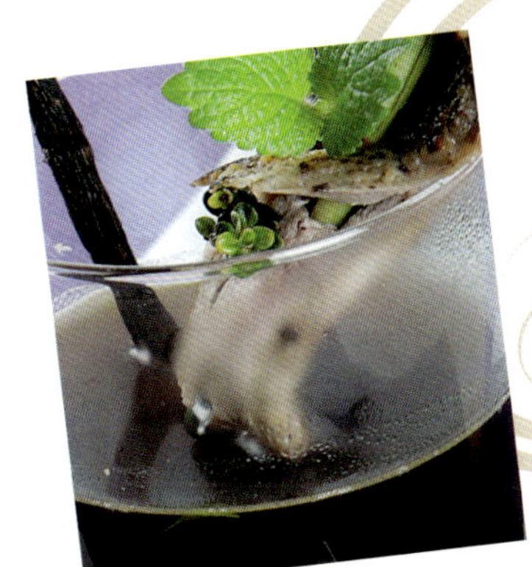

Raimar Pilz Vanillemenü: 3. Gang

Sweet Salt

SKREI MIT VANILLESALZ, GEBACKEN AUF KARTOFFEL-INGWERMOUSSELINE

Fisch mit Vanille zu aromatisieren – das kann sich nur ein absolut sicherer Koch erlauben.

ZUTATEN:

160 g	KABELJAU (SKREI)
	SALZ
	MEHL & KARTOFFELSTÄRKE CA. 2:1 GEMISCHT
	VANILLESALZ (etwa im Schuhbeck-Shop)
200 g	GESCHÄLTE KARTOFFELN
1 EL	OLIVENÖL
10 g	BUTTER
5 g	INGWER, frisch gerieben
1 Spritzer	HASELNUSSÖL
100 g	POSTELEIN (TOLLER WINTERSALAT)
	HASELNUSSÖL
	WEISSER TRAUBENESSIG

ZUBEREITUNG:

Das Skreifilet in Stücke von 80 Gramm schneiden, salzen und in Mehl und Kartoffelstärke ganz leicht mehlieren und gut abklopfen.
Skrei ist ein Winterkabeljau von den Lofoten, einer Inselgruppe bei Norwegen. Darf nur im Januar und Februar gefangen werden und besitzt ein sehr schönes festes Fleisch.

STAMPFKARTOFFELN Die Kartoffeln kochen und dann mit Butter und Olivenöl kurz stampfen. Mit Haselnussöl, geriebenem Ingwer und Salz abschmecken und warm stellen.

FERTIGSTELLUNG Den Skrei langsam auf der Haut in Traubenkernöl braten und auf dem Kartoffelmus anrichten. Das Vanillesalz auf dem Fisch zwischen den Fingern zerreiben. Den Postelein kurz mit Haselnussöl und Traubenessig marinieren und auf dem Teller verteilen.

Vanillesalz ist ein Fleur de sel aus Wales, welches mit dem Mark von Tahitivanilleschoten vermischt ist und so einen wunderbar salzig-duftenden Akzent zu Fischen setzt. Die Aromawolke auf dem heißen Fisch ist berauschend …

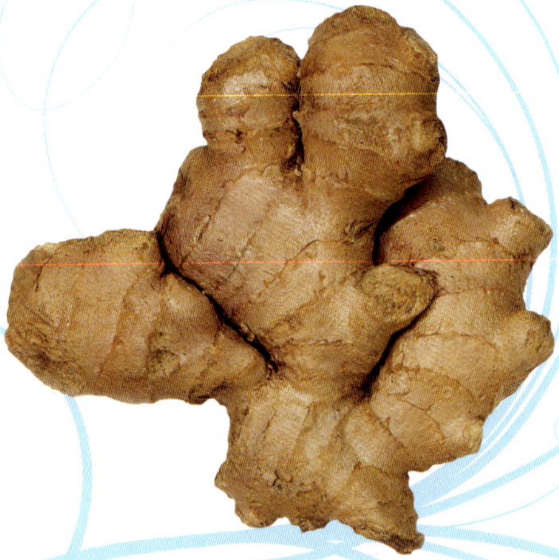

Raimar Pilz Vanillemenü: 4. Gang

Im Reich der Sinne

REHBOCKFILET IN TAHITI-VANILLE UND BITTERER SCHOKOLADE, POCHIERT MIT IN ASCHE GEBACKENEN SELLERIEKNOLLEN

ZUTATEN:

2	REHBOCKFILETS (auch Rücken ist sehr gut für diese Variante)
	SALZ
	PFEFFER
300 ml	REHFOND (die Filets müssen darin schwimmen können)
100 g	BITTERE SCHOKOLADE (mindestens 80 Prozent Kakaoanteil)
1 Schote	TAHITI-VANILLE
etwas	CHILI FRISCH
1	STERNANIS
	WACHOLDERBEEREN
1 kleinen	SELLERIE (Bioladen(!!) denn nur da gibt es kleine und keine „Kinderköpfe")
	HOLZASCHE VON UNBEHANDELTEM BUCHENHOLZ (also keine Zusätze wie etwa Anzündungsbeschleuniger) sauber verascht
	HALEN MÓN SEA SALT (Meersalz aus Wales, das über dem Rauch von 800jährigem Eichenholz aromatisiert wurde und das ein leicht süßliches Raucharoma hat)
	ROSMARIN FRISCH, THYMIAN FRISCH
100 ml	ROTER BANYULS (NATÜRLICHER SÜSSWEIN AUS DEM ROUSSILLION)
100 ml	TRAUBENSAFT
1 TL	MELASSEZUCKER
10 ml	TRAUBENESSIG
10	MINZEBLÄTTER
	ETWAS PFEILWURZELMEHL (Stärke aus den Wurzeln tropischer Pflanzen) zum Binden
	ROTE BEETE, frisch gekocht und in Stifte von ca. 5 cm mal 0,5 cm mal 0,5 cm geschnitten

Das hätte sich das Reh aus dem dunklen Schwarzwald nie träumen lassen, dass es einmal eine Melange mit exotischer Schokolade und Vanille eingeht. Und da ist dann auch noch der Sellerie, die im Verdacht steht, den männlichen Hormonen auf die Sprünge zu helfen.

ZUBEREITUNG:

REHBOCK Die Filets mit Salz, Pfeffer würzen und sanft von allen Seiten anbraten.

GEWÜRZSCHOKOLADE Den Rehfond mit dunkler Couvertüre (80 Prozent Kakaoanteil) erwärmen aber nicht kochen lassen (ca. 80 Grad Celsius). Mit Vanillemark und Schote, Sternanis, etwas Chilischote und Wacholder aromatisieren.

SELLERIE Die Sellerieknollen gut waschen und abtrocknen. Aluminiumfolie mit Rauchsalz und Holzasche großzügig bestreuen, Rosmarin und Thymian darauf verteilen und den Sellerie damit einschlagen und fest verschließen, bei ca. 180 Grad im Ofen je nach Größe mindestens eine Stunde garen. (Stichprobe ob weich wie bei Folienkartoffeln).

RANDEN (alter Name für Rote Bete) Den Banyuls mit Traubensaft, Zucker und Essig auf die Hälfte reduzieren und mit etwas Pfeilwurzelmehl binden. In dem warmen Sud die Minze ausziehen lassen und passieren. Die Rote Bete darin glasieren.

FERTIGSTELLUNG Die Rehfilets in der Schokolade nach gewünschter Garstufe langsam ziehen lassen. Die Sellerieknollen auspacken. Die Schale abschneiden und im Mixer fein pürieren. Auf dem Teller zu einer Nocke formen. Die Randen warm glasieren und verteilen. Das Rehfilet anschneiden und anrichten, von dem Schokoladensud etwas angießen.

Tahiti-Vanille ist die fleischigste und aromatischste Vanille. Sie ist sehr weich, geschmeidig und fettig glänzend. Hiervon braucht man nur wenig zum Aromatisieren, da sie betört und einen subtilen Geschmackspunkt setzt.

Raimar Pilz Vanillemenü: 5. Gang

Duftwolke

KALBSFILET MIT WILDEM BERGTHYMIAN, IN VANILLEÖL GEGART, AUF ARTISCHOCKEN UND BITTERORANGEN

Wieder amalgiert Raimar Pilz die Exotik der Tropen mit dem bodenständigen Bergthymian und dem heimischen Kalbsfilet.

ZUTATEN:

300 g	KALBSFILET, geputzt und in 2 gleiche Teile geschnitten
50 ml	VANILLEÖL
	BERGTHYMIAN, ROSMARIN
	SALZ , PFEFFER
6 kleine	ARTISCHOCKEN (POWERADEN) ODER 4 GROSSE EXEMPLARE
	ZITRONENSAFT
	KNOBLAUCH, MEERSALZ,
	OLIVENÖL ZUM BRATEN
200 g	KLEINE KRUMME KARTOFFEL, GEKOCHT
	TRAUBENÖL ZUM BRATEN
1	BITTERORANGE
0,1 Liter	WEISSWEIN
20 g	ZUCKER
3	SAFRANFÄDEN
	GROBER ZERDRÜCKTER SEZCHUANPFEFFER
	SAFT EINER LIMETTE

ZUBEREITUNG:

KALBSFILET Die Kalbsfiletstücke würzen und sanft anbraten. Mit Vanilleöl und Thymian in einen Kunststoffbeutel ohne Luft fest einpacken und mit meinem Verschlussclip wasserdicht verschließen. Ein Kochgefäß mit Wasser füllen und auf 80 Grad erhitzen und diese Temperatur mit Hilfe eines Thermometers kontrollieren und halten.

ARTISCHOCKEN von den äußeren Blättern mit einem scharfen Messer befreien und den Boden herausputzen, mit Zitronensaft einreiben, um ein Verfärben zu verhindern. In einer Pfanne in Olivenöl und etwas Knoblauch langsam rösten und garen. Sind die Artischocken zu groß, ist der Boden meist von Faserstoffen durchsetzt, hier empfiehlt sich ein vorheriges blanchieren.

BITTERORANGENSCHALEN in feine Streifen schneiden und kurz blanchieren. Dann in Zucker, Safran, Pfeffer, Weißwein konfieren und einkochen

FERTIGSTELLUNG Das wasserdicht eingewickelte Kalbsfilet im Wasser sanft pochieren (ca. 12–15 Minuten). Die angerösteten Artischocken mit Rosmarin, Thymian, grobem Meersalz würzen und auf dem Teller platzieren. Die Kalbsfilets nochmals nach dem Garen kurz und rasch in Butter und Kräutern von außen erhitzen und sofort anrichten. Die konfierten Orangenstreifen auf dem Fleisch anrichten.

Dazu einfach ein paar krosse La ratte-Kartoffeln oder ein paar Krumme Finger, Bamberger Hörnchen oder ähnliche Kartoffelsorten reichen.

Das Vanilleöl hat durch den langsamen und schonenden Garvorgang die Chance, das Fleisch komplett zu aromatisieren. Für das Vanilleöl wird Öl mit dem Mark der Vanille aromatisiert. Verwendet wird dieses Öl auch in Duftlampen.

Bergthymian wächst im Hotzenwald (das sind die Schwarzwaldberge oberhalb von Bad Säckingen, von wo Raimar Pilz viele seiner Produkte bezieht) und ist auf trockenen Magerwiesen ab 500 Meter Höhe eigentlich gut zu finden. Achtung, er ist sehr kleinwüchsig und nur geübte Sammler finden ihn. Sollte er nicht zu finden sein, ist Zitronen- oder Orangenthymian eine spannende Alternative.

Raimar Pilz Vanillemenü: 6. Gang

Frozen Dreams

GRANITÉ VOM GRÜNEN APFEL MIT VANILLE-OLIVENSUD

Das Schönste, was ein Apfel werden kann.

ZUTATEN:

3	GRÜNE ÄPFEL, gerieben. „Ich mag zwar keine Granny Smith, aber es ist Winter. Im Spätsommer sind wunderbare Kornäpfel oder Kläräpfel, die haben eine schöne bissige Säure, nicht die Alternative, sondern eindeutig die bessere Wahl." Da stimme ich Ihnen zu, lieber Raimar Pilz.
Saft	EINER LIMETTE
Schale	DER UNBEHANDELTEN LIMETTE, FEIN GERIEBEN
100 ml	ZUCKERLÖSUNG aus 100 g Zucker und 100 ml Wasser
50 ml	APFELSAFT NATURTRÜB
20 ml	KALT GEPRESSTES OLIVENÖL, nicht zu säurereich (lieber Ligurien als Griechenland)
1	VANILLESCHOTE
2g	SOJALECITHIN (AUS DER APOTHEKE)

ZUBEREITUNG:

GRANITÉ (eine Art Sorbet) Die grünen Äpfel reiben und mit Limettensaft und der Zuckerlösung in einer Metallschüssel einfrieren. Das Granitée immer wieder während des Frierens mit einem Schneebesen durchschlagen, um eine feine kristalline Struktur zu bekommen.

Am Ende sollte die Masse an festeren Sulzschnee, wie man ihn im Frühjahr an den Skiliften im Schwarzwald vorfindet, erinnern – nur viel schmackhafter und fruchtiger(!!!)

VANILLE-OLIVENSUD Apfelsaft, Olivenöl und Vanillemark mit ca. 2 Gramm Sojalecithin mit Hilfe eines Mixstabes emulgieren.

FERTIGSTELLUNG Das Granité in vorgekühlte Gläser füllen und die Emulsion angießen.

Vanille und Olivenöl ist eine gute Kombination von tollen Fettsäuren und anregenden Wirkstoffen. Zusammen ist es auch eine spannende Grundlage für Vinaigrettes.

Kleiner Tipp: Bei dem vielen Zucker sollten Sie hinterher besser nicht den Blutzucker messen. Aber Sie essen es ja nicht jeden Tag.

Je süßer der Duft, je schöner der Traum

Was die Wissenschaftler so alles forschen: Da haben die Experten des Mannheimer „Zentralinstituts für Seelische Gesundheit" (da graust´s einem ja in der Seele bei dem Namen) herausgefunden, dass Düfte die Träume beeinflussen können – wenigstens dergestalt, dass je angenehmer der Duft war, den Probandinnen riechen durften, desto angenehmer die Erinnerung an den Traum war. Wenn das stimmt, dann schweben die Glücklichen, die das intensiv duftende Vanille-Menü von Raimar Pilz genießen dürfen, für Tage im siebten Himmel der Träume.

Raimar Pilz Vanillemenü: 7. Gang

Höhepunkt

TARTE VON KARDAMOM UND INDIEN-VANILLE MIT BIENENHONIG-KARAMELL

Keine Angst: Auch nach diesem an Höhepunkten reichen Mahl sind Höhepunkte möglich. Dafür sorgt die permanent subtile Erotik der Vanille. Und dafür sorgt Raimar Pilz, der die Portionen nie zu groß ausfallen lässt.

ZUTATEN TEIG:

60 g	WEICHE BUTTER
40 g	PUDERZUCKER
	SALZ
1 Schote	INDIEN-VANILLE
100 g	MEHL
7 g	STÄRKEPULVER
1 halbes	EI
10 g	MANDELN
1 TL	BIENENHONIG

ZUTATEN CREME:

25 g	ZUCKER
7 g	VANILLEPULVER
1	EI
200 g	SCHMAND

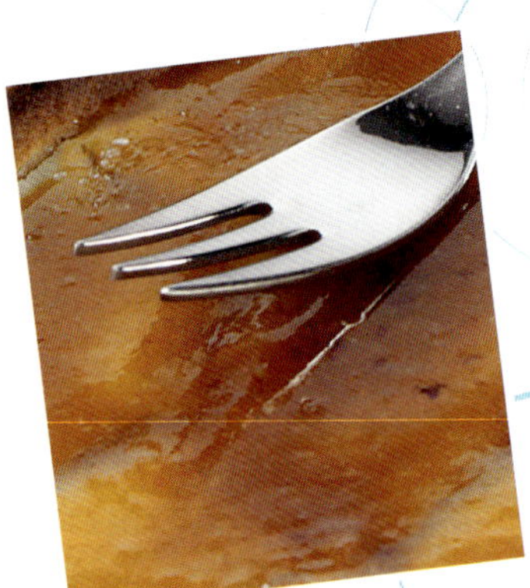

ZUBEREITUNG:

TARTE Butter, Puderzucker, Salz und Vanillemark mit einem Rührgerät glatt rühren. Mehl, Stärkemehl und das Ei mit der Buttercreme vermischen. Gemahlene Mandeln unterheben und den Teig eine Stunde kaltstellen.

Teig 2 Millimeter dünn ausrollen und runde Böden ausstechen. Mit einer Gabel mehrmals einstechen und im Ofen in feuerfesten Aluringen 10 Minuten bei 200 Grad backen. Ringe abziehen und auf einem Kuchengitter auskühlen lassen.

CREME Zucker, Puddingpulver, gemahlenen Kardamom und Ei verrühren. Schmand mit dem Holzlöffel unterrühren. Die Masse soll glatt sein, darf jedoch nicht schaumig werden.

KARAMELL Zucker in einem schweren Topf zerlaufen und karamellisieren lassen. Wenn der Zucker eine goldbraune Färbung angenommen hat, mit dem Wasser ablöschen und zu einem melasseartigen Sirup einkochen lassen. Mit der Butter abbinden und mit Bienenhonig aromatisieren. Langsam erkalten lassen.

FERTIGSTELLUNG Vorgebackene Törtchenböden zurück in die Ringe geben. Ringe mit Schmandcreme füllen. Im vorgeheizten Ofen 10 Minuten bei 200 Grad backen. Törtchen aus den Formen nehmen, auf einem Gitter abkühlen lassen. Mit dem Karamell abglänzen und im Kühlschrank aufbewahren.

Indien-Vanille ist eine sehr dünne Vanilleschote, sehr fest in der Struktur und für das Backen bestens geeignet.

Lieber Raimar Pilz, über den vielen Zucker bei den Desserts reden wir noch einmal. Schon in Ihrem Interesse, damit Sie und Ihre Gefährtin weiterhin so schlank und schön bleiben! Wobei ich natürlich zugeben muss: Es schmeckt traumhaft.

Funktioneller Faktor: Nur eine Funktionalität kennt dieses Menü: Genuss!

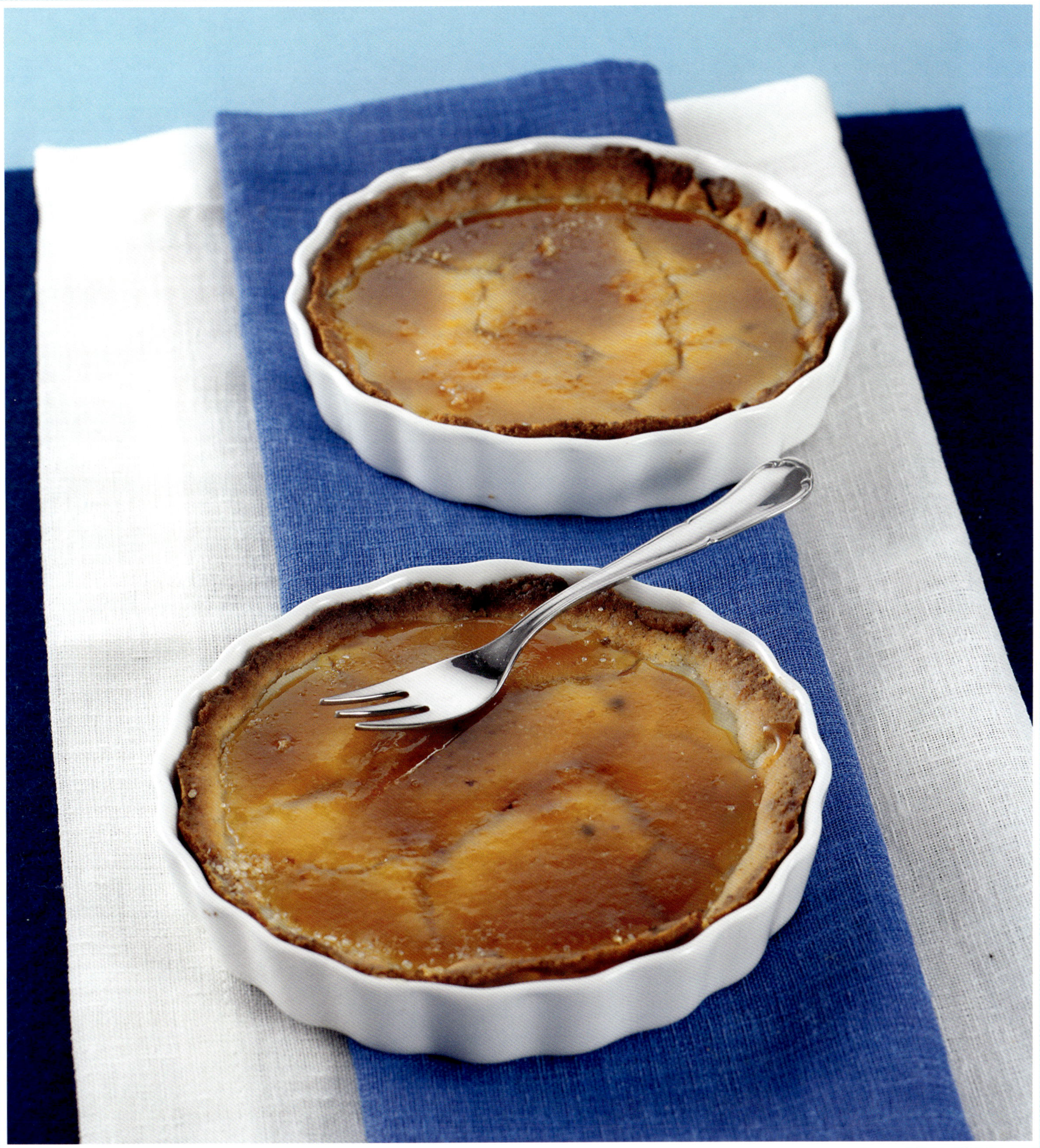

„Dauerbrenner“: Was es immer in der „Schönkost“-Küche gibt

Prinzipiell ist die „Schönkost“-Küche eine saisonale und regionale Küche. Aber einige Dinge verwende ich prinzipiell das ganze Jahr über – sie sind sozusagen das Rückgrat der „Schönkost“- Ernährung.

Minimax

MÜSLI

Es ist die wichtigste Mahlzeit des Tages, das Frühstück. Es legt die Basis für die langfristige Fitness und Schlankheit. Wer hier schlampt, den bestraft mit dick machender Sicherheit der späte Hunger spätestens nachts um zehn. Wichtigster Teil des Frühstücks ist das Müsli, das ich nach funktionellen Gesichtspunkten kombiniere. Vielleicht werden Sie erstaunt sein, wie wenig „Menge“ es ist. Aber probieren Sie es aus, diese Minimalmenge ergibt einen lang anhaltenden Maximaleffekt.

ZUTATEN (FÜR EINE PERSON!)

1 TL	FRISCH GEQUETSCHTER DINKEL – ODER ÜBER NACHT EINGEWEICHT ODER GEKEIMT. **FF:** Unmanipuliertes Urgetreide; als Keimling voll Haar schützendem Zink
1 TL	FRISCH GEQUETSCHTER HAFER **FF:** Besitzt Stoffe, die das Glückshormon Serotonin aufwecken
1 TL	HIRSE, AM BESTEN ALS „GOLDKEIMLINGE“ **FF:** Das einzige basische Getreide; als Keimling eine Vitamin-B-Bombe
1 TL	ÜBER NACHT EINGEWEICHTER ODER GEKEIMTER BOCKSHORNKLEE **FF:** Hält den Blutzucker in schlanken Bahnen
1 TL	ÜBER NACHT EINGEWEICHTER LEINSAMEN (nicht eingeweicht ist er praktisch wirkungslos) **FF:** Wer danach keine Verdauung hat, braucht einen Arzt
2 TL	ERDMANDEL-FLOCKEN (aus dem Reformhaus) **FF:** Wirken Resorption verzögernd, lassen die Kohlenhydrate langsamer ins Blut
1 EL	LEICHT ANGERÖSTETE KÜRBISKERNE, DIE ANSCHLIESSEND GEQUETSCHT WERDEN **FF:** Strotzen vor schlank machendem Magnesium
1 TL	LEICHT ANGERÖSTETE HANFKERNE, DIE EBENFALLS GEQUETSCHT WERDEN **FF:** Eine wichtige Quelle hochwertiger Eiweiße
½ TL	ZIMTBLÜTEN, DIE AUCH GEQUETSCHT WERDEN **FF:** Die enthaltenen Polyphenole regulieren den Stoffwechsel
1 TL	BIERHEFE **FF:** Das ganze Kaleidoskop schönender B-Vitamine, vor allem auch Folsäure
1 TL	SCHWACH ENTÖLTER KAKAO **FF:** Reduziert die Menge des dick machenden Insulins
2 EL	DICKMILCH **FF:** Die wertvollen Milchbestandteile werden in dieser Form verträglicher resorbiert
1 TL	GERASPELTER INGWER **FF:** Hemmt Entzündungen und hebt die Stimmung
½ TL	KIESELGEL **FF:** Besonders leicht aufnehmbares Silizium für Haut und Haare
½	LORBEERBLATT, FEINST GESCHNITTEN **FF:** Die enthaltenen Bitterstoffe halten die Haut schön
5	ROSMARINNADELN, FEINST GESCHNITTEN **FF:** Kurbelt schon frühmorgens die Hormon-Produktion an
5	LAVENDELNADELN, FEINST GESCHNITTEN **FF:** Die beruhigende Wirkung gibt Gelassenheit für den Tag

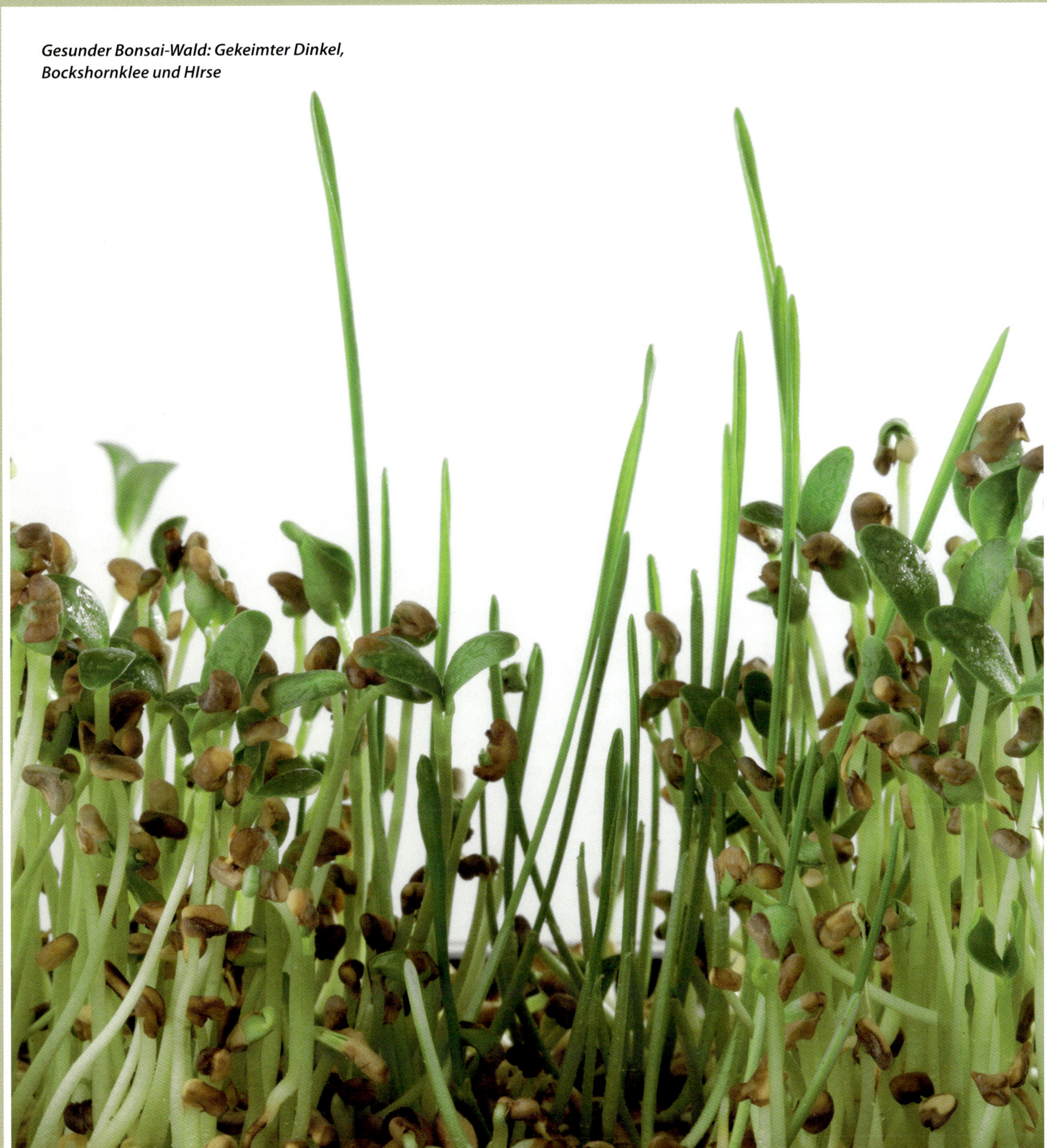

Gesunder Bonsai-Wald: Gekeimter Dinkel, Bockshornklee und HIrse

ZUBEREITUNG:

Die Zutatenliste verrät es: Ja, das ist ein richtiger Aufwand, das geht mindestens 15 Minuten. Aber es ist sicher eine der besten Arten, sich optimal auf den Tag einzustimmen. Und das Beste: Es schmeckt auch noch! Vor allem, wenn Sie dazu noch Grünen Tee trinken – und einen Schluck davon ins Müsli gießen.

Alle Zutaten in eine Schale geben, auch das Einweichwasser, umrühren – und in Ruhe genießen. Nicht die Zeitung lesen oder fernsehen! Lieber überlegen, was Sie aus dem heutigen Tag machen wollen.

Wichtig: Sie bekommen nicht alle Zutaten? Ich auch nicht immer! Das hier ist die Optimalvariante. Was Sie aber immer drin haben sollten, sind Dinkel, Hafer, Bockshornklee, Kürbiskerne, Dickmilch oder Yoghurt. Ihnen fehlt der Apfel? Den esse ich rund zwei Stunden später.

Funktioneller Gesamtfaktor: Natural Functional Food at its best ist dieses Müsli. Es zeigt, wie sich die Kraft der Natur gezielt nutzen lässt, um positive Effekte im Körper auszulösen. Hilfreich für die Auswahl der Zutaten war mein „Lebens-Stern", mit dem ich die unterschiedlichen Wirkungen ausbalancieren konnte.

Warum ist das Rezept nur für eine Person? Weil sich nach meiner Erfahrung die wenigsten diese Mühe machen. Aber vielleicht verführen Sie einmal Partner, Freunde mit diesem „Mighty Müsli", das auch noch formidabel schmeckt – vor allem, wenn Sie noch einen Schuss Kakaopulver und eingeweichte Berberitzen dazugeben.

Resorptions-verzögerer

SALAT

Der Poltergeist unter den Ernährungs-„Experten" ist Udo Pollmer. Seine schlagzeilenträchtige Lieblingsbehauptung lautet: Statt Salat könne man auch ein Glas Wasser und ein Papiertaschentuch zu sich nehmen. Natürlich ist das völliger Unsinn. Frischer(!) Salat steckt zum einen voller Vitamine und Spurenelemente. Aber zu Beginn einer Mahlzeit genossen, ist er auch ein ausgezeichneter Resorptionsverzögerer.

Hinter diesem Wortungetüm verbirgt sich nichts anderes, als dass die zarten Blätter die Kohlenhydrate der folgenden Speisen nicht so schnell ins Blut gelangen lassen, was der schlanken Linie dient. Außerdem gibt er schon einmal ein erstes Sättigungsgefühl ans „Appetitzentrum" im Gehirn, was ebenfalls den schlanken Hüften frommt. Verstärkt wird dieser schlankende Effekt noch durch den Essig, der in praktisch keinem meiner Salatrezepte fehlt.

Salat statt Botox Ein großes Plus ist auch, dass Salate basisch sind – das bedeutet, sie sind ein ausgezeichnetes Lebens-Mittel, um die alt und faltig machenden Säurefluten zu verscheuchen. Wirksamer und vor allem nebenwirkungsfreier als jede Botox-Spritze sind die Salate.

Deshalb finden Sie bei mir ganz viele Rezepte mit Salat.

Ayurveda-Assistenz

GEMÜSEBRÜHE

„Da ist wirklich nur Gemüse drin, kein Fleisch?“ Das werde ich oft gefragt, wenn die Leute meine Gemüsebrühe probieren. Es ist tatsächlich nur Gemüse, allerdings kommt die letzte Raffinesse, kommt der letzte Vital-Kick von Gewürzen aus der Ayurveda-Heilkunde.

ZUTATEN:

1 kleiner	SELLERIE
1 kleine	LAUCHSTANGE
1 kleine	PETERSILIENWURZEL
2 kleine	MÖHREN
1 kleine	ZWIEBEL, MIT SCHALE (da steckt Aroma drin)
2	KNOBLAUCHZEHEN, MIT SCHALE
1 EL	GROB GESCHNITTENER INGWER
3	PIMENTKÖRNER
2	KARDAMOMSCHOTEN
1	STERNANIS
1	NELKENBLÜTE
5	KORIANDERKÖRNER
1	PRISE MUSKAT
7	SCHWARZE PFEFFERKÖRNER
½	CILLISCHOTE (Vorsicht, kann alles zu scharf machen!)
1 TL	GROBES MEERSALZ

ZUBEREITUNG:

Alle Gemüse, Zwiebeln, Knoblauch grob würfeln und ohne Fett bei milder Hitze im Kochtopf anschwitzen (den Lauch möglichst spät dazugeben, damit er nicht verbrennt). So bilden sich zarte aromatische Röststoffe. Dann einen Hauch Olivenöl zugeben, damit die fettlöslichen Vitamine gebunden werden. Gewürze mit dem Salz mörsern, den Muskat darüber reiben, alles mischen und kurz mitrösten lassen. Mit 1,5 Liter Wasser (am besten Spa aus der Glasflasche) ablöschen, einmal aufkochen lassen, rund eine Stunde ziehen lassen. Ich gebe oft kurz vor dem Aufkochen noch grob gehackt zur Geschmacksverstärkung dazu: Kraut von der Petersilie, vom Sellerie, das Grüne vom Lauch.

Am Ende die Brühe abgießen, noch einmal abschmecken, etwa mit einem Spritzer Rotwein. Gemüse der Saison (etwa Erbsenschoten, streifig geschnittener Spitzkohl) kurz mitziehen lassen. Saisonale Kräuter hacken und darüber streuen. Aus den abgekühlten restlichen Gemüsen lässt sich mit Weinessig und Rapsöl, Schnittlauch ein guter Salat zaubern.

FF: Ein intensives Kraftpaket, das basisch wirkt, also entsäuert und im Vergleich zu Fleischbrühe kaum Nierenstein-trächtige Purine enthält. Von den Gewürzen ist beispielsweise Sternanis antibakteriell, Piment wirkt verdauungsfördernd und Kardamom regt den Kreislauf an, befeuert die Liebeslust.

Wechselwirker

GRAPEFRUIT

Eine Südfrucht, die ich nicht missen möchte. Das liegt sicher auch daran, dass sie mir entscheidend geholfen hat, meinen überhöhten Blutzucker, den manche Ärzte schon mit starken Medikamenten behandeln wollten, dauerhaft in Griff zu kriegen – ohne jemals wieder zu einer Pille greifen zu müssen.

Zwei bis drei Schnitze Grapefruit esse ich morgens nüchtern. Denn ihre Stoffe lassen das Blutzucker senkende Hormon Insulin besser wirken, weil nicht so viel davon ausgeschüttet werden muss – was auch der schlanken Linie dient, schließlich ist Insulin auch ein Masthormon. Außerdem regen die Bitterstoffe der Frucht die Verdauung an, greifen die Fettpolster an. Und die Pektine beugen der Verstopfung der Gefäße vor, indem sie das Cholesterin senken.

Vorsicht: So mächtig sind die Wirkstoffe der Pampelmuse, dass sie sogar mit „richtigen" Medikamenten in Wechsel treten können, etwa durch ihre Flavonoide die Wirkung von Cholesterinsenkern verstärken. Wer etwa solche Statine nehmen muss, sollte lieber einige Stunden warten, bis er zur Naturmedizin greift.

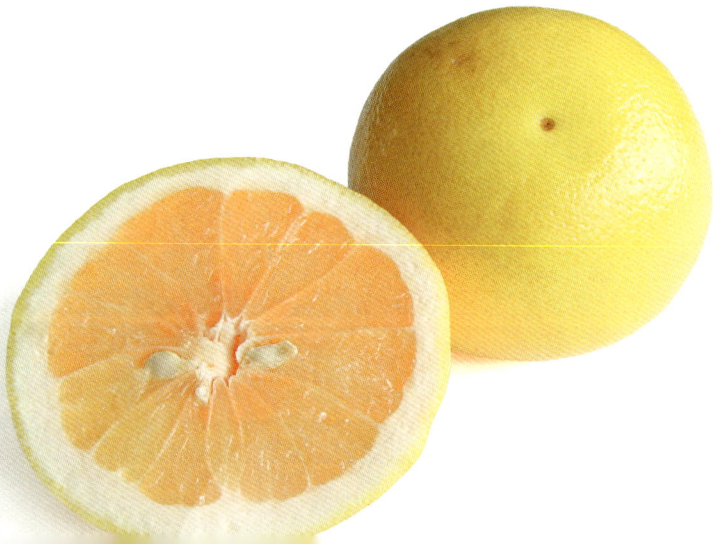

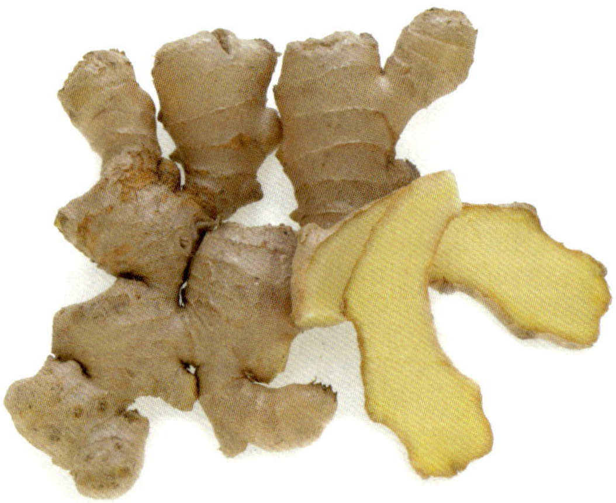

Doppler

INGWER

Gleichzeitig Genussmittel und Heilmittel ist der Ingwer. Seine dezente Schärfe gibt vielen Suppen, vielen Bratensaucen, vielen Tees erst den letzten Pfiff. Aber seine Inhalte lassen auch das Blut flotter fließen, schlagen Bakterien aus dem Feld, zügeln Entzündungen – und geben einen guten Atem.

So exotisch wie der Zingiber (sein botanischer Name) klingt, ist er gar nicht einmal. Mir ist sogar schon gelungen, ihn im milden süddeutschen Klima reifen zu lassen.

Bärenstark

ZITRONE

Warum kriegen Bären keine Grippe? Weil sie in ihrem Körper Vitamin C synthetisieren können – und so wie die meisten Tiere einen permanenten eigenen Immunschutz haben. Wir Menschen müssen unsere Immunabwehr dagegen ständig von außen unterstützen. Eines der wirksamsten Mittel dafür ist die Zitrone, denn sie enthält sehr viel von dem Universalvitamin C – und das in einer verlässlichen Form. So enthalten beispielsweise auch Kartoffeln viel von dem Radikalenfänger, aber oft „verduftet" es durch die Lagerung, durch den Kochprozess.

Immer zu Diensten ist das Hohe C dagegen in der Zitrone – und schützt zuverlässig vor Erkältungen. Das auch deshalb, weil die ebenfalls in der Zitrone steckenden Sekundären Pflanzenstoffe das Vitamin besser wirken lassen, als wenn Sie es beispielsweise als Pulver kaufen. Auch der Schönheit gefällig ist die Zitrone, hält das Bindegewebe straff, glättet die Fältchen und kümmert sich auch darum, dass aus den sanft rundenden Fettpölsterchen keine dellenden Fettpolster werden. Aber auch die Sexualhormone bringt das gelbe Früchtchen auf Trab.

Ähnlich wie der Ingwer ist aber auch die Zitrone ein wunderbarer Zwitter aus Gesundheit und Genuss. Sie gibt fast jedem Salat den letzten „Kick", adelt jeden zart gegarten Fisch und verleiht vielen Saucen ein intensives Flair.

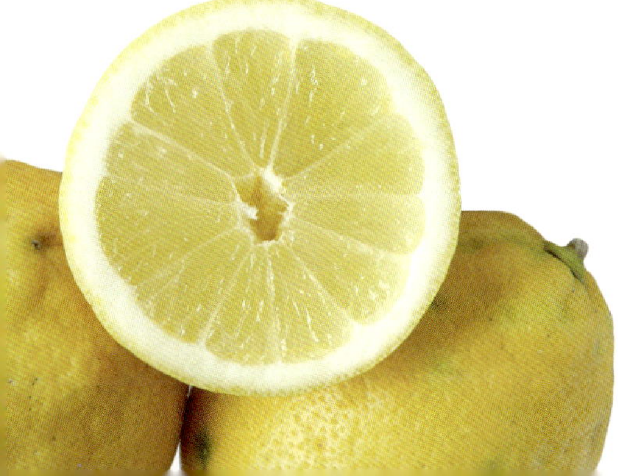

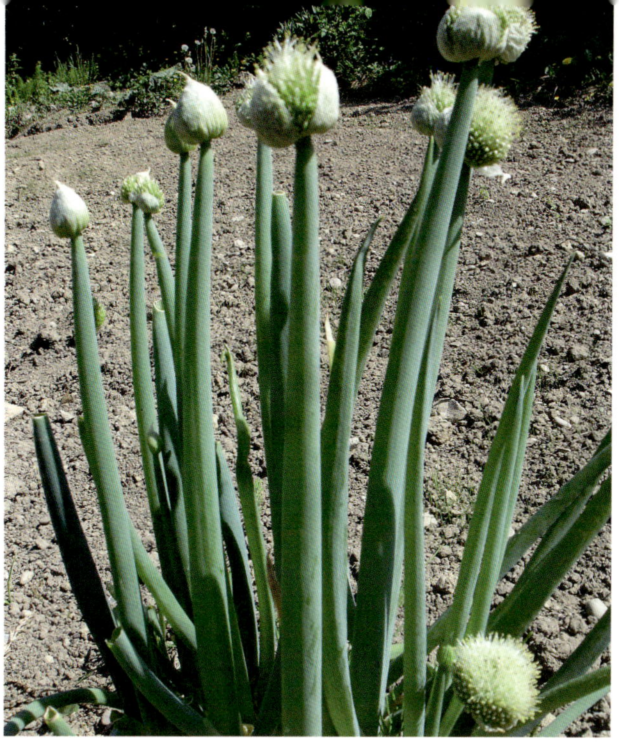

Unentbehrlich

ZWIEBEL

Wer viel Gemüse und Salat zubereitet, wird zwangsläufig Fan der Zwiebel. Denn ihre dezente Schärfe lässt den Eigengeschmack der Produkte viel besser zur Wirkung kommen, plötzlich schmeckt der Spinat viel intensiver, wird der Kopfsalat ein Hochgenuss.

Kulinarisch unentbehrlich ist die Zwiebel in der „Schönkost"-Küche. Aber auch gesundheitlich gebührt ihr der Rang eines täglichen Begleiters. Das liegt an den schwefligen Sulfiden, welche die Abwehr stärken. Auch liegt das an den natürlichen Hormonen, wovon eines sogar dem Insulin ähnelt, was der schlanken Linie gut tut. Aber auch die Senföle der Zwiebel sind Gesundheit pur, sie stabilisieren die Darmflora, auf dass sie die ankommende Nahrung ordentlich verwerten kann.

Am besten leistet die Zwiebel all das, wenn sie möglichst roh wirken darf. Wem das zu „zwieblig" daherkommt, kann den Geruch durch Kräuter wie Petersilie, Zitronenmelisse dämpfen – und verstärkt gleichzeitig noch die Wirkung!

Wie essen?

Jetzt wissen Sie, was Ihnen gut tut. Sie wissen, wie Sie es zubereiten. Jetzt fehlt nur noch, in welchem Rhythmus Sie am besten alles genießen, damit die Nahrung auch schön, schlank und vital macht.

Im Takt des Tages

Ständig verfügbare Uhren gibt es erst seit einigen hundert Jahren. Uhren im biologischen Sinne existieren aber schon seit einigen Millionen Jahren. Alle Pflanzen, alle Lebewesen verfügen über präzise Taktgeber, welche etwa die Vorgänge in den Zellen steuern, bei manchen Pflanzen die Blütenkelche in der Nacht schließen oder Tiere in den Winterschlaf sinken lassen.

Siebenmal täglich: tatsächlich?

Auch bei den Menschen gibt die „innere Uhr" den Takt vor – unabhängig davon, welchen äußeren Takt wir wählen. Langfristig setzt sich immer die innere Uhr durch, und wer permanent gegen sie verstößt, über lange Zeit „die Nacht zum Tag macht", den bestraft der Körper mit einem gestörten Gleichgewicht, was sich etwa in Nervosität, Gereiztheit äußert. Und auch die schlanke Linie leidet. Denn nach einer US-Untersuchung steigt bei Menschen, die dauernd unter vier Stunden schlafen, das Dick-Risiko um 70 Prozent.

Wer dagegen langfristig dünn bleiben will, muss sich auf den Takt einlassen, den eines der wichtigsten Hormone vorgibt. Er muss im Insulin-Takt schwingen. Schon in aller Herrgottsfrüh demonstriert dieses Hormon seine Macht, indem es den Blutzuckerspiegel deutlich ansteigen lässt, auch wenn nichts gegessen wird. Wie so oft, geht auch dieser Effekt auf unsere über 20000 Jahre alte Grundprogrammierung zurück. Damals mussten die Menschen, die oft in Höhlen lebten, schon frühmorgens auf der Hut vor wilden Tieren sein, die ihren ersten Hunger schon gerne einmal mit einem Schlafenden stillen wollten. Um dem vorzubeugen, um die neben der Strohmatte liegende Keule blitzschnell schwingen zu können, wird über das Insulin der Brennstoff Kohlenhydrat in Form eines gesteigerten Blutzuckers bereitgestellt.

Auch über den Tag diktiert das Insulin das Essensverhalten, macht Hunger, wenn sein Spiegel zu tief ist; macht dick, wenn zu viel von dem Hormon im Blut kreist, weil es dafür sorgt, dass während seiner Regentschaft kein Fett abgebaut wird. Dabei ist das Insulin kein Gegenspieler des Menschen. Im Gegenteil, es ist unverzichtbar, denn ohne sein Wirken können die Kohlenhydrate nicht in lebensnotwendigen Brennstoff aufgespalten werden. Und das Insulin lässt mit sich reden. Am besten versteht es eine ganz spezielle Sprache – und die lautet: siebenmal täglich.

Siebenmal täglich ist der Königsweg zur langfristigen Schlankheit! Das liegt daran, dass dann der Insulinspiegel relativ konstant bleibt. Das heißt, es ist im Körper nur so viel von dem auch dick machenden Hormon, wie tatsächlich gebraucht wird. Wobei siebenmal täglich nun nicht heißt,

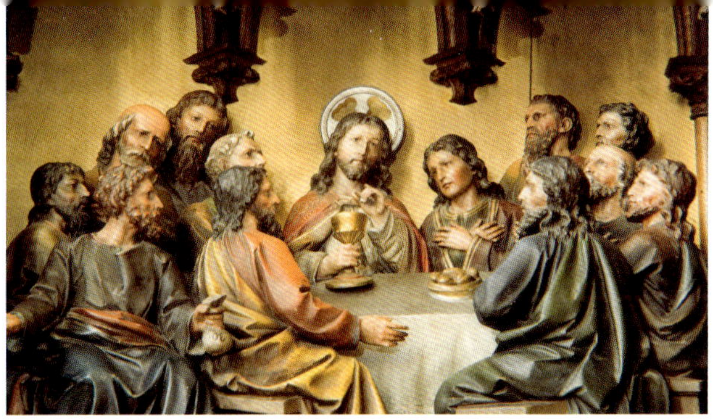

siebenmal Schweinsbraten mit Knödeln reinzuschaufeln oder zwischendurch süße Müsliriegel zu verzehren. Nein, das Ganze meint, zwischen den drei größeren Mahlzeiten mal einen Apfel, mal eine Karotte zu essen – die perfektesten Zwischenessen. Außerdem gilt der Grundsatz „Je später der Tag, desto weniger das Essen". Denn wer beispielsweise unser für tagsüber konzipiertes Frühlingsmenü abends essen würde, überforderte den Organismus.

Ihr perfekter Tag

Das war Ihnen jetzt alles zu theoretisch? Also kommt hier ganz praktisch der Ablauf für einen Tag. Es ist eine Abfolge, wie ich sie mir in langen Jahren optimiert habe – und die mir von den Lesern meiner Bücher bestätigt wurde. Ich selbst habe es mit diesem Plan geschafft, jahrelang konstant 68 Kilo zu halten. Wobei wichtigster „Pfeiler" dieses Plans das frühe Müsli ist.

8 Uhr	Joggen/Walken/Schwimmen
9 Uhr	„Schönkost"-Müsli (Seite 230), Grüntee
11 Uhr	Apfel oder Karotte (oder etwa Erdbeeren, je nach Saison)
13 Uhr	Belegtes Brot (etwa das Radieschen-Brot von Seite 150)
15 Uhr	Salat mit einer Kartoffel, ein kleines Käsebrot
17 Uhr	Nüsse der Saison, Bitterschokolade
19 Uhr	Gemüse, leicht verdaulicher Fisch
21 Uhr	Hartkäse, ein Glas Rotwein

Achtung! Achtung! Das ist eine optimale Variante, wie ich sie auch noch nicht immer schaffe. Aber so oft ich kann, versuche ich danach zu leben. Und nehmen Sie die vorgeschlagenen Speisen wirklich nur als Vorschläge – und optimieren das Ganze für sich.

Ein Hoch dem Tischgebet

„Komm Herr Jesus, sei unser Gast und segne, was du uns bescheret hast". So lautete vor Jahrzehnten das Tischgebet in einer befreundeten Familie, „Eine gesegnete Mahlzeit" folgte – und die nebeneinander Sitzenden fassten sich an den Händen. Ein wenig skeptisch begegnete ich damals diesem Ritual – heute weiß ich, wie wichtig solche Strukturen sind: Alle sitzen an einem Tisch, alle konzentrieren sich auf das Essen. Jahrhundertelang war das so – und es war gut.

Aber was ist die derzeitige Wirklichkeit, mit der wir konfrontiert sind? Heute gibt es überall und immer zu essen. An jeder Ecke wartet Fast Food, warten Fritten, Döner, Burger. Selbst Erwachsene laufen mit albernen Pappbechern durch die Gegend, auf denen „Coffee To go" steht (erst dachte ich, das sei Kaffee aus Togo), saugen daraus wie Kleinstkinder. Meist wird etwas im Stehen heruntergeschlungen – und das ist oft lauwarm, zu süß, zu fett.

Dauernd unter Stress, langfristig zu dick, das sind die typischen Folgen dieses haltlosen Essverhaltens. Vor allem Jugendliche bekommen heute schon im Kindesalter „Altersdiabetes". Dagegen empfiehlt der Bregenzer Arzt Dr. Heinz Hammerschmidt etwas ganz Einfaches: Ruhe beim Essen! Kein Fernsehen, keine Zeitung, keine komplizierten Gespräche. Denn während des Essens fließt das Blut in den Bauchraum, „der Kopf wird abgeschaltet". Wer sich statt auf das Essen wieder auf etwas anderes konzentriert, stört diesen Prozess, kommt nie zur Ruhe.

Ein Tischgebet zu Beginn einer Mahlzeit, und wenn es für sich allein gesprochen wird, kann diesen Akt der Ruhe einleiten.

Im Takt des Jahres

Aber nicht nur der einzelne Tag wird von unserer inneren Uhr getaktet. Auch das ganze Jahr unterliegt dieser Grundprogrammierung. Und die lautet für unser Klima, für unseren Kulturkreis schlicht: Aufbruch im Frühjahr, Ausleben im Sommer, Ernten im Herbst, Ruhen im Winter. So bildet der Körper im Frühjahr aktivierende Hormone, die im Winter fehlen – weil die Natur den Körper zur natürlichen Ruhe motivieren will. Wer sich gegen diese biologischen Prozesse sträubt, muss mit gesundheitlichen Einschränkungen rechnen.

Auch das Nahrungsangebot ist von der Natur bewusst auf die jeweilige Jahreszeit abgestimmt. Im Frühjahr gibt es Vitalisierendes, im Sommer die leichten Gemüse, Salate, im Herbst die reifen Früchte und im Winter die sedierenden Gemüse wie Kohl und Schwarzwurzeln. Kaum jemand weiß aber heute noch, was denn tatsächlich „jahreszeitlich" ist, schließlich gibt es „dank" Klima zerstörender Flugtransporte alles immer.

Bravo Bollheim! Essen Sie „orange"

Wer wirklich jahreszeitlich einkaufen will, dem bietet das demeter-Gut Bollheim etwas Genial-Einfaches: orange Preisschilder. Alles, was auf dem Hof in der Nähe von Köln an Gemüse, an Salat gerade geerntet wird, bekommt ein oranges Schild. Da ich so oft wie möglich bei diesem Gut einkaufe, habe ich während der Arbeit an diesem Buch ganz bewusst praktisch nur nach diesen Schildern eingekauft – und es funktioniert!

Ob Frühjahr, ob Winter – das saisonale Angebot aus der Region deckt die Bedürfnisse. Hinzu kommt, dass das Gemüse ausgereift ist, dass es keinen weiten Transport hinter sich hat, es frisch ist – und preiswert dazu, obwohl demeter im oberen Preissegment der Öko-Anbieter liegt. Siehe auch das Interview mit Hans von Hagenow.

Bei Ihnen gibt es keinen Bollheim mit orangen Schildern? Auch kein Problem, fragen Sie einfach bei Ihrem Marktstand: „Was bauen Sie selbst an, was ist aus der Region?" Und kaufen Sie diese Dinge auch konsequent, selbst wenn Sie etwas noch nicht kennen, wie etwa Topinambur. Sie werden erstaunt sein, welche kulinarischen Offenbarungen unsere Heimat bietet.

Endlich: die ersten Erdbeeren!

Alle beklagen die Erderwärmung – am liebsten die Politiker, die für ihre Klagegesänge rund um den Erdball zu wichtigen Konferenzen in Kohlendioxid schleudernden Flugzeugen jetten. Aber auch jeder Verbraucher ist oft genug ein kleiner Klimakiller. Jede per Flugzeug transportierte Schale Erdbeeren aus Südafrika, jeder Apfel aus Neuseeland gefährdet das fragile Klima unseres Planeten.

Aber nicht allein Klima-Gründe sprechen gegen die permanente Verfügbarkeit von allen Nahrungsmitteln zu allen Jahreszeiten. Diese Omnipräsenz widerspricht auch unserem Stoffwechsel, der eben jahreszeitlich getaktet ist. Hoffnungslos überfordert ist der Körper etwa von Erdbeeren im Dezember. Mit ihren anregenden Stoffen treffen sie auf einen Körper, der es tendenziell ein wenig ruhiger angehen lassen will. Hinzu kommt, dass diese Erdbeeren oft voller Spritzmittel stecken und meist nach nichts schmecken. Sie machen es anders: Sie freuen sich auf die ersten Erdbeeren und essen sie dann reichlich.

„SCHÖNKOST"-FRAGEN AN HANS VON HAGENOW:

„Was hat Ökologie mit Heimat zu tun?"

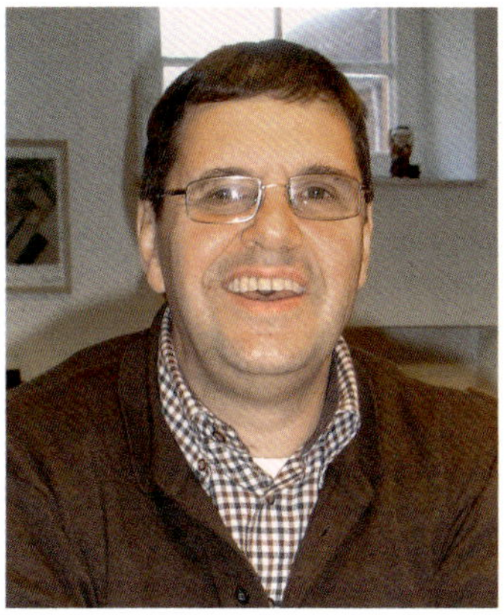

Öko-Pionier Hans von Hagenow

Zu den Pionieren des ökologischen Landbaus gehört Hans von Hagenow. „Landwirtschaft" lernte er in harten 60-Stunden-Wochen auf einem Bauernhof im Schwarzwald. Seit bald 20 Jahren leitet er Haus Bollheim bei Köln, ein Vorzeige-Betrieb des demeter-Bundes, dem ältesten und konsequentesten Bio-Verband.

Bollheim verkörpert den umfassenden Anspruch der so genannten biologisch-dynamischen Landwirtschaft, bei der es auch darum geht, den Hof als Teil des lebendigen Kreislaufs zu sehen. Zu Bollheim gehört eine eigene Viehhaltung – und eine ganz besondere Kennzeichnung der eigenen, jeweils saisonalen Erzeugnisse: Sie sind leuchtend orange markiert.

„Pflege der Erde" und „Spiritualität" – das waren Gedanken zu Beginn Ihrer Arbeit. Interessiert sich heute noch jemand für diese geistige Dimension der ökologischen Bewegung?
Bio ist Trend geworden. Daran hat Renate Künast sicher einen großen Anteil. Aber der Boom hat auch den Nachteil, dass alles irgendwie ein Brei geworden ist. So langsam merken die Kunden aber, dass es doch große Unterschiede etwa zwischen der biologisch-dynamischen Wirtschaftsweise und anderen renommierten Anbauverbänden gibt und denen, die die Ökologie zulasten der Ökonomie doch etwas vernachlässigen. Aber Sie haben recht, die geistige Dimension des ökologischen Anspruchs besteht zwar noch, wird aber nicht mehr in die breite Öffentlichkeit vermittelt.

Woraus besteht diese geistige Dimension?
Dass ein Lebens-Mittel eben mehr ist als die Summe seiner analysierbaren Stoffe, etwa der Vitamine. Dass wir versuchen, eine lebendige Dimension in das Lebens-Mittel zu transformieren, es zu etwas Beseeltem werden zu lassen. Ganz stark gehört zu diesem Ansatz die Nachhaltigkeit, die Bodenfruchtbarkeit, dass etwa ein demeter-Gut aus seinen eigenen Strukturen heraus den Dünger erwirtschaftet. Das ist etwas ganz anderes als zugekaufter Mist.

Am Anfang bestand die Ökologie auf Nähe. Heute ist sie weltweites Geschäft. Gefällt Ihnen das oder gehört zum ökologischen Kern so etwas wie Heimat?
Mein Herzblut hängt ganz stark an unseren eigenen, an unseren heimischen Produkten, deren Herkunft ich kenne, auch wenn sie nicht von unserem eigenen Betrieb stammen. So kann ich mit Vertrauen hinter dem Erzeugnis stehen. Denn selbst wenn etwas von demeter aus Italien kommt, kann ich dazu kein so enges persönliches Vertrauen aufbauen. Ich persönlich würde am liebsten sogar im Winter an unseren Kölner Marktständen vor allem die Produkte unseres Hofes anbieten – aber das würden wir wirtschaftlich nicht überleben. Die Kunden kann und will ich nicht missionieren. Trotzdem: Flugware bieten wir praktisch nicht an.

Welche Rolle spielt der gesundheitliche Aspekt bei der Auswahl der Pflanzen, die Sie anbauen?
Ehrlich gesagt ist das für uns kein Auswahlkriterium. Vielmehr achten wir darauf, dass die Pflanzen zu dem gewählten Standort passen, dass sie mit dem Wetter zurechtkommen, damit sie prächtig gedeihen – und insofern kommt das indirekt auch der Gesundheit zugute.

Haben Sie mit Biophotonen experimentiert, welche die Lebenskraft von Pflanzen eindrücklich dokumentieren können?

Ja, wir haben das eine Zeitlang mit unseren Eiern gemacht, zu einer Zeit, wo unsere Hühner ausschließlich eigenes Futter gefressen haben. Deren Eier haben dann im Vergleich zu anderen Eiern sehr viel positiver abgeschnitten. Letztendlich fehlen einem Betrieb wie dem unserem aber die Ressourcen, um so etwas in der Tiefe betreiben zu können, sodass wir es den Kunden auch als Vorteil vermitteln können.

Wollen Sie in Zukunft verstärkt alte Sorten, die oft einen höheren Vitalgehalt haben, anbauen?
Daran arbeiten wir intensiv. So haben wir aus einer Handvoll Emmer (formt freude- strahlend eine Hand, HL) gezielt eigenes Saatgut dieser uralten Getreidesorte geschaffen. Und immer wieder suchen wir aus den Ähren des Getreides die Samen heraus, die uns besonders kräftig erscheinen, damit wir sie vermehren. Bewusst wollen wir damit ein Gegengewicht zur heutigen konventionellen Produktion von Saatgut schaffen, wo uniforme, ertragsoptimierte Sorten entstehen, für die es keine Rolle spielt, wo sie wachsen. Wir glauben hingegen, dass es gut für die Vitalität einer Pflanze ist, wenn sie sich mit dem Standort, dem jeweiligen Boden, dem jeweiligen Wetter auseinandersetzen muss.

Interessieren die Kunden solche Aspekte überhaupt oder überwiegt die Preisdiskussion?
Theoretisch ja, praktisch nein. Wir erleben immer wieder interessante Gespräche über unseren Ansatz. Am Ende des Tages ist aber dann auch im ökologischen Bereich der Preis das alles dominierende Element. Und im Vergleich zu konventionellen Produkten liegen wir immer noch rund 30 Prozent höher – und das wird jedenfalls im biologisch-dynamischen Sektor so bleiben, weil wir einfach arbeitsintensiver produzieren, geringere Ernten haben und manchmal ganz handfeste „Katastrophen" überstehen müssen, wie etwa jüngst eine Mäuseplage, die uns sehr zugesetzt hat.

Können Sie die Preise nehmen, die der Betrieb braucht, um langfristig nachhaltig existieren zu können?
Fast, es fehlen einige wenige Prozente, damit es richtig rund läuft. Vor allem auch um die engagierte Arbeit unserer Mitarbeiter adäquater bezahlen zu können. Aber auch um Freiräume zu schaffen, etwa für die vorher gestellten Fragen zu gesundheitlichen Aspekten der Produkte, zu biologischer Wertigkeit. Wobei Betriebe wie unserer letztendlich immer irgendwo Unterstützer für die Aufgaben haben, die über die reine Produktion hinausgehen. Wobei sich das bei uns nicht nur in finanzieller Hinsicht manifestiert, sondern genau so auch im betriebswirtschaftlichen und sozialen Knowhow, das wir durch unseren Beirat erhalten.

„Richtig fies ist es manchmal, wie die Discounter mit Bio werben"

Die Vitalität und der Geschmack der Bollheim-Erzeugnisse sind überragend. Bietet sich da nicht der Einstieg ins Luxussegment an, so etwas wie eine Manufactum-Strategie?
Verlockend erscheint der Gedanke schon angesichts der sich dann möglicherweise bietenden finanziellen Perspektiven. Praktisch schließe ich so etwas aber kategorisch aus, weil wir hochwertige Lebens-Mittel herstellen und keine Luxusartikel, die man eigentlich gar nicht braucht. Sie sollen im Prinzip auch für jedermann zu kaufen sein.

Ärgert es Sie manchmal nicht, wie geschickt die Discounter das gute Image von Bio nutzen, um ihre Ware zu vermarkten?
Richtig fies ist das oft, wenn ich sehe, wie die mit Bildern werben, wo es aussieht wie auf unserem Hof. Tatsächlich verkaufen sie aber aus Produktionen, die mit nachhaltigem Wirtschaften nicht so sehr vereinbar sind, oft nur einen kleinen Teil der Fläche auf Bio umgestellt haben.

Denken Sie über Kooperationen mit Spitzenköchen nach, die immer stärker auf der Suche nach regionalen Top-Produkten sind?
Das ist ein interessanter Ansatz. Wir haben auch immer wieder Anfragen. Aber die Mengen, welche solche Restaurants benötigen, können wir oft nicht liefern. Da müsste sich ein spezialisierter Großhandel herausbilden.

Prinzipiell ist es aber schon sehr aufregend zu sehen, dass auch hoch dekorierte Restaurants plötzlich heimische Rote Bete und Rüben auf der Karte haben.

Sie setzen konsequent auf Frischware, was zur Konsequenz hat, dass die Dinge zubereitet werden müssen. Ist das ein Nachteil, weil immer weniger Leute kochen können?
Der Trend geht tatsächlich immer stärker dahin, dass es die Leute gerne bequem haben, und da haben wir mit unserem Angebot an frischem Gemüse natürlich keinen leichten Stand. Aber ich will mich nicht ausnehmen, auch ich ertappe mich schon einmal, wie ich abends eine Tiefkühlpizza aus unserem Hofladen in den Ofen schiebe.

Bollheim hat eine eigene Milch- und Käseproduktion. Wird hier ein Öko-Betrieb von bürokratischen EU-Regeln stark gegängelt?
Ich habe einmal etwas emotional gesagt, wir haben mehr Waschbecken als Mitarbeiter in der Käserei. Wobei erstaunlicherweise die Regeln aus Brüssel oft gar nicht einmal so bürokratisch sind, das passiert erst hier, „vor Ort". Alles ist darauf ausgelegt, dass es lange haltbar ist, dass es über große Strecken transportiert werden kann. Ich plädiere ganz stark dafür, dass es einen Unterschied geben muss zwischen der industriellen Nahrungsfabrikation und der handwerklichen Lebens-Mittel-Erzeugung auf dem Hof.

Ist die Gentechnik für Ihren Betrieb, aber auch für die Öko-Bewegung eine reale Bedrohung?
Das ist eine sehr große Gefahr, vor allem über die Fütterung der Tiere – auch wir kaufen in kleinen Mengen Futter zu. Aber niemand weiß heute, wie sich die in die Pflanzen eingebauten Resistenzen im Menschen einmal auswirken werden. Außerdem ist es ja so, dass alle diese Aktivitäten nicht dazu dienen, das Essen besser zu machen, sondern Abläufe im Anbau und der Produktion zu vereinfachen. Auch will ich für unseren Betrieb nicht ausschließen, dass irgendwann durch eingekreuzte Stoffe von außen auch in unseren Pflanzen plötzlich gentechnisch Verändertes auftaucht.

Wäre dies das Ende von Bollheim?
Nein, ich kann keine Glaskugel über das Gut stülpen. Wir leben alle in einer Welt. Umso wichtiger ist es jetzt, alles zu tun, dass Gentechnik eine Nischenanwendung bleibt.

Wem sind diese genialen orangen Schilder eingefallen, die einmalig-einfach signalisieren, was gerade an eigenen saisonalen Produkten angeboten wird?
Das ist eine Idee von mir. Es war und ist mein großes Anliegen, unseren Kunden sofort zu signalisieren, das gibt es jetzt, das ist von uns. Wir bräuchten in der Ökologie noch viel mehr solche schlichte Transparenz.

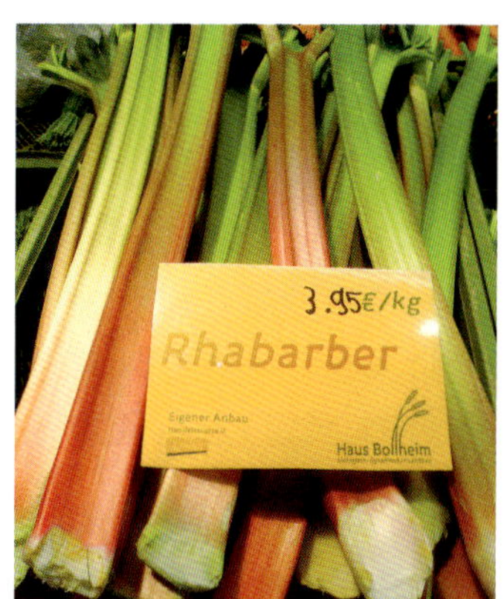

Wegweiser zu saisonal und regional: orange Schilder

Natürlich **schöner lieben**

Lieben! Schlafen! Aufbrechen! Diese drei Themen bestimmen die letzten drei Kapitel von „Schönkost". Auch diese Kapitel folgen der Grundidee des Buches: Es geht um Stoffe, welche die natürliche Kraft der Natur verstärken.

Schöner lieben

Was die Sinne betört, was die Vitalität steigert, was die Durchblutung anregt, was in den wachen Rausch führt – das sind die Stoffe, welche die Liebe blühen lassen. Schon immer haben diese Liebes-Stoffe die Phantasie und die Taten der Menschen beflügelt – was von der Natur bewusst gewollt ist, denn Ziel allen Lebens ist die Weitergabe des Lebens, weshalb der Sexualtrieb so machtvoll ist.

Genießend die Natur verstärken – lautet das Motto von „Schönkost". Besonders gut passt es zu diesem Kapitel. Lassen Sie sich also entführen in das Reich der natürlichen Aphrodisiaka.

Artischocke: Fingerfertig

„Entblättere mich", so lockt die Sonnenfrucht des Mittelmeers. Vor allem Italiener und Franzosen lassen sich da nicht zweimal bitten, zupfen mit den Händen die Blätter, lutschen sie und machen sich voller Behagen über den fleischigen Boden her. Verfeinern das Ganze mit einer Vinaigrette aus anregendem Senf, stärkendem Knoblauch.

Aber nicht nur die Vinaigrette törnt an, auch die Bitterstoffe der Artischocke wirken stimulierend. Dazu kommen schönende B-Vitamine und das hohe C, das die Sexualhormone reifen lässt.

Auster: Fruits d´amour

Casanova muss es wissen: Rund 50 dieser köstlichen Meeresfrüchte schlürfte der rastlose Verführer täglich – und festigte damit den Ruf der Auster als mächtige Stimulanz.

Was der galante Italiener instinktiv richtig machte, kann heute sogar die Wissenschaft erklären: Austern sind das Liebesmahl, das tatsächlich wirkt: Das liegt natürlich vor allem an den hochwertigen Eiweißen, aber auch an den im weichen Fleisch schlummernden Mineralien Zink und Phosphor, welche den schlafenden Testosteronen Flügel verleihen.

Brennnessel: Ars amandi

Ein Hoch-Amt stimmte schon vor 2 000 Jahren der römische Dichter Ovid in seiner „Liebeskunst" auf die Brennnessel an, lobte deren Samen „als das beste Aphrodisiakum der Welt". Um die Wirkung zu potenzieren, mixte er noch ordentlich feurigen Pfeffer und schärfenden Knoblauch in sein Vitalisierungselixier.

Es war ein Natur-Viagra ohne Nebenwirkungen, was der kundige Römer da beschrieb. Denn der „Brenn"-Stoff schafft ordentlich Blut in die Beckenzone. Weitere Schubkraft kommen von Energie spendendem Vitamin E und aktivierenden Pflanzen-Hormonen.

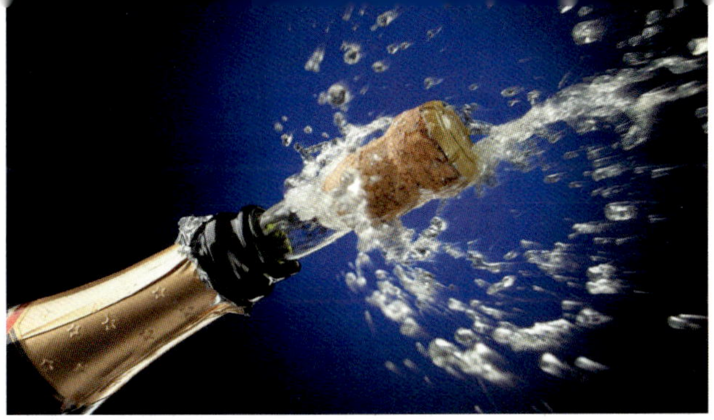

Spritzige Liebeslust: Champagner

Champagner: Liebes-Perlen

Wenn ein Getränk für Erotik steht, dann der Champagner. Das liegt auch daran, dass er immer Luxus war, immer mit den Schönen und Umschwärmten dieser Welt in Liaison steht.
Aber nicht alles ist purer Glamour. Der Champagner hat im amourösen Leben auch ganz praktische Seiten: Seine perlende Kohlensäure lässt den Alkohol schnell ins Blut gehen, wo er den Kreislauf erwartungsvoll befeuert. Auch werden Geruchssinn, Tastsinn beflügelt und die Geschmacksnerven im Mund in zarte Erregung versetzt.

Chilli: Einheizer

Schmeckt scharf, macht scharf. Verantwortlich dafür ist das Capsiacin, das dem Körper einheizt, das Blut so richtig in Wallung bringt. Wer aber zu viel davon nimmt, den erwarten statt Liebesgluten heftig schmerzende Feuerhöllen.

Damiana: Zweier-Beziehung

Meistens möbeln die Aphros nur einen auf, den Mann. Ganz anders die Damiana aus den tropischen Wäldern Mexikos. Die tropische Pflanze mit ihren leuchtend gelben Blättern, ihrem bitter-scharfen, nach Feigen riechenden Aroma lässt bei Frauen und Männern den Beckenbereich mit wärmendem Blut durchströmen. Auch im Rückenmark, wo das finale Krippeln gesteuert wird, schärft die Damiana die Reflexe.

Fenchel: Liebreizend

„Den Samen mehrend“, so pries das Mittelalter den fragilen Doldenblütler. Gerade die Mönche, welche wegen ihrem Keuschheitsgebot an nichts anderes als das eine dachten, kannten diesen Effekt – und pflanzten den Fenchel schon vor über 1 000 Jahren in Klostergärten.

Seine ätherischen Öle dämpfen die Aufgeregtheit – und sie bringen das Blut in Wallung, vor allem da, wo es wichtig ist, im Beckenbereich. Reichliches Vitamin C lässt die Spermien ausreifen – auf dass sich eben der „Samen mehre“, wie es die klugen Menschen des Mittelalters prophezeiten. Aber auch der eigene Samen des Fenchels hat es in sich: Er gibt einen liebreizend frischen Atem.

Galgant: Alles fließt

Raten Sie mal, von wem diese Zeilen stammen: „Wenn sich eine Frau im Geschlechtsverkehr mit einem Manne befindet, kündigt ein Hitzegefühl, das die Empfindung der geschlechtlichen Lust mit sich führt, in ihrem Gehirn sowohl den Genuss dieser Lustempfindung bei der geschlechtlichen Vereinigung an als auch die Ergießung des Samens“.

Na, wer ist´s? Hildegard von Bingen! Klingt ganz stark danach, als wenn die kluge Frau sehr genau gewusst hat, worüber sie bei ihrer Ode an den Orgasmus schreibt. Damit die Sache auch gelingt, hat die große Heilerin auch für die Männer ein stärkendes Rezept, bei dem sie Bockshornklee, das alte Heilkraut Odermenning, Storax (das Harz des orientalischen Zauberbaums) mischt mit Galgant, dessen „Wärme“ sie lobt. Detailliert beschreibt sie die Wirkung ihres Pflanzen-Viagras: „Es macht die Säfte im Menschen überfließen – auf dass leicht sie aus dem Menschen austreten können“.

Galgant ist die intensivere Variante des Ingwers, dessen ätherische Scharfstoffe entkrampfend wirken. Und, ganz wichtig: Sie stärken das Herz.

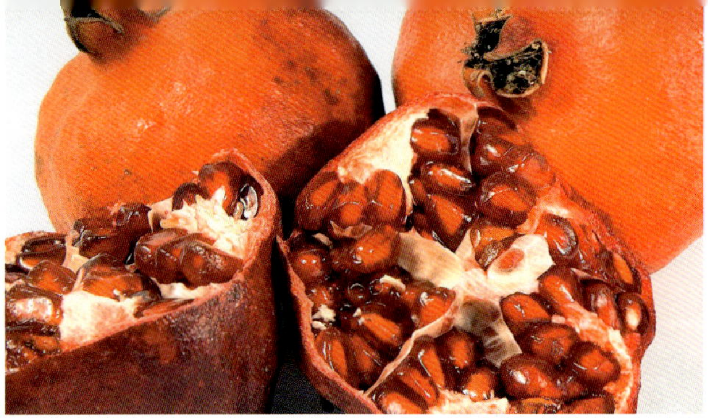

Lässt Hormone reifen: Granatapfel

Granatapfel: Eros-Symbol

Geht´s um Eros, geht´s um Äpfel. So verführt schon im Paradies die Eva den Adam mit einem Apfel. Auch haben die antiken Liebesgöttinnen oft einen Apfel in der Hand, wobei es meist der leuchtend rote Granatapfel ist. Seine vielen wohlschmeckenden Kerne galten als das Symbol der Fruchtbarkeit in den antiken Kulturen.

Auch wenn der granatene Apfel nicht direkt stimuliert, so enthält er doch eine ordentliche Portion Vitamin C – und ohne das gibt es keine vitalen Spermien. Übrigens: Die alten Griechen vertrauten bei der sexuellen Kraft auch noch auf einen ganz anderen „Apfel", die Quitte mit ihrem süß-säuerlichen Aroma.

Hummer: Zarte Zangen

Außen hart, innen zart – so präsentiert sich das Fleisch des Hummers. Es steckt voller schnell ins Blut gehender Eiweiße. Auch die Aminosäure Arginin gibt ein Stelldichein – und die gilt als ein natürliches Aphrodisiakum, weil sie die Durchblutung fördert, speziell da, wo sich die Männer besonders darüber freuen.

Hefeweiße: Schön protzig

„Deutsches" macht sich rar im Reigen der Liebes-Stoffe – die subtile Erotik scheint nicht unsere wirkliche Stärke zu sein. Aber Rettung naht – und das mit einem urdeutschen Getränk, dem Hefeweißbier.

Denn die Hefe protzt mit Vitaminen – und da vor allem den schönen der B-Gruppe – wie etwa dem Inositol. Aus Inositol plus Magnesium und dem Haut- und Sexualvitamin B3 synthetisiert der Körper in den Hoden Myoinositol, die Aktiv-Variante von Inositol. Und dieser „Ableger" hat es in sich: denn die Spermien reifen nur ausreichend und ausreichender Zahl, wenn diese Vitaminvariante der Produktion auf die Sprünge hilft.

Kaviar: Doppel-Leben

Alles Leben entstammt dem Wasser, auch wir – deshalb übt alles Feuchte auf uns diese Faszination aus, deshalb lieben wir so vieles, was aus dem Wasser kommt. Ganz besonders den Kaviar – und der ist nichts anderes als kommendes Leben.

Denn es sind gewaschene Fischeier, was wir als Kaviar bezeichnen. In bester Qualität stammt er von russischen Stören. Bis zu 30 Prozent hochvitales Eiweiß enthalten die potenten „Perlen des Meeres". Dazu aufmunterndes Jod, das Sonnenvitamin D, das Glücksvitamin B12 und lippenstärkendes B3. Plus herzstärkendes Fett.

Wem der echte Kaviar zu teuer oder nicht frisch genug ist, gehe zu einem Fischer. Alle weiblichen Fische stecken zur Zeit der Geschlechtsreife voller Fischeier – und die schmecken mit Zitrone und Salz umwerfend, selbst wenn sie aus so wenig erotisch klingenden Fluten wie denen des Bodensees stammen.

Kakao: Sinnesrausch

Drogenhafte Wirkungen hat das Phenylethylamin, das in der Kakaobohne schlummert. Es vernebelt die Sinne, macht „blind vor Liebe". Wer die Wirkung gerne noch steigern möchte, ergänzt den Kakaotrunk um so anregende Stoffe wie Kardamom, Koriander, Zimt und den Scharfmacher Chilli.

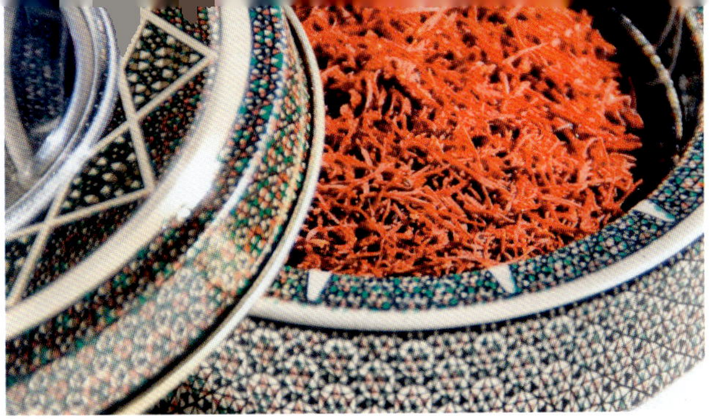

Scharfe Fäden:
Safran

Leinsamen: Fluffig

Feucht liebt´s die Liebe oft. Wonniglich wirkt da der unscheinbare Leinsamen, der, gequollen, von innen mit seinen östrogenartigen Phytohormonen netzt, damit der Spaß wieder Spaß macht.

Liebe: Der Klassiker

Immer noch das stärkste Aphrodisiakum. Ihre schärfste Wirkung entfaltet sie jung und frisch.

Muskat: High Time

Ein bisschen „high" sein darf dabei sein – bei der Liebe. Und wer nicht in Amsterdam mit seinen schönen Hanf-Shops wohnt, der greift einfach ins Gewürzregal und reibt eine ordentliche Portion Muskat über die frisch geriebenen Kartoffeln.

Sinnlich und genießbar bleibt das Ganze aber nur in homöopathischen Dosen. Wer dagegen auf die verwegene Idee käme, eine ganze Nuss zu reiben, könnte das Ganze kaum noch essen, würde berauschende Wirkungen erleben, die dem Meskalin, dem Amphetamin ähneln, könnte sich Atemlähmungen aussetzen – und im schlimmsten Fall würde dann aus dem Liebesmahl eine Henkersmahlzeit.

Rosmarin: Göttliche Liebe

Kaum zu glauben, aber sogar die Germanen hatten eine Göttin der Liebe und der Schönheit: Freya hieß sie, und Rosmarin schmückte sie. Auch die Griechen weihten ihrer Liebesgöttin, der Aphrodite, den Rosmarin – und machten ihn damit zum mythenträchtigen Aphrodisiakum, zum „Hochzeitsbleaml", mit dem bis heute Bräute geschmückt werden.

Intensiv würzig lassen die ätherischen Öle die grünen Nadeln riechen. Sie kräftigen das Herz, steigern den Blutdruck und erwärmen den Körper angenehm. Besonders zu empfehlen: ein gemeinsames Rosmarin-Bad, das die Haut streichelfreudig seidig erregt – und der romantischen Liebe die Himmelstore öffnet.

Safran: Rot – sündhaft teuer

Rot ist die Liebe. Rot ist der Safran, denn nichts anderes als „sei rot" heißt auf persisch Safran. Es sind hauchzarte Fäden aus der Blüte eines speziellen Krokus, die mit viel Liebe gesammelt werden, welche den Safran zum teuersten aller Gewürze machen. Wie alles Teure umweht auch den Safran das Fluidum des Erotischen, besonders die liebesbesessenen Römer huldigten den duftenden Fäden.

Bitter-scharf riechen die ätherischen Öle – sie beleben die Sinne, machen heiter, entspannen, befeuern die Liebeslust, erregen das Nervensystem in der Körpermitte. Wobei die Öle wie ein pflanzliches Spurenelement wirken – schon eine Messerspitze reicht für ein prickelndes erotisches Mahl, etwa einen Hummer, im Safransud gebadet, danach sinnlich gemeinsam geknackt – und rot schmeckt die Liebe.

Sellerie: Nervenstark

„Was soll hier der tumbe Sellerie", werden Sie jetzt sagen. Aber gemach, ausgerechnet die Eros-versierten Römer widmeten die so brave und unscheinbare Knolle dem für Eros zuständigen Gott Pluto, der praktischerweise auch gleich noch für die Unterwelt zuständig ist, wo´s ja oft sehr freizügig zugeht.

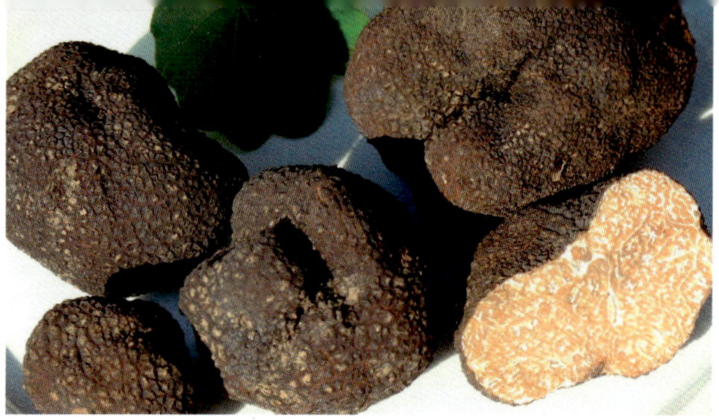

Knolle des Glücks: Trüffel

Funktionell stehen zwei Wirkungen für die erotische Kraft des Selleries: Er wirkt entspannend, schon Hippokrates empfahl ihn „denen die Nerven flattern" – und entspannte Lover sind ja meistens die besseren. Außerdem stimuliert er die Bildung von Androstenon, ein enger Verwandter des männlichen Sexualhormons Testosteron, das wie dieses den Geschlechtstrieb zügelt – oder ihm freien Lauf gewährt.

Übrigens: Besonders viele Wirkstoffe sind in den Blättern. Bei uns sind die meistens abgeschnitten – wahrscheinlich bereitet der Gärtner damit seine Liebesmähler zu.

Spargel: Junges Blut

Wer so potenzmächtig im linden Frühling aus den Tiefen der Erde stößt, muss ja zwangsläufig auf die Liebes-Liste gelangen. In der Tat zählt der Spargel zu den am meisten beschriebenen Anregern. So heißt es schon in einem Medizinbuch von 1588 über den Spargel: „Die Arzeney fürdert auch die ehelichen Werck".

Was die Spargel-Medizin so potent macht, sind die Eiweißbausteine, die Aminosäuren, die ein frisches Blut geben. Wichtig ist auch eine große Extra-Portion Vitamin E in den Spargeln, was die bindungssüchtigen freien Radikale abfängt, die sich gerne an der Haut vergreifen, sie unsexy machen wollen.

Trüffel: Zärtlich erregt

„Zärtlicher werden Frauen durch Trüffel", schrieb der französische Gourmet Jean Anthelme Brillat-Savarin. Wie richtig der Begründer der Gastrosophie damit lag, zeigt die moderne Duftforschung. Pheromone, die „Träger der Erregung", entdeckten die Forscher in dem geheimnisumwitterten Pilz aus dem Dunkel der Erde. Im Schweiße des Mannes finden sich ebenfalls diese sexuellen Lockstoffe, welche die Frauen kribbelig machen. Sie schütten mehr eigene Hormone aus, wenn sie das männliche Pheromon Andostenon, ein Hormon, wittern – und sei es in homöopathischen Dosen. Längst mischen die Parfümeure solche künstlichen Hormone in ihre Düfte, um die Lieheslust anzuregen.

„Schönkost" hält es hier lieber mit Brillat-Savarin – und hobelt frische Trüffeln über ein schaumiglockeres Rührei.

Verveine: Flirt-Faktor

Lust auf einen prickelnden Flirt? Dann servieren Sie einen prickelnden Verveine-Tee mit seinem elegant-intensiven Zitronenaroma, das die flirrende Hitze der Provence in sich wie einen kostbaren Schatz birgt. Wunderbar passen die grünen Blättchen auch in Fruchtsalate, wo sie sich besonders gerne mit der Limette vermählen.

Übrigens: In Deutschland heißt Verveine auch viel versprechend „Eisenkraut".

Vanille: Betörende Orchidee

Erotik umschwirrt die Vanille, deren Name lateinisch auf Vagina zurückgeht. Wie so viele Lust steigernde Drogen wuchs auch die Vanille ursprünglich im schwül-heißen Regenwald Mexikos als Orchidee. Als heilige Pflanze verehrten sie die Indianer – und mischten Vanilleextrakt in den berauschenden Kakao, um sich in Ekstase zu bringen.

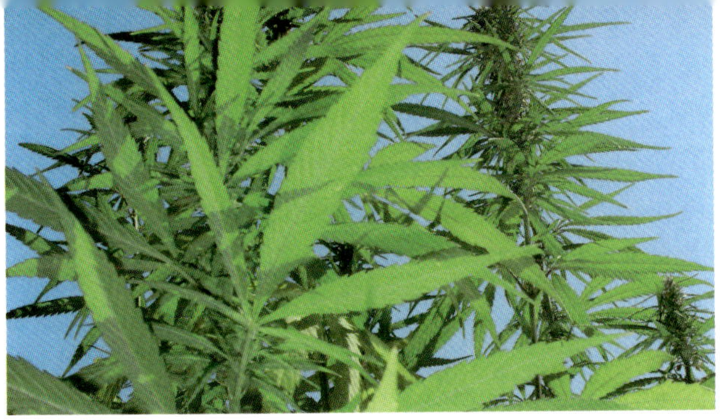

Himmelsstürmend: Hanf

Aufwendig getrocknet werden die Schoten, bis sie nach einigen Wochen in den dann ledrig-schwarzen Hülsen das Vanillin entwickeln, von dem der betörend-süßliche Duft ausgeht. Es ist dieser alles verzaubernde Duft, der auch hinter der sexuellen Wirkung steckt. Ähnlich wie der Trüffel enthält auch das Vanillin Pheromone, jene körpereigenen Sexualhormone, die Frauen neugierig machen, die Erregung steigern. Gleichzeitig stärkt der Orchideenextrakt den Geist, sodass die erotischen Erlebnisse intensiver wahrgenommen werden.

Stimulierend wirkt aber nur die echte, die teure Vanille. Vieles, was bei uns als Vanille angeboten wird, wird aber auf Holzabfällen gezüchtet. Und das wirkt dann eher als Liebestöter denn als Liebesbeglücker.

Weihrauch: Duft-Orgie

Kultische Rituale sind der Kraftquell der katholischen Kirche. Den Himmel auf Erden inszeniert sie in ihren großen Messen. Unvorstellbar sind diese rituellen Vereinigungen mit Gott ohne einen heiligen Duft, den Weihrauch. Gewonnen aus dem Harz des gleichnamigen Baums im Heiligen Land, verbreitet das Olibanum einen bitter-süßlichen Geruch, der die Sinne benebelt.

Wem zu Hause eher der Sinn nach irdischer Vereinigung steht, entzündet Weihrauchkerzen – und bereitet seinen persönlichen Himmel auf Erden.

Zimt: Frauen-Verführer

Magisch angezogen fühlen sich vor allem Frauen vom Duft des Zimtes – weshalb die braunen Stangen auch als sanfte Stimulanzien weiblicher Sinnlichkeit gelten. Auf jeden Fall lässt der wärmende Zimt das Blut besser zirkulieren, die Sex-störenden Fette schmelzen.

Liebe und Tod sind wie ein inzestuöses Geschwisterpaar – am vollkommensten musikalisch inszeniert in „Tristan und Isolde", Wagners rauschhaft-sinnliche Verklärung des Liebestods. Poetisch unerreicht auch die Klage Gretchens in Goethes Urfaust: „Wo Du nicht bist, ist Grab". Liebe und Tod liegen auch bei den sehr intensiv wirkenden Aphrodisiaka ganz eng beieinander.

Schon im biblischen „Hohen Lied der Liebe" spielten gefährliche aphrodisische Pflanzen eine Rolle, etwa die Alraune, die später auch bei Shakespeare, bei den Gebrüdern Grimm und selbst noch bei Joanne K. Rowling auftaucht.

Immer wieder wurden auch giftige Pflanzen wie die Datura, der Fliegenpilz, Hanf, Coca-Blätter und Tollkirschen mit ekstatischer Liebe in Verbindung gebracht. Wobei in den alten Kulturen meistens eine klare Rollenverteilung herrschte: Es waren die Zauberer, die Schamanen, die Priester, welche mit den Extrakten dieser Pflanzen an der Grenze zwischen Liebeslust und Liebestod experimentierten. Die weniger Erleuchteten hielten sich lieber an bewährte Aphrodisiaka, wie Austern und Vanille.

Auch „Schönkost" schließt sich der Rollenverteilung gerne an und empfiehlt Ihnen statt waghalsiger Experimente ein Menü, das sich um den erotischen Zauberstoff Vanille dreht. Ausgedacht hat es sich Raimar Pilz, einer der kreativsten deutschen Köche, der wie kaum ein Zweiter virtuos mit Kräutern, Aromen und Düften spielt. Lassen Sie sich ab **Seite 221** **begeistern!**

Natürlich **schöner schlafen**

Wo es Stoffe gibt, welche die Liebe befeuern, muss es natürlich auch Dinge geben, die schöner schlummern lassen. Hier sind sie, und es fällt eines auf: Die meisten sind leicht bitter – und bitter ist das, was bei unserer Ernährung stark verpönt ist. Ob deshalb so viele Menschen über Schlafprobleme klagen?

Baldrian: **Entstresser**

Schon vor rund 2 000 Jahren beschrieb der große griechische Gelehrte Dioskurides die heilende Wirkung des Baldrians. Es sind vor allem seine ätherischen Öle, die der auch bei uns gut wachsenden Pflanze ihren Ruf als Schlafbringer eingetragen haben. Wobei die Valeriana officinalis kein direktes Schlafmittel ist, sondern mit ihren Bitterstoffen nervenberuhigend wirkt – und damit das Einschlafen und das Durchschlafen erleichtert.

Zart präsentiert sich im Frühjahr das Grün der Pflanze, die dann noch nicht ihren intensiven, die Katzen geradezu süchtig machenden Duft entwickelt. Wer das Grün unter seinen Salat mischt, isst eine der natürlichsten Einschlafhilfen der Welt.

Chicorée: **Bitter-süß**

Wer in süße Träume fallen will, genieße vorher den leicht bitteren Chicorée. Seine Terpene Lactucin und Lactucopikrin wirken mit ihren Bitterstoffen beruhigend und fördern den gesunden Schlaf. Weil die zarten Stangen sehr kalorienarm sind, eignet sich dieser Salat auch sehr gut für den Abend.

Dill: **Magen-Ruh**

Auch der Dill blickt auf eine lange Tradition als Heilpflanze zurück, was uralte Aufzeichnungen der Ägypter bezeugen. Seine Wirkstoffe entkrampfen den Darm, entspannen den Magen, beruhigen den Atem. Hinzu kommen seine ätherischen Öle, welche die Nerven beruhigen. Wer also einen angenehm-eleganten Schlafbegleiter sucht, ist bei dem Doldenblütler genau richtig aufgehoben.

Feldsalat: **Schlafes Bruder**

„Schlafsalat" heißt der Feldsalat auch. Das liegt daran, dass er botanisch mit dem Baldrian verwandt ist. Sein hoher Eisengehalt sorgt dafür, dass auch nächtens genügend Sauerstoff durch die Blutbahnen zirkuliert. Und sein reichliches Magnesium lockert die Muskeln.

Hopfen: **Sanft-Schlummer**

Biertrinker wissen es längst: Hopfen beruhigt. Verantwortlich dafür sind die Bitterstoffe Humolon und Lupolon. Sie fördern sanft den tiefen Schlaf – und das ohne Nebenwirkungen. Wer nicht so gerne Bier trinkt, kann aus dem Hopfen auch einen Tee bereiten, der überdies noch sehr gut schmeckt.

Melisse: Traum-schön
Wem das Herz rast, wem der Magen zuckt, wem die Finger kribbeln – der ist reif für die Melisse, ebenfalls ein leicht bitteres Kraut. Seine Gerbstoffe, seine ätherischen Öle wirken krampflösend, beruhigen die Nerven, heben die Stimmung – und öffnen so die Türen für einen tiefen Schlaf voller schöner Träume.

Mit ihrem zitronigen Geschmack passt die Melisse gut in die Salatsaucen, und auch der Quark freut sich auf den angenehmen Entspanner.

Orgasmus: Schlaf-Tablette
Das Kuschelhormon Oxytocin wird beim Orgasmus ausgeschüttet, das für einen tiefen Schlaf sorgt. Außerdem wird die Produktion von Östrogen angekurbelt, ein Hormon, das die Haut glättet und die Haare zum Glänzen bringt.

Pastinake: Herzensgut
Das Hausgemüse unserer Vorfahren in den Pfahlbauten waren die Pastinaken, die lange Zeit als Heilpflanzen galten. Zu Recht, denn diese Wurzeln stecken voller Herz schützendem Pektin und antikanzerogenem Carvon. Für einen wohltuenden Schlaf sorgen wie beim Baldrian und beim Dill die ätherischen Öle. Denn sie beruhigen Magen und Darm, fördern eine gleichmäßige Atmung.

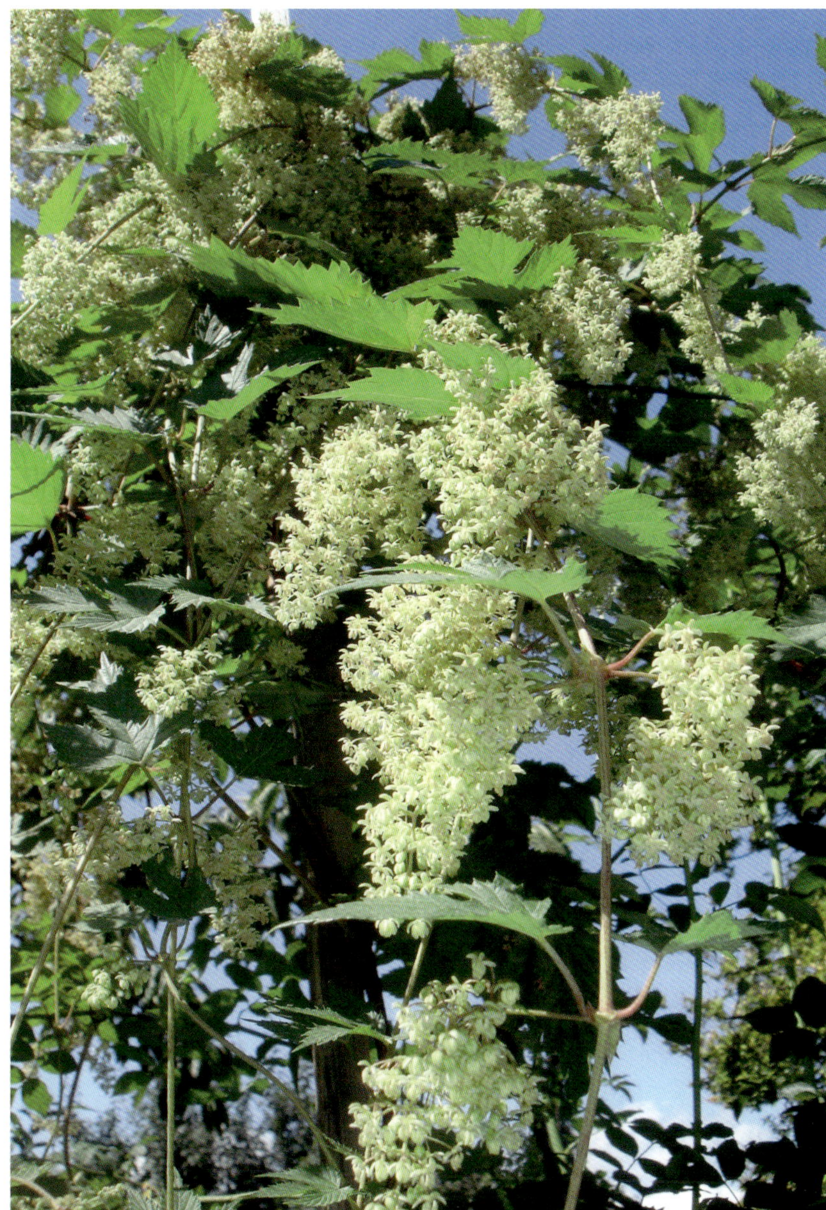

Würzt das Bier, schenkt den Schlaf: Hopfen

„Schönkost" speziell: **Wild Things**

Spontankraft der Natur

Wer wirklich schmecken will, wer wirklich wirken lassen will, welche Schätze das Füllhorn Natur birgt, braucht eines: Wildes! Denn alle so genannten Nutzpflanzen, alle Nutztiere haben wilde Vorfahren. Diese sind sozusagen die vitale Urform dessen, aus dem die heutigen gezähmten Varianten entstanden sind.

Einen unschlagbaren Vorteil hat „wild": Es muss sich auf Gedeih und Verderb den Gesetzen der Natur stellen. Also gedeihen diese Pflanzen, leben diese Tiere vor allem da, wo die Natur sie vorgesehen hat. Was nicht heißt, dass sie dort ein bequemes Leben erwartet. Im Gegenteil: Da kein Schutzmittel, kein künstlicher Dünger da ist, müssen sich Wildpflanzen alles selbst „besorgen", müssen sich gegen Feinde verteidigen, müssen sich ihre Nährstoffe aus der Umgebung holen. Auch die Tiere müssen selbst für ihre Verteidigung sorgen, müssen schauen, wo sie ihr Fressen her bekommen.

Was sich so dramatisch anhört, hat für uns Menschen unschätzbare Vorteile: So können etwa Wildtiere kaum Fett ansetzen. So produzieren Wildpflanzen ein Vielfaches an sekundären Pflanzenstoffen, die für ein heiles Herz, für eine straffe Haut sorgen und helfen, dem Krebs Paroli zu bieten.

Wild essen ist keine Marotte. Es ist vielmehr eine Referenz an die Basisprogrammierung unseres Stoffwechsels. Dessen Programm stammt ja bekanntlich aus der Zeit, als wir Jäger und Sammler waren, als Blätter, Wurzeln, Beeren, einfache Beeren, Wildfleisch unser tägliches „Brot" waren, als wir selbst noch um die zehn Kilometer täglich auf den Beinen waren, um überleben zu können. Bitterer waren die Dinge damals, was die Verdauung erleichterte. Nicht so energiedicht waren die Dinge, Süßes kam praktisch nicht vor, weshalb dick auch kein Thema war. Kräftiger schmeckten die Dinge, weshalb es auch kaum Herzgefährliches Salz brauchte.

Nicht, dass ich uns diese harte Urzeit zurückwünsche. Aber als gelegentliche Fitnesskur für unseren Stoffwechsel ist „wild" etwas Wunderbares. Lesen, was „wild" möglich ist – und wo Sie „wild" konzentriert genießen können.

1. Jagd-Wild

Hirsche, Rehe, Wildschweine, Hasen, Fasane, Rebhühner – das sind die wichtigsten wilden Tiere, die wir essen können. Bis zu 100 verschiedene Pflanzen frisst etwa ein Reh – was für einen exzellenten Geschmack sorgt. Im Gegensatz zu früher wird das Fleisch nicht mehr ewig abgehängt, so dass der angeblich typische „Hautgout" heute nur noch zum Jägerlatein gehört.

Gesundheit pur ist gejagtes Fleisch. Es steckt voller hochwertiger Eiweiße und ungesättigter, magerer Fette, vergleichbar denen wilder Fische. Alles ist leicht verdaulich, enthält kaum Choleste-

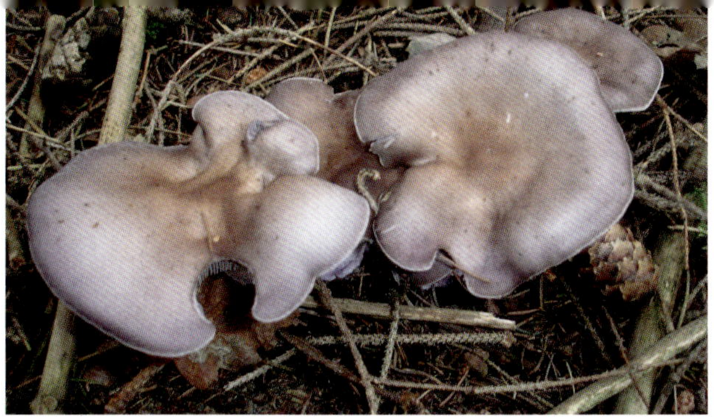

Magie des Waldes: Pilze

rin. Auch finden sich in diesem Fleisch garantiert keine zugefügten Hormone, Medikamente, Maststoffe. Allerdings nur, wenn das Wild tatsächlich „wild" sein durfte und nicht als Damwild in Gattern gehalten wurde.

2. Angelfisch

Vom Aussterben bedroht durch die brutale Überfischerei sind viele Meeresfische. Um so wichtiger werden die Fische in unseren Seen und Flüssen. Sie sind nicht nur geschmacklich spitze, sondern strotzen auch vor „schönenden" Aminosäuren, Herz schützenden ungesättigten Omega-3-Fetten. Dazu kommt die gesamte Palette an Vitaminen und Spurenelementen, etwa die Haut glättende B-Vitamine, Knochen stärkendes Kalzium und das für die Produktion von Sexualhormonen wichtige Mangan.
Am besten schmecken die Fische, die sich reichlich bewegen mussten. Und je kälter das Wasser, desto besser das Fleisch.

3. Wildpilze

Ihr eigenes Reich pflegen die Pilze, die weder Pflanze noch Tier sind. Wild gewachsen und gesammelt, sind sie voller hochwertiger Eiweiße, Mineralien, etwa Haar verschönendes Kupfer und Potenz steigerndes Zink. Schonend mit Kräutern zubereitet, sind sie auch noch ein unvergleichlicher Genuss, der jeden Zuchtpilz weit hinter sich lässt.

4. Wildkräuter

Es gibt ihn noch, den wilden Schnittlauch, den wilden Knoblauch, den wilden Meerrettich, den Bergthymian. Richtig ins Schwärmen gerät Raimar Pilz, der Schöpfer des Vanille-Menüs auf Seite 221, wenn er etwa von der unendlichen Intensität dieses schwer zu findenden, weil sehr kleinen Thymians spricht: „Dafür lasse ich alles stehen, was ich kaufen kann". Aber es ist nicht nur der unvergleichliche Geschmack, es sind auch die vielfältigen gesundheitlichen Wirkungen, die zu Recht Begeisterung hervorrufen. Zwar enthält jeder Thymian einen Stoff, der in seiner Wirkung dem Aspirin ähnelt, also Entzündungen eindämmt. Aber die wilden Urformen haben in der Regel ein Vielfaches dieser gesunden Helferlein.

Auch Pflanzen haben eine Seele, „sprechen" über chemische Botenstoffe miteinander, organisieren über die Wurzeln wohl abgestimmte Abwehrstrategien gegen Fressfeinde. Sind also auch Lebewesen. Trotzdem rupfen wir sie ab – und verzehren sie.

5. Wildbeeren

Wer einmal eine Walderdbeere geschmeckt hat, wird auf ewig von dieser unendlichen Intensität schwärmen. So geschmackstark sind diese kleinen Früchtchen, dass sie im Dessert keinen „Begleiter" in Form von Sahne oder Zucker brauchen – weshalb sie quasi natürliche „Schlanker" sind. Hinzu kommt, dass die wilden Brombeeren, Heidelbeeren, Preiselbeeren in ihren leuchtend bunten Häuten ganze Armeen von Antixodantien befehligen, die den hautschädigenden freien Radikalen ihren bösartigen Sauerstoff entziehen – und so für eine glatte Haut und eine gesunde Vitalität sorgen.

6. Urgetreide

Am Anfang war das Gras. Daraus entwickelten sich langsam unsere bekannten Getreidesorten,

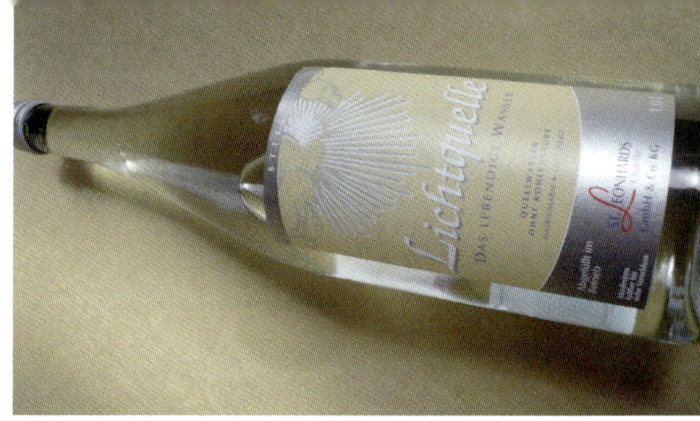

Es werde Licht: artesianisches Wasser

wie etwa der Weizen, die gezielt auf Ertrag gezüchtet werden. Daneben gibt es aber noch einige Arten, die stark an die vitalen Urformen erinnern. Dazu gehören der Emmer, das Einkorn, die Hirse – und etwas weiter entwickelt der Öko-Klassiker Dinkel.

Weniger ist mehr, so lassen sich die alten Sorten umschreiben. So bringt es etwa der über 5 000 Jahre alte Emmer nur auf rund 30 Prozent Ertrag im Vergleich zum Weizen. Dafür hat er aber wesentlich mehr Mineralstoffe, wie das Nagel-freundliche Eisen, hat mehr Beta Carotin, aus dem der Körper das hautfreundliche Vitamin A synthetisiert. Weil diese alten Sorten robust sind, brauchen sie kaum Dünger, sie sind durchsetzungsstark gegenüber den sie bedrängenden Kräutern und brauchen keine chemische Keule. Dafür schmecken sie zum Dank leicht nussig, sind leicht bitter – und sind damit ein idealer Schlankmacher.

7. Urgemüse

Klingt das nicht wunderbar? Zuckerwurz, Glatter Silber, Schwarzer Eppich, Roter Meyer, Erdbeerspinat, Spargelerbsen. Das sind alte Gemüsesorten, die meistens längst vergessen sind. Zu Unrecht. Denn diese alten Sorten schmecken meist viel intensiver, haben auch mehr Vitalstoffe als ihre „modernen“ Verwandten. Doch so langsam werden diese Urgemüse wieder entdeckt, werden sie wieder angebaut.

Spannend ist die Wiederentdeckung dieser alten Sorten. Noch spannender sind aber die völlig wild wachsenden Gemüse, wie etwa der Wilde Fenchel, der bezeichnenderweise auch Bitterfenchel heißt, was auf seine positiven Wirkungen hinweist, etwa bezüglich der schlanken Linie.

8. Streuobst

Nicht wirklich wild sind Streuobstbäume, die etwa auf der schwäbischen Alb bei Göppingen prächtig gedeihen. Die meisten wurden bewusst gepflanzt, aber ganz anders als die heutigen Intensivkulturen, wo im Herbst vor lauter Äpfeln kein Baum mehr zu sehen ist.

Hingegen haben die Bäume Platz auf den Streuobstwiesen, können sich nach der Sonne ausrichten. Es sind, vor allem bei den Äpfeln und Birnen, viele alte Sorten dabei, deren Wurzeln gewaltig tief gründen, wo sie aus der Erde Geschmack bildende Mineralien hervorholen, die kein gezüchteter Apfel, keine Industriebirne je erreichen. Auch stecken etwa alte Birnensorten voller Gerbstoffe, mit denen diese sich gegen Krankheitserreger schützen. Auch die Menschen können sich diese antioxidativen Eigenschaften zu Nutze machen, um sich beispielsweise vor Krebs zu schützen. Auf diesen Zusammenhang weist Prof. Reinhold Carle vom Institut für Lebensmitteltechnologie der Universität Hohenheim hin. Hinzu kommen schlank machende Bitterstoffe.

Sicher, viele dieser Stoffe überfordern unsere „modernen“ Mägen. Aber gekocht zubereitet, können diese Birnen und Äpfel ein wunderbares Gericht werden.

9. Sponti-Wein

Wie praktisch: Alles, was ein Wein braucht, um ein Wein zu werden, trägt er bei sich. Nämlich auf der Schale der Trauben. Dort warten wilde Hefen nur darauf, im Keller den gepressten Most zum schäumenden Gären zu bringen – wenn sie denn dürfen. Denn nur die gewieftesten, ökologisch wirtschaftenden Winzer getrauen sich, auf diese spontane Kraft der Natur zu vertrauen. Denn die Natur ist launisch, lässt sich manchmal bis zu einem Jahr Zeit, um den Wein vollständig zu vergären – und in seltenen Fällen hat sie auch gar keine Lust dazu.

Aus diesem Grund setzen die meisten Winzer auf standardisierte Hefen. Dagegen ist nichts einzuwenden. Kritisch wird es aber dann, wenn so genannte Aroma-Hefen genommen werden, die etwa aus einer braven pfälzischen Scheurebe einen nach Mango-Papaya schmeckenden Weincocktail zaubern. Von solch künstlichem Zauber sind die „Sponti-Weine" meilenweit entfernt. Sie geben dem Wein auch noch im Glas das, was seine Herkunft ausmacht, sein Terroir.

10. Wild-Wasser

Wo Wasser ist, ist Leben. Am meisten Leben ist aber da, wo das Wasser „lebendig" ist. Wo das Quellwasser spontan, ohne dass es aufwendig gepumpt werden muss, aus der Erde tritt. Solche Wässer, die sich weniger über ihre Inhaltsstoffe und mehr über ihre physikalischen Eigenschaften, etwa ihre Frequenzen, definieren, nennen sich „lebendige" Wasser. Am bekanntesten sind dabei die verschiedenen Abfüllungen der St. Leonhards-Quelle. So behauptet die St. Leonhards-Quelle etwa, dass die Schwingungen der Ruhpoldinger St. Georg Quelle ganz besonders wirksam bei Hautproblemen sind.

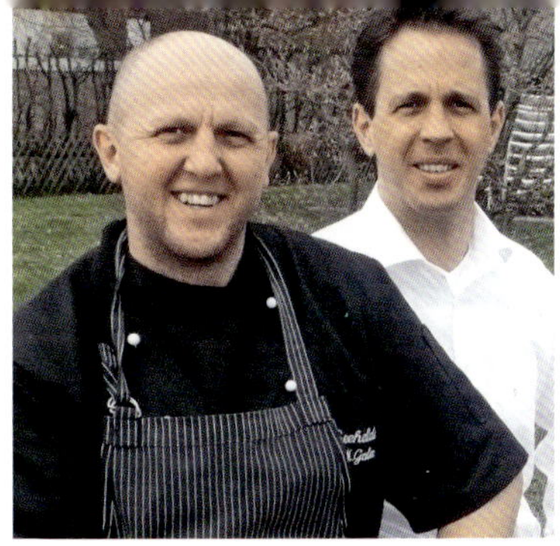

Koch und Weinexperte: Markus, Thomas Gruler

„Wild Things" in der Seehalde

Gar nichts „Wildes" hat die „Seehalde" unterhalb der Barockkirche Birnau am Bodensee. Im Gegenteil: Erst einmal fasziniert die phantastische Lage direkt am See. Wer im Sommer einen der vorderen Tische auf der Terrasse ergattert, sitzt direkt oberhalb der Wellen. Genau so spannend wie die Lage ist das, was auf den Teller kommt. Denn Markus Gruler beherrscht souverän eine Küche, die ihre Wurzeln in der Heimat hat – und der er ab und an eine kräftige Prise Weltläufigkeit beimischt.

Aber am stärksten ist Markus Gruler, der auch selbst fischt, wenn er die „Fruta del Mar sueba" serviert, also den frischen Fisch aus dem schwäbischen Meer. Oder wenn er freudestrahlend eine selbst gesuchte Krause Glucke präsentiert, einen Pilz, den es nirgendwo zu kaufen gibt.

Spontan begeistert waren Markus und sein Bruder Thomas Gruler, der mit seiner Lebensgefährtin den herzlichen Service leitet, von meiner Idee, **„Wild Things" aus der Taufe zu heben.** Dabei wollen wir in ein Menü so viele wilde Produkte wie möglich packen – und natürlich alles kulinarisch perfekt zubereiten. Spontan fielen dem Weinexperten Thomas Gruler gleich auch mehrere spannende „Sponti-Weine" ein, die gut passen würden.

„Wild Things" wäre ideal aufzuführen im Herbst. Etwa Ende Oktober, Anfang November, wenn im kühlen Wasser besonders gute Fische schwimmen, viele Kräuter, Pilze noch im Saft stehen, das Streuobst frisch ist.

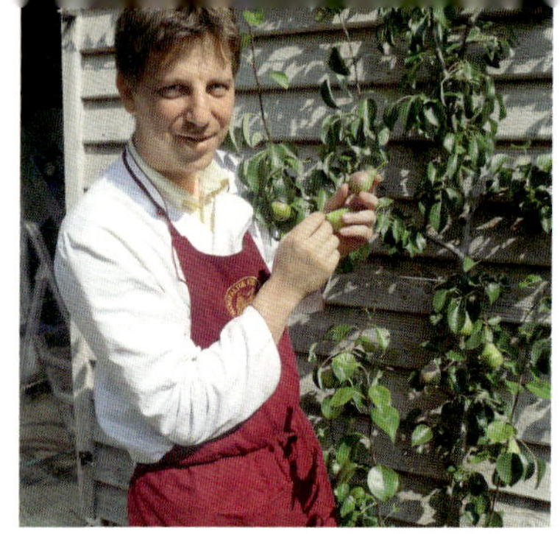

Der Herr der Birne: Jörg Geiger

Lassen Sie sich überraschen, ob es klappt, ob wir einen Termin für meine Idee „Wild Things" finden. Vielleicht sogar so, dass die Gäste beim Sammeln, beim Fischen dabei sind. Jedenfalls würde ich zusammen mit den beiden Grulers durch das Menü führen (keine Angst, ich koche nicht). Wir würden sagen, wo das „Wilde" herkommt und was es besonders auszeichnet.

Unabhängig von „Wild Things" lohnt auf jeden Fall ein Besuch in der Seehalde mit ihren Zimmern, die direkt auf den See zeigen.

Seehalde, 88 690 Birnau-Maurach, 075 56/9 22 10. Unter *www.seehalde.de* können Sie sehen, ob „Wild Things" stattfindet.

Weitere „Wild Things" denke ich an. Eines könnte sein im

Lamm in Schlat bei Göppingen

Grundidee von „Wild Things" ist es, so viel wie möglich an wild Wachsendem, wild Lebendem in einem Menü zu vereinen – das dann aber nach hohen kulinarischen Standards zubereitet wird. Es braucht also gute Köche, die aufgeschlossen sind für die ursprünglichen Produkte der Umgebung.

Einer dieser Pioniere ist Jörg Geiger aus Schlat bei Göppingen. Der Wirt des Lamms hat über Jahrzehnte einen vorbildlichen Kampf um den Erhalt der einzigartigen Streuobstkulturen rund um Schlat geführt. Vor allem prächtige alte Birnenbäume ragen dort in den Himmel – und Jörg Geiger hat dafür gesorgt, dass sie nicht wie vielerorts verkommen oder abgeholzt werden. Geschafft hat er das mit einem einfachen Trick: Er zahlt den Bauern einfach einen ordentlichen Preis für das Streuobst. Seitdem kümmern die sich wieder um die Bäume, die Früchte, die im Vergleich mit herkömmlicher Ware ein Vielfaches des Vitalgehaltes an Vitaminen, Spurenelementen und Gerbstoffen haben.

In seiner regional ausgerichteten Küche verarbeitet Jörg Geiger mit seiner Küchenchefin die alten Obstsorten, packt die Birnen beispielsweise mit Karotten in eine wunderbare Suppe. Seine Spezialität sind aber Schnäpse, Obstweine und Sekte aus den vitalen alten Sorten, wie etwa der Champagner Bratbirne. Daraus hat er einen „Schaumwein aus der Champagner Bratbirne" kreiert, auf den sogar die Champagner-Produzenten so neidisch waren, dass sie ihm die Bezeichnung „Champagner" verboten haben – was das Geschmackserlebnis aber in keinster Weise trübt.

Was mir am Lamm besonders gefällt: Es ist ein echter Familienbetrieb, den Jörg Geiger mit seiner Frau führt, hier sitzen im alten Gastraum auch noch die Leute des Dorfes, trinken Bier, spielen Karten. Vielleicht klappt es ja auch hier mit einem „Wild Things". Wozu unbedingt eine Führung mit Jörg Geiger durch die Streuobstwiesen gehören müsste und die Erläuterung der „Schön"- (etwa durch die Bitterstoffe) und Vitalvorzüge der alten Obstsorten durch einen Wissenschaftler.

Dass sich Rustikalität und Eleganz nicht ausschließen müssen, zeigen die individuell eingerichteten Zimmer im Lamm, in denen es sich prächtig wohnen lässt.

„Lamm", 73 114 Schlat, 077 61/999 02-0. Unter *www.lamm-schlat.de* können Sie sehen, ob und wann es „Wild Things" gibt.

Final Things: Nie war die Mitte goldener!

Von den „Wild Things" zu den „Final Things" – nicht des Lebens, sondern von „Schönkost". Bewusst habe ich Sie mitgenommen auf meine Reise in die faszinierende Welt der Lebens-Mittel. Habe Ihnen gezeigt, welche vitale Kraft in der Natur liegt, wie wir diese Kraft am besten nutzen können. Bewusst habe ich auch nicht verschwiegen, welche Brüche und Widersprüche in einzelnen Fragen der Ernährung existieren – etwas, was es wohl immer geben wird, solange wir essen und trinken.

Gerade aus diesen Widersprüchen, diesen Extremen habe ich am meisten gelernt. Denn immer wenn ich mich gefreut habe, etwas zu finden, was besonders wirksam ist, habe ich beim genaueren Hinschauen gemerkt, dass oft auch weniger erwünschte Wirkungen vorliegen. Erkenntnisse, die meine früheren Erfahrungen in der Darstellung von Medikamenten bestätigten: was wirkt, wirkt neben. Einige Beispiele zur Verdeutlichung:

Vitamin E: Nichts bekämpft die freien Radikale, die für eine ganze Phalanx von Krankheiten stehen, besser als dieses Vitamin. Also wurde es eine Zeitlang in hohen Dosen genommen – bis man merkte „viel hilft nicht viel, sondern schadet vielmehr", weil es sogar zu tödlichen Fällen kam. Vitamin E ist immer noch wichtig in der Prophylaxe von früh erschlaffender Haut bis Krebs. Aber eben nur in Natur-verträglichen Dosen.

Omega-3 versus Omega-6: Wochenlang hatte ich versucht herauszufinden, warum die bis vor kurzem als gesund gelobte Omega-6-Fettsäure plötzlich so schädlich sein sollte. Bis ich merkte, da geben Leute schlagfertige Antworten auf Fragen, die sich so gar nicht stellen. Auch Omega-6 wird gebraucht, weil nur damit die Zellmembranen weich und geschmeidig bleiben. Sind aber zu viele davon da, fangen diese Säuren plötzlich an, Entzündungen auszulösen, vor allem bei älteren Leuten. Fazit: Omega-6 bleibt maßvoll genossen wichtig, Olivenöl darf weiter auf dem Speisezettel bleiben.

Cholesterin: Es scheint der Hauptfeind der westlichen Welt zu sein. Sicher, wenn zu viel von dem „schlechten" LDL-Cholesterin im Blut zirkuliert, erhöht sich das Risiko von Ablagerungen, von schweren Herz-Kreislauf-Störungen. Nur, auch das massive medikamentöse Senken des Cholesterinspiegels auf bestimmte Grenzwerte (die oft auch kontrovers diskutiert werden) ist risikoreich, siehe Lipobay. Vergessen wird auch, dass es ohne Cholesterin keine Fettverdauung, keine Sexualhormone, keine gute Laune gibt.

Spinat: Das grüne Frühlingsgemüse zählt zu den stärksten basischen Lebens-Mitteln. Es hilft also ganz entscheidend, die grassierende Übersäuerung abzupuffern. Gleichzeitig enthält Spinat aber Oxalsäure. Die greift aber langfristig die Knochen stabilisierenden Kalzium-Depots an, attackiert die Niere. Was nichts anderes heißt, als den Spinat nicht das ganze Jahr über zu essen. Eine Erkenntnis, die übrigens auch für Spargel und Rhabarber gilt.

Sport: „Sport ist Mord" ist der eine Pol. „Sport ist Gesundheit pur" der andere. Wer keinen Sport treibt, verfettet, destabilisiert seine Knochen, vernachlässigt seine Muskulatur, muss beispielsweise mit Rückenleiden rechnen. Wer übertrieben Sport treibt, etwa Marathon läuft wie ich, überstrapaziert aber seinen Körper dermaßen, dass der sich mit einem Trommelfeuer an freien Radikalen wehrt, was langfristig zu Schäden führen kann. Konsequenz: Joggen im Sprechtempo, Wandern mit Wohlfühlfaktor.

„Schönkost"-Fazit daraus: am besten die Natur machen lassen. Am besten ihr nicht künstlich ins Handwerk pfuschen, speziell nicht durch isolierte, aus ihrem organischen Zusammenhang gerissene Einzelstoffe wie etwa Vitamine oder Spurenelemente. Lieber alles in seinen organischen Strukturen lassen, lieber den Rhythmus des Saisonalen beachten, lieber den Duft der Heimat schnuppern.

Geholfen hat mir bei diesen Überlegungen ganz stark der **„Lebens-Stern"**. Den hatte ich ursprünglich nur für mich entwickelt, um „auf die Schnelle" die unterschiedlichen Eigenschaften von Lebens-Mitteln zu beurteilen. Plötzlich merkte ich aber, dass auch Fachleute hier eine Chance sehen, auf einen Blick die unterschiedlichen Funktionalitäten eines Produktes zu beleuchten. So wird schlagartig klar, dass Meeresfisch zwar viel gesundes Fett hat – aber auch voller Säure steckt. Wer also jeden Tag Fisch isst, hat auf der einen Seite ein gesundes Herz, das er aber auf der anderen Seite durch die Übersäuerung des Körpers wieder gefährdet.

Gelangt bin ich schließlich zu einer Erkenntnis, zu der wohl jeder kommt, der sich mit diesen Themen auseinandersetzt: Die Natur ist immer auf Ausgleich bedacht, sei es im Großen, wo die Winde Kalt und Warm ausbalancieren. Sei es im Kleinen, wo Säuren und Basen ins rechte Verhältnis gebracht werden. Es sind die Basisprinzipien aus „Ora et labora", aus Beten und Arbeiten im westlichen Kulturkreis, es sind Yin und Yang in der asiatischen Denkweise – wobei die klugen Asiaten in dem dazugehörigen Symbol jeweils einen kleinen Yang-Punkt in der Yin-Fläche (und umgekehrt) platziert haben. Alles ist geordnet, aber auch nicht sklavisch festgeschrieben.

Für mich ist das die immerwährende Suche nach der goldenen Mitte. Eine Suche, die ich mit der schönen Zeile von Eduard Mörike beschreiben möchte:

„Doch in der Mitten liegt holdes Bescheiden"